普通高等教育"十二五"国家级规划教材
全国中医药行业高等教育"十二五"规划教材
全国高等中医药院校规划教材（第九版）

中医儿科学

（新世纪第三版）

（供中医学、针灸推拿学专业用）

主　编　汪受传（南京中医药大学）
　　　　虞坚尔（上海中医药大学）
副主编　丁　樱（河南中医学院）
　　　　王素梅（北京中医药大学）
　　　　李燕宁（山东中医药大学）

中国中医药出版社
·北 京·

图书在版编目（CIP）数据

中医儿科学 / 汪受传，虞坚尔主编 . —3 版 . —北京：中国中医药出版社，2012.7 （2017.7 重印）

普通高等教育"十二五"国家级规划教材

ISBN 978 - 7 - 5132 - 0919 - 9

Ⅰ.①中… Ⅱ.①汪… ②虞… Ⅲ.①中医儿科学 - 中医药院校 - 教材 Ⅳ.①R272

中国版本图书馆 CIP 数据核字（2012）第 099535 号

中国中医药出版社出版

北京市朝阳区北三环东路 28 号易亨大厦 16 层

邮政编码 100013

传真 010 64405750

三河市同力彩印有限公司印刷

各地新华书店经销

*

开本 787×1092 1/16 印张 20.5 字数 456 千字

2012 年 7 月第 3 版 2017 年 7 月第 13 次印刷

书 号 ISBN 978 - 7 - 5132 - 0919 - 9

*

定价 29.00 元

网址 www. cptcm. com

全国中医药行业高等教育"十二五"规划教材
全国高等中医药院校规划教材（第九版）
专家指导委员会

普通高等教育"十二五"国家级规划教材
全国中医药行业高等教育"十二五"规划教材
全国高等中医药院校规划教材(第九版)

《中医儿科学》编委会

前　言

　　"全国中医药行业高等教育'十二五'规划教材"（以下简称："十二五"行规教材）是为贯彻落实《国家中长期教育改革和发展规划纲要（2010—2020)》《教育部关于"十二五"普通高等教育本科教材建设的若干意见》和《中医药事业发展"十二五"规划》的精神，依据行业人才培养和需求，以及全国各高等中医药院校教育教学改革新发展，在国家中医药管理局人事教育司的主持下，由国家中医药管理局教材办公室、全国中医药高等教育学会教材建设研究会，采用"政府指导，学会主办，院校联办，出版社协办"的运作机制，在总结历版中医药行业教材的成功经验，特别是新世纪全国高等中医药院校规划教材成功经验的基础上，统一规划、统一设计、全国公开招标、专家委员会严格遴选主编、各院校专家积极参与编写的行业规划教材。鉴于由中医药行业主管部门主持编写的"全国高等中医药院校教材"（六版以前称"统编教材"），进入2000年后，已陆续出版第七版、第八版行规教材，故本套"十二五"行规教材为第九版。

　　本套教材坚持以育人为本，重视发挥教材在人才培养中的基础性作用，充分展现我国中医药教育、医疗、保健、科研、产业、文化等方面取得的新成就，力争成为符合教育规律和中医药人才成长规律，并具有科学性、先进性、适用性的优秀教材。

　　本套教材具有以下主要特色：

　　1. 坚持采用"政府指导，学会主办，院校联办，出版社协办"的运作机制

　　2001年，在规划全国中医药行业高等教育"十五"规划教材时，国家中医药管理局制定了"政府指导，学会主办，院校联办，出版社协办"的运作机制。经过两版教材的实践，证明该运作机制科学、合理、高效，符合新时期教育部关于高等教育教材建设的精神，是适应新形势下高水平中医药人才培养的教材建设机制，能够有效解决中医药事业人才培养日益紧迫的需求。因此，本套教材坚持采用这个运作机制。

　　2. 整体规划，优化结构，强化特色

　　"'十二五'行规教材"，对高等中医药院校3个层次（研究生、七年制、五年制）、多个专业（全覆盖目前各中医药院校所设置专业）的必修课程进行了全面规划。在数量上较"十五"（第七版）、"十一五"（第八版）明显增加，专业门类齐全，能满足各院校教学需求。特别是在"十五""十一五"优秀教材基础上，进一步优化教材结构，强化特色，重点建设主干基础课程、专业核心课程，增加实验实践类教材，推出部分数字化教材。

　　3. 公开招标，专家评议，健全主编遴选制度

　　本套教材坚持公开招标、公平竞争、公正遴选主编的原则。国家中医药管理局教材办公室和全国中医药高等教育学会教材建设研究会，制订了主编遴选评分标准，排除各种可能影响公正的因素。经过专家评审委员会严格评议，遴选出一批教学名师、教学一线资深教师担任主编。实行主编负责制，强化主编在教材中的责任感和使命感，为教材质量提供保证。

　　4. 进一步发挥高等中医药院校在教材建设中的主体作用

　　各高等中医药院校既是教材编写的主体，又是教材的主要使用单位。"'十二五'行规教材"，得到各院校积极支持，教学名师、优秀学科带头人、一线优秀教师积极参加，凡被选中参编的教师都以高涨的热情、高度负责、严肃认真的态度完成了本套教材的编写任务。

5. 继续发挥教材在执业医师和职称考试中的标杆作用

我国实行中医、中西医结合执业医师资格考试认证准入制度，以及全国中医药行业职称考试制度。2004 年，国家中医药管理局组织全国专家，对"十五"（第七版）中医药行业规划教材，进行了严格的审议、评估和论证，认为"十五"行业规划教材，较历版教材的质量都有显著提高，与时俱进，故决定以此作为中医、中西医结合执业医师考试和职称考试的蓝本教材。"十五"（第七版）行规教材、"十一五"（第八版）行规教材，均在 2004 年以后的历年上述考试中发挥了权威标杆作用。"十二五"（第九版）行业规划教材，已经并继续在行业的各种考试中发挥标杆作用。

6. 分批进行，注重质量

为保证教材质量，"十二五"行规教材采取分批启动方式。第一批于 2011 年 4 月，启动了中医学、中药学、针灸推拿学、中西医临床医学、护理学、针刀医学 6 个本科专业 112 种规划教材，于 2012 年陆续出版，已全面进入各院校教学中。2013 年 11 月，启动了第二批"'十二五'行规教材"，包括：研究生教材、中医学专业骨伤方向教材（七年制、五年制共用）、卫生事业管理类专业教材、中西医临床医学专业基础类教材、非计算机专业用计算机教材，共 64 种。

7. 锤炼精品，改革创新

"'十二五'行规教材"着力提高教材质量，锤炼精品，在继承与发扬、传统与现代、理论与实践的结合上体现了中医药教材的特色；学科定位更准确，理论阐述更系统，概念表述更为规范，结构设计更为合理；教材的科学性、继承性、先进性、启发性、教学适应性较前八版有不同程度提高。同时紧密结合学科专业发展和教育教学改革，更新内容，丰富形式，不断完善，将各学科的新知识、新技术、新成果写入教材，形成"十二五"期间反映时代特点、与时俱进的教材体系，确保优质教材进课堂。为提高中医药高等教育教学质量和人才培养质量提供有力保障。同时，"十二五"行规教材还特别注重教材内容在传授知识的同时，传授获取知识和创造知识的方法。

综上所述，"十二五"行规教材由国家中医药管理局宏观指导，全国中医药高等教育学会教材建设研究会倾力主办，全国各高等中医药院校高水平专家联合编写，中国中医药出版社积极协办，整个运作机制协调有序，环环紧扣，为整套教材质量的提高提供了保障，打造"十二五"期间全国高等中医药教育的主流教材，使其成为提高中医药高等教育教学质量和人才培养质量最权威的教材体系。

"十二五"行规教材在继承的基础上进行了改革和创新，但在探索的过程中，难免有不足之处，敬请各教学单位、教学人员及广大学生在使用中发现问题及时提出，以便在重印或再版时予以修正，使教材质量不断提升。

国家中医药管理局教材办公室
全国中医药高等教育学会教材建设研究会
中国中医药出版社
2014 年 12 月

编写说明

根据《教育部关于"十二五"普通高等教育本科教材建设的若干意见》，为了适应我国中医药高等教育发展的需要，全面推进素质教育，我们组织全国 18 所医学院校的中医儿科专家编写了新版普通高等教育"十二五"国家级规划教材、全国高等中医药院校行业规划教材《中医儿科学》。

本书以新世纪全国高等中医药院校规划教材《中医儿科学》为基础。该教材为普通高等教育"十五"、"十一五"国家级规划教材，用于中医高等教育已经 10 年，在新世纪国内外中医人才培养中发挥了积极的作用。接受本教材的编写任务后，召开了两次编委会，来自各院校的编委会成员交流了各自的教学经验，提供了许多编好本教材的意见，集思广益，为本教材编写成功提供了坚实的基础。

新编教材要求全面体现中医儿科学学术体系，反映学科学术进展，适应本科教学要求，切合儿科临床应用。为此，在前版教材基础上作了不少充实与提高。在中医儿科学术发展简史中增加了现代学科研究进展概况；儿科治法增加了小儿推拿疗法的内容；儿童保健中介绍了相关进展；各论部分增加了目前儿科临床常见的胃脘痛、便秘，将原流行性乙型脑炎扩编为病毒性脑炎，紫癜节分列为过敏性紫癜和特发性血小板减少性紫癜。对各类儿科病证的概念、病因病机、临床诊断、辨证论治等内容，参考国家中医药管理局项目《中医儿科常见病诊疗指南》文献研究、专家意见集成等形成的研究结果作了较多的修订和增补；对胎怯、哮喘、反复呼吸道感染、手足口病、过敏性紫癜等节按照临床情况和研究进展更新了证候分类及治法等内容；"其他治疗"的中药成药都按照其经国家食品药品监督管理局批准的药品说明书标明了用法用量，部分缺儿童用法用量而经专家论证可在儿科使用的中药成药则按照文献报道提出；对一些推拿、针灸等疗法有重要实用价值的病种增加了相应内容。"附录"中的"7 岁以下正常儿童体重、身高、头围、胸围发育的衡量数字"、"计划免疫程序"等均按照近年资料作了更新。同时，本版教材在体例规格统一、语言文字规范、表述科学准确、内容精炼实用等方面做了进一步的努力。总之，我们希望通过这次教材更新，能使学生更好地掌握中医儿科学理论，了解学科最新学术发展水平，具备应用中医学认识论认识和处理儿科临床实际问题的能力，并能启发学生主动索取相关知识，为今后从事中医儿科学临床、科研工作打下良好的基础。

本书集中了全国各中医药院校中医儿科专家的集体智慧，广泛地反映了本学科众多专家的研究成果和临床经验，借鉴了国内外相关学术进展。编委会全体成员以对中医药高等教育事业和中医人才培养高度的事业心，抱着极大的热情和认真负责的态度参与这项有重要价值的工作，广泛搜集素材、反复推敲内容，数易其稿，使教材的质量在前版教材基础上有了新的提高。三位副主编分别认真审读了全部书稿，提出了许多很好的修改意见。全书初稿完成后，又特请浙江中医药大学俞景茂教授审阅了书稿，字斟句酌，严格把关，保证了教材的质量。在此，向参加本书编写的全体同仁和俞景茂教授表示深切的感谢！

　　中医药高等教育教材经过半个多世纪的多次更新，质量已经有了显著的提高。在书稿编写完成之际，又传来了本教材被评为"普通高等教育'十二五'国家级规划教材"的喜讯，使我们在受到鼓舞的同时，也更加感到责任的重大：社会对中医人才培养的要求在不断变化、中医儿科学术在适应现代社会需求的同时也在不断进步，我们只有不懈地追求教材质量的提高，才能承担好历史赋予我们的重大职责。为此，我们诚挚地希望全体中医儿科界同仁和中医大学生在使用本教材教与学的过程中，随时注意教材的问题和不足，并向我们提出，以便使我们在今后不断改进，使教材更加完善。

《中医儿科学》编委会

2012 年 7 月

目　录

总　论

各　论

总 论

第一章 儿科学基础

第一节 中医儿科学术发展简史

中医儿科学，是以中医学理论体系为指导，用中药、针灸、推拿等治疗方法为手段，研究从胎儿至青少年这一时期的生长发育、生理病理、喂养保健，以及各类疾病预防和治疗的一门中医临床学科。

中医儿科学是在中国产生和发展起来的，渊源于中华民族的传统文化，荟萃了中华民族在长期与儿科疾病作斗争的过程中积累起来的小儿养育和疾病防治的丰富经验，形成了独特的理论和实践体系。中医儿科学的发展历史，可以划分为以下四个时期。

一、中医儿科学的萌芽期（远古~南北朝）

中国儿科医学源远流长。远古时期原始社会生产力低下，考古发掘出的"北京人"平均年龄只有 14 岁，所以说，中华民族早期的医学积累多数就属于儿科学的范围。在出土的 4000 年前商代殷墟甲骨文中记载了 20 余种病名，其中涉及儿科的有"龋"（龋齿）、"蛊"（寄生虫病），直接记载小儿疾病的有"贞子疾首"，是指商王武丁妹妃之子头部生病。《史记·扁鹊仓公列传》记载了春秋战国时期名医扁鹊为"小儿医"："扁鹊名闻天下……来入咸阳，闻秦人爱小儿，即为小儿医。"《五十二病方》这部我国现存最早的医学专著里，有"婴儿病痫"、"婴儿瘛"的记述。《黄帝内经》建立的中医学体系不仅有效地指导了中医儿科学，而且书中有不少关于小儿生理和儿科疾病的病因、病理、诊法、预后和针刺疗法等论述。东汉末年，张仲景著《伤寒杂病论》，以六经辨证论治外感病、脏腑辨证论治杂病，对后世儿科学辨证论治体系的形成产生了深刻的影响。

二、中医儿科学的形成期（隋代～宋代）

隋唐时期，朝廷设立"太医署"，由"医博士"教授医学，其中专设少小科，培养儿科专科医生，学制5年。儿科专业人才的培养，促进了儿科事业的发展。

隋代巢元方主持编撰的《诸病源候论》（610）论小儿杂病诸候6卷255候。巢氏将小儿外感病分为伤寒、时气两大类，内伤病以脏腑辨证为主。提出了小儿夜啼、痫证、解颅、滞颐、遗尿、蛔虫、蛲虫、脱肛、胎疸、鹅口、口疮等诸多儿科病证的病名及其病因证候。该书倡导的"小儿……不可暖衣……宜时见风日……常当节适乳哺"等小儿养育观，对于做好儿童保健有重要指导意义。

唐代孙思邈所撰《备急千金要方》（约652）首列妇人方、少小婴孺方，提出"夫生民之道，莫不以养小为大。若无于小，卒不成大。"对初生儿护养有专题论述。将小儿病证分为九门，列方325首，《千金翼方》（约682）又载方75首，两书列小儿方共380首。该书总结了唐代以前的儿科诊疗经验，为儿科病治疗提供了大量有效方药。

相传至今的我国最早儿科专著《颅囟经》，流行于唐末宋初。书中提出"凡孩子3岁以下，呼为纯阳，元气未散。"对后世认识小儿生理特点产生了重要影响；首论脉候至数之法小儿与成人不同，对小儿惊、痫、癫、疳、痢、火丹等疾病的证治均有简明扼要的论述。

北宋钱乙，字仲阳，是中医儿科学术发展史上有杰出贡献的医家。他的弟子阎季忠整理其理论和实践经验，于公元1119年编成《小儿药证直诀》，比西方最早的儿科著作要早350年。该书概括小儿生理特点为"脏腑柔弱"，"成而未全……全而未壮"，病理特点为"易虚易实、易寒易热"。在儿科四诊中尤重望诊，特别是"面上证"、"目内证"。对痘疹类发疹性传染病加以鉴别。阐明了急、慢惊风为阴阳异证，认为急惊风属阳、热、实，治合凉泻；慢惊风属阴、寒、虚，治合温补，成为后世治疗惊风的准则。特别突出的是，钱乙创建了儿科五脏辨证体系，提出"心主惊"、"肝主风"、"脾主困"、"肺主喘"、"肾主虚"的辨证纲领，各脏证有虚、实、寒、热之分，方有温、清、补、泻之别。论治法从五脏补虚泻实出发，又注意柔润清养，运补兼施。他善于化裁古方、研制新方，创134方，许多方剂至今在临床各科广泛应用。钱乙强调小儿体禀纯阳，患病后易从阳化热，所见阳证、热证较多，擅用甘寒柔润养阴，如泻肺之泻白散、清心之导赤散、凉肝之泻青丸等，慎用苦寒之黄芩、黄连。他立补肾主方地黄丸，以金匮肾气丸去桂附之温燥，存六味之润养。他治疗小儿伤风用大青膏，热病神昏惊搐用凉惊丸、抱龙丸，《小儿药证直诀·附篇·阎氏小儿方论》中的至宝丹、紫雪更成为热病神昏抽搐的常用方，由此发展形成了儿科寒凉学说。钱乙被誉为"儿科之圣"。《四库全书·目录提要》说："小儿经方，千古罕见，自乙始别为专门，而其书亦为幼科之鼻祖。"

北宋时期，天花、麻疹等传染病流行，山东名医董汲擅用寒凉法治疗，撰写了《小儿斑疹备急方论》，记录了用白虎汤及青黛、大黄等药物的治疗经验，是为天花、麻疹类专著之始。南宋刘昉等编著《幼幼新书》40卷，627门，许多散失的宋以前儿科著作被收录其中而得以流传，是当时世界上最完备的儿科学专著。同时期还有不著纂人姓氏的《小儿卫生总微论方》问世，从初生到年长儿童，各类疾病广泛收录论述，如认为初生儿脐风的病因是断脐不慎所致，和成人破伤风为同一病源，提出了烧灸脐带的预防方法。

南宋陈文中著《小儿痘疹方论》（1241）、《小儿病源方论》（1254），注重固护小儿元阳，以擅用温补扶正见长。陈氏提出："盖真气者，元阳也。"小儿饮食"吃热、吃软、吃少则不病，吃冷、吃硬、吃多则生病"，养子十法中包括"要背暖"，"要肚暖"，"要足暖"，"脾胃要温"等养育观念，这些都是固护脾肾，防止阳气受戕的具体措施。陈氏注重小儿生理上阳气不足和病理上易虚易寒的特点，在小儿时病和杂病的治疗中，时时顾护阳气，认为"药性既温则固养元阳"。他将温补法广泛用于多种病证及疾病的不同阶段，只要有阳气不足见证，辄即取之。他指出小儿冷证的证候特点有"面㿠白，粪青色，腹虚胀，呕乳奶，眼珠青，脉微沉，足胫冷。"包括了五脏虚寒之象，而以元阳虚衰为本。在治法上除八味地黄丸温壮元阳之外，又有多种变法，如脾肾并治之补脾益真汤，融温阳、益气、助运、涤痰、祛风于一炉；十一、十二味异功散，均取肉桂、诃子、肉豆蔻、附子之类益火之源以消阴翳。陈氏治疗小儿痘疹等时行热病，对于邪盛正衰，病毒内陷之证，擅用温托培元，明确应用指征为：不光泽，不红活，不起发，不充满，不结靥，不成痂，而痒塌烦躁喘渴；及宣解太过，误食生冷，中寒泄泻，倦怠少食，足指逆冷等症者。陈文中的学术思想开创了儿科温补学说。明·刘风在《幼幼新书·序》中说："宋以来吴之专家者，曰陈曰钱二氏，陈以热、钱以凉，故有火与水喻者。"可见儿科温、凉两大学派始于宋，陈文中与钱乙的学术观点对儿科学体系的形成和发展有着深刻的影响。

三、中医儿科学的发展期（元代～中华人民共和国成立前）

金元四大家对儿科各有特长，其中刘完素用辛苦寒凉治疗小儿热性病，张从正治热性病善用攻下，李杲重视调理脾胃。朱丹溪对于儿科尤有建树，专著有《幼科全书》，他在治疗痘疹时，于钱乙用抱龙丸、百祥丸、生犀散等寒凉之品与陈文中用桂枝、附子、丁香等温燥之品之间折其中，取解毒、发表、和中三者兼用，影响后世医家，形成了儿科折衷学说。

元代名医曾世荣编著《活幼心书》、《活幼口议》，详论初生诸疾，是中医新生儿学早期的集中论述。曾氏以调元散、补肾地黄丸治疗胎怯；归纳急惊风为"四证八候"，提出镇惊、截风、退热、化痰治法，立琥珀抱龙丸、镇惊丸等疗惊方；提出了"惊风三发便成痫"、"瘀血成痫"等论点，都很有临床指导意义。

明代儿科医家鲁伯嗣著《婴童百问》，将儿科病证设为百问，每问一证，究其受病之源，详其治疗之法。薛铠、薛己父子著《保婴撮要》，论儿科病证221种，列医案1540则。其中论及小儿外、皮肤、骨伤、眼、耳鼻咽喉、口齿、肛肠科病证70多种，脏腑、经络辨证用药，内治、外治、手术兼备，对中医小儿外科学的形成作出了重大贡献。

明代世医万全，字密斋，儿科著作有《万氏家藏育婴秘诀》、《幼科发挥》、《痘疹心法》、《片玉心书》等。他倡导"育婴四法"，即"预养以培其元，胎养以保其真，蓐养以防其变，鞠养以慎其疾"，形成了中医儿童保健学的系统观点。他在朱丹溪学术思想基础上，系统提出了阳常有余，阴常不足，肝常有余，脾常不足，心常有余，肺常不足，肾常不足，即"三有余，四不足"的小儿生理病理学说。《小儿药证直诀·五脏证治》曾提出："脾主困……脾胃虚衰，四肢不举，诸邪遂生。"万全发展了钱乙的脾胃学说，进一步强调小儿"脾常不足"，指出："胃者主纳受，脾者主运化，脾胃壮实，四肢安宁，脾胃虚弱，万病蜂起。故调理脾胃者，医中之王道也；节戒饮食者，却病之良方也。"（《幼科发挥·原病论》）特别重视饮食调节对脾胃的重要性，在治疗方面"首重保护胃气"。万氏处方用药精炼而切合病情，认为："大抵小儿易虚易实，调理但取其平，补泻无过其剂。"（《幼科发挥·小儿正诀指南赋》）用药平和折衷。这些学术观点和临床经验，丰富了中医儿科学的学术内容。

王肯堂的《证治准绳·幼科》综述诸家论说，结合阐明已见，内容广博，是明代集幼科大成的学术著作。张介宾的《景岳全书·小儿则》重视母乳与婴儿之间的关系，"大抵保婴之法……既病则审治婴儿，亦必兼治其母为善"；辨证重在表里寒热虚实；倡导小儿"阳非有余"，"阴常不足"；治疗上认为"脏气清灵，随拨随应"。著名药物学家李时珍所著《本草纲目》中，搜集了防治儿科411种病证的方药，具有临床实用价值。

清代儿科医家秦昌遇是儿科折衷学说具有代表性的医家，因虑"幼科诸书，非偏寒偏热之误，便喜补喜泻之殊，予故僭而折衷之"（《幼科折衷·前言》），撰《幼科折衷》专著以详述。夏禹铸著《幼科铁镜》，认为"小儿病于内，必形于外，外者内之著也。"《幼科铁镜·望形色审苗窍从外知内》首重望诊，主张望形色，审苗窍，从外知内，辨别脏腑的寒热虚实。《医宗金鉴·幼科心法要诀》立论精当，条理分明，既适用于临床，又适用于教学。谢玉琼的《麻科活人全书》是一部麻疹专著，详细阐述了麻疹各期及合并症的辨证和治疗。王清任《医林改错》记载了小儿尸体解剖学资料，提出"灵机记性不在心在脑"的观点，阐发了活血化瘀法在儿科紫癜风、疳证、小儿痞块等病证中的应用。

陈复正，字飞霞，于1750年著《幼幼集成》。他对于儿科诊法及内治诸法叙述皆详，搜集了不少单方验方和外治法。将指纹辨证方法概括为"浮沉分表里、红紫辨寒热、淡滞定虚实"，"风轻、气重、命危"，至今为临床所采用。吴瑭撰《温病条辨·解儿难》，提出了"小儿稚阳未充，稚阴未长者也"的生理特点；易于感触，易于传变的病理特点；稍呆则滞，稍重则伤的用药特点；六气为病、三焦分证、治病求本等观点。论述精当，方药切用，对儿科外感、内伤疾病辨证论治具有指导意义。

明清时期，我国应用人痘接种预防天花已广泛传播。《博集稀痘方论》（1577）载有稀痘方，《三冈识略》（1653）载有痘衣法。《痘疹金镜赋集解》（1727）记载，明隆庆年间（1567～1572），宁国府太平县的人痘接种法已盛行各地。后来，我国的人痘接种法流传到俄罗斯、朝鲜、日本、土耳其及欧非各国，较英国琴纳氏发明牛痘接种（1796）早200多年，是世界免疫学发展的先驱。

清代后期，随着西医学传入我国，儿科界也开始有人提出宜中西医合参。何炳元的《新纂儿科诊断学》中除传统中医内容外，引入检诊一项，用于检查口腔、温度、阴器等的变化。

民国时期儿科疾病流行，许多医家勤求古训，融会新知，如徐小圃擅用温阳药回阳救逆、奚泳裳善取寒凉药清解热毒，分别传承了温补学说、寒凉学说，救治了许多时行病危重病症患儿，至今被广泛学习应用。

四、中医儿科学发展的新时期（中华人民共和国成立后）

1949 年中华人民共和国成立后，政府十分重视儿童健康，在发展我国传统医学的政策支持下，在现代科学技术日新月异的学术氛围中，中医儿科学也进入了快速发展的新时期。

20 世纪 50 年代开始了现代中医中等及高等教育，70 年代开始中医儿科学硕士生教育，80 年代开始中医儿科学博士生教育，21 世纪初有了中医儿科学博士后，各级政府又按照中医学术特点，通过师徒传承的传统方法培养中医人才。大批人才的培养，使中医儿科队伍素质不断提高，成为学科发展的有力保证。

1983 年中华中医药学会儿科分会成立，使全国中医儿科工作者有了自己的学术团体。2009 年世界中医药学会联合会儿科专业委员会成立，建立了世界性中医儿科学术交流的平台。中医儿科学术团体工作的开展，促进了中医儿科学术界的团结和合作，对于提高学科学术水平、促进中医儿科事业发展，发挥了积极的作用。

这一时期，编写了不同层次的中医儿科学教材，整理出版了历代儿科名著，挖掘了一大批对临床具有理论指导和实践应用价值的可贵资料，出版了大批中医儿科学术著作。张奇文主编的《儿科医籍辑要丛书》1 套 6 册，全面整理了历代中医著作，选辑其中对现代儿科临床有指导意义的内容作了归类点注。江育仁、张奇文主编的《实用中医儿科学》，是一部紧密结合临床、具有实用价值的学术著作。汪受传主编的《中医药学高级丛书·中医儿科学》，全面反映了现代中医儿科临床进展，介绍了中医儿科学科研方法，适用于中医儿科学临床和科研。汪受传、俞景茂主编的《卫生部"十一五"规划教材·中医儿科临床研究》是我国历史上第一部供全国高等中医药院校中医儿科学研究生教学的规划教材。这些现代中医儿科学术著作，不仅比较系统、完整地反映了中医儿科学的进展，而且适合现代医疗、科研、教学的实际需要，推动了学科学术进步。

在中医儿科基础理论的研究方面，关于小儿生长发育、生理病理等方面的若干理论问题，如"纯阳"、"稚阴稚阳"、"少阳"、"变蒸"、五脏"不足""有余"等的学术研讨，促进了认识的趋同。关于小儿体质特点，现代在总结传统认识的基础上，明确了小儿体质形成与先天遗传因素和后天环境因素有关，提出了从阴阳、五脏、气血等不同角度划分小儿体质类型的方法，探讨了体质与亚健康、体质与疾病之间的关系，为做好儿科疾病防治提供了新思路。现代中医儿科专家还在继承传统理论的基础上，面向现代临床，通过科学研究提供证据，提出了有创新意义的学术观点。江育仁教授提出了"脾健不在补贵在运"的观点，认为现代小儿脾胃病以脾运失健者居多，应以运脾法为主进行治疗，他还提出了"流行性乙型脑炎从热、痰、风论治"、"疳证从疳气、疳积、干疳论治"等新观点，都有着重要的临床指导意义。王烈教授提出哮喘分发作期、缓解期、稳定期三期证治，根、苗之治并重。张奇文教授提出"肺胃肠相关论"，"宣肺勿忘解表、清肺勿忘清肠、止咳勿忘化痰、化痰勿忘运脾、润肺勿忘养胃、标去勿忘培本"的治则。汪受传教授提出"小儿肺炎从热、郁、痰、瘀论治"、"胎怯从补肾健脾论治"的观点。时毓民教授提出"性早熟从滋阴降火论治"。俞景茂教授提出小儿反复呼吸道感染分感染期、迁延期、恢复期三期辨证论治，和法是防治该病的基本方法。丁樱教授提出过敏性紫癜肾炎病因病机为热、瘀、虚，治疗采用清热凉血活血止血、养阴清热活血化瘀、益气养阴摄血止血三步疗法。这些学术观点的提出及其相应的研究成果，充实了中医儿科的学术内容，酝酿着中医儿科创新性理论的产生。

在中医儿科学基础研究方面，引入现代科学技术方法丰富、发展了诊断学、辨证学。儿科诊法研究：红外热像仪、光电血流容积面诊仪等用于面部望诊，从微量元素、免疫物质含量研究舌诊，用血液流变学方法等研究指纹诊，以放射学、超声显像学、同位素核医学、计算机断层扫描（CT）、核磁共振（MRI）、内窥镜等手段，观察体内的各种病理变化，都丰富了望诊的内容，为望诊客观化积累了资料。在闻诊声音分析，嗅诊气味分析，脉象仪的信号检测、信号预处理和信号分析等方面也做了不少工作。辨证学研究的重点在传统宏观辨证的基础上，运用现代医学影像学检查、实验室检查、病理组织检查、组学等先进技术，旨在从器官、细胞、亚细胞、分子、基因、蛋白质、代谢物水平等方面提供微观辨证依据，提高了对于"证"的认识层次，在儿科常见证候诊断客观化、规范化方面也取得了进展。

中国儿童保健的传统经验，许多均在现代研究中被证实了其科学性，得到重新认识和推广应用。自《史记》、《列女传》开始记载的胎养胎教学说的科学内涵在现代被逐一证实，宣传推广我国古代养胎护胎的宝贵经验，对促进优生发挥了积极作用。孙思邈、万全等提出的小儿养育观，对于今天我们做好儿童保健工作仍然有着重要的指导应用价值。我国千万年来的传统做法"母婴同室"、"早期开乳"、"按需喂给"等在现代生活中获得普遍认同和推广应用。遵循中医学"治未病"的观点，辨质养护，研究不同体质偏颇儿童的食物调养、药物调理、生活调护，以及保健食品、保健药品、保健用品的开发应用，为中医儿童保健学的现代应用开辟了广阔的前景。

中医儿科学预防医学的应用范围不断扩大。通过孕妇妊娠期服药预防新生儿疾病，取得了不少有创新意义的成果。对于胎萎不长治疗的研究，降低了胎怯的发病率；通过孕妇妊娠期服用中药预防新生儿溶血症，显著降低了新生儿溶血症的发病率和死亡率。发挥中医药扶正固本、调整机体的优势，增强体质，降低发病率，已在临床得到越来越广泛的应用。对于反复呼吸道感染儿童，调补肺脾肾，改善体质，提高免疫力，显著降低了呼吸道感的发病率；对于反复发生脾胃病的儿童，平时健运脾胃，恢复脾胃功能，显著减少了脾胃病的发病率；支气管哮喘、肾病综合征等疾病的缓解期，通过调整脏腑脐气血阴阳的失调，扶助正气，延长了缓解期，减少、减轻了发作。中医学"上工治未病"的观点，无病防病、有病防变的预防医学思想，适应现代儿科临床需要，研究和应用越来越广泛。

中医儿科学临证医学科研成果大量产生，将传统的临床经验用现代科学方法加以总结验证、比较甄别、提高创新，使临床诊疗水平大为提高。对现代临床新出现的疾病，如厌食、反复呼吸道感染、手足口病、皮肤黏膜淋巴结综合征、多发性抽动症、注意力缺陷多动障碍、性早熟等，应用中医理论分析其病因病机，采用中医药方法辨证治疗，取得了良好的疗效，扩大了中医儿科应用范围，提高了相关疾病的治疗水平。中医药治疗小儿流行性感冒、肺炎、肠炎、病毒性肝炎、百日咳、传染性单核细胞增多症、流行性出血热等感染性疾病，取得了良好的临床疗效，而且通过药效学研究表明，不少中药不仅具有抗病毒、抗菌作用，还能调整机体免疫、改善器官功能及组织代谢、减轻病理反应，以及对症治疗作用等，说明中医治法的特色在于辨证方药的整体效应。在与矿物元素、维生素等营养物质缺乏有关的疾病，如厌食、营养性缺铁性贫血、维生素 D 缺乏性佝偻病、疳证等的治疗中，中医药显示了自己的优势，即：不仅不少中药中含有一定量的矿物元素和维生素等营养成分，增加了摄入量，更重要的是中药的调脾助运作用，促进了机体对各种营养物质的吸收和利用。许多中药新药的发明和剂型改革，如炎琥宁注射液用于感染性疾病，青蒿素治疗疟疾，雷公藤治疗肾病综合征，三尖杉酯碱、靛玉红、砷制剂用于白血病等，都提高了疗效，方便了用药。随着国家对中医儿科科研工作支持力度的加大，一批儿科常见病已经产生或正在研究优化的临床治疗方案，形成了《中医儿科常见病中医诊疗指南》，促进了中医儿科临床诊疗方法的规范和疗效的提高。

中医儿科学术发展的战略目标是现代化。中医儿科学现代化，必须是对现有水平的超越，产生在传统中医儿科学术基础上质的飞跃，形成与现代自然科学、社会科学融会贯通，同步协调发展的新格局。实现这一战略目标，必须以人才培养为基础、科学研究为动力、继承传统为先导、思维创新为途径，加速引进和应用现代科学技术，加快学科学术进步的步伐。可以相信，经过长期的努力，中医儿科学的现代化，将会随着整个中医学的现代化而逐步实现。

表 1-1　历代中医儿科重要著作简表

书　名	年　代	作　者	书　名	年　代	作　者
颅囟经	约唐末宋初	佚名	幼科指南	1661	周震
小儿斑疹备急方论	1093	董汲	幼科铁镜	1695	夏禹铸
小儿药证直诀	1119	钱乙（阎季忠编集）	种痘新书	1741	张琰
幼幼新书	1150	刘昉	医宗金鉴·幼科心法	1742	吴谦等
小儿卫生总微论方	约 1150	佚名	麻科活人全书	1748	谢玉琼
小儿痘疹方论	1241	陈文中	幼幼集成	1750	陈飞霞
小儿病源方论	1254	陈文中	幼科要略	1764	叶天士
活幼心书	1294	曾世荣	幼科释谜	1773	沈金鳌
全幼心鉴	1468	寇平	温病条辨·解儿难	1811	吴瑭
婴童百问	1506	鲁伯嗣	医原·儿科论	1861	石寿棠
保婴撮要	1555	薛铠、薛己	保赤汇编	1879	金玉相
博集稀痘方论	1577	郭子章	保赤新书	1936	恽铁樵
万氏家藏育婴秘诀	1579	万全	中医儿科学	1984	王伯岳、江育仁等
幼科发挥	1579	万全	儿科医籍辑要丛书	1990	张奇文等
小儿按摩经	1604	四明陈氏	实用中医儿科学	1995，2005	江育仁、张奇文等
证治准绳·幼科	1607	王肯堂	中医药学高级丛书·中医儿科学	1998，2011	汪受传等
景岳全书·小儿则	1624	张介宾			
幼科折衷	1641	秦昌遇	中医儿科临床研究	2009	汪受传、俞景茂等

第二节　小儿年龄分期

儿童生命活动的开始，起于胚胎。新生命产生之后，始终处在生长发育的动态、连续变化的过程中，不能截然分开，但不同年龄段的小儿，其形体、生理、病理等方面各有其不同特点和差异，养育、保健、疾病防治等也有着不同的要求。古代医家对小儿年龄的分期，最早在《灵枢·卫气失常》就提出"十八已上为少，六岁已上为小。"《小儿卫生总微论方·大小论》认为："当以十四岁以下为小儿治。"《寿世保元》更细分为婴儿、孩儿、小儿、龆龀、童子、稚子等。现代将18岁以内定为儿科就诊范围，并根据各阶段特点将小儿按年龄分为以下七个阶段：

一、胎儿期

从男女生殖之精相合而受孕，直至分娩断脐，属于胎儿期。胎龄从孕妇末次月经的第1天算起为40周，280天，以4周为一个妊娠月，俗称"怀胎十月"。

胎儿在孕育期间，与其母借助胎盘脐带相连，完全依靠母体气血供养，在胞宫内生长发育。这一时期既受到父母体质强弱、遗传因素的影响，又受到孕母之营养、心理、精神状况、卫生环境等条件的影响。《小儿药证直诀·变蒸》指出的"小儿在母腹中乃生骨气，五脏六腑成而未全"正是对胎儿期特点的高度概括。《外台秘要·小儿初受气论》引崔氏论曰："小儿初受气，在娠一月结胚，二月作胎，三月有血脉，四月形体成，五月能动，六月筋骨立，七月毛发生，八月脏腑俱，九月谷气入胃，十月百神能备而生矣。"描述了胎儿期生长发育的基本情况。在整个孕期内，尤其在妊娠早期12周的胚胎期，从受精卵细胞至基本形成胎儿，最易受到各种病理因素，如感染、药物、劳累、物理、营养缺乏，以及不良心理因素等伤害，造成流产、死胎或先天畸形。妊娠中期16周，胎儿各器官迅速增长，功能也逐渐成熟。妊娠后期12周，胎儿以肌肉发育和脂肪积累为主，体重增长快。后两个阶段若胎儿受到伤害，易发生早产或胎死腹中。因此，做好妇女孕期保健，不仅是为了保护孕妇，更是为了保护尚未出生易受伤害的胎儿，保障胎儿健康孕育成长。古代医家为此积累了很多有效的经验，提倡护胎、养胎、胎教，提出了许多切实可行的措施。

目前，国际上将胎龄满28周至出生后7足天，定为围生期。因这一时期小儿死亡率最高，故特别强调围生期的保健。围生期保健包括胎儿及新生儿的生长发育观察和疾病防治，孕母产妇的生理卫生和饮食生活起居护理，分娩时胎儿监测技术，高危新生儿的集中监护和治疗，某些先天性疾病的筛查和及早诊断治疗等，形成了"围生期医学"。

二、新生儿期

自出生后脐带结扎时起至生后满28天，称为新生儿期。

新生儿刚刚脱离母体而开始独立生存，需要在短时期内适应新的内外环境变化，但由于生理调节和适应能力不成熟，故发病率高，常有产伤、感染、窒息、出血、溶血及先天畸形等。肺系开始呼吸，脾胃开始受盛化物、输布精微和排泄糟粕，心主神明、肝主疏泄、肾主生长的功能开始发挥。但是，此期小儿体质尤其稚嫩，五脏六腑皆成而未全、全而未壮，极易受到损伤。应当高度重视新生儿保健，才能降低其发病率和死亡率。

三、婴儿期

出生 28 天后至 1 周岁为婴儿期，亦称乳儿期。

本期婴儿已初步适应了外界环境。这个时期的特点是生长发育特别迅速。1 周岁与初生时相比，小儿体重增至 3 倍，身长增至 1.5 倍，头围增大 1/3 左右，脏腑功能也在不断发育完善。这一时期处于乳类喂养并逐渐添加辅食的阶段，机体发育快，营养需求高。但是，婴儿脾胃运化力弱，肺卫娇嫩未固，受之于母体的免疫能力逐渐消失，自身免疫力尚未健全，容易发生肺系疾病、脾系疾病及各种传染病，故应加强对疾病的预防，提倡母乳喂养，做好科学育儿。

四、幼儿期

1 周岁后至 3 周岁为幼儿期。

这一时期小儿体格增长速度较婴儿期减慢，但功能方面的发育速度加快，如学会了走路，接触周围事物的机会增多，智力发育迅速，语言、思维和感知、运动的能力增强。同时，此期内幼儿 20 颗乳牙逐渐出齐，咀嚼能力增强，并处于断乳后食物品种转换的过渡阶段，若喂养不当、饮食失调则容易发生各种脾系病证；活动增加，接触面扩大，传染病发病率增高；幼儿识别危险、自我保护能力差，易发生意外事故。要有针对性地做好幼儿期保健工作。

五、学龄前期

3 周岁后至 7 周岁为学龄前期，也称幼童期。

学龄前期的小儿体格生长速度减慢而智能渐趋完善，好奇、爱问、求知欲强、可塑性高，是小儿性格特点形成的关键时期，也是智能开发最佳的年龄段。这一时期的小儿已确立了不少抽象的概念，如数字、时间等，能跳跃、登楼梯、唱歌、画图，开始认字并用较复杂的语言表达自己的思维和感情，故应加强思想品德教育，根据该年龄段儿童的智能发育特点开展早期教育。培养他们懂礼貌、讲卫生、爱劳动的习惯。本期儿童还容易发生溺水、烫伤、坠床、误服药物以致中毒等，应注意防护。学龄前期儿童发病率有所下降，但也要注意加强该年龄期好发疾病（如小儿水肿、痹证等）的防治；要特别重视正确书写姿势的培养，保护好视力；亦应注意口腔卫生，保护好牙齿。

六、学龄期

7 周岁后至青春期来临（一般为女 12 岁，男 13 岁）为学龄期。

学龄期泛指进入小学以后至青春发育期到来的一段时间。学龄期儿童体格生长仍稳步增长,乳牙脱落,换为恒牙,脑的形态发育已基本与成人相同,智能发育更成熟,自控、理解分析、综合等能力均进一步增强,已能适应学校、社会的环境。这时小儿身体处在新的生长发育阶段,与外界环境的接触更广泛,故要因势利导,使他们在入学之后德智体三方面都得到发展。这一时期儿童的发病率进一步下降,但具有本期的发病特点,应由家长与学校配合做好保健和预防工作,保证营养、体育锻炼和充足的睡眠,防治龋齿,保护视力。

七、青春期

女孩自 11~12 岁到 17~18 岁,男孩自 13~14 岁到 18~20 岁,为青春期。

青春期是从儿童向成人过渡的时期,其体格生长迅速,生殖系统发育逐渐成熟,第二性征逐渐明显。因受地区、气候、种族等因素的影响,发育年龄有一定差异。一般女孩比男孩发育约早两年。近几十年来,小儿进入青春期的平均年龄有提早的趋势。

本期儿童生理特点是肾气盛、天癸至、阴阳和。形体增长出现第二次高峰,精神发育由不稳定趋向成熟,是人生观和世界观形成的关键期。生殖系统迅速发育成熟是本期突出特点,此期女孩乳房隆起、月经来潮;男孩喉结显现、变音、长胡须、遗精等。因此,应继续做好本期好发疾病的防治工作,合理进行生理、心理卫生和性知识教育,培养良好的道德情操,建立正确的人生观,保障青春期的身心健康。

第三节 小儿生长发育

生长发育是小儿不同于成人的最根本的生理特点。研究从初生至青少年时期的生长发育是儿科学的重要内容之一。一般以“生长”表示形体的增长、“发育”表示各种功能的演变。生长和发育两者密切相关,通常的“发育”一词实际是包含了机体量和质两方面的动态变化,即为中医学之“形”与“神”的同步发展。其发展过程受到诸多因素的影响,也遵循着一定的规律。掌握小儿生长发育知识,对于指导儿童保健、做好儿科疾病防治,具有重要意义。

影响小儿生长发育的因素很多,常见的因素有:遗传因素、孕母情况、乳食喂养方法、营养状况、居住环境、疾病以及后天教育因素等。其发展的规律性为:生长发育是一个连续不断的过程,呈阶段性特点;遵循着一定的顺序性;各脏器的发育速度不平衡,有快慢之别;生长发育的个体差异性。

一、体格生长

关于小儿体格生长,有各项生理常数。这些生理常数,是通过大规模实际测量的数据加以统计得出的,可再用于临床,来衡量和判断儿童生长发育水平,并为某些疾病诊断和临床治疗用药提供依据。我国从 1975 年开始,每隔 10 年,对北京、哈尔滨、西安、上海、南京、武汉、福州、广州、昆明 9 个主要城市及其郊区的儿童生长发育状况进行抽样调查，经统计处理，得出其体格发育的测量值。本项研究 2005 年对 9 市城区、郊区男童、女童体格发育的测量值引录于"附录"。在临床上，为了实际应用的方便，又按小儿体格生长的规律，列出一些计算公式，用以大致推算各年龄组儿童的生理常数。

（一）体重

体重是小儿机体量的总和。测量体重，应在清晨空腹、排空大小便、仅穿单衣的状况下进行。

小儿体重的增长不是匀速的，在青春期之前，年龄愈小，增长速率愈高。出生时体重约为 3kg，出生后前半年平均每月增长约 0.7kg，后半年平均每月增长约 0.5kg，1 周岁以后平均每年增加约 2kg。临床可用以下公式大致推算小儿体重：

< 6 个月　体重（kg）= 出生时体重 +0.7×月龄

7～12 个月 体重（kg）= 7 +0.5×（月龄 −6）

1 岁以上　体重（kg）= 8 +2×年龄

体重测定可以反映小儿体格生长状况和衡量小儿营养情况，并作为临床用药量的主要依据。体重增长过快常见于肥胖症，体重明显低下者常见于疳证。

（二）身高（长）

身高是指从头顶至足底的垂直长度。一般 3 岁以下小儿立位测量不易准确，应仰卧位以量床测量，称身长。立位与仰卧位测量值约相差 1～2cm。测量身高时，应脱去鞋袜，摘帽，取立正姿势，枕、背、臀、足跟均紧贴测量尺。

出生时身长约为 50cm。生后第一年身长增长最快，约 25cm，其中前 3 个月约增长 12 cm。第二年身长增长速度减慢，约 10cm。2 周岁后至青春期身高（长）增长平稳，每年约 7cm。进入青春期，身高增长出现第二个高峰，其增长速率约为学龄期的 2 倍，持续 2～3 年。

临床可用以下公式大致推算 2 岁后至 12 岁儿童的身高：

身高（cm）= 70 +7×年龄

身高（长）增长与种族、遗传、内分泌、营养、运动、疾病等因素有关，身高的显著异常是疾病的表现，如身高低于正常均值的 70%，应考虑侏儒症、克汀病、营养不良等。

此外，还有上部量和下部量的测定。从头顶至耻骨联合上缘的长度为上部量，从耻骨联合上缘至足底的长度为下部量。上部量与脊柱增长关系密切，下部量与下肢长骨的生长关系密切。12 岁前上部量大于下部量，12 岁以后下部量大于上部量。

（三）囟门

囟门有前囟、后囟之分。前囟是额骨和顶骨之间的菱形间隙，后囟是顶骨和枕骨之间的三角形间隙。前囟的大小是指囟门对边中点间的连线距离。

前囟应在小儿出生后的 12~18 个月闭合。后囟有部分小儿出生时就已闭合，未闭合者正常情况应于生后 2~4 个月内闭合。

囟门反映小儿颅骨间隙闭合情况，对某些疾病诊断有一定意义。囟门早闭且头围明显小于正常者，为头小畸形；囟门迟闭及头围大于正常者，常见于解颅（脑积水）、佝偻病等；囟门凹陷多见于阴伤液竭之失水；囟门凸出多见于热炽气营之脑炎、脑膜炎等。

（四）头围

自双眉弓上缘处，经过枕骨结节，绕头一周的长度为头围。

足月儿出生时头围约为 33~34cm，出生后前 3 个月和后 9 个月各增长 6cm，1 周岁时约为 46cm，2 周岁时约为 48cm，5 周岁时约增长至 50cm，15 岁时接近成人，约为 54~58cm。

头围的大小与脑的发育有关。头围小者提示脑发育不良，头围增长过速常提示为解颅。

（五）胸围

胸围的大小与肺和胸廓的发育有关。测量胸围时，3 岁以下小儿可取立位或卧位，3 岁以上取立位。被测者处于安静状态，两手自然下垂或平放（卧位时），两眼平视，测量者立于被测者右前侧，用软尺由乳头向背后绕肩胛角下缘 1 周，取呼气和吸气时的平均值。测量时软尺应松紧适中，前后左右对称。

初生儿胸围约 32cm。1 岁时约 44cm，接近头围，2 岁后胸围渐大于头围。一般营养不良或缺少锻炼的小儿胸廓发育差，胸围超过头围的时间较晚；反之，营养状况良好的小儿，胸围超过头围的时间则提前。

（六）牙齿

人一生有两副牙齿，即乳牙（20 颗）和恒牙（32 颗）。生后 4~10 个月乳牙开始萌出，12 个月后未萌出者为乳牙萌出延迟。出牙顺序是先下后上，按切牙、第一乳磨牙、尖牙、第二乳磨牙的顺序依次萌出。乳牙约在 2~2.5 岁出齐。出牙时间推迟或出牙顺序混乱，常见于佝偻病、呆小病、营养不良等。6 岁左右开始萌出第 1 颗恒牙即第一恒磨牙，它长在第二乳磨牙之后；自 7~8 岁开始，乳牙按萌出先后逐个脱落，代之以恒牙，其中第一、第二双尖牙，代替第一、第二乳磨牙；12 岁萌出第二恒磨牙；第三恒磨牙（智牙）一般在 18 岁时萌出，也有终生不出者。

2 岁以内乳牙颗数可用以下公式推算：

乳牙数 = 月龄 − 4（或 6）

（七）呼吸、脉搏

呼吸、脉搏的检测应在小儿安静时进行。对小儿呼吸频率的检测可观察其腹部的起伏状况，也可用少量棉花纤维放置于小儿的鼻孔边缘，观察棉花纤维的摆动次数。对小儿脉搏的检测可通过寸口脉切诊或心脏听诊完成。各年龄组小儿呼吸、脉搏的正常值见下表。

表1-2 各年龄组小儿呼吸、脉搏范围（次数 分钟）

年 龄	呼 吸	脉 搏	呼吸：脉搏
新生儿	45~40	140~120	1:3
≤1岁	40~30	130~110	1:(3~4)
1⁺~3岁	30~25	120~100	1:(3~4)
3⁺~7岁	25~20	100~80	1:4
7⁺~14岁	20~18	90~70	1:4

（八）血压

测量血压时应根据不同年龄选择不同宽度的袖带，袖带宽度应为上臂长度的2/3，袖带过宽测得的血压值较实际血压值为低，过窄测得的血压值较实际血压值为高。小儿年龄愈小血压愈低。

不同年龄小儿血压正常值可用公式推算：（注：1kPa = 7.5 mmHg）

收缩压（mmHg）= 80 + 2 × 年龄

舒张压 = 收缩压 × 2/3

二、智能发育

智能发育与体格生长一样，是反映小儿发育正常与否的重要指征。智能发育指神经心理发育，包括感知、运动、语言、性格等方面。智能发育除与先天遗传因素有关外，还与后天所处环境及受到的教育等密切相关。

（一）感知发育

1. 视觉 新生儿出生后对光感已有反应，强光可引起闭目，能看见15~20cm以内的物体，2~3个月出现头眼的协调运动，4~5个月时开始认识母亲的面容，初步分辨颜色。

2. 听觉 3~7天新生儿听力就相当好，对声音有呼吸节律减慢等反应。3个月出现头转向声源（定向反应）；6个月对母亲的语言有明显的反应；1岁时听懂自己的名字；4岁时听觉发育完善。

3. 味觉与嗅觉 新生儿对甜、酸、苦已有不同反应。4~5个月的婴儿对食物的微小改变很敏感，故应适时添加各种辅食，使之习惯不同味道。小儿的嗅觉发育较慢，6个月以后才能分辨香臭。

4. 皮肤感觉 包括触觉、痛觉、温度觉和深感觉。触觉是引起某些反射的基础，新生儿已很灵敏。眼、口、手掌、足底等部位，触之即有反应。3个月时已能区分31.5℃与33℃的水温差别。

5. 知觉　包括空间知觉及时间知觉。5~6个月时已有手眼协调动作；1岁末开始有时间和空间知觉；3岁能辨上下；4岁辨前后；5岁辨自身左右；4~5岁有早上、晚上、今天、明天、昨天的时间概念；5~6岁能区别前天、大前天、后天、大后天。

（二）运动发育

小儿运动发育有赖于视感知的参与，与神经、肌肉的发育有密切的联系。发育顺序是由上到下、由粗到细、由不协调到协调的进展。

1. 粗运动　新生儿仅有反射性活动（如吸吮、吞咽等）和不自主的活动；1个月小儿睡醒后常作伸欠动作；2个月时扶坐或侧卧时能勉强抬头；4个月时可用手撑起上半身；6个月时能独坐片刻；8个月会爬；10个月可扶走；12个月能独走；18个月可跑步和倒退行走；24个月时可双足并跳；36个月会骑三轮车。

2. 精细运动　手指精细运动的发育过程为：新生儿时双手握拳；3~4个月时可自行玩手，并企图抓东西；5个月时眼与手的动作取得协调，能有意识地抓取面前的物品；5~7个月时出现换手与捏、敲等探索性的动作；9~10个月时可用拇指、示指拾东西；12~15个月时学会用匙，乱涂画；18个月时能摆放2~3块方积木；2岁时会粗略地翻书页；3岁时会穿简单的衣服。

（三）语言发育

语言是表达思维、意识的一种方式，语言发育反映神经的发育。小儿语言发育一般可分为四个阶段：　发音阶段：新生儿会用哭声表达饥饿或疼痛，没有其他发音。2个月能发出和谐喉音；3个月发出喃喃之声。　咿呀作语阶段：5~6个月会发出单调音节；7~8个月会发复音，如"爸爸"、"妈妈"等，并可重复大人所发简单音节。　单语单句阶段：1岁以后能说日常生活用语，如吃、睡、走等；15个月能说出自己名字；18个月能讲单句，能用语言表达自己的要求，如喝奶等。　成语阶段：2岁后能简单交谈，4~5岁能用完整的语言表达自己的意思，7岁以上能较好掌握语言。

小儿语言的发育，除了与神经发育密切相关之外，还需有正常的听觉和发音器官，并与后天教养有关。

（四）性格发育

性格是指人在对事、对人的态度和行为方式上所表现出来的心理特点，如英勇、刚强、懦弱、粗暴等。

从人的个体性格发展过程来看，小儿性格的形成、变化是在社会生活和教育条件的影响下，经过不断的量变和质变而发展起来的。小儿的性格表现在新生儿期就有相应的反映，比如每当母亲将小儿抱在怀里时，小儿会有积极的探寻母乳的表现。在出生后的第2个月，就能对照顾他的人发出特有的"天真快乐反应"，注视照顾他的人的脸，手脚乱动，甚至表现出微笑的样子。这种最初的性格表现是多变而不稳定的，个体特征也是不鲜明的。随着小儿不断地成长发育，小儿性格的个体特征逐渐鲜明、稳定。

由于每个人的生活环境、心理特征不同，因而表现在对人、对事的兴趣、能力、适应程度等方面的性格特点也各不相同。小儿性格特征的形成和建立，是随着小儿的生长发育逐步完成的。性格发育在婴幼儿期常称为个人—社会性行为发育。

婴儿时期由于一切生理需要必须依赖于成人的照顾，因而随之建立的是以相依情感为突出表现的性格。2～3个月的小儿以笑、停止啼哭、伸手、用眼神或发出声音等表示见到父母的愉快；3～4个月会对外界感到高兴的事情表现出大笑；7～8个月会对不熟悉的人表现出认生；9～12个月会对外界不同的事情作出许多不同的面部表情反映；18个月的小儿逐渐建立了自我控制能力，在成人附近可以较长时间独自玩耍。

幼儿时期由于已经能够行走，并且具备了一定的语言表达能力，性格的相依性较前减弱。但是，由于幼儿的行为能力和语言表达能力都非常有限，对成人仍有很大的依赖性，因此常表现为相依情感与自主情感或行为交替出现的性格特征。小儿在2岁左右就表现出对父母的依赖性减弱，不再认生，较前易与父母分开；3岁后可与小朋友做游戏，能表现出自尊心、害羞等。

三、变蒸学说

变蒸是古代医家阐述婴幼儿生长发育规律的一种学说，始见于西晋王叔和的《脉经》。变者，变其情智，发其聪明；蒸者，蒸其血脉，长其百骸。婴幼儿处于人一生中生长发育的旺盛阶段，其形体、神智都在较快地不断地变化，蒸蒸日上，故称变蒸。

小儿变蒸有一定的规律性，隋代《诸病源候论》等医籍指出：小儿自出生起，32日为一变，两变（64日）为一小蒸，十变五小蒸，历时320日小蒸完毕，小蒸以后是大蒸，前两个大蒸各为64日，第三个大蒸为128日，总计576日，变蒸完毕。宋代《小儿药证直诀》将"变蒸"列于卷首，进一步描述了婴儿期小儿生长发育的特点。小儿在变蒸过程中，不仅其形体不断地成长，其脏腑功能、精神意识也不断地成熟完善，因而形成了小儿形与神之间的协调发展。

变蒸学说在中医儿科基础理论中有着重要地位。首先，它揭示了小儿生长发育是一个连续的渐变的过程，量变的积累会带来质的飞跃，而这种飞跃是婴幼儿特定周期性成熟程度的标志。第二，变蒸学说指出了变与蒸的同步，也就是指出了变其情智和蒸其血脉，形体生长与精神发育应是相应的，否则就不是生理现象。第三，变蒸周期由短到长提示了婴幼儿阶段生长发育速度由快到慢的变化，这也是符合实际的。

变蒸学说揭示的婴幼儿生长发育规律对于我们认识小儿的生长发育特点、研究当代儿童的生长发育规律有重要的借鉴价值。但是，也曾有些古代医籍提出，变蒸时小儿会出现发热、微惊、耳冷等表现，属于正常表现，不属于病态，无须治疗，这种说法历来引起争议，则应扬弃。

第四节 小儿生理病因病理特点

小儿自出生到成人，始终处于不断生长发育的过程中，年龄越小，生长发育越快。

小儿时期无论是在形体结构、生理功能方面，还是在病因、病理、疾病种类、病情演变等方面，都与成人有着显著的不同，因此，不能简单地将小儿视为成人的缩影。有关小儿的生理、病因、病理特点，历代医家对其论述颇多，古人用"纯阳"、"稚阴稚阳"、"易虚易实"、"易寒易热"等来概括。现代则归纳为：生理方面主要表现为脏腑娇嫩、形气未充，生机蓬勃、发育迅速。病因方面主要表现为先天因素、外感因素、食伤因素居多。病理方面主要表现为发病容易、传变迅速，脏气清灵、易趋康复。掌握这些特点，对于做好儿童保健和临床诊疗用药、疾病预防工作都有着极其重要的意义。

一、生理特点

小儿与成人相比在生理方面有许多不同之处，这些特点主要表现在两个方面：其一，儿童处于不断生长发育的过程之中，而成人则没有这种现象；其二，小儿的生理机能发育尚不完善，五脏六腑成而未全、全而未壮，需要成年以后，才能发育成熟。

（一）脏腑娇嫩，形气未充

脏腑指五脏六腑、奇恒之腑；娇嫩指发育不成熟、不完善；形是指机体的形体结构，如脏腑经络、四肢百骸、精血津液等；气是指人体的各种生理功能，如肺气、脾气、肾气等；充指充实、完善。小儿时期机体各器官的形质和生理功能都是不成熟、不完善的。《灵枢·逆顺肥瘦》有："婴儿者，其肉脆、血少、气弱。"《小儿药证直诀·变蒸》有：小儿"五脏六腑，成而未全……全而未壮。"《万氏家藏育婴秘诀·幼科发微赋》有：小儿"血气未充"、"肠胃脆薄"、"精神怯弱"等论述。这些论述充分说明了小儿出生后，机体赖以生存的物质基础虽已形成，但尚未充实和坚固；机体的各种生理功能虽已运转，但尚未成熟和完善。

小儿五脏处在从小到大、从稚弱到成熟的发育过程中，这就决定了小儿五脏娇嫩、形气未充，也就是小儿五脏的形态结构和各种生理功能都处于稚弱阶段，要随着小儿年龄的增长，其形态与功能才会不断充盛、完善和成熟。小儿时期五脏和六腑的形和气都相对的不足，尤以肺、脾、肾三脏更为突出。如小儿生后肺气始用、娇嫩尤甚，其主气、司呼吸功能稚弱，表现在呼吸不匀、息数较促，年龄愈小呼吸频率愈快，卫外不固，若是调护失宜易患感冒、咳喘。脾主运化功能稚弱，易饥易饱，大便不调，饮食稍有不当，易患呕吐、泄泻、积滞。肾气稚弱，其主骨及主生殖之精功能稚弱，如生后5~10个月方萌乳牙，6岁左右换恒齿，12~18个月囟门方闭，女子"二七"、男子"二八"天癸方至。不仅肾、脾、肺三脏如此，小儿心、肝两脏同样未曾充实、完善。肝主疏泄、主风，小儿肝气未实、经筋刚柔未济，表现为好动，易发惊惕、抽风等症。心脏娇弱，心主血脉功能亦稚弱，突出表现在脉搏至数上，年龄愈小脉搏至数愈快；心主神明功能稚嫩、心神怯弱未定，表现在智力、语言未发育完善，易受惊吓，思维、行为的约束能力较差等。

形气未充，又表现在五脏强弱不均衡，小儿五脏除形气未充外，又有强弱不均，朱丹溪、万全针对五脏强弱不均衡性最为明显的小儿时期，提出了"三不足、二有余"

（肾常虚、脾常不足、肺常不足，肝常有余、心常有余）学说。万全在《万氏家藏育婴秘诀·五脏证治总论》中提出："五脏之中肝有余，脾常不足，肾常虚……人皆曰肝常有余，脾常不足，予亦曰心常有余，肺常不足……此所谓有余不足者，非经云虚实之谓也。"认为"三不足、二有余"是小儿的生理现象。又如《幼科发挥·五腑虚实补泻之法》曰："肝常有余……盖肝乃少阳之气，儿之初生，如木方萌，乃少阳生长之气，以渐而壮，故有余也。"《万氏家藏育婴秘诀·五脏证治总论》说："心亦曰有余者，心属火，旺于夏，所谓壮火之气也。"是从小儿的生理特点出发，认为肝、心两脏是其生机旺盛的动力。这些论述丰富了中医儿科学基础理论。

形气未充，还表现在五脏关联脆弱、异常等方面。由于五脏娇嫩、形气未充及五脏强弱的不均衡性，小儿五脏关联是很脆弱、不稳定的，某一脏腑的轻微变化，很容易引起相关脏腑，甚至五脏关系的失常，导致病证的发生。以肝肾关系为例，肝肾关联常表现为精血关系，即"精血同源"。若小儿肾精不足，易致肝血不足；若小儿肝血不足，则易导致肾精不足，引起生长发育障碍。肝肾关联脆弱，又表现在阴阳偏盛方面，如小儿肾精不足、真水未旺，则肝阴不足、肝阳偏旺，故常有多动、情绪易激动。小儿五脏关联的特殊性，又表现在承制关系的异常上，即五脏生克乘侮的偏（单）向性。由于小儿五脏本身就存在"三不足、二有余"，一般情况下，较易呈现脾虚肝旺、肾虚肝旺、肺虚肝旺、肾虚心（火）旺及肝克（乘）脾、肝侮肺、心侮肾。然而这种克、乘、侮，既有以强凌弱，又有自虚受乘侮。如小儿的肝脾，不仅由于肝常有余而克制脾土太过，又有由于脾常不足而成脾虚肝乘，从而小儿多有脾虚肝旺之象。他脏关联类此。

吴瑭运用阴阳理论，对小儿的生理特点加以概括，《温病条辨·解儿难·俗传儿科为纯阳辨》说："小儿稚阳未充、稚阴未长者也。"明确提出了"稚阴稚阳"学说。阴是指人体的精、血、津液及脏腑、筋骨、脑髓、血脉等有形之物，阳是指人体各种生理功能活动，稚是指幼嫩而未曾成熟。小儿稚阴未长，如形体短小嫩弱，躯干、四肢细小，囟门未闭，骨软筋弱，肌肤空疏，肉脆，血少等。小儿稚阳未充，如呼吸、脉搏次数均快，脏腑之气软弱，智识未开等。"稚阴稚阳"说明了小儿时期，无论在属阴的形、质方面，还是在属阳的各种生理功能方面，都是稚弱的、未曾成熟未曾完善的，正说明了"脏腑娇嫩、形气未充"这一生理特点。正是因为小儿体属"稚阴稚阳"，才有不断的生长发育，并随着年龄的不断增长而逐步趋向成熟、完善。

（二）生机蓬勃，发育迅速

小儿的机体无论是在形体结构方面，还是在生理功能方面，都在不断地、迅速地向成熟、完善的方向发展，而且年龄越小，这种发育的速度越快，显示出小儿不同于成人的蓬勃生机，这种生机是促进机体形态增长、功能完善的动力，亦是促进疾病康复的主力。

古人观察到小儿生机盎然、阳常有余，进而提出了"纯阳"说。所谓"纯阳"是指小儿在生长发育的过程中，表现得生机旺盛，好比旭日之初升、草木之方萌、蒸蒸日上、欣欣向荣，正说明了"生机蓬勃、发育迅速"这一生理特点。《颅囟经·脉法》最早提出："凡孩子三岁以下，呼为纯阳，元气未散。"此后，历代医家对纯阳说的理解与解释不尽一致，如《宣明论方·小儿门》有："大概小儿病在纯阳，热多冷少也。"《医学正传·小儿科》说："夫小儿八岁以前曰纯阳，盖其真水未旺，心火已炎。"《幼科要略·总论》说："襁褓小儿，体属纯阳，所患热病最多。"上述医籍从小儿生理反应性的角度对"纯阳"说作了阐述。而《小儿药证直诀·四库全书提要》有："乙以为小儿纯阳，无烦益火。"《医学源流论·幼科论》亦有"盖小儿纯阳之体，最宜清凉"等，则进一步由此引申用于指导临床治疗。现代则一般认为"纯阳"学说揭示了小儿生长发育迅速，小儿体内的阴阳平衡处于不断的发展变化中，旧的阴阳平衡不断被新的阴阳平衡所取代，小儿的生长发育全赖阳气的生发，亦即在不完善、不成熟的阴阳中，又是以"阳"生为主导趋势来带动"阴"长的不断成熟与完善。所以，纯阳学说就是用来说明小儿生命活动旺盛，不断地由形气未充向着体格、智力以及脏腑功能活动的迅速完善和成熟发展的生理特点。

总之，历代儿科医家通过长期的观察和临床实践，提出了"纯阳"、"稚阴稚阳"和"阳常有余、阴常不足"学说，三者之间不是对立，而是统一的。阴阳这一哲学概念在不同的场合有着不同的含意。古代医家应用阴阳学说，从不同的角度、不同的侧面揭示了小儿的生理特点。若从小儿机体的物质充实、功能完善的角度看，小儿阴、阳都是不足的，即稚阴稚阳说；若从小儿阳气、阴液对比而言，常常相对阳气易旺、阴液易损，即阳常有余、阴常不足；若从阳气显示为生机活力而言，则小儿为纯阳之体。

二、病因特点

小儿发病的病因与成人多数相同，但由于小儿具有自身的生理特点，因而小儿对不同病因的易感程度与成人有明显的差别。小儿病因以外感、食伤和先天因素居多，情志、意外因素及医源性伤害亦不能忽视。此外，不同年龄小儿对不同病因的易感程度也不相同，如年龄越小对六淫邪气的易感程度越高，年龄越小因乳食所伤患病的情况越多，先天因素致病则常产生于胎儿期。

（一）外感因素

小儿外感病证多见，是由于脏腑娇嫩、形气未充，因而易为外邪所伤而致病。

六淫邪气是风、寒、暑、湿、燥、火六种外感病邪的统称。风、寒、暑、湿、燥、火在正常情况下称为"六气"，是自然界六种不同的气候变化。当六气太过或不及时，或者非其时而有其气，便成为导致人体患病的原因，称为"六淫"。小儿为稚阴稚阳之体，脏腑娇嫩，又寒温不知自调，家长常有护养不周，因而外邪易犯、多罹小儿。外感六淫诸邪因客犯部位不同而所患病证不同。如风寒之邪客犯肺卫则病感冒、乳蛾、喉痹，客犯肺系气道则病咳嗽，客犯于肺则病肺炎喘嗽，客犯于胃、胃气上逆则病呕吐，客犯脾胃肠腑则病泄泻。

疫疠之邪是一类具有强烈传染性的病邪，其性峻烈、迅猛，具有较强的传染性并可造成流行，其发病常有明显的季节性，多从鼻、口、肌肤而入。其证发病急骤、进展迅速、症状相似，即某种疫疠之邪会专门侵犯某脏腑经络或某一部位而发某病，某一种疫疠之邪只能引起某一种疫病，其病如暑温、痄腮、顿嗽、疫毒痢及麻疹等发疹性疫病。

寄生虫卵多随污染之饮食或手等经口而入。由于小儿智识未开，未养成良好的卫生习惯，且脏腑娇嫩、形气未充，加之体内湿热、积热蕴结，便利于寄生虫之感染及滋生繁衍。寄生虫居于体内，阻塞气机，耗伤气血，游走移客，致患无穷。其证有消瘦乏力、气血不荣、皮疹瘙痒、腹痛积聚等。

（二）乳食因素

由于小儿脏腑娇嫩、形气未充，在形体结构上脾胃脆薄，在功能上脾常不足而虚弱。小儿处于迅速生长发育过程中，生机旺盛，水谷精微需求相对较大，脾胃负担较重。加之小儿智识未开，饮食不知自节，家长常有喂养不当。因此，乳食因素易伤小儿。乳食因素，包括乳食不节、乳食不洁，在小儿病因中占有重要地位。

乳食因素的致病机理：　饮食损伤脾胃：喂养方法不当，饮食性质不适宜，饮食量或质的过度，均可损伤脾胃，引起脾气受损、肠胃不和，使腐熟、运化、泌别、传导功能失健或失司，发为呕吐、积滞、泄泻、厌食、疳证等病证。　饮食不足伤正：由于饮食量少、质次等引起水谷精微摄入量不足，使脏腑失养，造成阴阳、脏腑、气血虚弱，发为厌食、疳证、血虚等病证。　饮食营养不均：由于小儿幼稚不能自调饮食、挑食、偏食、嗜食，造成营养成分不均衡，致使阴阳、脏腑、气血失衡，某一方面偏盛、另一方面虚弱，使原就比成人强弱不均的阴阳、脏腑、气血更加强弱不均，是造成小儿体质不平和，某些病证好发的内在基础及条件。如过寒伤阳、过热伤阴、过辛伤肺、甘腻伤脾等，发为厌食、泄泻、哮喘、湿疹等病证。　引入其他病邪：小儿缺乏卫生知识，若乳食被邪气污染，则病邪随乳食而入，感染小儿，发生呕吐、腹痛、湿热泻、痢疾、肠道虫症等病证。

（三）先天因素

先天因素即胎产因素，指小儿出生前已形成的病因。上代双亲的身体状况对子代有着重要影响，特别是妊母的健康与否，对胎儿的影响更为突出，包括禀赋因素、体质相传、病证相传等，或父系遗传性疾病基因，或者妊娠期间母病、母弱、母血不壮，或孕母患病治疗用药不当、起居失常等因素，致胎儿宫内发育不良，使小儿先天禀赋薄弱，阴阳不足、气血未充，五脏六腑、肢体筋骨、五官九窍发育不良等，形成胎弱、胎怯、胎惊、胎痫、痴呆，以及各种先天性畸形、遗传代谢性疾病等。

（四）情志因素

由于小儿对周围环境的认识角度不同于成人，因而导致小儿为病的情志因素与成人有着一定的区别。一般七情为病，小儿少于成人。但由于神志发育逐渐完善，五志已全，七情皆有，亦可过极而致病。家长对孩子的过于溺爱，以及教育不得法，责打凌辱，或环境改变，均可引起情志抑郁成疾。七情中，婴幼儿因惊致病更为多见，可形成夜啼、心悸、惊惕、惊风等病证，威胁小儿的身心健康。所欲不遂，或食时责骂，思虑伤脾是小儿情志致病的又一常见形式，其发病有厌食、积滞、腹痛、腹胀等。家长对子女的期望值过高、学习负担过重，都易于引发精神行为障碍类疾病。

（五）意外因素

由于小儿智识未开，活动范围增大，且缺乏生活经验和自理能力，对外界一切危险事物和潜在的危险因素缺乏识别和防范，加之生性好奇，以及保育人员的一时失误，意外因素致病的可能性则大为增加。诸如中毒、误入异物、外伤、溺水、触电、毒虫毒蛇咬伤等意外，轻则给小儿带来痛苦，重则可造成伤残，甚至死亡。

在分娩过程中，如产程过长或胎吸、产钳等工具使用不当，可致头颅血肿、斜颈、窒息、五迟五软等病证；在断脐及脐带结扎过程中，护理不当，则可发生脐部疾病、脐风、赤游丹等病证。

（六）其他因素

环境污染、食品污染或农药残留激素含量超标等，已成为当前社会普遍关心的致病因素。放射性物质损伤，包括对胎儿和儿童的伤害，已引起广泛关注。医源性损害，包括诊断失误、用药不当、药品不良反应、手术损伤、护理不当、院内感染等，有逐年增多的趋势，需引起儿科工作者的重视。

三、病理特点

（一）发病容易，传变迅速

小儿发病容易、传变迅速的病理特点是由其生理特点所决定的。由于脏腑、阴阳稚弱，形气未充，"脏腑薄，藩篱疏，易于传变；肌肤嫩，神气怯，易于感触。"（《温病条辨·解儿难·儿科总论》）因而，小儿适应外界环境、抵御外邪入侵及其他各种病因的能力均较成人低下，易于感受外邪及为饮食、药物等所伤，较成人容易发病，且一旦发病之后，较成人病情多变而传变迅速。所以，小儿需要加倍精心保育调护，方能减少疾病发生。

小儿易发疾病，除先天禀赋及与胎产护理有关的病证外，常见病、多发病突出表现在肺、脾、肾系疾病和传染病等方面。

肺为娇脏，主一身之气、开窍于鼻、司呼吸、外合皮毛。小儿肺脏娇嫩不足、卫外功能未固，对环境气候变化的适应能力以及被外感邪毒侵袭后的抗御能力均较差，加之小儿寒热不能自调、家长护养常有不当，故外感诸因，不论从鼻口而入或从皮毛而入，均可客犯肺系而发病，如感冒、喉痹、咳嗽、肺炎喘嗽等，使肺系疾病成为儿科发病率最高的一类疾病。

小儿脾常不足，脾胃发育未臻完善，其脾胃之体成而未全、脾胃之气全而未壮，加之小儿饮食不知自节，某些家长缺乏育儿知识喂养不当，冷暖不能调节、疾病及用药不当，易于损伤脾胃，造成受纳、腐熟、精微化生传输方面的异常，产生脾系疾病，如呕吐、腹痛、泄泻、厌食、积滞、疳证等，并进而造成其他脏腑的濡养不足，衍生出多种相关疾病或使原有疾病发作、加重。脾系疾病是目前儿科临床上发病率占第二位的一类疾病。

小儿"肾常虚"，是针对小儿"气血未充，肾气未固"而言。肾藏精，主骨，为先天之本。肾的这种生理功能对于处在不断生长发育之中的小儿尤为重要，它直接关系到小儿骨骼、脑、发、耳、齿的形态发育及功能成熟。因而，在临床上小儿肾精失充、骨骼改变的疾病，如五迟、五软、解颅、遗尿、水肿等也属常见。

小儿形气未充，抗御外邪的能力低下，故易为疫疠之邪侵袭而发病。邪从鼻而入，袭于肺卫，发为麻疹、水痘、痄腮、丹痧、顿嗽、手足口病等传染性疾病。邪从口入，脾胃受邪，导致流行性腹泻、痢疾、肝炎等疾病。传染病一旦发生，很容易在儿童中相互传播，造成流行。

小儿病理特点的另一方面，表现为"肝常有余"、"心常有余"。这是由于小儿心肝发育未臻成熟，心怯神弱、肝气未盛，外邪一旦侵袭，易于枭张入里，化毒化火，犯肝而生风、犯心而生惊，故易发生心肝病证，如壮热、昏迷、抽搐之惊风、疫毒痢、暑温等。

小儿疾病发生之后传变迅速的病理特点，主要表现在寒热虚实等病性的迅速转化、演变与夹杂较成人突出，也即易虚易实、易寒易热。

由于小儿阴阳、脏腑、气血娇嫩稚弱，形气未充，邪气客犯易于枭张而炽盛；又由于小儿脏气清灵、生机旺盛、活力充沛、反应敏捷，对于病因能做出迅速反应，全力与邪气抗争，则形成邪盛正抗之实证。由于小儿脏腑、气血娇嫩稚弱，形气未充，起病后则易出现邪盛伤正，致正气耗伤，而呈虚证，如诸热证之灼津、伤阴、耗气、损阳均比成人容易出现。

由于小儿"稚阴未长"，邪热又易伤阴津，故易见邪热炽盛之实热证与阴虚阳亢之虚热证。由于小儿"稚阳未充"，阳气稚弱又易遭损伤，故易见外感寒邪、内伤生冷之寒实证，或者阳气亏虚之虚寒证。在邪正交争的过程中，又易见寒证邪炽化热、热证伤阳转寒，或者寒热夹杂、虚实夹杂的演变转化复杂证候。例如，小儿外感风寒易于化热，表现为表实证，发病后易于传变入里，由感冒而发展为肺炎喘嗽，表现为痰热闭肺之里实证，若是患儿原本阳气不足，加之邪气伤阳，则又可迅速并发心阳虚衰之变证，继而经及时救治，回阳救逆，又可以再由虚转实，重回痰热闭肺证，就是儿科临床常见的寒热、虚实转化的实例。

小儿疾病传变迅速除具体表现为病性转化迅速外，还表现在病位的扩大与传变等方面，表现为一脏而及他脏、一经而及他经，于脏腑经络之间迅速传变。例如：感受风邪，病感冒而发于肺，但常可及于大肠而致泄泻；痄腮病发于少阳经，造成腮部漫肿疼痛，又易于传至厥阴经，产生睾丸肿痛、少腹疼痛的变证；水痘、痄腮等传染病邪盛易内陷心肝发生急惊风；丹痧疫疠之邪可传变于心、肾、经络，发为心悸、水肿、痹证等疾病。

（二）脏气清灵，易趋康复

与成人相比，小儿生机蓬勃、体属纯阳，虽然小儿为病具有较成人易于传变、加重的特点，但其病情好转的速度亦常较成人为快，疾病治愈的可能性也较成人要大。除病因单纯，病中少七情影响外，小儿病证易于康复的主要原因是生机旺盛、活力充沛、脏气清灵、较少陈年痼疾，发病之后表现出较强的生命力和恢复能力，对药物等治疗的反应也比较敏捷。正如《景岳全书·小儿则》所说："其脏气清灵，随拨随应，但能确得其本而摄取之，则一药可愈，非若男妇损伤、积痼痴顽者之比。"所以，小儿病证一般比成人易趋康复。

总之，对于儿科病证，既要掌握小儿易于发病、病后易于传变的规律，也要了解其脏气清灵，易趋康复的特点，做到准确诊断、及时治疗，对于儿科的轻病浅证固然要有信心，即使是重病顽证也不要轻易气馁，要充分应用各种治疗手段，全力以赴地积极救治，调动小儿机体自身的抗病康复功能，去争取最佳的治疗效果。

第五节　儿科诊法概要

儿科疾病的诊查，与临床其他各科一样，均用望、闻、问、切四种手段审察病情，进行诊断和辨证。临床运用时要将四诊有机地结合起来，才能全面系统地了解病情，分清主次，做出正确的疾病与证候诊断。由于较小乳婴儿不会说话，较大儿童虽已会说话，往往也不能正确叙述自己的病情，加上就诊时啼哭吵闹，影响气息脉象，造成诊断上的困难。所以，历代儿科医家对于小儿诊法，既主张四诊合参，又特别重视望诊，诚如《幼科铁镜·望形色审苗窍从外知内》所说："而小儿科，则惟以望为主。"同时，现代科学技术方法应用于医学诊断学，如光、声、电等物理学检查和各种化学检测方法日益广泛应用于临床，扩大了传统的诊察范围，现代正在加强研究，以图将其所获得的体内微观变化信息资料充实四诊宏观诊查的内容，宏观与微观相结合，为更准确地诊断和辨证服务。

一、望诊

小儿肌肤柔嫩，反应灵敏，凡外感六淫，内伤乳食，以及脏腑自身功能失调，或气血阴阳的偏盛偏衰，易从体表及苗窍形诸于外，不易受到病儿主观因素的影响，其反应病情的真实性较成人更为明显。望诊察病时，首先应对患儿作整体望诊，然后根据病情再有目的、有次序地分部望诊，这样才能发现对辨病、辨证、治疗有意义的症状和体征。儿科望诊内容主要包括总体望诊（望神色、望形态）和分部望诊（审苗窍、辨斑疹、察二便、察指纹）两个方面。

（一）望神色

望神色包括望神、望色两方面。神指小儿的精神状态，色指面部气色。通过对小儿目光、神态、表情、反应等方面的综合观察，可了解小儿五脏精气盛衰和病情轻重及预后。凡精神振作，二目有神，表情活泼，面色红润，呼吸调匀，反应敏捷，均为气血调和、神气充沛的表现，是健康或病情轻浅之象；反之，若精神委顿，二目无神，面色晦暗，表情呆滞，呼吸不匀，反应迟钝，均为体弱有病或病情较重之象。

面部望诊是小儿望神色中的重要组成部分。《灵枢·邪气藏府病形》说："十二经脉，三百六十五络，其血气皆上于面而走空窍。"望面色可以了解脏腑气血的盛衰，以及邪气之所在。中国小儿的面部常色微黄、透红润、显光泽，因禀赋及其他因素影响，正常面色亦有差异，或稍白，或稍黄，或稍黑。常用的面部望诊方法有五色主病、五部配五脏，其中五色主病是望神察色诊病的主要方法。

1. 五色主病 又称五色诊，即按面色白、红、黄、青、黑五种不同颜色表现来诊察疾病。

面呈白色，多为虚证、寒证。若外感表证面白，常为冒受风寒；面白少华，唇色淡白，多为血虚；面白浮肿为阳虚水泛，常见于阴水；面色惨白，四肢厥冷，多为滑泄吐利，阳气暴脱，可见于脱证。

面呈红色，多为热证，有实热、虚热之分。若面红目赤，咽红，脉浮为外感风热；午后颧红潮热，口唇红赤为阴虚内热；两颧艳红如妆，面白肢厥，冷汗淋漓为虚阳上越，是阳气欲脱的危重证候。新生儿面色嫩红，或小儿面色白里透红，为正常肤色。

面呈黄色，多属脾虚或有湿浊。若面色萎黄，形体消瘦为脾虚运化失职，常见于疳证；面黄无华，脐周阵痛，夜间磨牙多为肠道虫症；面目色黄而鲜明，为湿热内蕴之阳黄；面目黄而晦暗，为寒湿阻滞之阴黄。初生儿出现的黄疸为胎黄，有生理性和病理性之分。

面呈青色，主寒证、痛证、惊证、瘀证。若面色白中带青，表情愁苦皱眉，多为里寒腹痛；面青而晦暗，神昏抽搐，常见于惊风、癫痫发作之时；面青唇紫，呼吸急促，为肺气闭郁，气血瘀阻。大凡小儿面呈青色，病情一般较重，应注意多加观察。

面呈黑色，主寒证、痛证，或内有水湿停饮。若面色青黑，手足逆冷多为阴寒里证；面色黑而晦暗，兼有腹痛、呕吐者，可为药物或食物中毒；面色青黑晦暗为肾气衰竭之证，不论新病久病，皆属危重。若小儿肤色红黑润泽，身体强健，为先天肾气充足之象。

2. 五部配五脏 根据小儿面部不同部位出现的各种色泽变化，结合所属脏腑来推断病变的部位与性质，就是五部配五脏的望诊方法。五部指左腮、右腮、额上、鼻部、颏部。小儿五部与五脏的关系及主病，最早见于《小儿药证直诀·面上证》："左腮为肝，右腮为肺，额上为心，鼻为脾，颏为肾。"五色在面部不同部位出现，可结合五脏所配为诊查不同病证提供参考。

（二）望形态

形指形体，态指动态。望形态就是观察患儿体形强弱胖瘦、体表肌肤毛发和动静姿态，初步推断五脏、阴阳的盛衰。

1. 望形体　形体望诊，包括头囟、躯体、四肢、肌肤、筋骨、指趾、毛发等。从小儿外形的壮弱，可以测知五脏的盛衰，分析疾病的发生发展及预后。凡发育正常、筋骨强健、肌丰肤润、毛发黑泽、姿态活泼者，是胎禀充足，营养良好，属健康表现；若生长迟缓、筋骨软弱、肌瘦形瘠、皮肤干枯、毛发萎黄、囟门逾期不合、姿态呆滞者，为胎禀不足，营养不良，先后天不足的表现，属于病态。如头方发稀，囟门宽大，当闭不闭，可见于五迟、佝偻病；头颅增大，前囟宽大，头缝开解，目睛下垂，见于解颅；前囟及眼窝凹陷，皮肤干燥，可见于婴幼儿泄泻阴伤液脱；胸骨高耸形如鸡胸，可见于佝偻病、哮喘病；肌肉松弛，皮色萎黄，多见于厌食、泄泻脾虚、反复呼吸道感染；腹部膨大，肢体瘦弱，头发稀黄，额上青筋显现，多属疳积；毛发枯黄，或发竖稀疏，或容易脱落，均为气血虚亏的表现。

2. 望动态　通过动态观察，可以分析不同姿态显示的疾病，供临证参考。如小儿身体蜷缩，紧偎母怀，欲近衣被，常为恶寒之表寒证；喜伏卧者，为乳食内积；喜蜷卧者，多为腹痛；颈项强直，手指开合，四肢拘急抽搐，角弓反张，是为惊风；若翻滚不安，呼叫哭吵，烦闹不安，两手捧腹，起卧颠倒，多为腹痛；婴幼儿抱头而哭或双手击头，常为头痛；端坐喘促，痰鸣哮吼，是为哮喘；咳逆鼻煽，胁肋凹陷如坑，呼吸急促，多为肺炎喘嗽。另外，将患儿具有的动作能力与该年龄组儿童应具备的动作能力相对照，可及早发现五迟之类发育迟缓病证。同时，观察小儿动态有助于了解脏腑阴阳的平衡状态，如多动少静为阴亏阳盛或阳亢的表现，多静少动为阴盛阳虚的表现。

（三）审苗窍

苗窍是指口、舌、目、鼻、耳及前后二阴等五官九窍。苗窍与脏腑关系密切，舌为心之苗，肝开窍于目，肺开窍于鼻，脾开窍于口，肾开窍于耳及前后二阴。脏腑有病，能在苗窍上有所反映，《幼科铁镜·望形色审苗窍从外知内》说："五脏不可望，惟望五脏之苗与窍。"故审苗窍是儿科望诊中的重要内容。

1. 察舌　要观察舌体、舌质和舌苔三个方面。正常小儿舌体柔软、淡红润泽、伸缩自如，舌面有干湿适中的薄苔。小儿舌质较成人红嫩。初生儿舌红无苔和哺乳婴儿的乳白苔，均属正常舌象。观察舌体、舌质、舌苔三方面的变化，综合分析，能给临床辨病辨证提供重要的依据。

观察舌体：舌体胖嫩，舌边齿痕显著，多为脾肾气虚，或有水饮痰湿内停；舌体肿大，色泽青紫，可见于气血瘀滞；舌体强硬，多为热盛伤津；急性热病中出现舌体短缩，舌干绛者，则为热甚津伤，经脉失养。舌体肿大，板硬麻木，转动不灵，甚则肿塞满口，称为木舌，由心脾积热，火热循经上行所致；舌下红肿突起，形如小舌，称为重舌，属心脾火炽，上冲舌本所致；舌体转动伸缩不灵，不能完全伸出唇外，张口时舌尖不能抵达上颚，称为连舌，因舌系带过短、牵连舌尖所致；舌吐唇外，掉弄如蛇，称为弄舌，多为大病之后，心气不足或惊风之兆；舌吐唇外，缓缓收回，称吐舌，常为心经有热所致，吐舌不收，心气将绝；若舌常吐于口外，伴见眼距增宽，表情愚钝者，为智力低下之表现。

观察舌质：正常舌质淡红。舌质淡白为气血虚弱，兼唇白者多为血虚；舌质红绛在杂病中多为阴虚火旺，在温热病中示邪热入营入血；舌质紫黯或紫红，多为气血瘀滞；舌起粗大红刺，状如草莓者，常见于丹痧（猩红热）、皮肤黏膜淋巴结综合征。

观察舌苔：苔薄白为正常或寒证；苔黄为热证；苔白腻为寒湿内滞或有寒痰食积；苔黄腻为湿热内蕴，或乳食积滞化热；舌苔花剥，边缘清楚，状如地图，时消时现，经久不愈，称为地图舌（花剥苔），多为胃之气阴不足所致；热性病见剥苔，多为阴伤津亏。若舌苔厚腻垢浊不化，称为霉酱苔，伴便秘腹胀者，为宿食内积，中焦气机阻滞。当出现异常苔色时，还要注意是否系染苔所致，应询问是否吃过某种有色食物或药品，如吃橄榄、乌梅、铁剂等可使苔色染黑，服青黛可使苔色染青，喝牛奶、豆浆可使苔色染白，吃橘子、橙汁、蛋黄、中药汤剂可使苔色染黄，吃有色糖果或药物可染成相应颜色。染苔颜色比较鲜艳而浮浅不匀，与因疾病造成的舌苔变化不同，要注意鉴别。

2. 察目 黑睛等圆，目珠灵活，目光有神，开阖自如，是肝肾气血充沛之象。目神及瞳仁形态改变是危重病证的重要指征之一，如瞳仁缩小或不等或散大，对光无反应，常属病情危殆。白睛黄染多为黄疸；脾轮（睑结膜）色淡与血虚有关；目窠肿多为水肿；目眶凹陷，啼哭无泪，是阴津大伤；目赤肿痛，是风热上攻；眼睑开阖无力，是元气虚惫；寐时眼睑张开而不能闭合，是脾虚气弱之露睛；上眼睑下垂不能提起，是气血亏虚之睑废；两目呆滞，转动迟钝，是肾精不足，或为惊风之先兆；两目直视，睛瞪不活，是肝风内动。

3. 察鼻 主要观察鼻内分泌物和鼻形的变化。鼻塞流清涕，为风寒感冒；鼻塞流黄浊涕，为风热客肺；长期鼻流浊涕，气味腥臭，多为肺经郁热之鼻渊；晨起或冒风则鼻流清涕、喷嚏连作，常为风痰蕴肺之鼻鼽；鼻孔干燥，为肺经燥热伤阴；鼻衄鲜红，为肺热迫血妄行；鼻翼煽动，伴气急喘促，为肺气郁闭；频繁搐鼻、眨眼、咧嘴，为肝经风甚。乳婴儿鼻塞不乳，若无其他症状，多为风束肺窍。

4. 察口 主要观察口唇、口腔、齿龈、咽喉的颜色、润燥及外形变化。如唇色淡白为气血不足；唇色淡青为风寒束表；唇色红赤为外感热证或脾胃积热；唇色红紫为瘀热互结。唇色樱红，为暴泻伤阴；面颊潮红，唯口唇周围苍白，是猩红热征象；环口发青为惊风先兆；唇部红肿、疼痒，日久破裂流水或脱屑皮，或有嘴唇不时眴动者，称为唇风，多因脾胃湿热上蒸所致。

口腔黏膜色淡白为虚为寒，色红为实为热。口腔黏膜破溃糜烂，为心脾积热或风热乘脾之口疮；口内白屑成片，状如凝乳，为鹅口疮。两颊黏膜有针头大小的白色小点，周围红晕，为麻疹黏膜斑。上下白齿间腮腺管口红肿如粟粒，按摩肿胀腮部无脓水流出者为痄腮、有脓水流出者为发颐。

齿为骨之余，龈为胃之络。牙齿萌出延迟，为肾气不足；齿衄龈痛，为胃火上炎；牙龈红肿，为胃热熏蒸。新生儿牙龈上有白色斑点斑块，称为马牙，不属病态。

咽喉为肺胃之门户。咽红，恶风发热是外感风热之象；咽红乳蛾肿痛为外感风热或肺胃之火上炎；乳蛾溢脓，是热壅肉腐；乳蛾大而不红，是为肥大，多为瘀热未尽，或气虚不敛；咽痛微红，有灰白色伪膜附着而不易拭去、强拭创面出血者，为白喉之症；

咽部红赤甚或腐烂，软腭处可见点状红疹或出血点，称为黏膜内疹，常见于猩红热。

5. 察耳 小儿耳壳丰厚，颜色红润，是先天肾气充沛的表现。耳壳薄软，耳舟不清，是先天肾气未充的证候；耳内疼痛流脓，为肝胆火盛之证；耳背脉络隐现，耳尖发凉，伴身热多泪、目红畏光，可为麻疹先兆；以耳垂为中心的腮部漫肿疼痛，是痄腮之表现。

6. 察二阴 男孩阴囊不紧不松，稍有色素沉着，是肾气充沛的表现。若阴囊松弛，多为体虚或发热；阴囊水肿，常见于阳虚阴水；阴囊中有物下坠，时大时小，上下可移，为小肠下坠之狐疝；阴囊中睾丸肿大透亮不红，为水疝。女孩前阴部潮红灼热，常见于湿热下注，亦需注意是否有蛲虫病。

婴儿肛门周围潮湿肤红发疹，多因尿布浸渍，称为红臀。肛口弛而不张，为元气不足；肛门脱出肛外，为中气下陷之脱肛；肛门开裂出血，多因燥热便秘。夜间肛门瘙痒，常为蛲虫病。

（四）辨斑疹

斑和疹是小儿疾病的常见体征。按其形态、肤色有斑与疹的区别。凡点大成片，形态大小不一，色红或紫，不高出皮面，压之不退色，即所谓"有触目之色，无碍手之质"者谓之斑，常见于温热病、疫疹，或杂病紫癜。凡点小量多，状似针尖，高出皮面，压之退色，摸之有碍手感，谓之疹，常见于麻疹、幼儿急疹、风疹、猩红热、水痘等发疹性时病。辨斑疹时应注意观察斑疹出现的时间和顺序，斑疹的形态和颜色以及分布部位等，对于临床辨病辨证具有重要的意义。

斑色红艳，摸之不碍手，压之不退色，多为热毒炽盛，病在营血；斑色淡紫，面色苍白，肢冷脉细，为气不摄血、血溢脉外所致。疹形细小状如麻粒，潮热3～4天出疹，口腔颊黏膜出现麻疹黏膜斑者为麻疹；皮疹细小，呈浅红色，身热不甚，常见于风疹；肤红如锦，稠布疹点，身热，舌绛如草莓，常见于猩红热；丘疹、疱疹、结痂并见，疱疹内有水液色清，见于水痘；疱疹于手掌、足跖、咽部并见者，常为手足口病；斑丘疹大小不一，如云出没，瘙痒难忍，见于荨麻疹。

（五）察二便

察二便主要观察大小便的次数、性状、颜色以及量的多少。正常小儿大便一般为黄色而干湿适中，日行1～2次。新生儿初生1～2天内首次大便，呈黏稠糊状、墨绿色、无臭气，日行2～3次，是为胎粪。婴儿母乳喂养者大便呈金黄色，偶带绿色，稠糊状，稍有酸臭气，日行3次左右；人工喂养者大便呈淡黄白色，质较干，有臭气，日行1～2次。当小儿饮食过渡到与成人接近时，大便亦与成人相似。

大便性状变稀，次数、数量、容积增加，是为泄泻。观察大便的情况，亦可作为积滞、痢疾、肠结等病证的重要依据，如大便赤白黏冻，为湿热积滞，常见于痢疾；婴幼儿大便呈果酱样，伴阵阵哭闹多为肠套叠；大便稀薄，夹有白色凝块，为内伤乳食；大便色泽灰白不黄，多系胆道阻滞；大便不下，伴呕吐、腹痛，腹内扪及包块，常为肠结梗阻。观察大便的情况，还可以协助寒热虚实辨证：大便色淡黄，干硬燥结，为内有实热或燥热伤津；大便稀薄夹泡沫，臭气不甚，为风寒犯肠；大便稀薄，色黄秽臭，为肠腑湿热；大便清稀无臭，为脾气虚而阳失温运；下利清谷，洞泄不止，为脾肾阳虚。

观察小便的次数（包括昼夜）、数量、色泽、清浊，是否带血等，既可作为尿血、淋证、尿频、黄疸、水肿等诊病的重要指标，亦可作为寒热虚实辨证的依据。如小便清澈量多为寒；小便色黄量少为热；尿色深黄为湿热内蕴；黄褐如浓茶，多为湿热黄疸。尿色鲜红或暗红如洗肉水，或镜检红细胞增多者为尿血，大体鲜红色为血热妄行、淡红色为气不摄血、红褐色为瘀热内结、暗红色为阴虚内热。

（六）察指纹

婴幼儿切脉易受干扰，因而古人在诊鱼际络脉法的基础上创立了望、切相结合的指纹诊法，常用于 3 岁以下小儿。

指纹诊法是指诊察小儿示指桡侧脉络的一种诊察方法。指纹分风、气、命三关，又称指纹三关，示指自虎口向指端，近虎口处的第一节为风关、第二节为气关、第三节为命关。临床诊察指纹时要在自然光线下，将小儿抱于光亮处，医者用左手示指、中指固定患儿腕关节，拇指固定其示指末端，另一手用手指从小儿示指的远心端向近心端推切，轻轻推几次，使指纹显露，观察推移前后指纹脉络变化情况，注意其延伸到哪一部位。小儿正常指纹应该是淡紫隐隐而不显于风关以上；若发生疾病，尤其是危重病证，指纹的浮沉、色泽、部位等可随之发生变化。因而，察指纹对疾病的诊断辨证有一定的参考价值，能提示脏腑气血盛衰及病证之虚实、寒热、深浅、轻重、转归。

指纹诊的辨证纲要，可以归纳为"浮沉分表里，红紫辨寒热，淡滞定虚实，三关测轻重"。浮指指纹浮现，显露于外，主病邪在表；沉指指纹沉伏，深而不显，主病邪在里。纹色鲜红浮露，多为外感风寒；纹色紫红，多为邪热郁滞；纹色淡红，多为内有虚寒；纹色青紫，多为瘀热内结；纹色深紫，多为瘀滞络闭，病情深重。指纹色淡，推之流畅，主气血亏虚；指纹色紫，推之滞涩，复盈缓慢，主实邪内滞，如瘀热、痰湿、积滞等。纹在风关，示病邪初入，病情轻浅；纹达气关，示病邪入里，病情较重；纹进命关，示病邪深入，病情加重；纹达指尖，称透关射甲，若非一向如此，则示病情重危。

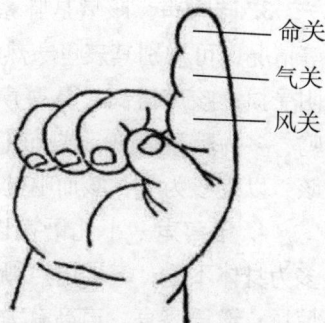

图 1-1 指纹三关图

察指纹时，应结合患儿无病时的指纹状况，以及患病后的证候表现，全面分析。当指纹与病证不符时，当"舍纹从证"。病情轻者指纹的变化一般不著，故也可"舍纹从证"，不必拘泥。

二、闻诊

闻诊是医生运用听觉和嗅觉来辅助诊断疾病的方法。儿科听声音主要包括听小儿的啼哭、呼吸、咳嗽、语言等声音的高低强弱；嗅气味包括闻小儿口中之气味及大小便、痰液、汗液、呕吐物等的气味。

（一）听声音

1. 啼哭声　啼哭是婴儿的语言和运动，是新生儿的一种本能。初生儿刚出母体时的啼哭，引发他的肺脏舒张收缩而开始呼吸，若是初生不啼，便需要立即抢救。婴儿的啼哭也可以是其表达要求的方法，此类啼哭表现为声调一致，哭声洪亮而长，有泪。若是喂养不当，护理不善，婴儿常因饥饿、过饱、困睡、口渴、针刺、虫咬、尿布浸湿等原因而啼哭。因饥饿引起的啼哭多绵长无力，口作吮乳之状，哺乳后啼哭即止；因其他不适引起的啼哭，在仔细观察、解除其不适后，抱起亲昵走动，顺其心意，啼哭均可停止。因疾病痛苦引起的啼哭常见如下表现：头痛引起者哭声尖厉急促刺耳；腹痛引起者哭声尖锐，忽缓忽急，时作时止；肠套叠引起的啼哭声音尖锐阵作，伴呕吐及果酱样或血样大便；哭声嘶哑与语声嘶哑、咳声嘶哑如犬吠，常见于白喉、急喉瘖；夜卧啼哭，睡眠不安，白天如常者为夜啼。一般说来，小儿啼哭以洪亮为实证；哭声微细而弱为虚证；哭声清亮和顺为正常或病轻，哭声尖锐或细弱无力为病重。

2. 呼吸声　正常小儿的呼吸均匀调和。若乳儿呼吸稍促，用口呼吸者，常因鼻塞肺窍不利所致；若呼吸气粗有力，多为外感实证，肺蕴痰热；若呼吸急促，喉间哮鸣者，为痰壅气道，是为哮喘；呼吸喘促，甚则鼻煽，咳嗽频作者，是为肺气闭郁；呼吸窘迫，面青不咳或呛咳，常为异物堵塞气道；呼吸微弱及吸气如哭泣样，为肺气欲绝之状。

3. 咳嗽声　咳嗽是肺系疾病的主症之一，从咳嗽声、痰鸣声、痰液是否易于咯出等情况，可辨别其表里寒热。如干咳无痰或痰少黏稠、不易咯出，多为燥邪犯肺，或肺阴受损；咳声清高，鼻塞声重，多为外感；咳嗽频频，痰稠难咯，不易咯出，喉中痰鸣，多为肺蕴痰热，或肺气闭塞。咳声嘶哑如犬吠状者，常见于白喉、急喉瘖。阵作痉咳，以夜咳为主，咳而呕吐，伴鸡鸣样回声者为顿嗽。

4. 语言声　小儿语言以清晰响亮为佳。语声低弱，多为气虚的表现；呻吟不休，多为身体不适；突然语声嘶哑、呼吸不利，多为毒结咽喉；高声尖叫惊呼，多为剧痛、惊风；谵语妄言，声高有力，兼神识不清，为热闭心包；语声謇涩，多为温病伤津，或痰湿蒙闭心包；喃喃独语，多为心虚。

（二）嗅气味

1. 口中气味　口气臭秽者多属肺胃积热郁蒸、伤食积滞、浊气上蒸；口气血腥，多见于齿龈、肺胃出血；口气腐臭，兼咯吐脓痰带血，常为肺热肉腐，多属肺痈。

2. 大小便气味　大便酸腐，多因伤食；臭味不著，下利清谷，完谷不化，多为脾肾阳虚。小便气味臊臭者属实热，多因湿热下注；小便清长如水，多属肾阳亏虚。

3. 呕吐物气味　吐物酸腐，多因食滞化热；吐物臭秽如粪，多因肠结气阻，秽粪上逆。

三、问诊

问诊是收集病史、了解病情的重要方法。由于婴幼儿不会说话，较大儿童也难以用语言正确表达自己的病情，因此，除年长儿可由自己陈述外，儿科问诊的对象主要是患儿亲属或保育人员。小儿问诊内容与成人基本相同，但要注意问年龄、问个人史，要围绕主诉，结合儿科病的发病特点进行询问。

（一）问年龄

年龄对疾病诊断有一定价值，不同年龄有不同的常见病、多发病，详细询问患儿的实足年龄对于判断其生长发育状况，诊断病证，计算用药量，以及预防保健都具有重要意义。

问年龄要询问实足年龄，新生儿应问明出生天数；2 岁以内的小儿应问明实足月龄；2 岁以上的小儿，应问明实足岁数及月数。

1 周内新生儿易患胎黄、脐湿、脐疮、脐风等；新生儿和乳婴儿易患鹅口疮、脐突、夜啼；婴幼儿易患泄泻；6 个月以后的小儿易患麻疹，学龄前小儿易患水痘、百日咳等传染病；12 岁以后疾病谱已基本上接近成人。

（二）问病情

问病情包括询问疾病的症状及持续时间，病程中的病情变化，发病的原因，治疗用药等，应围绕主症进行询问。着重询问以下内容。

1. 问寒热 主要问寒热的微甚进退，发作时辰与持续时间。如通过患儿头额、胸腹、四肢、手足心等部位的触摸，或哺乳时的感觉，呼吸时鼻气温度来测知小儿是否发热；通过观察其姿态，如依偎母怀，蜷缩而卧，喜暖避冷，测知有无恶寒之存在。体温高低可以用体温计准确测量。

小儿恶寒发热无汗，多为外感风寒；发热有汗，多为外感风热；寒热往来，多为邪郁少阳；但热不寒为里热，但寒不热为里寒；大热、大汗、口渴不已为阳明热盛；发热持续、热势枭张、面黄苔厚为湿热蕴滞；夏季高热，持续不退，伴有无汗、口渴、多尿，秋凉后自平，常为夏季热。午后或傍晚低热，伴盗汗者，为阴虚燥热。夜间发热，腹壁手足心热，腹满不食者，多为内伤食积、积热内蕴。

2. 问出汗 小儿肌肤嫩薄，腠理疏松，清阳发越，较之成人易于出汗。常见入睡之时，头额汗出，若汗出不多，又无他症者，不属病态。若因天气炎热、室温过高、穿衣盖被过厚、快速进热食、剧烈运动后汗出过多，亦属正常生理现象。问汗主要询问汗出的多少、部位、时间等，对于辨别汗出的性质具有一定价值。若在白天汗出较多，稍动尤甚，不发热者，为肺气虚卫外不固的自汗；入睡则汗出淋漓，醒后汗止，为阴虚或气阴两虚的盗汗。热病中汗出热不解者，为表邪入里；若口渴、烦躁、脉大、大汗者，为里热实证；若大汗淋漓，伴呼吸喘促，肢冷脉伏者，为阳气将绝、元气欲脱之危象。一般头部汗出者多表虚、里热，或阳热上蒸；上半身汗出者较全身汗出病证为轻，全身汗出者病证较重。前半夜出汗者多营不内守；后半夜出汗者多阴虚阳浮。

3. 问头身　较大儿童能诉说头痛、头晕及身体其他部位的疼痛和不适，较小儿童可从望形态、闻啼哭声中了解。头痛而兼发热恶寒为外感风寒；头痛呕吐，高热抽搐，为邪热入营，属急惊风；头晕而兼发热多因外感；头晕而兼面白乏力，多为气血不足；肢体酸痛而兼发热，多为外感，或邪阻经络。关节疼痛，屈伸不利，常为痹证。肢体瘫痪不用、强直不能屈伸为硬瘫，多为风痰入络，血瘀气滞；痿软松弛、屈伸不能为软瘫，多因肝肾亏虚，筋骨失养。

4. 问二便　患儿大小便的数量、性状、颜色及排便时的感觉，有些可从望诊中获悉，有些可通过问诊了解。若大便溏薄不化，或先干后溏，次数较多，或食后欲便者，多为脾虚运化失职；若便泻日久，形瘦脱肛者，多为中气下陷；若便时哭闹不安，多为腹痛或里急后重。小便刺痛，滴沥不尽，或见尿血鲜红，或排出砂石者，为湿热下注或湿热熬结成石，灼伤血络；小便清长，夜间遗尿量多色清者，为肾气不足、下元虚冷。

5. 问饮食　不思饮食，或进食量少，兼见面白神疲，为脾胃虚弱；若腹部胀满，纳食不下，或兼呕恶，为乳食积滞；嗜食异物，多为疳证、虫证。热病时渴饮为津伤；渴而不欲饮，或饮而不多，多为湿热内蕴。

6. 问睡眠　小儿睡眠总以安静为佳，年龄越小，睡眠时间越长。睡眠不宁，辗转反侧，喜俯卧者，多为气血失和、胃弱食积；寐而不宁，肛门瘙痒，多为蛲虫；入夜心怀恐惧而难寐，多为心经失养，心神不宁；寐不安宁，啼哭叫扰，多为心火内亢心神不安；睡中惊惕，梦中呓语，多为肝旺扰神，或胃不和而卧不安。睡中露睛，多为久病脾虚；睡中龂齿，多为胃气不和、肝火内盛，或因虫积内扰；睡眠不安，多汗惊惕，常见于佝偻病脾虚肝旺证。

（三）问个人史

问个人史中的胎产史、喂养史、生长发育史、预防接种史，以及家族史、疾病史，均为儿科问诊中的重要内容。

1. 胎产史　要问清胎次、产次，是否足月，顺产或难产，接生方式、出生地点、出生情况，以及孕期母亲的营养和健康情况等。

2. 喂养史　包括喂养方式和辅助食品添加情况，是否已经断奶和断奶的情况，以及断奶后的饮食情况。对年长儿还应询问平时饮食习惯，现在的食物种类和食欲情况等。

3. 生长发育史　询问体格、智能发育方面的各项指标，如坐、立、行、语、齿等出现的时间；囟门闭合的时间；体重、身长增长情况；对已入学小儿还应了解心理、行为、学习的情况。

4. 预防接种史　预防接种情况，包括乙肝疫苗、卡介苗、脊灰减毒活疫苗、百白破疫苗、白破疫苗、麻疹疫苗、麻腮风联合疫苗、A群流脑疫苗、A＋C群流脑疫苗、乙脑减毒活疫苗、甲肝减毒活疫苗等。记录接种年龄、接种时间，以及接种后的反应等。

5. 家族史　家族成员直系血亲中有无遗传性疾病史、过敏性疾病史，以及目前健康状况等。

6. 疾病史　包括现病史、既往史。现病史围绕主诉询问主要证候表现，发病时间及经过，可能的病因、诱因，以及治疗用药、治疗后反应情况等。既往史询问曾患何种疾病、发作次数、治疗情况及效果，是否有过药品不良反应等。

四、切诊

小儿切诊包括脉诊和按诊。是诊断儿科疾病的重要手段之一。

（一）脉诊

小儿脉诊与成人有所不同。成人用三个指头按诊，有寸关尺之分。小年龄儿童寸口脉短，切脉时则可采用"一指定三关"的方法，医师用示指或拇指同时按压寸、关、尺三部，再根据指力轻、中、重的不同，取浮、中、沉，来体会小儿脉象的变化，年长儿诊脉方法与成人相同。切脉时间需 1 分钟以上，最好在小儿安静或入睡时进行。小儿正常脉象较成人软而稍数，年龄越小，脉搏至数越快，注意因恐惧、活动、啼哭等因素影响脉象的情况。

小儿正常脉息至数按成人一息 6~7 至为常，5 至以下为迟、7 至以上为数。小儿病理脉象主要有浮、沉、迟、数、无力、有力等 6 种，用以判别表、里、寒、热、虚、实，同时，应注意结、代、细、弦、滑、不整脉等病脉。

浮为病在表，沉为病在里；迟为寒，数为热；无力为虚，有力为实。结脉为心气伤；代脉为脏气损；细脉为阴虚；弦脉为肝旺或为痛为惊；滑脉为痰食中阻。脉律不整，时缓时数，为心之气血失和。《小儿药证直诀·小儿脉法》说："脉乱不治，气不和弦急，伤食沉缓，虚惊促急，风浮，冷沉细。"可供临床参考。

（二）按诊

通过对颅囟、颈腋、四肢、皮肤、胸腹等部位的按压或触摸，察其冷、热、软、硬，以及有无癥瘕痞块等情况，从而协助诊断。诊察时必须耐心、细心，克服干扰，从无痛处开始，反复对照，观察患儿表情反应，得出诊断印象。

1. 按头囟　按察小儿头囟的大小、凹凸、闭合的情况，头颅的坚硬程度等。囟门隆凸，按之紧张，为囟填，多为风火痰热上攻，肝火上亢，热盛生风；囟门凹陷，为囟陷，常因阴津大伤，若兼头颅骨软者为气阴虚损，精亏骨弱；颅骨按之不坚而有弹性感，多为维生素 D 缺乏性佝偻病。

2. 按颈腋　正常小儿在颈项、腋下部位可触及少数绿豆大小之臖核，活动自如，不痛，不为病态。若臖核增大，按之疼痛，或肿大灼热，为痰热毒结；若仅见增大，按之不痛，质坚，相连成串，则为瘰疬。

3. 按胸腹　左侧前胸心尖搏动处称为"虚里"，是宗气会聚之所。若搏动太强，节律不匀，为宗气内虚外泄；若搏动过速，伴喘促，是宗气不继之证。胸骨高耸如鸡之胸、胸脊后凸如龟之背是为骨疳；肋骨串珠亦为虚羸之证。按察腹部，右上腹胁肋下触及痞块，或按之疼痛，为肝肿大；左上腹胁肋下触及有痞块，为脾肿大，均多为气滞血瘀之征。剑突下疼痛多属胃脘痛；脐周按之痛，可触及团块，推之可散者，多为虫证。大凡腹痛喜按，多为虚为寒；腹痛拒按，多为实为热；腹部胀满，叩之如鼓者为气胀；叩之音浊，侧身则浊音移动者，多有腹水；右下腹按之疼痛，兼发热，右下肢拘急者多属肠痈。

4. 按四肢　高热时四肢厥冷为热深厥甚；平时肢末不温为阳气虚弱；手足心发热多为阴虚内热。四肢肌肉结实者体壮、松弛软弱者脾气虚弱。

5. 按皮肤　肤冷汗多为阳气不足；肤热无汗为热闭于内；肤热汗出，为热迫津泄；皮肤干燥失去弹性，为吐泻阴液大伤之证。肌肤肿胀，按之随手而起，属阳水水肿；肌肤肿胀，按之凹陷难起，属阴水水肿。

第六节　儿科治法概要

儿科疾病的治疗大法基本与成人一致，但由于小儿处于生长发育过程中，有其生理、病因、病理、病证学特点，故小儿在治疗手段的选择、运用，以及在治法运用、药物选择、药物剂量、给药方法、给药途径等和各种疗法的联合使用上，都具有许多特点。治疗小儿疾病的方法很多，有药物内治法、药物外治法、非药物疗法，这些疗法的应用，应根据儿科特点，针对不同病证，在辨证论治原则的指导下，恰当地选择适合病情需要的有效疗法，才能发挥中医学特色与优势，取得最佳的治疗效果。

一、药物内治法

药物内治法是使药物直接进入体内的治疗方法，是儿科最常用的治疗方法。具体应用时要注意掌握以下几个方面。

（一）用药原则

1. 及时正确审慎　小儿生理病理上具有脏腑娇嫩、形气未充、体属"稚阴稚阳"，患病后传变迅速、易虚易实、易寒易热的特点。因此，要掌握有利时机，及时采取有效措施，争取主动，力求及时控制病情的发展变化。治疗用药又必须果断，否则易于贻误病情，造成疾病发展，轻病转重，重病转危。只要诊断辨证无误，则需大胆果断用药，不可犹豫不决。由于小儿阴阳稚弱、脏腑娇嫩、形气未充，用药稍有不当，极易损害脏腑功能，并可促使病情变化，所以，在治疗过程中，对治疗措施、手段、方法都要谨慎选择使用，避免伤正，用药要精当，特别对大苦大寒、大辛大热大补的药物更应审慎选用。《温病条辨·解儿难》指出："其用药也，稍呆则滞，稍重则伤，稍不对证，则莫知其乡，捉风捕影，转救转剧，转去转远。"指出了儿科用药的难点和注意点。因此，治疗儿科病证，既要及时正确果断、大胆用药，又要细心思索、审慎从事。

2. 处方轻巧灵活　小儿生机盎然，脏气清灵，对药物反应较成人灵敏，在治疗时，处方要根据患儿的体质特点、病情轻重及脏腑功能，轻巧灵活，不宜呆滞，不可重浊，不得妄加攻伐。特别对于峻下克伐、毒性峻烈之品，更当慎用，即便有是证而用是药，达到一定的效果，也应中病即止，本着《素问·六元正纪大论》"衰其大半而止"、"以平为期而不可过"的原则，不可过剂。并要注意使用时机、法度和剂量，正如《医述·幼科集要》所说，"小儿勿轻服药，药性偏，易损萌芽之冲和；小儿勿多服药，多服耗散真气"，应"以中和为贵"。要充分发挥小儿机体内在的调节机能，恢复机体的生理平衡，否则非但达不到治疗的目的，还会导致阴阳、脏腑之间新的不平衡，不利于疾病恢复，甚或影响生长发育。

3. 随证先证而治　疾病过程中证候不是孤立、静止不变的，而是处于不断的发展变化之中，儿科疾病尤其如此。患病之后，邪正交争、消长转化，产生表里、寒热、虚实的不断演变，如《景岳全书·传忠录·论治篇》所说："治病之则，当知邪正，当权重轻。"因此，除强调整体观外，还要以发展变化的动态观去认识疾病的过程，重视疾病发生、发展过程中的邪正消长盛衰变化，随证处治。甚至要能预测病情的变化，先证而治，挫病势于萌芽之时，挽病势于欲成未成之际，防止传变，达到治病防变的目的。尤其是外感热病，病情发展迅速，小儿体质稚嫩易于损阴伤阳，取药煎药服药需要一段时间，更需要熟谙各种热病的传变规律，在相应的证候出现之前预先落实治疗措施。

4. 注意顾护脾胃　脾胃为后天之本，气血生化之源，水谷精微是由脾胃运水谷之气以化生。小儿的生长发育、脏腑的充实，全赖后天脾胃化生精微之气以充养，疾病过程中正气的恢复也要靠脾胃健运生化，对于先天不足之病证更需靠后天脾胃之气来充养。而小儿脾常不足，易遭损伤。儿科医师应十分重视小儿脾胃的特点，处处维护脾胃，尤其是在患病之后，治疗用药勿伤脾胃，饮食调理顾护脾胃，以期保证水谷精微之气的化生，养正却病。

5. 不可乱投补益　补益之剂对体质虚弱的小儿有增强机体功能，助长发育的作用。但是，由于药物每多偏性，有偏性即有偏胜，故虽补剂也不可乱用。正如《格致余论·病邪虽实胃气伤者勿使攻击论》所说："虽参芪之辈，为性亦偏。"小儿生机蓬勃，只要乳哺得当，护养适宜，自能正常生长发育。健康小儿不必靠药物来补益，长期补益可能导致壅滞脾胃、妨碍运化功能，甚至产生性早熟等疾病。或者小儿偶受外邪，或痰湿食滞，未能觉察，若继续服用补益之剂，则是闭门留寇，恋邪助邪。即使确有虚证，也要明确虚的性质、部位、程度，分辨五脏六腑、气血阴阳，并顾及小儿脾胃的运化能力，合理应用各种补益之法，切不可滥用补益之剂。

6. 掌握用药剂量　要综合考虑小儿的年龄、体质、病情轻重、药性峻缓等因素，恰当使用药物剂量。同时，小儿用药时间较短、中病即止，服药时多有浪费，故小儿中药用量与成人比较，绝对量需少，相对量则较大。为方便计算，小儿中药投药量可按成人比例折算，一般新生儿用成人量的1/6，婴儿用成人量的1/3，幼儿用成人量的1/3～1/2，幼童用成人量的1/2～2/3，学龄儿童用成人量的2/3或接近成人用量。当然，这是指汤剂方的用药总量，具体的药味多少、每味药的用量，还要根据药性、常用量、病情需要，以及医师的经验来确定。

（二）给药方法

目前儿科临床常用的内治给药方法有以下几种。

1. 口服给药法 经口给药是一种传统的给药途径，临床广泛应用。口服中药有汤剂和中成药两大类。中药汤剂因加减变化灵活，最能体现辨证论治个体化治疗的特色，而且口服后吸收快、生物利用度高，因而为临床常用，但有煎煮服用较麻烦、祛邪方药一般味苦等不足。中药成药易于贮存携带，口感改善，服用方便，在儿科受到欢迎，但处方组成固定，不能最大程度发挥辨证论治的特色。所以，口服中药的剂型要根据病情及小儿的依从性来综合考虑。一般急病、重症首选汤剂，慢病轻症首选成药。中成药又有固体制剂如丸、散、片、胶囊等，液体制剂如合剂、口服液、糖浆、膏剂等。小年龄儿童首选液体制剂，若是用固体制剂也要掰开、研碎、水调后服用。

小儿汤剂的煎法，一般先煎、后入、包煎、烊化等药物的处理与成人基本相同，但煎煮时间、煎出药液量又不同于成人。每剂药煎两次，年龄越小煎取的药液量需越少，一般新生儿 10~30ml，婴儿 50~100ml，幼儿及幼童 120~240ml，学龄期儿童 250~300ml。煎煮后，一般 1 日 2~3 次分服，也可根据病情及小儿的接受情况减少或增加服药次数。对抗拒服药的小孩，要教给家长正确的喂药方法：固定小儿头手，用小匙将药汁送至舌根部，将小匙竖起，使之自然吞下。也可用市售灌药器吸取药液后，伸入小儿口内舌根部推入。切勿捏鼻强灌，以防呛入气管。另外，在病情允许的情况下，可在药液内稍加适量食糖矫味，使之便于服入。对幼童以上小儿，最好还是采用说服劝导方法，争取患儿主动配合服药。

2. 蒸气及气雾吸入法 用蒸气吸入器械或气雾吸入器，使水蒸气或药物气雾由患儿口鼻吸入，进入气道，使药物吸收而达到治疗作用的一种疗法。常用清肺解毒、化痰解痉类药物，用于治疗肺炎喘嗽、哮喘、咳嗽、感冒、喉痹等肺系疾病。使用中药作气雾吸入，不可直接用汤剂、口服液类药剂，只能用注射液类药剂，如炎琥宁注射液、痰热清注射液等。吸入时可将蒸气对准口鼻，或将管口含于口中，通常每次吸入 15~30 分钟。

3. 经鼻给药法 对于昏迷或吞咽困难的患儿，可采取鼻饲给药的方法，取消毒后鼻饲管轻轻由鼻腔插入食管至胃中，用针筒吸取药液，徐徐注入鼻饲管内。另有用药末吹入鼻腔内取嚏的吹鼻法，可用于治疗窍闭神昏高热等病证。将药液滴入鼻腔内的滴鼻法，多用于治疗鼻渊、鼻衄等鼻病。

4. 直肠给药法 取导尿管作常规消毒后，轻轻插入肛门直肠中，用针筒吸入药液缓缓注入直肠，称灌肠法；将药液倒入点滴瓶中，接上输液管，使药液徐徐滴入直肠中，称滴肠法。直肠给药法使药液通过直肠吸收以治疗疾病，此法在一定程度上避免了小儿服药难的问题，而且对于外感发热、肠胃疾病、水毒内闭等病证有较好的疗效。

5. 注射给药法 将供肌肉注射、静脉滴注的中药注射液，按要求给予肌肉注射、静脉注射、静脉点滴、穴位注射等。有直接进入体内、作用迅速的优点，但也要注意观察其可能出现的不良反应。如用热毒宁注射液加在 10% 葡萄糖注射液中静脉点滴，治疗多种外感热病。

（三）内治法则

在辨清证候、审明病因、分析病机之后，应针对性地采取一定的治疗方法，正如程钟龄在《医学心悟·医门八法》中所说："论病之原，以内伤、外感四字括之；论病之情，则以寒、热、虚、实、表、里、阴、阳八字统之；而论治病之方，则又以汗、和、下、消、吐、清、温、补八法尽之。"中医对药物内治法的研究从古迄今源远流长，内容丰富，根据儿科临床特点，可组合成以下常用治法。

1. 疏风解表法 主要适用于外邪侵袭肌表所致的表、卫诸证。由于外邪郁于肌表、开阖失司，可用疏散风邪之汗法，使郁表的邪毒从肌腠外透而解。因小儿腠理疏松，发散解表须有度，不可过用，否则有汗多亡阳之虞。疏风散寒解表法代表方有荆防败毒散、葱豉汤、麻黄汤等；疏风清热解表法代表方有银翘散、桑菊饮等；祛暑解表法代表方有香薷饮、新加香薷饮等。

2. 止咳平喘法 主要适用于邪郁于肺，痰阻肺络所致的咳喘诸证。小儿肺脏尤娇，易伤难调，咳喘病的病位主要在肺，与五脏相关。本法以宣肃肺气为基础，按证候配以清肺、温肺、润肺、化痰、平喘、止咳、解表诸法。止咳代表方如桑菊饮、桑杏汤、杏苏散等；平喘代表方有小青龙汤、定喘汤、麻黄杏仁甘草石膏汤等。若是咳喘久病，每由肺及肾，出现肾虚的证候，可加入温肾纳气的药物，如参蛤散。

3. 清热解毒法 主要适用于邪热炽盛的实热证，如温热病、湿热病、斑疹、痢疾、血证等。其中有甘凉、辛寒、苦寒、苦泄、咸寒等不同的治法，并按邪热之在表、在里，属气、属血，入脏、入腑等不同部位，合理选方用药。病邪由表入里而表邪未尽解者，可用栀子豉汤、葛根黄芩黄连汤等；证属阳明里热者，可用白虎汤；湿热化火或湿热留恋，可用白头翁汤、茵陈蒿汤、甘露消毒丹等；温热之邪入于营血，可用清营汤、犀角地黄汤、神犀丹等；出现丹毒、疔疮、痈疡等火热实证者，可用五味消毒饮、黄连解毒汤、泻心汤等；肝胆火旺时，可用龙胆泻肝汤等。清脏腑热的方剂，清肺热有泻白散、桑白皮汤等；清肝热有泻青丸、龙胆泻肝汤等；清心热有导赤散、泻心导赤散等；清脾热有泻黄散、清热泻脾散等。

4. 消食导滞法 主要适用于小儿饮食不节，乳食内滞之证，如积滞、呕吐、伤食泻、腹痛、疳证等。小儿脾胃薄弱，若饮食不节，则停滞中焦，导致脾胃运化、受纳功能失职，升清降浊功能失司。食滞内积常用消食化积法，如乳积用消乳丸、食积用保和丸；食积不消用导滞下积法，如枳实导滞丸、调胃承气汤等。临证还可针对所伤之食物选择使用相应的消导药物，如麦芽擅消乳积，山楂能消肉食积，六神曲善化谷食积，莱菔子擅消麦面之积，均可随证选用并重用。

5. 运脾开胃法 主要适用于脾胃失调、纳运失职所致之证。小儿脾常不足，易为多种原因所伤发生脾胃疾病，如厌食、积滞、呕吐、腹痛、疳证等。运脾之法在于消除妨碍脾运的各种病理因素，恢复脾主运化的生理功能。运脾法包括燥湿助运法，方如不换金正气散；理气助运法，方如木香槟榔丸；消食助运法，方如大安丸；温运脾阳法，方如理中丸。

6. 补脾健脾法 主要适用于脾胃虚弱的小儿，如泄泻、疳证及病后体虚等。按照脾之气、血、阴、阳不足的证候，又分别有补脾气、养脾血、滋脾阴、温脾阳四法。补脾气方如四君子汤、异功散；养脾血方如四物汤、当归补血汤；滋脾阴方如沙参麦冬汤、益胃汤；温脾阳方如甘草干姜汤、附子理中汤。儿科使用补脾法时，要注意适当佐以运脾之品，以免碍滞脾运。

7. 培元补肾法 主要适用于小儿胎禀不足，肾气虚弱及肾不纳气之证，如五迟、五软、遗尿、解颅、哮喘等。按其证候不同，又分为补肾益阴法，方如六味地黄丸；补肾填精法，方如河车大造丸；温补肾阳法，方如右归丸；阴阳并补法，方如金匮肾气丸等。

8. 回阳救逆法 主要适用于小儿元阳虚衰欲脱之危重证候。代表方有四逆汤、参附汤、参附龙牡救逆汤等。

9. 安蛔驱虫法 主要适用于小儿肠道虫证，如蛔虫病、蛲虫病、姜片虫病等。其中尤其蛔虫病变化多端，可合并蛔厥（胆道蛔虫症）、虫瘕（蛔虫性肠梗阻）等，发生这些情况，当先安蛔缓痛为主，方用乌梅丸等，待病势缓和后，再予驱虫。常用驱蛔方剂，有使君子散、追虫丸、下虫丸等。驱蛔虫有效中药有使君子、苦楝皮等；驱姜片虫有槟榔、榧子等；驱蛲虫有大黄与使君子同用，配合百部煎剂灌肠等法。

10. 通腑泻下法 主要适用于小儿积滞便秘，邪热内结之证。本法亦是治疗外感热病的常用治法之一，且逐邪不拘结粪，只要无腹泻者便可取用。其作用效应快捷，常可起到迅速扭转或控制病情的作用。代表方有调胃承气汤、小承气汤、大承气汤、凉膈散、一捻金等。

11. 凉血止血法 主要适用于血溢脉外而出现的各种不同部位、不同性质的出血，如咯血、吐血、鼻衄、齿衄、紫癜、尿血、便血等病证。血热妄行常用清热凉血法，方如犀角地黄汤、玉女煎、小蓟饮子、槐花散等；脾不摄血常用益气摄血法，方如归脾汤、黄土汤；阴虚火旺常用养阴凉血法，方如大补阴丸。常用成药如云南白药、参三七等。

12. 活血化瘀法 主要适用于各种血瘀之证，以及各种久病痼疾、疑难重症，如癥瘕、紫癜、肾病、哮喘、肺炎喘嗽等。基本方为桃红四物汤，另可按不同部位的血瘀证分别选用通窍活血汤、血府逐瘀汤、膈下逐瘀汤、少腹逐瘀汤、桃仁承气汤等。基于"气为血之帅，气行则血行"的理论，活血化瘀方中常辅以行气之品。

13. 镇惊开窍法 主要适用于小儿惊风、癫痫等证。小儿暴受惊恐，神志不安，可用朱砂安神丸、磁朱丸等安神镇惊；热极生风，项强抽搐，可用羚角钩藤汤等镇惊息风；热入营血而神昏、惊厥，可用安宫牛黄丸、至宝丹、紫雪等镇惊开窍，清热解毒；痰浊上蒙，惊风抽搐，可用苏合香丸等豁痰开窍；感受时邪秽浊之气而吐泻昏厥，可用行军散、玉枢丹等辟秽开窍。

14. 利水消肿法 主要适用于水湿停聚，小便短少而水肿的患儿。若为湿邪内蕴，脾失健运，水湿泛于肌肤者，则为阳水；若脾肾阳虚，不能化气行水，水湿内聚为肿，则为阴水。常用方剂，阳水可用麻黄连翘赤小豆汤、五苓散、五皮饮、越婢加术汤等；阴水可用防己黄芪汤、实脾饮、真武汤等。此外，车前子、陈葫芦、荠菜花、玉米须等，也有较好的消肿利尿作用。

二、药物外治法

药物外治法是运用各种不同的方法将药物置于小儿皮肤、孔窍、腧穴等部位以发挥治疗作用的方法。

（一）药物外治法的优点

小儿大多不愿服药、害怕打针，特别是婴幼儿，给药尤为困难。而小儿肌肤柔嫩，脏气清灵，外治之法，作用迅速，可直达病所，能在无损伤的治疗中取得疗效，而且使用安全、毒副作用相对较小、适应证广、易于推广，是对药物内治法的重要补充。因此，这是家长寄予希望和医务人员努力寻求的一种治疗方法，故自古有"良医不废外治"之说。临床实践证明，可以单用或与内治法配合应用，取得较好的疗效。

外治诸法，其理与内治诸法相通，外治法通常按经络腧穴选择施治部位，亦需在辨证论治理论指导下选用。《理瀹骈文·略言》说："外治之理，即内治之理；外治之药，亦即内治之药，所异者法耳。"可见外治与内治的运用与取效机理是一致的。

（二）药物外治法的种类

儿科临床常用外治法，主要使用一些药物进行敷、贴、熏、洗、吹、点、灌、嗅等。这些方法，药简效捷，是未来医学的发展方向之一。

1. 熏洗法　是利用中药的药液及蒸气熏洗人体外表的一种治法，它借热力将药物作用于局部，促进气血畅达、腠理疏通，达到解表清热、祛风止痒、透疹解毒等治疗作用，多用于小儿出疹性疾病、汗证、皮肤病及局部肿胀疼痛等病证。如夏日高热无汗，可用香薷煎汤熏洗；麻疹发疹初期，可用生麻黄、浮萍、芫荽子、西河柳煎汤后，加黄酒擦洗头部和四肢，并将药液放在室内煮沸，使空气湿润，体表亦能接触药气，以助透疹。

2. 涂敷法　是将新鲜的中草药捣烂，或用药物研末或中成药粉加入水或醋调匀后，涂敷于体表患处的一种外治法，多用于痄腮、疮疡、哮喘、肺炎喘嗽等病证。如用鲜马齿苋、鲜蒲公英、青黛散、紫金锭等，任选一种，调敷于腮部，治疗流行性腮腺炎；用吴茱萸粉涂敷于足底涌泉穴，治疗滞颐等。

3. 罨包法　是将药物置于皮肤局部，并加以包扎的一种外治法，多用于汗证、积滞等病证。如用皮硝包扎于脐部，治疗积滞；用五倍子粉加食醋调罨包脐内，治疗盗汗等。

4. 热熨法　是将药物和适当的辅料（盐、姜、葱）炒热后，用布包裹以熨患部或腧穴的一种外治法，借助热力，使药物直达病所，有温中散寒、畅通气机、镇痛消肿等作用，常在寒证、虚证或气滞引起的多种痛证中使用。如炒热食盐熨腹部，治疗中寒腹痛；生葱、食盐炒热，熨脐周围及少腹，治疗癃闭等。

5. 敷贴法　是将药物制成软膏、药饼，或研粉撒于普通膏药上，敷贴于局部的一种外治法，此法不仅可使药力直达病所，而且可使药力由表及里以调节阴阳、脏腑、气血，拔毒外出、解毒活血而达到预防与治疗的作用，多用于治疗泄泻、哮喘、遗尿等病证。如用丁香、肉桂等药粉，撒于普通膏药上贴于脐部，治疗寒证泄泻。再如在夏季三伏天，用延胡索、白芥子、甘遂、细辛等药研末，以生姜汁调成药饼，中心放少许丁香末，敷于肺俞、膏肓、百劳穴上，以预防哮喘等。

6. 擦拭法　是用药液或药末擦拭局部的一种外治法，主要用于小儿口腔、鼻腔及皮肤，有活血止痛、祛风止痒等治疗作用。如冰硼散、西瓜霜擦拭口腔，或用淡盐水、或银花甘草水拭洗口腔，治疗鹅口疮、口疮；用紫草油治疗小儿红臀等。

7. 药袋法　根据病情需要，选药配合成方，将药物研末，装入袋中，做成香袋佩挂于小儿胸部，或做成肚兜系于腹部，或做成药枕当枕头，或做成马夹、背心穿戴，用以防治小儿疾病的治疗方法。如选用山奈、苍术、白芷、砂仁、丁香、肉桂、甘松、草豆蔻、沉香、檀香等辛香走窜、芳香辟秽类药物制成香袋，经常佩带使用，具有辟秽解毒、增进食欲、防病治病的作用。

三、小儿推拿疗法

推拿学是中医治疗学的重要组成部分，小儿推拿又有着独特的体系，在儿科因操作方便，无痛苦、无损伤、无污染，只要适应证选择正确则效果显著，受到患儿及家长的广泛欢迎。

小儿推拿取穴和操作方法与成人有所不同：　在经穴方面提出五指经穴通联的观点。　小儿推拿除了运用十四经穴及经外奇穴外，还有许多专用于推拿的特定穴位，多集中在头面和上肢部；这些穴位的形状不仅有"点"，还有"线"和"面"。　有特有的复式手法及常用基础手法；操作上则宜轻快柔和、平隐着实，手法的轻重快慢，应根据患儿的体质强弱、病情的寒热虚实辨证论治，切忌操之过急。　在临床操作中，一是强调先头面、次上肢、次胸腹、次腰背、次下肢的程序；二是强调手法的补泻作用；三是重视膏摩的应用和使用葱汁、滑石粉等介质进行推拿。总之，推拿治疗小儿疾病，除应重视整体观念和正确地运用辨证论治法则外，还要照顾到小儿生理、病理等方面的特点，方能取得预期的效果。

小儿推拿手法和常用穴位见"附录"。

捏脊疗法是儿科常用的一种推拿方法。该法用捏法施于脊柱两侧，通过对督脉和膀胱经的按摩，调和阴阳，疏理经络，行气活血，恢复脏腑功能以防治疾病。该法主要用于厌食、疳气等病证。操作方法：患儿俯卧，医者以双手的中指、无名指和小指握成空拳状，示指半屈，拇指伸长，拇指罗纹面对示指第 2 指间关节的桡侧，虎

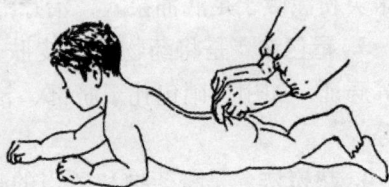

图 1-2　捏脊疗法

口向前；操作者以双手拇、示指将患儿脊背皮肤捏起来，同时向上提起皮肤，拇指向示指方向搓动，并将示指第2、3节桡侧面紧贴所提的皮肤均匀地向前推动、捻动；从尾骨端开始，沿脊椎由下而上，自长强穴起，一直捏至大椎穴止，如此反复3~5次，捏到第3次后，每捏3把，将皮肤提起1次。每日1次，6日为1疗程。对有脊背皮肤感染、紫癜等疾病的患儿禁用此法。

四、针灸疗法

针灸疗法包括针法与灸法。儿科针灸疗法常用于治疗遗尿、哮喘、泄泻、痢疾、痹证、惊风后遗症、脑炎后遗症、胎黄动风等疾病，以及多种小儿急症的抢救。小儿针灸所取的经穴与成人基本相同。但由于小儿接受针刺的依从性、耐受性较差，故一般采用浅刺、速刺、轻刺激的针法，而且所取的穴位宜少而精，临床又常用腕踝针、耳针、激光穴位照射等治疗方法。小儿灸治常用艾条间接灸法，艾炷灸壮数宜少、艾炷宜小。艾灸时间不宜过长，与皮肤要有适当距离，以皮肤微热微红为宜。

刺四缝疗法是儿科针法中常用的一种特殊方法。四缝是经外奇穴，它的位置在示指、中指、无名指及小指四指中节横纹中点，是手三阴经所过之处。针刺四缝可以清热、除烦、止咳化痰、通畅百脉、调和脏腑等，常用于治疗疳证、厌食、积滞、咳喘、顿嗽等疾病。操作方法：皮肤局部消毒后，用三棱针刺约1分深，刺后挤出黄白色黏液或血珠少许。每日1次，每周刺1~2次。

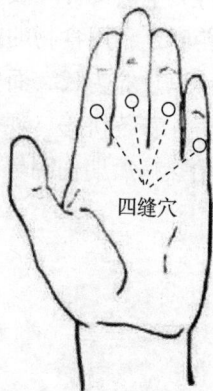

图1-3 四缝穴位图

五、灯火燋法

操作时用灯芯蘸麻油，燃火，烧灼所选的穴位或部位，手法必须迅速，一触及皮肤随即离去。古人用治脐风、惊痫、风痰闭阻、猝死等。《幼科铁镜》中取囟门、眉心、人中、承浆、两手大指少商、脐心、脐轮，共十三燋，治疗脐风。现代用灯火燋角孙穴治疗流行性腮腺炎有效。但是，对邪已入里的实热证，久病体弱、久热消渴、阴虚火旺等证，均不宜采用此法。

六、拔罐疗法

拔罐疗法有促进气血流畅、营卫运行、祛风散寒、舒筋止痛等作用，常用于肺炎喘嗽、哮喘、腹痛、泄泻、遗尿、背痛等病证。拔罐疗法用于较大儿童，幼儿一般不用，婴儿禁用。儿科拔罐采用口径较小的竹罐或玻璃罐，低年龄患儿可用橡胶罐、塑料罐。留罐时间较成人短。取罐时注意先以示指按压罐边皮肤，使空气进入罐内，火罐自行脱落，不可垂直用力硬拔。若是高热惊风、水肿、出血、严重消瘦、皮肤过敏、皮肤感染的小儿，不可使用此法。例如，取大椎、身柱、肺俞等穴可治疗肺炎，或直接拔于湿啰音明显处，可促进啰音吸收，用于肺炎后期啰音不消失等。

七、割治疗法

本法有调和气血、促进脾胃运化、疏通经络、息风定痫的作用，常用于治疗疳证、哮喘、癫痫、遗尿等病证。割治部位常取两手掌大鱼际处。具体操作方法：将两手掌大鱼际部位消毒后，用拇指揿住刀口旁约1cm处，用0.4cm宽的平口手术刀直戳割治部位，创口约长0.5cm，然后挤出赤豆大黄白色脂状物，并迅速剪去，使皮肤复原，再用消毒纱布覆盖其上，若有出血则稍加压迫，然后用绷带包扎。5日后即可解除包扎。在包扎期间，注意防止感染。

八、饮食疗法

本法又称"食疗"，是在中医理论指导下，将食物或添加适宜的中药制备成膳食或药膳，利用食物的寒热温凉的偏性和不同功能，达到防治疾病、养生健体的目的。食疗不以攻邪为长，而侧重调节机体功能、促进病体康复。食疗古方有溯源汤、阳春白雪膏、茯苓饼等。现代用山楂糕、鸡内金粥治积滞，茯苓粉粥、淮山药粥治脾虚，甘蔗汁治热病后期伤阴等；还研制了多种药膳，可供不同体质的小儿食用。

第二章 儿童保健

中医儿童保健学是运用中医理论和方法，对儿童群体和个体进行有效干预，以研究小儿生长发育规律及影响因素，保护和促进儿童身心健康，保障儿童权利为目的的一门科学。中医儿童保健学历史悠久，具有突出的特色和丰富的经验。

中医儿童保健学强调重视先天，出生之前的干预可使儿童先天禀赋充盛，而生后之调护则保证其健康发育成长。其内容从父母婚配、受孕，到养胎、护胎、胎教，直至发育成熟，无不论述精详。人痘接种预防天花等传染病预防方法为我国首创；养胎、护胎、胎教理念体现了中医"优生"、"不治已病治未病"、"未病先防"的观点。中国传统儿童保健经验的重要性和科学意义，越来越被现代医学所证实。因此，应当弘扬中医儿童保健学的先进思想和科学方法，在儿童保健中发挥更大的作用。

第一节 胎儿期保健

生命的起源在于精，男女媾精，阴阳相合，受精怀孕，新的生命开始孕育。我国古代历来重视优生优育，并强调从优孕做起。先天之本，是一生的根基，"养胎护胎"、"胎养胎教"等胎儿期保健理论，历来被认为是儿童保健的第一步。胎儿的强弱，禀受于父母，特别是胎儿在母腹中，与孕母同呼吸，共安危，孕母的体质、营养、用药、起居、环境、情绪等因素，均会影响胎儿的生长发育。正如元·朱丹溪在《格致余论·慈幼论》中所说："儿之在胎，与母同体，得热则俱热，得寒则俱寒，病则俱病，安则俱安。"明·方贤的《奇效良方·小儿初生总说》也指出："小儿所禀形质寿命长短者，全在乎精血，二者和而有妊，在母之胎中十月而生。大抵寿夭穷通，聪明愚痴，皆以预定，岂在逃乎？"西汉·刘向的《大戴礼记·保傅》曾记载："周后妃任成王于身，立而不跛，坐而不差，独处而不倨，虽怒而不詈，胎教之谓也。"是关于"胎教"的最早记载。他在《列女传》中记载的太任怀周文王时注重胎教的事例，也一直被奉为胎教典范。这就表明早在商周时期已有实例证明：做好胎养胎教可使小儿健康聪慧长寿；《素问·奇病论》对"胎病"的记载，则说明当时已认识到孕期失于养护可造成小儿先天性疾病。

明代著名儿科医家万全在《万氏家藏育婴秘诀·十三科》中提出了四种育婴方法，即：预养以培其元，胎养以保其真，蓐养以防其变，鞠养以慎其疾。系统总结了孕前、孕期、围生期、出生后四个阶段的儿童保健方法。胎儿期保健的第一步是"预养以培其元"。孕育之前，男女双方要慎重选择配偶。近亲之间，血缘相近，不可通婚，否则会使后代体弱，且患遗传性疾病的机会增多；应做好婚前检查，排除男女双方影响生育的遗传性疾病、传染病等。男女双方要选在适当的年龄结婚生育，男子三八、女子三七，肾气平均，发育完全成熟，所以，男子 24～32 岁、女子 21～28 岁，才是婚育的适合年龄。同时，男女双方应注意养生保健，使气血充沛，阴阳调和，有利于胎儿的孕育；体弱、劳倦、吸烟、酗酒等因素可造成男子精子数目不足、活力低下，甚至导致精子畸形以及染色体异常，女子卵细胞成熟及受孕障碍，从而引起不孕、难孕、易流产、胎儿畸形和下一代智力低下等。此外，男女双方要在精神愉悦、环境适宜、身体健康的情况下孕育胎儿。在孕前就应注重养生保健，纠正不良生活嗜好及习性；要节制房事；任何一方患病时，均应于孕育胎儿前治愈疾病等。这样，才能孕育出禀赋元阴元阳充实的下一代。

胎儿期保健的主要内容是"胎养以保其真"。胎儿在母腹中的生长全赖于孕母气血的滋养，孕妇气顺血充，则胎儿安康；孕妇气血不畅或不足，则胎动不安甚至流产或畸形。孕妇在妊娠期应身心愉悦，合理饮食，调节冷暖，防止跌仆，劳逸结合，勿滥用药，这样才能使胎儿发育良好，生长健康，智力聪颖。

一、调摄精神

妇人怀孕，母子一体，气血相通。精神内守有益健康，喜怒哀乐适可而止。周文王之母太任妊娠期间"目不视恶色，耳不听淫声，口不起恶言，诵诗，道正事。"（《大戴礼记·保傅》卢注）就是中国古代孕期精神调摄的范例。《素问·奇病论》说："人生而有病颠疾者……病名为胎病，此得之在母腹中时，其母有所大惊，气上而不下，精气并居，故令子发为颠疾也。"隋·巢元方《诸病源候论·小儿杂病诸候·四五岁不能语候》指出："小儿四五岁不能言者，由在胎之时，其母卒有惊怖，内动于儿脏，邪气乘于心，令心气不和，至四五岁不能言语也。"均说明孕妇不注意精神调摄可对胎儿的发育造成损害。所以，妊娠期间孕妇应当保持良好的精神状态，心态平和，避免怒、喜、思、悲、恐、惊、忧七情过度的伤害，还可用柔和的音乐来放松心情、陶冶情操，这对孕妇和胎儿都是有益的。

二、调和饮食

胎儿的生长发育，全赖母体的气血供养，孕妇的气血盈亏，又直接与饮食营养及脾胃功能有关，故整个孕期都应重视饮食调养，保证胎儿正常生长发育所必需的各种营养素如蛋白质、矿物质（铁、锌、钙等）和维生素（维生素 D、维生素 E 等）的足量供给，并避免过食生冷、辛辣、肥腻之品，以免酿生胎寒、胎热、胎肥等病证。北齐名医徐之才总结的魏晋以来孕期保健的经验——逐月养胎法，是依照妊娠不同月份的特点而采用的养胎方法，为历代所推崇。从怀孕的第一个月起，孕妇就应当注意饮食清淡，营养丰富，戒烟戒酒，嗜好有节，不要进食可能加重妊娠反应的食品。妊娠三个月后，胎儿生长迅速，孕妇要加强营养、增加主食和动物性食物的摄入。同时应注意饮食有节，避免导致胎儿体重增加过快，形成难产和巨大儿。妊娠七至九个月时，是胎儿生长的高峰期、大脑发育的关键期，更要摄取充足的富有营养的食物，以保证胎儿成熟所需。

饮食调养也要讲究辨体质而施食，不同体质的孕妇，宜以不同属性的饮食来纠正其偏。素体阴虚火旺者，宜于清淡；阳虚气弱者，宜于温补；脾胃虚弱者，宜于调理脾胃，以助生化之源。

三、调适寒温

女性怀孕后，要经历不同的季节，应注意调适寒温，顺应天时，减少气候骤变对人体的伤害。同时，怀孕后血聚以养胎，气血相对不足，故易被外邪所侵，引起各种时令疾病。《诸病源候论·妇人妊娠病诸候》中列举了妊娠杂病 14 种，其中外感疾病约占半数，明确指出了妊娠期间注意调适起居寒温的重要性。更重要的是，书中强调妊娠期间不能感受外邪，患伤寒、时气、温病、热病，不仅伤害孕妇，还能够伤胎、损胎、堕胎，这是世界上关于妊娠期感受外邪会损伤胎儿的早期记载。所以，要为孕妇创造良好的生活环境，保证居室内空气流通，保持空气新鲜。孕妇的衣着除顺应气候而加减外，要满足妊娠的特殊要求。衣料选择柔软、透气、吸潮、保暖的棉织品为好；衣服大小要随着体形的变化而变化，以宽松舒适为宜。妊娠后期切不可穿过紧的衣服、裤子、鞋、袜等，以免阻碍气血流通。在妊娠期间，尤其是妊娠早期，要避免受到各种感染，特别是风疹等病毒感染，否则容易造成流产，或先天性畸形等疾病。

四、避免外伤

妊娠期间，孕妇要防止各种有形和无形的外伤，以保护自己和胎儿。清·张曜孙曾对孕妇提出"十五毋戒示"（《产孕集·孕忌第四》），包括毋登高、毋作力、毋疾行、毋侧坐、毋曲腰、毋跛倚、毋高处取物、毋久立、毋久坐、毋久卧、毋犯寒热等，尤其要注意保护腹部，避免受到挤压和冲撞。同时，现代社会无形损伤的机会日益增多，噪声、放射线等均能造成胎儿流产或发育畸形，值得引起重视。

妊娠期间要控制房事，节欲保胎。唐·孙思邈《备急千金要方·妇人方·养胎》说："妊娠二月……居必静处，男子勿劳。"即强调了妊娠早期应静以养胎、禁止房事。若房事不节，扰动相火，耗劫真阴，可导致冲任损伤而致胎元不固，造成流产、早产，也易于因交合而酿成胎毒，使孕妇及胎儿宫内感染的机会增多。尤其是妊娠早期 3 个月和后期 1.5 个月，应当戒却房事。

五、劳逸结合

妊娠期间，孕妇应动静相随，劳逸结合。适度的活动能使肢体舒展，气血流畅，有利于胎儿正常生长发育及顺利分娩。《小儿病源方论·小儿胎稟》说："怀孕妇人……饱则恣意坐卧，不劳力，不运动，所以腹中之日胎受软弱。"明·万全《万氏妇人科·

胎前》说："妇人受胎之后，常宜行动往来，使血气通流，百脉和畅，自无难产。若好逸恶劳，好静恶动，贪卧养娇，则气停血滞，临产多难。"指出了妊娠期间过于安逸、缺少活动的危害性。同时，孕妇也不可过劳，不能从事繁重的体力劳动和剧烈的体育运动，以免损伤胎元，引起流产或早产。

孕妇应当动静相兼，劳逸结合，在妊娠的不同时期有所侧重。一般说来，妊娠 1～3 个月应适当静养，谨防劳伤，以稳固其胎。4～7 个月可增加活动量，以促进气血流行，适应胎儿迅速生长的需要。妊娠后期只能做较轻的工作。足月之后，以静为主，安待分娩，每天可安排一定时间的散步。分娩前两周应停止工作。

六、谨慎用药

我国历来主张孕妇患病必须用药，但应十分审慎，无病不可妄投药物，有病也要谨慎用药，中病即止，若用药不当会损伤胎儿。如《素问·六元正纪大论》说："黄帝问曰：妇人重身，毒之何如？岐伯曰：有故无殒，亦无殒也。帝曰：愿闻其故何谓也？岐伯曰：大积大聚，其可犯也，衰其太半而止，过者死。"《神农本草经》就有水蛭"无子"、地胆"堕胎"等记载。古人提出的妊娠禁忌中药主要分为以下 3 类：毒性药类，如乌头、附子、天南星、野葛、水银、轻粉、铅粉、砒石、硫黄、雄黄、斑蝥、蜈蚣等；破血药类，如水蛭、虻虫、干漆、麝香、瞿麦等；攻逐药类，如巴豆、牵牛子、大戟、芫花、皂荚、藜芦、冬葵子等。这些药物药性峻猛，可致孕妇中毒，并损伤胎儿，造成胚胎早期死亡，流产、早产，或致畸等。

此外，大量现代化学合成药物，尤其是抗生素如四环素、链霉素、卡那霉素，抗疟药如奎宁、氯喹、乙胺嘧啶，激素如乙烯雌酚、黄体酮、甲基睾丸素、己烯雌酚、可的松，激素拮抗剂如丙基硫氧嘧啶、他巴唑，抗肿瘤药如氨甲蝶呤、环磷酰胺、苯丁酸氮芥，抗凝血药物如肝素、双香豆素、阿司匹林、水杨酸，抗惊厥药如盐酸氯丙嗪、苯妥英钠、丙咪嗪等，都可损伤胎儿。20 世纪 60 年代，欧洲曾发生的"反应停"事件，造成了数以万计的海豹肢体畸形胎儿出生，大大提高了人们对孕妇谨慎用药的警觉性。

中医学对孕妇生活起居、饮食、活动和情志等胎儿期保健宜忌的诸多论述，至今仍具有重要的现实指导意义。不论从调摄精神、调养饮食、调适寒温，还是避免外伤、劳逸结合或谨慎用药等各方面，分别阐述了胎儿期保健的重要性，并较早地认识到孕期失于养护的危害，明确指出了小儿先天性疾病的部分成因。很多观点的科学价值已被现代临床和实验所证实。这些宝贵的经验，对发展中医儿童保健学，优孕优生，提高人口素质，有着积极的作用。

第二节　新生儿期保健

小儿初生，乍离母腹，如嫩草之芽，娇嫩无比，气血未充，脏腑柔弱，胃气始生，所处环境发生根本性变化，其适应及调节能力常不足，抵抗力弱，全赖悉心调护。正如《医学正传·小儿科》说："夫小儿之初生，血气未足，阴阳未和，脏腑未实，骨骼未全。"若稍有疏忽，易致患病，甚至夭折。新生儿期患病率和死亡率均为一生的最高峰，因此，新生儿期保健尤为重要。

一、辨清生理状态

新生儿出生后，啼哭和安睡是其两项主要的生理活动。《幼科指归·小儿下地慎重看养之法》指出："小儿下地……速令包裹。令其安睡，睡后哭，哭后睡，听其自然，切不可动之。哭则清气生，睡则浊气降，胸腹之间、上下左右气血贯通矣。"同时，几种特殊的生理状态不可被误认为病态。如新生儿上腭中线和齿龈部位的散在、黄白色、碎米大小的隆起颗粒，称为"马牙"，又名"板口黄"，"珠子黄"，因其状如脆骨，形似马的牙齿而得名，是上皮细胞堆积或黏液腺分泌物积留所致，为新生儿特殊的生理现象之一，生后数周至数月可自行消失，不影响小儿健康，不应当挑刮。新生儿口腔两侧颊部稍硬、呈隆起状的脂肪垫，称为"螳螂子"，又名"螳螂嘴"，有助于吮乳，可自行消退，不可挑割。女婴生后 3~5 天，乳房出现蚕豆到鸽蛋大小的隆起，可在 2~3 周后消退；女婴生后 5~7 天，阴道可有少量出血，持续 1~3 天自行停止，为假月经，均不需特殊处理。上述均属新生儿期的特殊生理状态，应加以辨认。

此外，新生儿生理性黄疸也是新生儿的特殊生理状态。大部分新生儿在生后第 2~3 天出现黄疸，第 4~6 天达高峰。足月儿在生后 2 周黄疸消退，早产儿可延迟至 3~4 周消退。在此期间，小儿一般情况良好，不伴有其他临床症状，黄疸较轻，足月儿血清总胆红素低于 220.5 mol/L（12.9mg/dl），早产儿低于 256.5 mol/L（15mg/dl）。

近年来，母乳性黄疸已成为新生儿黄疸的重要原因之一，这与母乳喂养率提高和对母乳性黄疸认识的提高有关。其发生率由过去的 0.5%~2% 上升到近来的 30%。母乳性黄疸可分为早发型和晚发型。早发型又称母乳喂养性黄疸，真正的母乳性黄疸是指晚发型。早发型患儿提倡早期开奶和增加哺乳次数，可促进肠道动力和减少对胆红素的吸收。晚发型黄疸的原因尚未确定，可能是由于母乳中有未识别的因子，增加了肠道未结合胆红素的吸收。晚发型轻症者可进一步观察，不作特殊处理，而对晚发型中至重度者可暂停母乳喂养 2~3 天，大多数黄疸可明显减轻，继续母乳喂养不会导致黄疸再次复发。黄疸消退延迟者，则非生理状态，应当及时诊断治疗。

二、新生儿期保健

（一）拭口洁眼护肤

新生儿在娩出后、开始呼吸前，应立即将口腔内黏液清除，以保证气道畅通，避免啼哭时黏液呛入气道。正如《备急千金要方·少小婴孺方上》说："……若不急拭，啼声一发，即入腹成百病矣。"同时，要拭去眼、耳中的污物，并立即进行体表皮肤黏膜，尤其是皮肤皱褶处及前后二阴的清洁护理。新生儿皮肤表面附有一层厚薄不均的胎脂，对皮肤有一定的保护作用，不必马上拭去。

（二）清洁断脐护脐

胎儿在腹，脐带是母体与胎儿气血经络相通的纽带。婴儿降生，啼声一发，口鼻气通，百脉流畅。新生儿出生后即需结扎脐带，断脐后，新生儿方开始独立生存，因此可将断脐作为先天与后天的分界线。断脐护脐不可不慎，新生儿娩出 1~2 分钟后，即需在无菌条件下结扎脐带并剪断，脐带残端要用干法无菌处理，继以无菌敷料覆盖。若在特殊情况下未能保证无菌处理，则应在 24 小时内重新消毒、处理脐带残端，以防因不洁而致感染及脐风。

断脐后还需护脐，脐部要保持清洁、干燥，并注意保暖以防风冷外袭，若护理不当，亦可致感染及脐风。脐带残端经 4~10 天可自然脱落，脱落前沐浴时勿浸湿脐部，注意避免污水、尿液及其他污物污染脐部，以预防脐风、脐湿、脐疮等疾病的发生。正如明代《幼科发挥·脐风》提出："儿之初生，断脐护脐不可不慎……护脐之法，脐既断矣，用软布缠裹，待干自落，勿使犯去也。三朝浴儿，当护其脐，勿使水渍入也。脐落之后，当换抱裙，勿使尿湿浸及脐中也。如此调护，则无脐风之病。"

（三）祛除胎毒

自古以来，我国就有为新生儿祛除胎毒的传统方法，即给新生儿服用少量具有清热解毒作用的中药，以清除胎毒，减少遗患，对改善小儿热性体质、减少疾病的发生具有积极作用。胎毒，指胎中禀受之毒，主要指热毒。胎毒重者，出生时常表现为面目红赤、多啼声响、大便秘结等，易于发生丹毒、痈疖、湿疹、胎黄、胎热、口疮等病证，或造成易患热性疾病的体质。如清·陈复正在《幼幼集成·调燮》中指出："小儿初生……若身面俱红，唇舌紫，亦知其必有胎毒，每日用盐茶，但不可太咸，以帛蘸洗其口，去黏涎，日须五六次。每日洗拭，则毒随涎去。倘儿面唇淡红，此为胎寒，不可用茶，唯以淡姜汤洗拭，每日一二次足矣。"

祛胎毒常用的方法包括：　黄连法：取黄连 2g，用水浸泡令汁出，滴汁入儿口中。黄连性寒，辨证属胎禀热毒者可用之，胎禀气弱或有蚕豆病者勿用。　淡豆豉法：取淡豆豉 10g，浓煎取汁，频频饮服。适用于胎毒兼脾虚者。　甘草法：取甘草 2g，金银花6g 煎汤，拭口，并以少量喂服。对胎毒轻者尤宜。　大黄法：大黄 2~3g，沸水适量浸泡或略煮，取汁滴儿口中，胎粪通下后停服。脾虚气弱者勿用。

（四）洗浴衣着

新生儿娩出后，将体表污物、血渍揩拭干净后即可洗浴。生后第 3 天再次洗浴，称为"三朝浴儿"，俗称"洗三"。洗浴时水温以 36℃~37℃ 为宜，并可在水中加入少量猪胆汁以祛除污秽，滋润肌肤。洗浴时将小儿托于左手前臂，右手持软毛巾，蘸水后轻轻擦拭小儿体表，动作应轻柔，并注意防寒保暖。勿将小儿没入水中，以免浸湿脐部。洗毕后将全身拭干，可在皮肤表面涂以少量新生儿润肤霜，并在皮肤皱褶潮湿处扑以少许爽身粉。

新生儿体温调节功能不全，常出现低体温，故应注意保暖，尤其对胎怯儿及寒冷季节，须防冒受风寒。夏季则需防暑，衣被不能过厚或包裹过严，环境温度不宜过高，以免发生中暑。临产前应将婴儿的衣服晾晒，衣着应尽量选择柔软、浅色、吸水性强的纯棉织物。衣服样式宜简单，容易穿脱，宽松而少接缝，不用纽扣、松紧带等，以免损伤娇嫩的皮肤。尿布应柔软且吸水性强，勤换勤洗，有条件者可用一次性尿布，尿布外不可加用塑料等物品包裹，以保持阴部皮肤的干燥清洁。《太平圣惠方·卷第八十二·小儿初生将护法》说："凡绵衣不得太厚及用新绵，令儿壮热。"《诸病源候论·小儿杂病诸候》说："小儿始生，肌肤未成，不可暖衣，暖衣则令筋骨软弱。"都是值得注意的。

（五）生后开乳

母乳喂养是最适合婴儿生长发育需要的喂哺方法。生后6个月之内的婴儿，尤其是新生儿，均应以乳类为主要食品来源。《万氏家藏育婴秘诀·鞠养以慎其疾四》说："小儿在腹中，赖血以养之，及其生也，赖乳以养之。"新生儿强调要尽早开乳。新生儿娩出后，应将其置于母亲身边，给予爱抚，并尽早使其吸吮母亲乳头，促进母亲泌乳。产后2~3天乳汁分泌不多时，应鼓励母亲坚持喂哺，以促使母乳分泌，有利于哺乳成功。尽早开乳可减轻新生儿生理性黄疸，减少生理性体重下降及低血糖的发生，并有利于母体的恢复。

（六）母婴同室

母婴同室是中医历来所倡导的。母亲与其婴儿24小时全天候生活在同一居室，随时可将婴儿抚抱怀中，亲昵、哺乳、轻拍使其安睡，观察婴儿的异常表现。陈自明《妇人大全良方·〈产乳集〉将护婴儿方论》说："夜间不得令儿枕臂，须作一二豆袋令儿枕，兼左右附之。可近乳母之侧。"古代医籍中关于母婴同室的记载，与今天所倡导的母婴同室观点是一致的，其科学性已被世界重新认识，并得到肯定和广泛应用。

（七）日常养护

新生儿居室应定时开窗通风，保持室内空气清新。新生儿专用的食具和用具，使用前后要清洁消毒。母亲在哺乳和护理前应先洗手。尽量减少亲友探视和亲吻，避免交叉感染。注意防止因包被蒙头过严、哺乳姿势不当等造成新生儿窒息。

近十余年来，随着医学的发展，初生婴儿，特别是生后一周内的新生儿发病率和死亡率已明显下降，但仍显著高于其他时期的小儿。脏腑柔弱、成而未全、全而未壮的小儿生理特点和发病容易、易虚易实、易寒易热的小儿病理特点在新生儿期表现得尤为突出。因此，应高度重视新生儿期保健。

第三节　婴儿期保健

渡过新生儿期，婴儿的适应能力大为增强，但婴儿脏腑娇嫩，气血未充，必须根据这一时期的生理特点安排起居作息，合理喂养，细心加以调护。婴儿期的保健包括生活起居、饮食调养、身体锻炼、精神养护、克服不良习惯、注意生活调理等。

一、喂养方法

婴儿喂养方法分为母乳喂养、人工喂养和混合喂养三种。

（一）母乳喂养

以母乳为主要食物，喂哺出生后 6 个月内婴儿的喂养方式，称为母乳喂养。母乳喂养是人类在进化过程中形成的自然喂养方式，也是最理想的喂养方式，应大力提倡。

我国自古就有倡导母乳喂养的传统，古代医家就此论述颇多。初生小儿，哺以母乳为最佳，如清·曾懿《女学篇·自乳之得宜》中指出："欲子女强，仍宜乳，盖天之生人，食料也随之而生，故婴儿哺育，总以母自乳为佳，每见儿女自乳者，身体较为强壮。"明·龚廷贤《寿世保元·小儿初生》说："儿生四五个月止与乳吃，六个月以后方与稀粥哺之。"指出四五个月以内应当以母乳喂养为主，这一观点与现代婴儿喂养的原则完全吻合。

古代医家认为母乳喂养具有诸多好处。明·万全《幼科发挥·调理脾胃》说："盖乳者，血所化也，血者，水谷之精气所生也。"强调了母乳的益处及母乳喂养的重要性。元·曾世荣《活幼口议·饭多伤气》说："已诞之后，继时吻之以乳。乳者，化其气血，敷养肌肤，百脉流和，三焦颐顺，身肢渐舒，骨力渐壮。三周所庇，一生为幸……凡人生子，究乳为上。"这些论述与现代提出的母乳喂养优点完全一致。母乳中含有最适合婴儿生长发育的各种营养物质，对促进婴儿的体格、智力发育是非常重要和不可或缺的，也是其他食品所不可替代的；母乳中含有多种免疫因子如各种免疫球蛋白等，具有增进免疫功能、提高抗感染能力、减少疾病发生的作用；母乳的温度适宜，方便又经济；母乳喂养可增进母婴的情感交流，有利于促进婴儿心理与社会适应性的发育；母乳喂养可促进乳母催乳激素的产生和子宫的收缩及复原，抑制排卵，减少乳腺癌、卵巢癌的发病率。

新生儿娩出后，应在产后 15 分钟~2 小时内尽早开乳。婴儿吸吮母亲的乳头，可反射性地促进母亲泌乳，故产后 2~3 天乳汁分泌不多时，应鼓励母亲坚持喂哺，以促使母乳分泌，有利于哺乳成功。母乳喂养时，应由乳母细心观察婴儿的个体需要，按其所需哺乳，即"按需喂给"，这是我国传统的、也是当今世界卫生组织提倡的喂养原则。古人对婴儿喂养方法早就持有科学的喂养观，尤其重视乳哺方法，如《备急千金要方·初生出腹第二》说："凡乳母乳儿……如是十返五返，视儿饥饱节度，知一日中儿乳而足，以为常。"它不强调统一的喂养时间和乳量，而是要求根据每个婴儿的生理需要及其消化吸收能力，采取个体化的喂养方法。

90%以上的健康婴儿生后1个月即可建立自己的进食规律，一般每2~3小时喂1次，逐步延长到3~4小时喂1次，夜间逐渐停喂1次，以养成良好的作息习惯。每次哺乳时间约15~20分钟，也可根据婴儿个体差异适当延长或缩短，以吃饱为度。每次哺乳前，应做好清洁准备：母亲洗手，用湿热毛巾敷乳房、清洁乳头等；喂哺姿势宜取坐位，身体放松，怀抱婴儿，将其头、肩部枕于母亲哺乳侧肘弯部、侧身稍向上，尽量让婴儿吸空一侧乳房后再行另一侧哺乳；哺乳完毕将婴儿抱直，头靠母肩，轻拍其背，使吸乳时吞入胃中的空气排出，以减少溢乳。若母亲患有严重、慢性疾病，如严重心脏病、活动性肺结核、乙肝或乙肝病毒携带、巨细胞包涵体病毒感染、人类免疫缺陷病毒感染、糖尿病、恶性肿瘤、精神病及长期应用抗癌药、抗癫痫药、抗精神病药、激素、抗生素等时，不宜哺乳。乳头皲裂、感染时可暂停哺乳，但要吸出乳汁，以免病后无乳。

婴儿8~12个月时，完全进食乳品、代乳品及辅食，而停止母乳喂哺的方法，称为断乳。随着婴儿月龄的增长，母乳已不能满足其生长发育的需要，同时婴儿的消化功能也日趋完善，乳牙开始萌出，咀嚼功能增强，加之生后4~6个月起开始逐渐添加辅食，已能适应非流质饮食，故婴儿8~12个月时可以完全断乳。从添加辅食到完全断乳的一段时期称为转奶期，在此期间应逐渐减少哺乳次数，增加辅食量，并试用奶瓶或杯匙喂食；同时注意不要骤然断奶，避免婴儿因消化功能不适应而产生厌食、吐、泻等病证。断奶时间视母婴情况而定，如婴儿患病或遇酷暑、严冬，可延至婴儿病愈、秋凉或春暖季节。

（二）混合喂养

因母乳不足而添加牛、羊乳或其他代乳品的喂养方法，称为混合喂养，又称部分母乳喂养，包括补授法和代授法。母乳不足，婴儿体重增长不满意时，除母乳喂养外，可用配方奶或牛羊乳加以补充的方法，为补授法，适宜于4个月内的婴儿。补授时，每日母乳喂养的次数照常，每次先哺母乳，再补充一定量的代乳品，直到婴儿吃饱。这种喂养方法可因经常吸吮刺激而维持母乳的分泌，因而较代授法为优。而一日内有一至数次完全用乳品或代乳品代替母乳的方法，为代授法，不利于泌乳的建立，只有在无法由母乳喂养的情况下，方可采用代授法。使用代授法时，仍应坚持母乳喂哺，每日应不少于3次，并维持夜间喂乳，以尽量延长母亲泌乳的时间。

（三）人工喂养

完全以乳制品、牛、羊乳品或代乳品等为食物，喂养出生后6个月内婴儿的喂养方式，称为人工喂养。人工喂养婴儿每天需要的总液量（奶、水）等为150ml/（kg·d）。

乳制品均是以牛乳为基础而加以改造制成的。目前市售的常见乳制品为婴儿配方奶粉。婴儿配方奶粉是参照母乳的组成成分，对牛奶的营养组成及比例进行了调整和改进，使所含营养素的成分接近于母乳，含量更适合婴儿生长发育的需要。喂哺婴儿时可直接加温水调配，不需煮沸，饮用方便。因此，目前已将婴儿配方奶粉作为人工喂养中乳制品的优先选择来源。但值得注意的是，婴儿配方奶粉仍不具备母乳的其他优点，尤其是母乳中含有免疫球蛋白、激素、活性酶等的问题，还未得到解决。婴儿配方奶粉应按年龄选用，用量为20g/（kg·d）。调配时奶粉与水的比例为1:7，即用盛4.4g奶粉的小匙取一匙奶粉加30g温开水配成。

全脂奶粉是用鲜牛奶经高温灭菌、真空浓缩、喷雾干燥等一系列工艺加工而成的乳制品，按重量1:8（30g奶粉加240g水），或按体积1:4（1匙奶粉加4匙水）加开水调制而成的，其成分与鲜牛奶相似。加热后的奶粉蛋白质会发生变性，更利于婴儿的消化和吸收，也可减少致敏的可能。同时，全脂奶粉更便于运输、携带及贮存。其缺点是挥发性脂肪、维生素等成分较鲜牛奶有所丢失。

最常用的乳品为牛乳。牛乳中乳糖含量低于母乳，故每100ml牛乳中可加蔗糖5~8g，全牛奶喂养的婴儿用量为100ml/（kg·d）。牛奶所含蛋白质高于母乳，但以酪蛋白为主，易在胃内形成较大凝块难以消化，故牛奶需加热煮沸后方可饮用，一可灭菌，二可使蛋白质变性，更利于消化；所含矿物质比母乳多3~3.5倍，可增加婴儿消化道、肾脏的负荷，需适当加水以降低浓度；同时，牛乳中缺乏母乳中含有的免疫因子，故牛乳喂养的婴儿患感染性疾病的机会增加。羊乳的营养价值与牛乳大致相同，凝块较牛乳细而软，脂肪颗粒大小与母乳相仿，但铁、叶酸及维生素等含量较少，长期喂哺而不添加辅食，易致婴儿贫血。

大豆类代乳品营养价值较好。制备时应补足所缺成分，可用作3~4个月以上婴儿的代乳品。3个月以下小婴儿消化能力差，最好不用大豆类代乳品。

同母乳喂养一样，人工喂养亦需要正确的喂哺技巧。特别要注意选用合适的奶瓶、奶嘴、出奶孔和喂哺时奶瓶的水平角度等，并保证奶液的合理温度。

（四）添加辅食

无论母乳喂养、人工喂养或混合喂养的婴儿，都应按时添加辅助食品，以满足婴儿生长发育的需要，并使婴儿的脾胃功能逐渐增强，以逐步适应普通食品的摄入。添加辅食的原则为：由少到多、由稀到稠、由细到粗、由一种到多种，并在婴儿健康、脾胃功能正常时逐步添加。辅食的添加顺序可参照表2-1。

表2-1　添加辅食的顺序

月　龄	添加的辅食
1~3个月	鲜果汁；青菜水；鱼肝油制剂
4~6个月	米糊、烂粥；蛋黄、鱼泥、豆腐；菜泥、水果泥
7~9个月	烂面、饼干；碎菜、鱼、蛋、肝泥、肉末
10~12个月	稠粥、软饭、细面、馒头、面包；碎菜、碎肉、油、豆制品等

二、婴儿护养

（一）阳光和空气

阳光对人是不可缺少的，在婴儿尤为重要。要根据婴儿的年龄和不同季节的特点，安排各种不同的户外活动。新生儿满月后即可抱到户外呼吸新鲜空气，时间为每日 1 ~ 2 次，每次 15 分钟；2 ~ 6 个月的婴儿可由 15 分钟逐渐增加至 2 小时，6 个月至 1 岁者可延长至 3 小时，随着月龄的增加而增加。户外活动不仅可使婴儿有更多的机会接触、认识大自然，而且机体不断受到阳光、空气和风的刺激，可增强体温调节机能及对外界环境突然变化的适应能力，增强体质，提高抗病能力，促进生长发育及预防佝偻病的发生。《诸病源候论·小儿杂病诸候·养小儿候》中即提出了"时见风日"的科学养护观："宜时见风日，若都不见风日，则令肌肤脆软，便易损伤……天和暖无风之时，令母抱日中嬉戏，数见风日，则血凝气刚，肌肉硬密，堪耐风寒，不致疾病。若常藏于帏帐之内，重衣温暖，譬如阴地之草木，不见风日，软脆不任风寒。"指出了阳光、空气、风及户外活动对小儿健康的重要性。

（二）衣着、卫生及睡眠

小儿衣着过暖，易生内热，使小儿筋骨软弱，对外界气候变化的适应能力下降，尤其是对寒冷的耐受能力降低，因而导致外感疾病发生。因此，应经常训练和锻炼小儿少穿一些，使其肌肤能更好地适应外界气温的变化，增强对寒冷的耐受能力。《诸病源候论·小儿杂病诸候·养小儿候》提出的另一种重要的科学养护观就是"不可暖衣"："小儿始生，肌肤未成，不可暖衣，暖衣则令筋骨缓弱。"《备急千金要方·少小婴孺方》说："不可令衣厚……儿衣绵帛特忌厚热，慎之慎之。"这些古人总结出的有效育儿经验，受到历代医家的重视与推崇。经临床实践证明，这是一种增强小儿体质的有效办法，值得大力提倡。

南宋医家陈文中在总结前人经验，结合自己临床实践的基础上，充分考虑小儿的生理、病理特点，提出了一系列较为科学的育儿方法，并将其归结为"养子真诀"、"养子十法"等，其中大部分是为护阳固阳而设，如"背暖"、"肚暖"、"足暖"、"脾胃要温"，他的学术观点也颇为后世医家所推崇。"养子十法"体现了儿科预防医学思想，对后世儿科护理与保健学术思想的发展，起到了积极的作用。

婴儿衣着要宽松，不可紧束而妨碍气血流通，影响骨骼发育，尽量选用纯棉制品。要保持婴儿的清洁卫生，勤洗浴，勤换衣裤，便后清洁臀部等。婴儿所需睡眠时间较长，要使之得到保证；同时要掌握婴儿睡眠时间逐渐缩短的生理特点，在哺乳、玩耍等日常安排上，注意培养并逐步形成"夜间以睡眠为主、白天以活动为主"的良好作息习惯。

（三）精神调摄

婴儿期是感觉、知觉发育的重要时期，视觉、听觉及其分辨能力迅速提高，要结合生活的实践，教育、训练他们由近及远认识生活环境，促进感觉、知觉发展，培养他们的观察力，避免暴受惊恐而扰乱心气致病。

三、预防接种

婴儿时期脏腑娇嫩，卫外不固，从母体获得的免疫力在 6 个月以后就逐渐消失，而后天免疫尚未建立，故此期易于发生肺系疾病、脾系疾病和传染病，尤其对各种传染病具有较高的易感性，因此，必须切实按照全国计划免疫工作条例规定的计划免疫程序，为1岁以内的婴儿完成预防接种的基础免疫。并定期进行体格检查，监测生长发育，早期发现生长发育异常、营养性缺铁性贫血、维生素D缺乏性佝偻病等疾病，并给予及时的干预和治疗。要合理膳食，使婴儿的脾胃功能逐步增强，注意饮食卫生，降低脾系疾病的发病率。

婴儿期是小儿生长发育的第一个飞跃期，此时婴儿的生长发育极为迅速，身长、体重日益增加，语言、动作发育，心理活动逐渐丰富，对营养物质的需求量逐渐增多，脾胃却常显不足，同时，来自母体的抗体逐渐减少，自身免疫功能尚未完善，故必须做好此期的喂养、护养和预防接种等各项保健工作，对于婴儿的健康成长关系重大。

第四节　幼儿期保健

进入幼儿期，小儿的活动范围扩大，体格生长、智力发育，活动能力、语言表达能力和模仿性都逐渐增强，此期小儿的生长发育虽不及婴儿期迅速，但亦非常旺盛，且身体机能仍未完善，易于发病，需做好保健工作。

一、饮食调养

幼儿处于以乳食为主转变为以普通饮食为主的时期。此期乳牙逐渐出齐，但咀嚼功能仍差，脾胃功能仍较薄弱，食物宜细、软、烂、碎。《小儿病源方论·养子调摄》说："养子若要无病，在乎摄养调和。吃热、吃软、吃少，则不病；吃冷、吃硬、吃多，则生病。"食物品种要多样化，以谷类为主食，同时进鱼、肉、蛋、豆制品、蔬菜、水果等多种食物，荤素搭配。《素问·藏气法时论》说："五谷为养，五果为助，五畜为益，五菜为充，气味合而服之，以补精益气。"同时，此期要注意培养小儿良好的饮食习惯，每日3次正餐，正餐间可适当给予2~3次以奶类、水果及其他稀软面食为主要内容的加餐。进餐需定时、定量、有规律，不挑食，不偏食。《景岳全书·小儿则》说："小儿饮食有任意偏好者，无不致病。"零食的添加当以坚果、水果、乳制品等营养丰富的食物为主，数量和时机以不影响幼儿主餐食欲为宜。适当控制如糖类、碳酸饮料等含糖高的食物。此外，要训练幼儿正确使用餐具和独立进餐的能力。注意给小儿创造一个良好的进餐环境，避免喧嚣吵闹，以培养其集中精力进食的良好习惯。这一时期，不但要保证充足的营养供给，以满足小儿生长发育仍然较快的需要，还要防止食伤致病。因此，此期的饮食调养仍需由家长掌握，正如《万氏家藏育婴秘诀·鞠养以慎其疾四》说："小儿无知，见物即爱，岂能节之？节之者，父母也。父母不知，纵其所欲，如甜腻粑饼、瓜果生冷之类，无不与之，任其无度，以致生疾。虽曰爱之，其实害之。"

二、起居活动

幼儿1~1.5岁学会走路，2岁以后能够并且喜欢跑、跳、爬高。与此同时，手指的精细动作也发展起来，学用匙，乱涂画；初步学会用玩具做游戏。幼儿学走路时需由成人陪护，防止跌跤，但是又要给孩子保留一定的自主活动空间，引导孩子的动作发育。

结合幼儿的年龄和相应的生理特点，培养其养成良好的生活习惯。每日需保证睡眠，时间从 14 小时逐渐减至 12 小时，以夜间为主，日间午休 1.5 ~ 2.5 小时为宜。睡眠时需环境安静、空气清新、光线暗淡，同时应注意培养良好的睡眠习惯，防止吮手指、含奶头等不良习惯的形成。1 岁让孩子坐盆排尿，1.5 岁不兜尿布，夜间按时唤醒小儿坐盆排便，2 ~ 3 岁后夜间可不排尿。平时注意观察小儿欲解大小便时的表情，使小儿早日能够自主控制排便。2 岁开始培养其睡前及晨起漱口刷牙的卫生习惯，逐渐教孩子学会自己洗手洗脚、穿脱衣服。重视与幼儿的语言交流，通过对话、讲故事、唱歌、游戏等，促进幼儿语言发育与运动能力的发展，还应注意培养幼儿与人交往的能力，鼓励其交朋友。对幼儿进行早期教育，不在于让其学到多少知识，而是在于通过有目的、有计划、系统地对其感知能力的训练和培养，引导、发掘其潜能，提高其接受外界事物的能力，为以后的智力发育打下良好的基础。关于衣着保暖，《小儿病源方论·养子十法》提出了"一要背暖……二要肚暖……三要足暖……四要头凉……"的护养原则。《小儿卫生总微论方·慎护论》说："凡儿常令薄衣……薄衣之法，当从秋习之；若至来春稍暖，须渐减其衣，不可便行卒减，恐令儿伤中风寒。"《活幼口议·小儿常安》说："四时欲得小儿安，常要一分饥与寒。"这些都是我国古代总结出的有效育儿经验。

三、疾病预防

幼儿生活范围扩大，患感染性疾病的机会增加。要训练其养成良好的卫生习惯。日常生活中家长要耐心教育，纠正其不良习惯，如吮手、脏手抓食品、坐在地上玩耍等，饭前便后要洗手，腐败污染的食品不能吃，早日不穿开裆裤，衣被经常换洗。幼儿的肺系疾病、脾系疾病发病率高，要防外感、慎起居、调饮食、讲卫生，才能减少发病。还要继续按计划免疫程序做好预防接种，以预防传染病。幼儿好奇好动，但识别危险的能力差，应注意防止异物吸入、烫伤、触电、外伤、中毒等意外事故的发生，如《万氏家藏育婴秘诀·鞠养以慎其疾四》所说："小儿玩弄嬉戏……勿使之弄刀剑，含铜铁，近水火。"

第五节　学龄前期保健

学龄前期儿童较之婴幼儿时期生长发育速度进一步减慢，但活动能力增强，智识已开，求知欲旺盛。虽然随着体质增强发病率逐渐下降，但也要根据这一时期的特点，做好保健工作，保障儿童身心健康成长。

一、体格锻炼

学龄前期小儿一般进入了幼儿园，也可能散居。要加强体格锻炼，以增强小儿体质。要有室内外活动场所，幼儿园要添置活动设备，如摇船、摇马、滑梯、跷跷板、转椅，做操用的地毯、垫子，以及各种电子活动设备，有条件的还有戏水池、小型游泳池、运动场等。安排适合该年龄特点的锻炼项目，如跳绳、跳舞、踢毽子、保健操，以及小型竞赛项目等。各种活动和锻炼方法轮换安排，要在游戏和锻炼中学会与人交往，培养集体主义精神和荣誉感。要保证每天有一定时间的户外活动，接受日光照射，呼吸新鲜空气。正如《诸病源候论·小儿杂病诸候·养小儿候》说："数见风日，则血凝气刚，肌肉硬密，堪耐风寒，不致疾病。"

二、早期教育

要根据这一时期儿童的年龄大小和智力水平，采用多样的形式教以各种常识，以启发其智慧，使之在与人接触、游玩中增长见识，提高理解和思维能力。孔子曾说过："少成若天性，习惯如自然。"《颜氏家训·慕贤》注重周围环境对于儿童的影响，指出这种"无言之教"能使小儿"潜移默化，自然似之"。学龄前期儿童好学好问，家长与保育人员应因势利导，耐心地回答孩子的提问，尽可能给予解答。幼儿园有规范的学前教育，包括课堂教学和在游戏中学；家庭中也可通过讲故事，看学前电视节目，接触周围的人和物，到植物园、动物园游览等多种多样的形式使孩子增长知识。明代医家万全曾提出了"遇物则教之"的学习方法，《万氏家藏育婴秘诀·鞠养以慎其疾四》说："小儿能言，必教之以正言，如鄙俚之言勿语也；能食，则教以恭敬，如亵慢之习勿作也……言语问答，教以诚实，勿使欺妄也；宾客，教以拜揖迎送，勿使退避也；衣服、器用、五谷、六畜之类，遇物则教之，使其知之也；或教以方隅，或教以岁月时日之类。如此，则不但无疾，而知识亦早也。"要注意培养小儿良好的生活习惯，起居要有规律，举止言行要公正而有礼貌，生活要勤俭朴素，对人要团结友爱。在教育方法上循循善诱，耐心仔细，不可偏袒溺爱，不要打骂恐吓，以免影响儿童身心健康。值得注意的是，不能强迫孩子过早地接受正规的文化学习，违背早期教育的规律，犯拔苗助长的错误。

三、疾病预防

这一时期的儿童体质增强，发病率下降，要利用此时机，尽可能根治某些疾病。防病的根本措施在于加强锻炼，增强体质。同时，也要调摄寒温，《格致余论·慈幼论》说："童子不衣裘帛，前哲格言俱在人耳。"就是强调不要给孩子衣着过暖，否则会降低小儿对气候变化的适应能力。这一时期仍然要调节饮食、讲究卫生、避免意外。对幼儿期患病未愈的孩子要抓紧调治，如对反复呼吸道感染儿童辨证调补，改善体质，减少发病；对哮喘缓解期儿童扶正培本，控制发作；对厌食患儿调节饮食，调脾助运，增进食欲；对疳证患儿食治、药治兼施，健脾开胃，促进生长发育等。还要每两月进行一次体格测量监测生长发育情况，每年作两次健康检查及时发现疾病，按时预防接种，以保证其健康成长。

第六节　学龄期保健

进入学龄期的儿童已经入学读书，生活规律和要求都发生了较大的变化。学龄期保健的主要任务是：保障身心健康，促进儿童的全面发展。

一、全面发展

学龄期儿童处于发育成长的重要阶段，学校和家庭的共同教育是使孩子健康成长的必要条件。家长和教师要言传身教，通过自己的言行举止引导孩子，实施正确的教育方法，既不能娇生惯养姑息放纵，也不能操之过急打骂逼迫，要努力让孩子沿着正确的培养目标发展，使之造就目标远大、道德高尚、有责任感、遵守纪律、团结友爱、自强自重的优良品质。

学龄期儿童求知欲强，是获取知识的重要时期，应注意提供适宜的学习条件，培养良好的学习习惯，让孩子在轻松的环境下主动地学习，促进其创造性思维的发展。要减轻过重的学习负担，给孩子留下自主学习的空间和必要的活动时间。加强素质教育，坚持体育锻炼，把儿童培养成为德、智、体、美、劳全面发展的有用人才。

二、疾病预防

学龄期儿童发病率进一步降低，但也有这一时期的好发疾病，须注意防治。近年来，小学生中屈光不正、龋齿发病增多，有必要加强眼睛、口腔保健教育，根治慢性病灶，端正坐、立、行姿势，养成餐后漱口、早晚刷牙、睡前不进食的习惯，配合眼保健操等锻炼方法，加以防治。一些免疫性疾病如哮喘、风湿热、过敏性紫癜、肾病综合征等在这一时期发病率高，要预防和及时治疗各种感染、避开污染环境、避免过敏原，减少发病。应保证孩子有充足的营养和休息，重视早餐，课间适量加餐，日常饮食注意选择富含铁和维生素的食物，此外，还应注意此期小儿的情绪和行为变化，避免思想过度紧张，减少精神行为障碍的发病。进行法制教育，学习交通规则，防范意外事故的发生。值得注意的是，近年来性早熟的发病率显著增加，已成为目前最常见的小儿内分泌疾病之一，应引起家长、医疗工作者和社会各界的重视。

第七节　青春期保健

青春期是一个特殊时期，小儿进入第二个生长发育的高峰，生理、心理变化很大，保健工作也就有其专门的要求。做好青春期保健，对于顺利完成从儿童向成人的过渡，并能身心健康地走向社会，有着重要的意义。

一、生理保健

《素问·至真要大论》说：女子"二七而天癸至，任脉通，太冲脉盛，月事以时下……"，男子"二八肾气盛，天癸至，精气溢泻……"青春期肾气充盛，小儿生殖系统发育趋于成熟，体重、身高增长显著。女孩乳房发育，月经来潮；男孩精气溢泻，发生遗精。要进行青春期生理卫生知识的教育，使其认识自身的正常生理变化。家长要教孩子学会正确处理青春期的生理变化情况，保证充足的营养、足够的休息和必要的锻炼。既要学好知识，也要提高动手能力，手脑并用，劳逸结合，全面发展。这一时期的好发疾病主要有甲状腺肿、痛经、月经不调、乳腺发育不良、痤疮等，也要注意青春期厌食症、肥胖症的发生。为避免疾病的发生，此期尤应注意引导孩子养成良好的卫生习惯，如勤洗外阴；内裤用纯棉制品；衣物及各种洗具当个人专用，切忌交叉；如发现不适应要及时矫正等。

二、心理保健

青春期儿童在心理、行为、精神等多方面都不稳定，可能会引发各种各样的心理（精神）疾病，同时，生理方面的不断变化可能造成内心的不安或易于冲动，环境改变接触增多也会带来适应社会的心理问题。要根据其生理、心理、精神等方面的特点，加强教育与引导。向他们普及青春期保健知识，包括性生理知识，使之认识自我，正确对待和处理青春期的生理变化，避免过分紧张。要注意正确引导小儿认识社会，适应社会，正确处理好人际关系，增强识别能力，抵御社会不良风气的损害。在学好科学文化知识的同时，正确应用网络工具资源，使之能够顺利地融入社会，发展成对社会有用的人。

各　论

第三章　新生儿疾病

第一节　胎　怯

　　胎怯，是指新生儿体重低下，身材矮小，脏腑形气均未充实的一种病证。又称"胎弱"。临床以出生时低体重为主要特点，相当于西医学中的低出生体重儿。胎怯的命名最早见于宋·钱乙的《小儿药证直诀》，该书对本病的发病时间和病证特点已有明确记载。胎怯患儿多因先天不足，肾脾两虚，而致脏腑形气薄弱，易并发新生儿窒息、硬肿症、黄疸、败血症等疾病，是围生期死亡的主要原因之一。

　　低出生体重儿指出出生体重小于2500g的新生儿，包括早产儿和足月小样儿（又称小于胎龄儿）。低出生体重儿死亡率随着出生体重的减少而急剧上升。此外，出生时的低体重不仅对小儿体格发育有很大影响，还将影响其智能发育。因此，早期预防和治疗有重要意义，可降低围生期死亡率和提高优生优育的水平。近20多年来，中医儿科工作者发挥中医药扶正调补先后天的优势，防治并发症，降低死亡率，治疗胎怯取得显著疗效，促进了患儿后天体格发育和智能发育，扩大了中医药治疗新生儿疾病的领域。

【病因病机】

　　胎怯的病因为各种原因导致的先天禀赋不足，病变脏腑主要在肾与脾，发病机理为化源未充，濡养不足，肾脾两虚。因肾藏精，为生长发育之本，脾主运化，为生长发育之源。若胎儿先天肾元未充，禀受于其母之气血充养不足，形成先天肾脾两虚，则胎萎不长，生后生长发育不良，发生胎怯病证。

　　1. 肾精薄弱　生命的原始物质是精，胎儿先天禀受于父母之精而成肾精。父母身体强壮，肾精充足，精神怡悦，精力充沛，才能具有生育能力，形成正常胚胎。凡是影响父母健康的因素，都可以影响胚胎的形成与发育，而产生胎怯。此即《幼科发挥·胎疾》所说："夫男女之生，受气于父，成形于母。故父母强者，生子亦强；父母弱者，生子亦弱。"胎儿在母体内的生长发育，除以肾精为物质基础外，还需不断摄取来自母体的营养。若妊娠未足月而宫中受气未足，或其母孕期脾胃失调，未能充分吸收水谷精微化生气血以充养胎儿，或胞宫功能不全使胎儿禀受怯弱，均可致肾精薄弱，胎萎不长，形成胎怯，其中以早产儿最为多见。

2. 脾肾两虚 肾藏精，是人体生命活动的物质基础，其中先天之精受之于父母，既是生命之源，又是生长发育之本。先天之精需赖后天之精不断滋养得以充实，后天之精须经先天之精蒸化而吸收和转输。胎怯儿成胎之际肾精不充，胎中脾胃未能充盛而形小气弱。出生之后，肾精薄无以助脾胃之生化，脾气虚无以运乳食之精微，以致先后天脾肾两虚，则各脏腑无以滋生化育，其形态、功能均不成熟，五脏禀气未充，全身失于涵养而形成胎怯，以足月小样儿为多见。

3. 五脏亏虚 胎儿禀受母体之气血不足，五脏皆失营养而发育不良，可造成其所主功能失职的种种病变。肺禀不足则呼吸弱、皮薄；心禀不足则精神委、血虚；肝禀不足则目无神、筋弛；脾禀不足则形体瘦、纳差；肾禀不足则身材矮、骨弱。以上五类病变，以肾、脾两虚为胎怯患儿共有，肺虚、心虚、肝虚则在不同患儿可有轻重不同之表现。

4. 气阳虚衰 胎怯患儿之重证者，气阳虚衰，生机微弱，常产生危重变证。其常见者如肺气虚衰，则呼吸微弱无力，若发展至肺气衰竭，则有气脱而亡之虞；元阳衰微，则全身失于温煦，生机垂危，随时可因阳亡而夭。

【临床诊断】

1. 诊断要点

（1）有早产、多胎，孕妇体弱、疾病、胎养不周等造成先天不足的各种病因，及胎盘、脐带异常等。

（2）新生儿出生时有形体瘦小，肌肉瘠薄，面色无华，精神委软，气弱声低，吮乳无力，筋弛肢软等瘦小虚弱之症。一般出生体重低于2500g。

2. 鉴别诊断 胎怯多为低出生体重儿，常见于早产儿和足月小样儿。两者鉴别要点主要是胎龄、体重、身长，还可以从皮肤、头发、耳壳等外型特点去鉴别。早产儿胎龄未满37周，大多数体重<2500g，身长不足46cm。一般早产儿皮肤薄，甚至水肿，皮肤发亮，有毳毛，胎脂多，头发乱如绒线头，耳壳软、缺乏软骨，耳舟不清，指（趾）甲软，多未达到指（趾）端。足月小样儿胎龄满37~42周，体重<2500g，身长、头围大多在正常范围内。足月小样儿皮肤极薄、干燥、脱皮，无毳毛，胎脂少，头发细丝状清晰可数。耳软骨已发育，耳舟已形成，指（趾）甲稍软，已达到指（趾）端。

【辨证论治】

1. 辨证要点 胎怯以脏腑辨证为纲，有五脏禀受不足之别及轻重之分。其肺虚者气弱声低，皮肤薄嫩，胎毛细软；心虚者神委面黄，唇爪淡白，虚里动疾；肝虚者筋弛肢软，目无光采，易作瘛疭；脾虚者肌肉瘠薄，痿软无力，吮乳量少，呛乳溢乳，便下稀薄，目肤黄疸；肾虚者形体矮小，肌肤欠温，耳郭软，指甲软短，骨弱肢柔，睾丸不降。胎怯变证，肺气虚衰者以呼吸气息微弱为主症，元阳衰微者以全身冰冷反应低下为主症。

2. 治疗原则 胎怯一般按脏腑辨证分别论治，因肾脾两虚是其关键病机，所以，治疗以补肾培元为基本法则。正如《景岳全书·小儿则》所提出的：治疗本病"宜专培脾肾为主"。临证还应根据其不同证型，分别采取益肾充髓、补肾温阳、补气养血、温运脾阳等治则。亦可根据证情需要，给予肾脾并补，或分别按五脏所虚施补，发生变证则需急予益气回阳、救逆固脱，并同时使用西医抢救措施急救。胎怯小儿脾胃薄弱，补益时当佐以助运，以防呆滞。在药物治疗的同时应加强护理，以提高疗效。胎怯患儿已有合并症者，应遵从急则治其标、缓则治其本的原则。合并症较重时，先治合并症，同时要顾及小儿体质薄弱、正气亏虚的特点；合并症好转后，再及时转以培元治本为主。

3. 证治分类

（1）常证

肾精薄弱

证候 身材短小，形体瘦弱，哭声低微，气息微弱，头大，囟门开大，头发稀黄，耳壳薄软，耳舟不清，肌肤不温，骨弱肢柔，指甲菲薄，指（趾）甲未达指（趾）端，足纹浅少，睾丸不降，阴囊淡白或松弛，或大阴唇未覆盖小阴唇，或有先天性畸形，指纹淡。

辨证 本证为胎怯最常见的证型，多见于早产儿，以肾精薄弱，元阳未充为特征。肾主胞胎，主骨，开窍于耳，其华在发，故本证在形体、肢体、骨骼、耳郭等方面不足之象明显。

治法 益精充髓，补肾温阳。

方药 补肾地黄丸加减。常用紫河车、熟地黄、枸杞子、杜仲益肾充髓；肉桂、肉苁蓉、鹿角霜补肾温阳；茯苓、山药、陈皮健脾助运。

不思乳食者，加炒麦芽、炒谷芽、砂仁醒脾助运；兼见气虚者，加黄芪、党参健脾益气；肢体不温者，加附子、巴戟天温补肾阳；唇甲青紫者，加红花、桂枝温经通络。

脾肾两虚

证候 形体瘦弱，身材偏短，精神委靡，啼哭无力，面色无华，口唇色淡，指甲淡白，皮肤薄嫩，肌肉瘠薄，手足如削，多卧少动，吮乳乏力，纳乳量少，呛乳、溢乳、吐奶，哕气多哕，四肢欠温，大便稀溏，便次增多，腹胀，面目黄染，甚至水肿，指纹淡。

辨证 本证多见于小于胎龄儿、双胎儿或高龄产妇所育胎儿，以脾肾两虚而脾胃虚弱证候显著为特征。脾主肌肉四肢，开窍于口，故本证的肌肉瘠薄、脾胃运化升降功能失调之象明显。

治法 健脾益肾，温运脾阳。

方药　保元汤加减。常用炙黄芪、人参、白术、茯苓补益脾胃；陈皮、甘草理气和中；肉桂、干姜温阳助运。

呕吐者，加姜半夏，干姜易生姜和胃降逆；泄泻者，加苍术、山药运脾燥湿；腹胀者，加木香、枳壳理气助运；喉中痰多者，加法半夏、川贝母化痰；气息微弱者，加坎脐、蛤蚧补肾纳气。

五脏亏虚

证候　形体瘦弱，身材短小，精神委靡，气弱声低，目无神采，皮肤薄嫩，肌肤不温，胎毛细软，面色无华，唇甲淡白，肌肉瘠薄，痿软无力，筋弛肢软，虚里动疾，时有惊惕，吮乳量少，指甲软或短，指纹淡。

辨证　本证除有肾、脾虚弱证候外，分别或兼有肺、心、肝亏虚的明显表现。其肺虚者以气弱声低，皮肤薄嫩为主；心虚者以神委唇淡，虚里动疾为主；肝虚者以目无神采，筋弛惊惕为主。

治法　培元补虚，益气养阴。

方药　十全大补汤加减。常用人参、白术、茯苓、炙黄芪健脾补肺益气；当归、川芎、白芍、熟地黄滋肝补肾养阴；肉桂、淫羊藿温壮心肾元阳。

偏肺虚者，重用炙黄芪、白术，加黄精，少佐防风补肺御风；偏心虚者，加西洋参、麦冬、龙骨养心安神；偏肝虚者，加枸杞子、龟甲、牡蛎养肝息风。

（2）变证

肺气虚衰

证候　形体瘦弱，身材短小，多为早产，哭声低弱，反应低下，口唇紫绀或全身青紫，面色苍白或青灰，胎毛多或细软，皮肤薄嫩，呼吸浅促或不匀，甚至呼吸困难或暂停，咳嗽无力，四肢厥冷，哺喂困难，指纹紫滞。

辨证　本证见于胎怯重证患儿，以呼吸气息微弱，面色苍白，口唇紫绀等为主症。

治法　补肺益气固脱。

方药　独参汤加味。常用人参大补元气；炙黄芪补益肺气；附子温壮元阳；红花活血通经。

口吐白沫，呼吸不匀者，加僵蚕、石菖蒲、制南星祛风化痰；气弱声低，胎毛细软者，重用炙黄芪，加白术、黄精、坎脐、防风补肺益气御风。

元阳衰微

证候　身材短小，形体瘦弱，反应极差，面色苍白或青灰，唇淡，气息微弱，哭声低怯，全身冰冷，肌肤板硬而肿，范围波及全身，皮肤暗红，僵卧少动，吸吮困难，尿少或无尿，指纹淡红或不显。

辨证　本证见于胎怯重证患儿，以全身冰冷，反应极差，僵卧少动等为主症。

治法　温补脾肾回阳。

方药　参附汤加味。常用人参、黄芪大补元气；附子、巴戟天温壮元阳；桂枝、细辛温经散寒；红花、当归活血通络。

肾阳虚衰者，加鹿茸温肾回阳；紫绀血瘀者，加桃仁、赤芍、参三七活血化瘀；肌肤硬肿者，加郁金、鸡血藤温经活血；尿少或无尿者，加茯苓、薏苡仁、生姜皮通阳利水。

【其他疗法】

1. 中药成药

（1）生脉注射液 5ml，加入 5% 葡萄糖注射液 30ml 中，缓慢静脉滴注，1 日 1 次。用于肺气虚衰证。

（2）参附注射液 2ml/kg，加入 10% 葡萄糖注射液 30ml 中，缓慢静脉滴注，1 日 1 次。用于元阳衰微证。

2. 西医疗法

（1）常规治疗 保暖：采取各种方式，保证婴儿体温稳定在 36.5℃～37.5℃（肛温）。 喂养：提倡母乳喂养，无母乳或奶量不足者，可加用配方奶粉。 补充营养素：根据患儿病情，给予静脉输入部分或全部营养素，并注意补充足够的蛋白质、多种维生素及电解质等。 给氧：对有呼吸暂停及紫绀的患儿应给氧气吸入，必要时应用呼吸道辅助通气。 多器官功能衰竭（如休克、DIC、肺出血、心力衰竭、肾衰竭等）者，给予相应抢救措施。

（2）并发症治疗 低血糖：如血糖 < 1.12mmol/L（20mg/dl）或出现低血糖症状时，应立即静注 50% 葡萄糖 2ml/kg，然后以每分钟 10mg（10% 葡萄糖注射液 0.1ml/kg）的速度持续点滴，使血糖稳定在 2.24mmol/L（40mg/dl）以上，维持 48 小时，以后降低浓度。 低血钙惊厥：立即静脉滴注 10% 葡萄糖酸钙 2ml/kg，用等量 5% 葡萄糖注射液稀释，以每分钟 1ml 的速度缓慢输入。待症状控制后，改为口服 10% 氯化钙每日 10ml，连服 1 周。 红细胞增多症：可作部分交换输血治疗。用成人血浆或白蛋白替换患儿部分全血，以降低红细胞压积。 继发感染：合并吸入性肺炎或其他感染时，应用抗生素控制感染。

【预防与调护】

1. 预防

（1）孕妇年龄不宜过大或过小。有慢性心、肝、肾疾病等的妇女不可妊娠。

（2）孕妇必须注意营养，不可吸烟及饮酒。若有较严重的妊娠呕吐，应及时治疗。

（3）孕期要保持心情愉悦，注意休息，妊娠后期不宜劳力过度。

（4）孕期应注意预防及积极治疗各种急性传染病和妊娠高血压综合征等妊娠合并症。

（5）胎儿期发现胎萎不长者，可由孕母服药补肾培元，促进胎儿宫内发育。

2. 调护

（1）胎怯儿阳气不足，应注意保暖，根据不同情况及条件采用各种保温措施。

（2）按体重、日龄计算热量，尽量母乳喂养，喂足奶量。吞咽功能差者需静脉补充营养液，也可采用胃管喂养。

（3）保持居室空气新鲜，一切用品均应消毒后使用，接触患儿者应戴口罩、帽子，防止患儿继发感染。

（4）密切观察患儿病情变化，及时发现合并症并加以处理。

（5）对重症之极低出生体重儿（体重＜1500g）应置于新生儿重症监护室进行监护与管理。

第二节 硬肿症

硬肿症是新生儿时期特有的一种疾病，是由多种原因引起的局部甚至全身皮肤和皮下脂肪硬化及水肿，常伴有低体温及多器官功能低下的综合征。其中只硬不肿者称新生儿皮脂硬化症；由于受寒所致者亦称新生儿寒冷损伤综合征。本病可归属于中医"胎寒"、"五硬"等范畴。

硬肿症多发生于寒冷地区和寒冬季节，以生后7～10天的新生儿多见，尤其以胎怯儿为多见，受寒、早产、感染、窒息等原因都可引起发病。本病重症预后较差，病变过程中可并发肺炎、败血症等疾病，严重者常合并肺出血等而引起死亡。

【病因病机】

硬肿症的发生有内因和外因之分，内因多为先天禀赋不足，阳气虚弱；外因多为护养保暖不当，感受寒邪，或患他病所致。亦有少数患儿由于感受温热之邪而发病。本病的病变脏腑在脾肾，阳气虚衰，寒凝血涩是本病的主要病机。

1. 感受寒邪 寒为阴邪，最易伤人阳气。先天禀赋不足之小儿，或先天中寒，或后天感寒，寒邪直中脏腑，伤脾肾之阳；或者生后感他病，阳气受损，致虚寒内生。寒凝则气滞，气滞则血凝血瘀，产生肌肤硬肿。脾阳不振，水湿不化，则见水肿。

2. 肾阳虚衰 先天禀赋不足，阳气虚弱；或寒邪直中脏腑，脾肾阳气损伤。阳气虚衰，不能温煦肌肤，营于四末，故身冷肢厥。阳虚则内寒，寒凝则气滞血瘀，致肌肤僵硬，肤色紫暗。严重者血络瘀滞，血不循经而外溢，出现皮下瘀斑。脾肾阳虚，水湿无以温化，则见水肿。阳气虚极，正气不支，直至阳气衰亡，可见气息微弱，全身冰冷，脉微欲绝之危证。

另有少数患儿因感受温热之邪，毒热蕴结，耗气伤津，阴液不足，血脉不充，血受煎熬，运行涩滞，气血流行不畅，亦可致肌肤硬肿。正如《医林改错·膈下逐瘀汤所治之症目》所云："血受寒则凝结成块，血受热则煎熬成块。"

【临床诊断】

1. 诊断要点

（1）病史 时处寒冷季节，环境温度过低或有保暖不当史；早产儿或足月小样儿；窒息、产伤等所致的摄入不足或能量供给低下；严重感染史。

（2）临床表现 早期哺乳差，哭声低，反应低下，病情加重后体温＜35℃，严重者＜30℃，肛温－腋温差由正值变为负值。感染或夏季发病者不出现低体温。皮肤硬肿的特点是：皮肤紧贴皮下组织，不能移动，按之似硬橡皮样感，伴有水肿者压之有轻度凹陷，皮肤呈暗红色或青紫色。硬肿为对称性，依次为双下肢、臀、面颊、两上肢、背、腹、胸部等，严重时肢体僵硬，不能活动，多器官功能损害。

表3-1 新生儿硬肿症分度标准

分度	体温		硬肿范围	器官功能改变
	肛温（℃）	腋-肛温差		
轻度	≥35	正值	<20%	无或轻度功能低下
中度	<35	正值或0	20%~50%	功能损害明显
重度	<30	负值	>50%	功能衰竭，DIC，肺出血

注：硬肿范围估算：头颈部20%，双上肢18%，前胸及腹部14%，背部及腰骶部14%，臀部8%，双下肢26%。

（3）实验室检查　血常规：血白细胞总数升高或减少，中性粒细胞增高，血小板减少。　血气分析：缺氧与酸中毒者，可有血 pH 值降低、PaO_2 降低、$PaCO_2$ 增高。

心电图：心肌损害者，可表现 Q-T 延长，低电压、T 波低平或 S-T 段下移。 有 DIC 表现者，血 DIC 指标阳性。

2. 鉴别诊断

（1）新生儿水肿　全身或局部水肿，但不硬，皮肤不红，无体温下降。全身水肿原因很多，如先天性心脏病、心功能不全、新生儿溶血、低蛋白血症、肾功能障碍、维生素 B_1 或维生素 E 缺乏等。局部水肿有时见于产道挤压所致，多属暂时性水肿。

（2）新生儿皮下坏疽　常有难产或产钳产史。多发生于身体受压部位（枕、背、臀）以及受损部位。病变局部皮肤发硬，略红肿，迅速蔓延。病变中央转为软化，呈暗红色。逐渐坏死，形成溃疡，可融合成大片坏疽。

【辨证论治】

1. 辨证要点　本病临床主要从虚、实、寒、瘀辨证。寒证全身欠温，僵卧少动，肌肤硬肿，是多数患儿共同的临床表现；实证以外感寒邪为主，有保温不当病史，体温下降较少，硬肿范围较小；虚证以阳气虚衰为主，常伴胎怯，体温常不升，硬肿范围大。血瘀证在本病普遍存在，症见肌肤质硬颜色紫暗。本病轻证多属寒凝血涩证，重证多属阳气虚衰证。

2. 治疗原则　本病治疗原则是温阳散寒，活血化瘀。根据临床证候不同，阳虚者应温补脾肾，寒甚者宜散寒通阳，血瘀者宜行气活血化瘀。治疗中可采取多种途径给药，内服外治并用。复温是治疗本病的重要措施。病情危重时须中西医结合治疗。

3. 证治分类

（1）寒凝血涩

证候　全身欠温，四肢发凉，反应尚可，哭声较低，肌肤硬肿，难以捏起，硬肿多局限于臀、小腿、臂、面颊等部位，色暗红、青紫，或红肿如冻伤，指纹紫滞。

辨证　本证为轻证，多系体弱小儿中寒而致，常发生于冬季，先天不足，阳气虚弱，复感外寒。临床表现以全身寒冷、气滞血瘀为主，硬肿部位比较局限。

治法　温经散寒，活血通络。

方药 当归四逆汤加减。常用当归、红花、川芎、桃仁、丹参活血化瘀；白芍和血；桂枝、细辛温经散寒。

硬肿甚者，加郁金、鸡血藤活血行瘀；四肢发凉者，加制附子、干姜温阳散寒；气息微弱者，加人参、炙黄芪补益元气；面色苍白，舌质紫暗或有瘀斑者，加炙黄芪、地龙、郁金益气活血。

（2）阳气虚衰

证候 全身冰冷，僵卧少动，反应极差，气息微弱，哭声低怯，吸吮困难，面色苍白，肌肤板硬而肿，范围波及大半身，皮肤暗红，尿少或无，唇舌色淡，指纹淡红不显。

辨证 本证病情危重，多发生于胎怯新生儿。阳气虚衰，血脉瘀滞，硬肿范围大，全身症状重。可因阳气无力御邪而致发生肺炎，或因虚寒而血脉失于统摄导致肺出血之危症。

治法 益气温阳，通经活血。

方药 参附汤加味。常用人参、炙黄芪补元气；制附子、巴戟天温肾阳；桂枝、丹参、当归温经活血。

血瘀明显者加桃仁、红花、赤芍活血化瘀；肌肤肿胀，小便不利加茯苓、猪苓、生姜皮利水消肿；肾阳虚衰加鹿茸0.3g（另吞服）补肾壮阳；口吐白沫，呼吸不匀加僵蚕、石菖蒲、胆南星化痰开窍。

【其他疗法】

1. 中药成药

（1）复方丹参注射液 2ml，加入10%葡萄糖注射液20ml中，静脉滴注，1日1次，7～15日为1个疗程。用于各种证候。

（2）香丹注射液 1ml/（kg·d），加入5%～10%葡萄糖注射液50ml中，静脉滴注，1日1次。用于各种证候。

（3）生脉注射液 3～5ml，加入10%葡萄糖注射液50ml中，静脉滴注，1日1次。用于气阴亏虚证。

2. 药物外治

（1）生葱30g，生姜30g，淡豆豉30g。捣碎混匀，酒炒，待温热时敷于局部。1日1次。用于寒凝血涩证。

（2）当归15g，红花15g，川芎15g，赤芍15g，透骨草15g，丁香9g，川乌头7.5g，草乌头7.5g，乳香7.5g，没药7.5g，肉桂6g。研末，加羊毛脂100g，凡士林900g，拌匀成膏。油膏均匀涂于纱布上，加温后，敷于患处。1日1次。用于阳气虚衰证。

3. 针灸疗法

（1）温灸 硬肿局部用艾条温灸。

（2）针灸 针刺关元、气海、足三里，针后加灸。

4. 推拿疗法 万花油推拿法：万花油含红花、独活、三棱等20味药，功效为消肿散瘀，舒筋活络。抚法、摩法、搓法可理气和中，舒筋活血，散寒化瘀，兴奋皮肤末梢神经，扩张毛细血管，使血液向周身流动，改善皮肤温度。其中，双下肢硬肿明显者，用抚、摩法；整个双下肢似硬橡皮状伴有水肿者，用抚、搓两法。

5. 西医疗法

（1）常规治疗　复温：是治疗本病的重要措施之一，方法多种。轻者（肛温 > 30℃且腋温高于肛温者）可放在 26℃~28℃室温中，置热水袋，使其逐渐复温。重者（无论肛温 < 30℃或 > 30℃，只要腋温低于肛温者）先置 26℃~28℃室温中，1 小时后置于 28℃暖箱中，每 1 小时提高箱温 1℃，直至体温达 36.5℃，继续保持箱温。轻、中度患儿于 6~12 小时内、重度患儿于 12~24 小时内恢复正常体温。如入院前低体温已久，复温不宜过快。　供给足够能量和液体：在体温恢复过程中逐渐增加供给，吸吮困难者，鼻饲或静脉滴注葡萄糖、血浆、复方氨基酸及脂肪乳剂等。热量开始按 209 kJ（50 kcal）/（kg·d），并迅速增至 418~502 kJ（100~120 kcal）/（kg·d）。早产儿或伴产热衰竭患儿适当增加热量。液体量可按 0.24ml/kJ（1ml/kcal）计算。

（2）对症治疗　微循环障碍、休克：应纠酸扩容。扩容，先用 2:1 液，继用 1/3 张或 1/4 张液体。纠酸，5% 碳酸氢钠稀释成等渗液静脉滴入。　DIC：经实验室检查确定为 DIC 及高凝状态时，立即用肝素，并予新鲜全血或血浆。　急性肾衰竭：严格控制输液量。给予速尿，无效时加用氨茶碱或多巴胺。　肺出血：一经确定，即给予气管内插管，进行正压呼吸治疗（CPAP 或 IPPV）。　缺氧：及早给氧，维生素 E 口服。　感染：选择有效抗生素静脉滴入。慎用对肾脏有毒副作用的药物。

【预防与调护】

1. 预防

（1）加强孕妇保健工作，避免早产，减少低体重儿的出生，同时防止产伤、窒息、保温不当；注意消毒隔离，防止或减少新生儿感染的发生。

（2）做好新生儿的保暖工作，尤其对寒冷季节出生的早产儿及低体重儿应加强保暖，调节产房温度在 20℃左右，保持室温在 20℃~26℃之间。

（3）出生后 1 周内的新生儿，应经常检查皮肤及皮下脂肪的软硬情况，及早发现病情，及时治疗。

2. 调护

（1）加强消毒隔离，防止交叉感染。

（2）加强喂养，供给足够热量，促进疾病恢复。对吸吮能力差的新生儿，可用滴管喂奶，必要时鼻饲，或静脉点滴葡萄糖注射液、血浆等。

第三节　胎　黄

胎黄以婴儿出生后皮肤面目出现黄疸为主要特征，因产生原因与胎禀有关，故称"胎黄"或"胎疸"。隋代《诸病源候论·胎疸候》中"小儿在胎，其母脏气有热，熏蒸于胎,至生下,小儿体皆黄,谓之胎疸也。"这是对胎疸病名、病因和症状的最早记载。

胎黄相当于西医学中的新生儿黄疸,包括了新生儿生理性黄疸与病理性黄疸两大类。本节主要讨论新生儿病理性黄疸,又称为新生儿高胆红素血症,包括血清胆红素增高的一系列疾病,如各种新生儿溶血性黄疸、肝细胞性黄疸、阻塞性黄疸等,严重者可导致胆红素脑病(核黄疸),损害中枢神经系统,造成死亡或遗留后遗症。

由于新生儿生理代谢特点,约60%的足月儿和80%的早产儿可见黄疸。其发病率南方高于北方,母乳喂养儿高于人工喂养儿。近几十年来,在妊娠期服用中药预防新生儿溶血病取得成果,扩大了中医药在新生儿疾病防治中的应用。

【病因病机】

引起新生儿病理性黄疸的原因,有外因和内因两大类。其外因主要为婴儿在胎产之时或出生之后,感受湿热或寒湿之邪,以湿热之邪较为多见。内因为胎儿先天禀受形成湿热或阳虚寒湿体质,出生后易发胎黄。

胎黄的病变脏腑在肝胆、脾胃。病机关键为胎禀湿蕴,如湿热郁蒸,或寒湿阻滞,肝失疏泄,胆汁外溢而致发黄,日久则气滞血瘀。

1. 湿热郁蒸 由于孕母素体湿盛或内蕴湿热之毒,遗于胎儿;或因胎产之时,出生之后,婴儿感受湿热邪毒,湿从热化,湿热郁蒸,肝失疏泄,胆汁外溢而致发黄。热为阳邪,故黄色鲜明如橘皮,属于阳黄。热毒炽盛,黄疸可迅速加深。若湿热化火,邪陷厥阴,则会出现神昏、抽搐之胎黄动风变证。若正气不支,气阳虚衰,可成胎黄虚脱变证。

2. 寒湿阻滞 小儿先天禀赋不足,脾阳虚弱,湿浊内生;或生后为湿邪所侵,湿从寒化,寒湿阻滞,肝失疏泄,胆汁外溢而致发黄。寒为阴邪,故黄色晦暗如烟熏,属于阴黄。

3. 气滞血瘀 部分小儿禀赋不足,脉络阻滞,或湿热、寒湿蕴结肝经日久,气血郁阻,可致气滞血瘀而发黄。此因气机不畅,肝胆疏泄失常,络脉瘀积而致,故黄色晦暗,伴肚腹胀满,右胁下结成痞块,简称瘀黄。

此外,尚有因先天缺陷,胆道闭锁,胆液不能从常道疏泄,横溢肌肤而发黄者。

【临床诊断】

1. 诊断要点

(1) 黄疸出现早(出生24小时内),发展快,黄色明显,也可消退后再次出现,或黄疸出现迟,持续不退,日渐加重。肝脾可见肿大,精神倦怠,不欲吮乳,大便或呈灰白色。

(2) 血清胆红素、黄疸指数显著增高。

(3) 尿胆红素阳性,尿胆原试验阳性或阴性。

(4) 母子血型测定,可检测因ABO或Rh血型不合引起的溶血性黄疸。

(5) 肝功能可正常。

（6）肝炎综合征应作肝炎相关抗原抗体系统检查。

2. 鉴别诊断 主要区别生理性黄疸和病理性黄疸。

（1）生理性黄疸 足月儿大多在生后第2~3天出现黄疸，4~5天达高峰，5~7天消退，最迟不超过两周；早产儿黄疸多于生后3~5天出现，5~7天达高峰，7~9天消退，最长可延迟到3~4周；每日血清胆红素升高<85 mol/L（5mg/dl），血清胆红素足月儿<221 mol/L、早产儿<257 mol/L。在此期间，小儿一般情况良好，除有轻微食欲不振外无其他症状。

（2）病理性黄疸 黄疸出现早（出生后24小时以内）、发展快（血清总胆红素每天增加超过85 mol/L）、程度重（足月儿总胆红素超过221 mol/L，早产儿总胆红素超过257 mol/L）、消退迟（超过2~3周）或黄疸退而复现。足月儿总胆红素超过342 mol/L可引起胆红素脑病（核黄疸），损害中枢神经系统，遗留后遗症。 黄疸伴贫血，网织红细胞增高，为溶血性黄疸。 黄疸伴有中毒症状，如精神委靡、不哭、体温不升或有波动，多为败血症。 黄疸伴有消化道症状，血清胆红素有波动，多考虑新生儿肝炎。 母乳性黄疸多在生后3~8天出现，1~3周达高峰，6~12周消退，停喂母乳3~5天，黄疸明显减轻或消退有助于诊断。 黄疸伴肝脏进行性肿大，大便灰白，黄疸逐渐加深，多为胆道闭锁。

【辨证论治】

1. 辨证要点 对于胎黄，临床上首先要辨别是生理性的，还是病理性的。然后再对病理性黄疸辨其阴阳。若病程短，肤黄色泽鲜明，舌苔黄腻者，为阳黄。若黄疸日久不退，色泽晦暗，便溏色白，舌淡苔腻者，为阴黄。若肝脾明显肿大，腹壁青筋显露，为瘀积发黄。

若黄疸急剧加深，四肢厥冷，脉微欲绝，为胎黄虚脱证。若黄疸显著，伴有尖叫抽搐，角弓反张，为胎黄动风证。此皆属胎黄变证。

2. 治疗原则 生理性黄疸能自行消退，不需治疗，未能确认者也可给茵陈单味药煎服。病理性黄疸以利湿退黄为基本治疗法则。根据阳黄与阴黄的不同，分别治以清热利湿退黄和温中化湿退黄，气滞瘀积证则以行气化瘀消积为主。由于初生儿脾胃薄弱，故治疗过程中尚须顾护后天脾胃之气，不可过用苦寒之剂，以防苦寒败胃，克伐正气。

3. 证治分类

（1）常证

湿热郁蒸

证候 面目皮肤发黄，色泽鲜明如橘，哭声响亮，不欲吮乳，口渴唇干，或有发热，大便秘结，小便深黄，舌质红，苔黄腻。

辨证 本证因湿热蕴阻脾胃，肝胆疏泄失常而致，为阳黄证。临床表现起病急，黄色鲜明如橘，全身症状及舌象均为湿热壅盛之象。新生儿溶血性黄疸、肝细胞性黄疸多表现为此证。本证重证易发生胎黄动风和胎黄虚脱之变证。

治法 清热利湿退黄。

方药　茵陈蒿汤加减。常用茵陈、栀子、大黄清热利湿退黄；泽泻、车前子利水化湿；黄芩、金钱草清热解毒。

热重者，加虎杖、龙胆草清热泻火；湿重者，加猪苓、茯苓、滑石渗湿利水；呕吐者，加姜半夏、竹茹和胃止呕；腹胀者，加厚朴、枳实行气消痞。

寒湿阻滞

证候　面目皮肤发黄，色泽晦暗，持久不退，精神委靡，四肢欠温，纳呆，大便溏薄、色灰白，小便短少，舌质淡，苔白腻。

辨证　本证多由孕母体弱多病，气血素亏，胎儿禀赋脾阳不足而致；或因湿热熏蒸日久不愈转化而成，为阴黄证。临床表现往往起病缓慢，病程较长，黄色晦暗，虚寒之象明显，预后较差。与阳黄证的鉴别可以从黄疸的色泽及全身寒热征象来区分。

治法　温中化湿退黄。

方药　茵陈理中汤加减。常用茵陈利湿退黄；干姜、白术温中燥湿；党参、甘草益气健脾；薏苡仁、茯苓健脾渗湿。

寒重者，加附片温阳；肝脾肿大，络脉瘀阻者，加三棱、莪术活血化瘀；食少纳呆者，加焦六神曲、砂仁醒脾开胃。

气滞血瘀

证候　面目皮肤发黄，颜色逐渐加深，晦暗无华，右胁下痞块质硬，肚腹膨胀，青筋显露，或见瘀斑、衄血，唇色暗红，舌质紫暗。

辨证　此证病程较长，逐渐加重。除皮肤黄疸色泽晦暗无华外，还具有有形瘀积的临床表现。

治法　行气化瘀消积。

方药　血府逐瘀汤加减。常用柴胡、郁金、枳壳疏肝理气；桃仁、当归、赤芍、丹参行气活血化瘀。

大便干结者，加大黄通腑；皮肤瘀斑、便血者，加牡丹皮、仙鹤草活血止血；腹胀者，加木香、香橼皮理气；胁下癥块质硬者，加穿山甲、水蛭、参三七活血化瘀。

（2）变证

胎黄动风

证候　黄疸迅速加重，嗜睡，神昏，抽搐，舌质红，苔黄腻。

辨证　此证往往在阳黄基础上发生。病情危重，来势急骤，极低出生体重儿容易发生此证。临床主要表现为面目深黄，伴神昏、抽搐。

治法　平肝息风退黄。

方药　茵陈蒿汤合羚角钩藤汤加减。常用羚羊角、钩藤、天麻平肝息风；茵陈、大黄、车前子利湿退黄；石决明、川牛膝、僵蚕、栀子、黄芩清热镇惊。

胎黄虚脱

证候　黄疸迅速加重，伴面色苍黄、浮肿、气促、神昏、四肢厥冷、胸腹欠温，舌淡苔白。

辨证　本证为黄疸危证，多见于溶血性黄疸，关键在于阳气虚衰，而不是邪气亢盛。临床主要表现为黄疸迅速加重，伴面色苍黄、浮肿、气促、神昏、四肢厥冷等危候。

治法 温阳益气固脱。

方药 参附汤合生脉散加减。常用人参大补元气；附子、干姜温补脾肾；五味子、麦冬敛阴；茵陈、金钱草利湿退黄。

【其他疗法】

1. 中药成药

（1）茵栀黄口服液 3~5ml，1日1~2次，口服。用于湿热郁蒸证。

（2）紫雪 0.1~0.2g，1日1次，温开水调服。用于胎黄动风证。

（3）茵栀黄注射液 10~20ml，加等量10%葡萄糖注射液，静脉滴注，1日1次。用于湿热郁蒸证。

（4）清开灵注射液 1ml/（kg·d），以10%葡萄糖注射液10ml稀释1ml清开灵的比例，静脉滴注，1日1次。注意滴速勿快。用于胎黄动风证。

（5）生脉注射液 5ml，加入5%葡萄糖注射液30ml中，缓慢静脉滴注，1日1次。用于胎黄虚脱证。

2. 滴肠疗法 茵陈10g，栀子4g，大黄3g，黄芩4g，薏苡仁10g，郁金4g。水煎2次，浓缩过滤成25ml，每日1剂，直肠滴注，连用7日。用于湿热郁蒸证。

3. 推拿疗法 胆红素脑病后遗症见肢体瘫痪，肌肉萎缩者，可用推拿疗法，每日或隔日1次。方法：在瘫痪肢体上以滚法来回滚5~10分钟，按揉松弛关节3~5分钟，局部可用搓法搓热，并在相应的脊柱部位搓滚5~10分钟。

4. 针灸疗法 胆红素脑病后遗症患儿可配合针刺疗法，每日1次，补法为主，捻转提插后不留针。3个月为1个疗程。取穴如下： 百会、风池、四神聪、通里。用于智力低下。 哑门、廉泉、涌泉、神门。用于语言障碍。 肩髃、曲池、外关、合谷。用于上肢瘫痪。 环跳、足三里、解溪、昆仑。用于下肢瘫痪。 手三里、支正。用于肘关节拘急。 合谷透后溪。用于指关节屈伸不利。 大椎、间使、手三里、阳陵泉。用于手足抽动。

5. 西医疗法

（1）病因治疗 生理性黄疸一般不需治疗，若黄疸较重，可静脉补充适量葡萄糖，或给予肝酶诱导剂如苯巴比妥、尼可刹米，可提高葡萄糖醛酸转移酶活性，使未结合胆红素转化为结合胆红素。病理性黄疸，应针对病因进行治疗。 感染性黄疸：选用有效抗生素，如头孢氨噻肟、头孢三嗪等。 肝细胞性黄疸：选用保肝利胆药，如肝泰乐。 溶血性黄疸：光照疗法，肝酶诱导剂，输血浆或白蛋白可减少胆红素脑病的发生，病情严重者应及早给予换血疗法。 胆道闭锁：手术治疗。

（2）光照疗法 用蓝光、绿光或白光照射，可使未结合胆红素经过光氧化及异构化作用产生胆绿色、无毒的水溶性双吡咯，而经胆汁和尿液排出，是降低血清未结合胆红素简单而有效的方法。血清胆红素>205 mol/L时即可用光疗。持续光照24~72小时不等，黄退为止。光疗可引起发热、腹泻和皮疹，多不严重，可以继续治疗。光疗可以使血钙降低，皮肤呈青铜色即青铜症，此时应停止光疗，青铜症可以自行消退。光照时，婴儿双眼应用黑色眼罩保护，以免损伤视网膜，除会阴、肛门部用尿布遮盖外，其余均裸露，照射时间以不超过 4 天为宜。光疗设备有光疗箱、光疗灯和光疗毯等，现多用光疗毯，可减少副作用。

（3）其他治疗　纠正酸中毒，防止低血糖，补充维生素。

【预防与调护】

1. 预防

（1）妊娠期注意饮食卫生，忌酒和辛热之品。不可滥用药物。

（2）有肝炎病史的妇女应在治愈后再妊娠，如妊娠后发现有肝炎应及时治疗。既往所生新生儿有重度黄疸和贫血或有死胎史的孕妇及其丈夫均应作 ABO 和 Rh 血型检查，测定血中抗体及其动态变化。这类孕妇可服用中药预防胎黄。

（3）避免新生儿口腔黏膜、脐部、臀部和皮肤损伤，防止感染。

2. 调护

（1）新生儿应注意保暖，尽早开奶，促进胎粪排出。

（2）婴儿出生后密切观察皮肤颜色的变化，及时了解黄疸的出现时间及消退时间。

（3）注意观察患儿的全身证候，有无精神委靡、嗜睡、吸吮困难、惊惕不安、两目直视、四肢强直或抽搐，及早发现重症患儿并及时治疗。

第四节　脐部疾病（脐湿、脐疮、脐血、脐突）

脐部疾病是小儿出生后断脐结扎护理不善，或先天性异常而发生的脐部病证。其中脐部湿润不干者称为脐湿；脐部红肿热痛，流出脓水者称为脐疮；血从脐中溢出者称为脐血；脐部凸起者称为脐突。西医学称脐湿、脐疮为新生儿脐炎，称脐血为脐带出血，脐湿、脐疮、脐血的发病与接生断脐、护脐不当有密切关系。脐突包括西医学所称脐疝、脐膨出，与先天因素有关。脐部疾病发生在新生儿期，一般预后良好。但是，脐疮处置不当亦可酿成败血症等重症；脐血若与血液系统疾病有关，则病情较重；脐突患儿多预后良好。

【病因病机】

1. 脐湿、脐疮　产生脐湿、脐疮的原因主要是由于断脐护理不当，感受外邪所致。婴儿洗浴时，脐部为水湿所侵，或为尿液浸渍，或脐带未干脱落过早，或为衣服摩擦损伤等，使湿浊浸淫皮肤，久而不干者，则为脐湿。若湿郁化热，或污秽化毒，则湿热之邪蕴郁，致营卫失和、气滞血瘀，而致脐部红、肿、热、痛，进而湿热酿毒化火，毒聚成疮，致脐部溃烂化腐，则为脐疮。

2. 脐血　导致脐血的病因可为断脐结扎失宜所致，亦有因胎热内盛或中气不足所致。断脐时，脐带结扎过松，可致血渗于外；结扎过紧，伤及血脉，亦可致血渗于外。或因胎热内盛，迫血妄行，以致断脐不久，血从脐溢。部分患儿先天禀赋不足，中气虚弱，脾不统血，亦可致脐血不止。

3. 脐突 引起脐突的原因有内因与外因两大类。内因是由于初生儿先天发育不全，脐孔未全闭合，留有脐环，或腹壁部分缺损，腹壁肌肉嫩薄松弛。外因为啼哭叫扰，屏气所致。啼哭叫扰过多，小肠脂膜突入脐中，成为脐突，偶见肿物凸起久不回纳，致外邪侵入，邪毒化热化火，可致高热、腹胀、腹痛等症。

【临床诊断】

诊断要点
（1）有脐带处理不洁，尿液及水湿浸渍脐部或脐带根痂撕伤等病史。
（2）脐带根部或脱落后的根部轻微发红，肿胀、渗液为脐湿；有脓性分泌物渗出，气味臭秽者为脐疮。
（3）断脐后，血从脐孔渗出为脐血。
（4）脐部呈半球状或半囊状凸出，虚大光亮，大小不一，以手按之，肿块可以回纳为脐突。

【辨证论治】

1. 辨证要点
（1）**脐湿、脐疮** 临床上应辨常证与变证。仅见脐部发红，创面肿胀，有脓水渗出，全身情况尚好为常证；若脐部红肿，有脓性或血性渗出，伴烦躁不宁，甚则昏迷抽风为变证。
（2）**脐血** 辨轻证、重证。轻证仅有少量渗血，患儿精神、吮乳俱佳，无明显全身不适症状；重证则出血量较多，烦躁不安或委靡不振，拒乳，甚而同时吐血、便血。
（3）**脐突** 包括西医学所称的脐疝与脐膨出。脐疝是肠管自脐部凸出至皮下，形成球形软囊，易于压回。脐膨出是部分腹腔脏器通过前腹壁正中的先天性皮肤缺损，突入脐带的基部，上覆薄而透明的囊膜，是较少见的先天性畸形。

2. 治疗原则
治疗脐湿、脐疮以祛湿生肌、清热解毒为原则。若热毒炽盛，邪陷心肝则凉血清营，息风镇惊。轻证单用外治法便有效，重证需用内治配合外治法治疗。
治疗脐血应辨清原因，对症治疗。因脐带结扎失宜所致者，应重新结扎；因胎热内蕴，迫血妄行者宜凉血止血；中气不足，气不摄血者应益气摄血。
脐突的治疗，采用压脐法外治或手术疗法。

3. 证治分类
（1）**脐湿**
证候 脐带脱落以后，脐部创面渗出脂水，浸渍不干，或见微红。
辨证 本病为脐部疾患的轻证，以脐部渗出脂水，浸淫不干为主要表现，无明显全身症状。

治法　收敛固涩。

方药　龙骨散。用龙骨、枯矾收敛燥湿，外用，干撒脐部。

若局部红肿热痛者，按脐疮处理。

（2）脐疮

证候　脐部红肿热痛，甚则糜烂，脓水流溢，恶寒发热，啼哭烦躁，口干欲饮，唇红舌燥，舌质红，苔黄腻，指纹紫。

辨证　本症为脐湿的进一步发展，局部红、肿、热、痛，渐为糜烂化脓，溃则脓血流溢，可伴全身症状。

治法　清热解毒，佐以外治。

方药　犀角消毒饮加减。常用金银花、水牛角、甘草清解热毒；防风、荆芥、牛蒡子疏风散邪；加黄连、连翘、蒲公英清热解毒。局部外用如意金黄散。

大便秘结，舌苔黄燥者，加大黄通腑泄热；脐部渗出混有血液者，加景天三七、紫草凉血止血；伴神昏、抽搐者，加安宫牛黄丸或紫雪清心开窍，平肝息风。

（3）脐血

证候　断脐后，脐部有血渗出，经久不止。或见发热、面赤唇焦、舌红口干，甚则吐衄、便血、肌肤紫斑。或见精神委靡、手足欠温、舌淡苔薄、指纹淡。

辨证　断脐后，如脐带结扎过松，可致血溢外出，啼哭时出血加重，静止时稍止。如胎热内蕴，迫血妄行，血循脐带创口外溢，可见脐血鲜红渗泄。脾虚气不摄血，可见脐血色淡，缓渗不止。

治法　结扎松脱者重新结扎脐带。胎热内盛者清热凉血止血，气不摄血者健脾益气摄血。

方药　胎热内盛者用茜根散。常用水牛角、地黄、牡丹皮清热凉血；赤芍、紫草、仙鹤草活血止血。

气不摄血者用归脾汤。常用党参、黄芪、白术、甘草、山药健脾益气；大枣、当归养血补血；血余炭、藕节炭摄血止血。

尿血者，加大蓟、小蓟凉血止血；便血者，加槐花、地榆清肠止血；形寒肢冷者，加炮姜炭温脾止血。

（4）脐突

证候　脐部呈半球状或囊状凸起，虚大光浮，大如胡桃，以指按之，肿物可推回腹内，啼哭叫闹时，又可重复凸出。一般脐部皮色如常，精神、食欲无明显改变，亦无其他症状表现。但脐膨出可并发其他先天性畸形，如肛门闭锁、膀胱外翻等。

辨证　临床以局部表现为主，精神、食欲等一般无明显改变。

治法　压脐法外治。先将突出脐部的小肠脂膜推回腹内，再以纱布包裹光滑质硬的薄片，垫压脐部，外用绷带扎紧。

若脂膜突出过大，或不能回纳，并见哭闹不安，或年龄已逾2岁仍未痊愈者，应考虑手术治疗。脐膨出的囊膜薄而透明，应及早手术治疗。

【其他疗法】

1. 中药成药

（1）如意金黄散 适量，用清茶或醋调敷局部，1日2次。用于脐疮。

（2）云南白药 0.5g，1日2次。温开水调服。用于脐血。

2. 单方验方

（1）马齿苋5g。水煎，1日分3~4次服。用于脐疮。

（2）鱼腥草5g，野菊花5g。水煎，1日分3~4次服。用于脐疮。

【预防与调护】

1. 预防

（1）进行脐带结扎操作时，松紧度应适中，结扎部位离脐带根部应有1.5~2cm的距离。

（2）新生儿断脐后，应注意脐部残端的保护，防止尿、便及洗浴浸渍，保持清洁干燥。

（3）脐部残端让其自然脱落。保持内衣和尿布的清洁、干燥、柔软，如有污染，及时更换。

2. 调护

（1）脐湿、脐疮者在脐部换药时要注意局部的消毒，若有干痂形成，切不可强剥，以免发生出血和伤及肉芽。

（2）脐血者应密切观察脐带结扎部位及全身的病情变化，如伴有皮肤出血，甚至其他部位出血，应考虑为新生儿出血症，加用维生素 K_1 静脉滴注治疗。

（3）脐突者应减少婴儿啼哭叫扰，避免腹压增高。

第四章　肺系疾病

第一节　感　冒

　　感冒是外感风邪引起的肺系疾病，以发热、恶寒、鼻塞、流涕、喷嚏、咳嗽、头痛、全身酸痛等为主要临床表现。感冒又称"伤风"。病名首见于宋·杨仁斋《仁斋直指方·诸风》。本病相当于西医学的"急性上呼吸道感染"。

　　感冒一年四季均可发生，以冬春时节及气候骤变时发病率较高。任何年龄小儿均可发病，婴幼儿更为常见。因小儿肺脏娇嫩，脾常不足，神气怯弱，肝气未充，感邪之后，易出现夹痰、夹滞、夹惊的兼证。本病若及时治疗，预后良好，若是病情加重，表邪入里，可发展为咳嗽、肺炎喘嗽，或邪毒内传，发生水肿、心悸等变证。

【病因病机】

　　小儿感冒发生的原因，以感受风邪为主，风为百病之长，常兼寒、热、暑、湿、燥邪，以及时邪疫毒等致病。气候变化，寒温交替，调护失宜等常为发病诱因。当小儿正气不足、机体抵抗力低下时，外邪便乘虚而入，发为感冒。正如《幼科释谜·感冒》所言："感冒之原，由卫气虚，元府不闭，腠理常疏，虚邪贼风，卫阳受摅。"说明小儿感冒的病因与卫气不足密切相关。

　　感冒的病变部位主要在肺卫。病机关键为肌表失疏，肺气失宣。肺主皮毛，司腠理开阖，开窍于鼻，外邪自口鼻或皮毛而入，客于肺卫，致表卫失司，卫阳受遏，肺气失宣，出现发热、恶风寒、鼻塞流涕、喷嚏、咳嗽等证候，发为感冒。小儿感冒病变常累及于脾、心、肝，出现夹痰、夹滞、夹惊的兼夹证。

　　1. 感受风寒　小儿脏腑娇嫩，形气未充，腠理疏薄，表卫不固，加之寒暖不知自调，易受外邪侵袭而发病。风寒之邪，由皮毛而入，束于肌表，郁于腠理。寒主收引，致使肌肤闭郁，卫阳不得宣发，导致恶寒、发热、无汗；寒邪束肺，肺气失宣，则致鼻塞、流涕、咳嗽；寒邪郁于太阳经脉，经脉拘急收引，气血流通不畅，则致头痛、身痛、肢节酸痛等症。

　　2. 感受风热　风热之邪，由口鼻而入，侵犯肺卫，上攻咽喉。肺气失宣，卫气不畅，则致发热较重、恶风、微有汗出；风热之邪上扰，清窍不利则头痛；热邪客肺，肺气失宣，则致鼻塞、流涕、喷嚏、咳嗽；咽喉为肺胃之门户，风热上乘咽喉，则致咽喉肿痛等证候。小儿肌肤薄，藩篱疏，感邪之后易于传变，即使是外感风寒，正邪相争，寒易化热，或表寒未解，里热已炽，形成寒热夹杂之证。

3. 感受暑湿 夏季暑湿当令，黏腻重浊，束表困脾，而致暑邪感冒。暑邪外袭，卫表失宣，则致发热，无汗；暑邪郁遏，清阳不升，则致头晕头痛；湿邪遏于肌表，则身重困倦；湿邪困于中焦，阻碍气机，脾胃升降失司，则致胸闷、泛恶、食欲不振，甚至呕吐、泄泻。

4. 感受时邪 外感时疫毒邪，犯于肺胃二经。疫毒性烈，易于传变，故起病急，病情重。邪犯肺卫，郁于肌表，则初起发热、恶寒、肌肉酸痛；毒热上炎，则目赤咽红；邪毒犯脾，升降失司，则见恶心、呕吐、泄泻等症。

由于小儿肺脏娇嫩，感邪之后，失于宣肃，气机不畅，津液输布不利而内生痰液，痰壅气道，则咳嗽加剧，喉间痰鸣，产生感冒夹痰。小儿脾常不足，乳食不知自节，感邪之后，肺病及脾，脾运失司，乳食停滞，积于中焦，气机不利，则脘腹胀满，不思乳食，甚或呕吐、大便稀薄，产生感冒夹滞。小儿神气怯弱，肝气未充，筋脉未盛，感邪之后，热扰心肝，易致心神不宁，睡卧不安，惊惕龄齿，甚至抽搐，产生感冒夹惊。

【临床诊断】

1. 诊断要点

（1）气候骤变，冷暖失调，或与感冒病人接触，有感受外邪病史。

（2）发热，恶寒，鼻塞流涕，喷嚏，微咳，头痛，全身酸痛等为主症。

（3）感冒伴兼夹证者，可见咳嗽加剧，喉间痰鸣；或脘腹胀满，不思饮食，呕吐酸腐，大便失调；或睡卧不宁，惊惕抽搐。

（4）实验室检查： 血常规：病毒感染者，白细胞总数正常或偏低；合并细菌感染者，白细胞总数及中性粒细胞增高。 病原学检查：鼻咽部分泌物病毒分离或桥联酶标法检测，可作病毒学诊断。咽拭子培养可有病原菌生长；链球菌感染者，血中抗链球菌溶血素"O"（ASO）滴度增高。

2. 鉴别诊断

（1）急性传染病早期 多种急性传染病的早期都有类似感冒的症状，如麻疹、水痘、幼儿急疹、百日咳、流行性脑脊髓膜炎等，应根据流行病学史、临床表现、实验室检查等加以鉴别。

（2）急喉瘖（急性感染性喉炎） 本病初起仅表现发热、微咳，声音嘶哑，病情较重时可闻犬吠样咳嗽及吸气性喉鸣。

【辨证论治】

1. 辨证要点 本病辨证，重在辨风寒、风热、暑湿、表里、虚实。根据发病季节及流行特点，冬春两季多为风寒、风热感冒；夏季多为暑邪感冒；发病呈流行性者多为时疫感冒。根据全身及局部症状，凡恶寒，无汗，流清涕，咽不红，舌淡，苔薄白，脉浮紧，指纹红为风寒之证；若发热恶风，有汗，鼻塞流浊涕，咽红，舌苔薄黄，脉浮数，指纹紫为风热之证。暑邪感冒发热较高，无汗或少汗，口渴心烦为暑热偏盛之证；若胸闷，泛恶，身重困倦，食少纳呆，舌苔腻为暑湿偏盛之证。时疫感冒起病急，发热，恶寒，无汗或少汗，烦躁不安，头痛，肢体酸痛，多为表证；若恶心，呕吐，腹胀，腹痛，大便稀薄，面红目赤，多为里证。感冒为外感疾病，病在肌表肺卫，属表证、实证；若反复感冒，体质虚弱，汗多，畏寒，多为虚实夹杂证。感冒的兼证，不论轻重，其证候与感冒有关，感冒缓解，兼证减轻。若感冒减轻而兼证加重，辨证时应注意有无其他病证。

2. 治疗原则　治疗感冒，以疏风解表为基本原则。根据不同的证型分别采用辛温解表、辛凉解表、清暑解表、清瘟解毒等治法。兼证的治疗应在解表基础上，分别佐以化痰、消积、镇惊之法。治疗用药应注意发汗不宜太过，防止津液耗损。小儿感冒易于寒从热化，或热为寒闭，形成寒热夹杂证，单用辛凉药汗出不透，单用辛温药助热化火，故常以辛凉辛温药并用而各有侧重。体质虚弱者可采用扶正解表法，益气、养阴以助正气驱邪外泄。本病除内服汤药外，还常使用中药成药、针灸、刮痧等方法治疗。

3. 证治分类

（1）主证

风寒感冒

证候　恶寒，发热，无汗，头痛，身痛，鼻流清涕，喷嚏，咳嗽，口不渴，咽无红肿及疼痛，舌淡红，苔薄白，脉浮紧，指纹浮红。

辨证　本证常发生于寒冷季节，由风寒之邪外袭而致。以恶寒，无汗，鼻流清涕，咽不红，脉浮紧或指纹浮红为特征。表寒重者恶寒无汗，头痛肢体酸痛。若患儿素蕴积热，复感风寒之邪，则可见恶寒、头痛、身痛、流清涕、面赤唇红、口干渴、咽红、舌质红、苔薄黄等外寒里热之证。小儿感冒风寒，邪盛正实者，正邪交争激烈，易于化热，演变转化为热证。

治法　辛温解表散寒。

方药　荆防败毒散加减。常用荆芥、防风、羌活、苏叶解表散寒；桔梗宣肺利咽；前胡宣肺化痰；甘草调和诸药。

头痛明显者，加葛根、白芷散寒止痛；恶寒无汗者，加桂枝、麻黄解表散寒；咳声重浊者，加白前、紫菀宣肺止咳；痰多者，加清半夏、陈皮燥湿化痰；呕吐者，加姜半夏、旋覆花降逆止呕；纳呆、舌苔白腻者，去甘草，加藿香、厚朴化湿和胃；外寒里热证加黄芩、石膏清热泻火。

风热感冒

证候　发热，恶风，有汗或少汗，头痛，鼻塞流浊涕，喷嚏，咳嗽，痰稠色白或黄，咽红肿痛，口干渴，舌质红，苔薄黄，脉浮数，指纹浮紫。

辨证　本证可因感受风热之邪引起，也可由风寒感冒转化而来。以发热重，鼻塞流浊涕，咳痰黏稠，咽红，舌质红，苔薄黄，脉浮数，指纹浮紫为特征。表热重者高热，咳嗽重，痰稠色黄，咽红肿痛。咽部是否红肿，为本证与风寒感冒的鉴别要点。

治法 辛凉解表清热。

方药 银翘散加减。常用金银花、连翘解表清热；薄荷、桔梗、牛蒡子、大青叶疏风散热，宣肺利咽；荆芥辛温解表，助辛凉药散表达邪外出；芦根、竹叶清热生津除烦。

高热者，加蚤休、贯众、鸭跖草清热；咳嗽重，痰稠色黄者，加桑叶、瓜蒌、浙贝母宣肺止咳祛痰；咽红肿痛者，加虎杖、蒲公英、玄参清热利咽；大便秘结者，加大黄、枳实通腑泄热。

暑邪感冒

证候 发热，无汗或汗出热不解，头晕、头痛，鼻塞，身重困倦，胸闷，呕恶，口渴心烦，食欲不振，或有呕吐、泄泻，小便短黄，舌质红，苔黄腻，脉滑数，指纹紫滞。

辨证 本证发于夏季，由感受暑湿之邪而致。以发热，头痛，身重困倦，食欲不振，舌质红，苔黄腻为特征。偏热重者高热，头晕、头痛，口渴心烦，小便短黄；偏湿重者身热不扬，有汗或汗出热不解，身重困倦，胸闷，泛恶，食欲不振，或呕吐、泄泻。

治法 清暑解表化湿。

方药 新加香薷饮加减。香薷发汗解表化湿；金银花、连翘清热解暑；厚朴行气化湿；白扁豆健脾和中，化湿消暑。

偏热重者，加黄连、栀子清热泄火；偏湿重者，加佩兰、藿香祛暑化湿；呕吐者，加竹茹、姜半夏降逆止呕；泄泻者，加黄连、苍术清肠燥湿。

时疫感冒

证候 起病急骤，高热，恶寒，无汗或汗出热不解，头痛，心烦，目赤咽红，肌肉酸痛，腹痛，或有恶心、呕吐、大便稀薄，舌质红，舌苔黄，脉数，指纹紫。

辨证 本证以一方多人发病，症状相似，起病急骤，全身症状重，发热恶寒，无汗或汗出热不解，目赤咽红，全身肌肉酸痛，舌红苔黄为特征。表证重者高热，无汗或汗出热不解，头痛，肌肉酸痛；里证重者目赤，腹痛，或恶心、呕吐、大便稀薄。

治法 解表清瘟解毒。

方药 银翘散合普济消毒饮加减。常用金银花、连翘清热解毒；荆芥、羌活解表祛邪；贯众、栀子、黄芩清肺泻热；板蓝根、桔梗、牛蒡子宣肺利咽；薄荷辛凉透表。

高热者，加柴胡、蚤休清热解表；肌肉酸痛者，加白芷、葛根解肌清热；恶心、呕吐者，加竹茹、姜半夏降逆止呕；泄泻者，加葛根、黄连、地锦草清热燥湿；腹痛者，加延胡索、白芍理气缓急止痛。

（2）兼证

夹痰

证候 感冒兼见咳嗽较剧，痰多，喉间痰鸣。

辨证 本证以咳嗽加剧，痰多，喉间痰鸣为特征。属风寒夹痰者痰白清稀，恶寒，无汗，或有发热，头痛，舌淡红，苔薄白，脉浮紧，指纹浮红；属风热夹痰者痰稠色白或黄，发热，恶风，微汗出，口渴，舌质红，苔薄黄，脉浮数，指纹浮紫。

治法　辛温解表，宣肺化痰；辛凉解表，清肺化痰。

方药　在疏风解表的基础上，风寒夹痰证加用三拗汤、二陈汤，常用炙麻黄、杏仁、半夏、陈皮等宣肺化痰。风热夹痰证加用桑菊饮加减，常用桑叶、菊花、瓜蒌皮、浙贝母等清肺化痰。

夹滞

证候　感冒兼见脘腹胀满，不思饮食，呕吐酸腐，口气秽浊，大便酸臭，或腹痛泄泻，或大便秘结，小便短黄，舌苔厚腻，脉滑，指纹紫滞。

辨证　本证以脘腹胀满，不思饮食，大便不调，小便短黄，舌苔厚腻，脉滑为特征。食滞中焦则脘腹胀满，不思饮食，呕吐或泄泻；食积化腐，浊气上升则口气秽浊，大便酸臭。

治法　解表兼以消食导滞。

方药　在疏风解表的基础上，加用保和丸加减。常加用焦山楂、焦六神曲、鸡内金消食化积；莱菔子、枳壳导滞消积。若大便秘结，小便短黄，加大黄、枳实通腑泄热，表里双解。

夹惊

证候　感冒兼见惊惕，龂齿，哭闹不安，睡卧不宁，甚至骤然抽搐，舌质红，脉浮弦，指纹青滞。

辨证　本证以惊惕哭闹，睡卧不宁，甚至抽搐为特征。心肝热重者舌质红，脉弦数。

治法　解表兼以清热镇惊。

方药　在疏风解表的基础上，加用镇惊丸加减。常加用钩藤、僵蚕、蝉蜕、珍珠母清热镇惊。另可服小儿回春丹、琥珀抱龙丸或小儿金丹片。

【其他疗法】

1. 中药成药

（1）午时茶颗粒　<3岁3g，1日1~2次；>3岁3g，1日2次。温开水冲服。用于风寒感冒夹滞证。

（2）小儿豉翘清热颗粒　6个月~1岁1~2g、1~3岁2~3g、4~6岁3~4g、7~9岁4~5g、>10岁6g，1日3次。温开水冲服。用于风热感冒证、感冒夹滞证。

（3）清热化滞颗粒　1~3岁2.5g、4~7岁5g、≥8岁7.5g，1日3次。温开水冲服。用于风热感冒夹滞证。

（4）小儿感冒颗粒　1~3岁6~12g、4~7岁12~18g、8~12岁24g，1日2次。温开水冲服。婴儿应在医师指导下服用。用于风热感冒证。

（5）小儿感冒舒颗粒　1~3岁3g，1日4次；4~7岁6g，1日3次；8~14岁6g，1日4次。温开水冲服。用于风热感冒证。

（6）清开灵颗粒　<1岁1.5g、1~3岁3g、3~6岁4.5g、6~13岁6g，1日2~3次。温开水冲服。用于时疫感冒证、感冒夹惊证。

（7）痰热清注射液　0.3~0.5ml/（kg·d），最高剂量不超过20ml，加入5%葡萄糖注射液或 0.9% 氯化钠注射液 100~200ml，静脉滴注，控制滴速在每分钟 30~60 滴，1 日 1 次，或遵医嘱。用于风热感冒证、感冒夹痰证。

2. 针灸疗法

（1）针法　取大椎、曲池、外关、合谷。头痛加太阳，咽喉痛加少商。用泻法，1 日 1~2 次。用于风热感冒证。

（2）灸法　取大椎、风门、肺俞。用艾炷 1~2 壮，依次灸治，每穴 5~10 分钟，以表面皮肤潮热为宜，1 日 1~2 次。用于风寒感冒证。

3. 刮痧疗法　取前颈、胸部、背部，首先涂抹刮痧油，刮拭 5~10 分钟，均以操作部位发红出痧为宜。适用于 3 岁以上体质壮实儿童。用于暑邪感冒证、风热感冒证。患皮肤疾病者忌用。

【预防与调护】

1. 预防

（1）经常户外活动，呼吸新鲜空气，多晒太阳，加强锻炼。

（2）随气候变化，及时增减衣服。

（3）避免与感冒病人接触，感冒流行期间少去公共场所。

2. 调护

（1）居室保持空气流通、新鲜。每天可用食醋加水熏蒸 1 次，进行空气消毒。

（2）饮食宜清淡、易消化，忌食辛辣、冷饮、肥甘厚味。

（3）注意观察病情变化。

第二节　咳　嗽

咳嗽是以咳嗽阵作为主症的肺系疾病。有声无痰为咳，有痰无声为嗽，有声有痰谓之咳嗽。咳嗽的病名始见于《黄帝内经》，但有关小儿咳嗽的记载，则首见于隋代《诸病源候论》，该书对小儿咳嗽的病因、病机、病位等进行了论述，认识到小儿咳嗽多由外感风寒之邪引起，病位主要在肺。在小儿时期，许多外感、内伤疾病及传染病都可兼见咳嗽症状，若咳嗽不是其突出主症时，则不属于本病。本病相当于西医学中的气管支气管炎。

本病一年四季均可发生，以冬春二季发病率高。任何年龄小儿皆可发病，以婴幼儿为多见。小儿咳嗽有外感和内伤之分，临床以外感咳嗽多见。本病多数预后良好，部分可反复发作，迁延不愈，或病情加重，发展为肺炎喘嗽。

【病因病机】

小儿咳嗽发生的原因，有外因和内因之分。外因责之于感受外邪，其中又以感受风邪为主。内因责之于肺脾虚弱，痰自内生。小儿因肺脏娇嫩，卫外不固，易为外邪所侵，故以外感咳嗽为多见。

咳嗽的病变部位在肺，常涉及于脾，病机关键为肺失宣肃。肺为娇脏，性喜清肃，上连喉咙，开窍于鼻，外合皮毛，主一身之气，司呼吸。外邪从口鼻或皮毛而入，邪侵于肺，或脾虚生痰上贮于肺，或久咳不愈耗伤肺气，皆可致肺气不宣，清肃失职而发生咳嗽。

1. 感受外邪　主要为感受风邪。风邪致病，首犯肺卫，肺为邪侵，致肺气壅遏不宣，清肃之令失常，肺气上逆，则发生咳嗽。风为百病之长，易夹杂其他邪气为病。若风夹寒邪，风寒束肺，肺气失宣，则见咳嗽频作，咽痒声重，痰液清稀；若风夹热邪，风热犯肺，肺失清肃，则致咳嗽不爽，痰黄黏稠。

2. 痰热壅肺　小儿肺脾常不足，气不化津，痰易滋生。若平素脾胃积热，或心肝火热，或外感邪热稽留不去，炼液成痰，痰热互结，阻于气道，肺失清肃，则致咳嗽痰多，痰稠色黄，不易咯出。

3. 痰湿蕴肺　小儿脾常不足，易为乳食、生冷所伤，致脾运失健，水湿不能化生津液，酿为痰浊，上贮于肺，肺失宣降，气机不畅，则咳嗽痰多，色白而稀。

4. 肺脾气虚　小儿禀赋不足，肺脾素虚，或久咳不愈，耗伤正气，致肺脾气虚，肺虚气不布津，脾虚运化失司，痰液内生，阻于肺络，气道不利，则久咳不止，咳嗽无力，痰白清稀。

5. 阴虚肺热　小儿肺脏娇嫩，喜润恶燥，若患咳嗽日久不愈，热伤肺津，或素体阴虚，内热滋生，灼伤肺络，则致久咳不止，干咳无痰，声音嘶哑。

【临床诊断】

1. 诊断要点

（1）好发于冬春二季，常因气候变化而发病。

（2）病前多有感冒病史。

（3）咳嗽为主要临床症状。

（4）肺部听诊：两肺呼吸音粗糙，可闻及干啰音或不固定的粗湿啰音。

（5）X 线检查：胸片显示肺纹理增粗模糊，肺门阴影增深。

（6）实验室检查：　血常规：病毒感染者血白细胞总数正常或偏低；细菌感染者血白细胞总数及中性粒细胞增高。　病原学检查：取鼻咽或气管分泌物标本作病毒分离或桥联酶标法检测，有助于病毒学的诊断。血肺炎支原体抗体 IgG、IgM 检测用于肺炎支原体感染诊断。痰细菌培养，可作为细菌学诊断。

2. 鉴别诊断

（1）**肺炎喘嗽**　以气喘、咳嗽、咯痰痰鸣、发热为主症，双肺听诊吸气末可闻及固定的中细湿啰音，胸部 X 线检查可见肺纹理增粗、紊乱及斑片状阴影。

（2）**原发型肺结核**　以低热，咳嗽，盗汗为主要临床症状。多有结核病接触史，结核菌素试验阳性，气道排出物中可找到结核菌，胸部 X 线检查显示活动性原发型肺结核改变，纤维支气管镜检查可见明显的支气管结核病变。

（3）**支气管异物**　有异物吸入史，突然出现呛咳，胸部 X 线检查可见纵隔摆动，纤维支气管镜检查可确定诊断。

【辨证论治】

1. 辨证要点　本病以八纲辨证为纲。根据起病方式、病程长短及临床症状以区分外感咳嗽与内伤咳嗽。凡发病较急，病程短，伴有表证者，多属外感咳嗽；若发病较缓，病程较长，兼有不同程度里证者，多属内伤咳嗽。一般外感咳嗽多实，内伤咳嗽多由实转虚或虚实夹杂。属实者，咳声高亢，气粗有力；属虚者，咳声低微，气短无力。寒热辨证主要根据痰的色泽质地辨别。咳嗽痰液清稀者，多属寒证；咳嗽痰黄黏稠者，多属热证。

2. 治疗原则　咳嗽治疗，应分清外感、内伤。外感咳嗽以疏散外邪，宣通肺气为基本法则，根据寒、热证候不同治以散寒宣肺，解热宣肺。外感咳嗽一般邪气盛而正气未虚，治疗时不宜过早使用滋腻、收涩、镇咳之药，以免留邪。内伤咳嗽应辨别病位、病性，随证施治。痰盛者，按痰热、痰湿不同，分别治以清肺化痰、燥湿化痰。气阴虚者，按气虚、阴虚之不同，分别治以健脾补肺、益气化痰，养阴润肺、兼清余热之法。本病除内服汤药外，还可应用中药成药、针灸、推拿等疗法。

3. 证治分类

（1）外感咳嗽

风寒袭肺

证候　咳嗽频作，咽痒声重，痰白清稀，鼻塞流清涕，恶寒无汗，发热头痛，全身酸痛，舌质淡红，舌苔薄白，脉浮紧，指纹浮红。

辨证　本证常见于冬春寒冷季节，由风寒之邪袭肺而致。以起病急，咳嗽频作，痰白清稀，鼻流清涕，舌苔薄白，脉浮紧，指纹浮红为特征。小儿风寒袭肺容易转化为热证，若风寒夹热者，症见声音嘶哑，恶寒，鼻塞，咽红，口渴；若转风热证，则咳嗽痰黄，口渴咽痛，鼻流浊涕。

治法　疏风散寒，宣肺止咳。

方药　华盖散加减。常用炙麻黄、荆芥辛温宣肺；杏仁、白前、远志止咳化痰；陈皮、紫苏子燥湿化痰；蝉蜕、桔梗、甘草祛风利咽。

咳嗽重者，加紫菀、款冬花润肺止咳；痰多者，加法半夏、生姜祛痰降逆；恶寒头痛者，加白芷、川芎祛风止痛。风寒夹热证，方用杏苏散加大青叶、黄芩清肺热。

风热犯肺

证候　咳嗽不爽，痰黄黏稠，不易咯出，口渴咽痛，鼻流浊涕，或伴发热恶风，头痛，微汗出，舌质红，苔薄黄，脉浮数，指纹浮紫。

辨证　本证可由风热犯肺而致，也可由风寒袭肺转化而来。以咳嗽不爽，痰黄黏稠，鼻流浊涕为特征。肺热重者，痰黄黏稠，不易咯出，口渴咽痛；风热表证重者，发热恶风，头痛微汗出。若风热夹燥，症见干咳频作，无痰或痰少黄稠难咯，咳剧胁痛，甚则咯痰带血，口干欲饮，舌质红干，舌苔黄，脉细数，指纹紫滞；若风热夹湿，症见咳嗽痰多，胸闷汗出，纳呆，舌质红，苔黄腻，脉濡数，指纹紫滞。

治法　疏风解热，宣肺止咳。

方药　桑菊饮加减。常用桑叶、菊花疏散风热；薄荷、连翘辛凉解表；杏仁、桔梗宣肺止咳；黛蛤散、浙贝母清化痰热；大青叶、牛蒡子清肺利咽；芦根清热生津；甘草调和诸药。

肺热重者，加金银花、黄芩清宣肺热；咽红肿痛者，加射干、土牛膝、蒲公英利咽消肿；咳嗽重者，加前胡、枇杷叶清肺止咳；痰多者，加瓜蒌皮、天竺黄化痰止咳。风热夹燥证，加北沙参、麦冬、百合润肺止咳，咯痰带血加焦栀子、藕节炭、白茅根清肺凉血；风热夹湿证，加法半夏、陈皮、薏苡仁宣肺燥湿；风燥伤肺者，去黛蛤散，加南沙参、百合、麦冬。

（2）内伤咳嗽

痰热壅肺

证候　咳嗽痰多，色黄黏稠，咯吐不爽，咳剧气促，喉间痰鸣，发热口渴，烦躁不宁，尿少色黄，大便干结，舌质红，苔黄腻，脉滑数，指纹紫滞。

辨证　本证多由邪热灼津炼痰，痰热结于气道而致，也可由脾胃积热，或心肝火旺，炼液为痰上贮于肺而成。以咳嗽痰多，色黄黏稠，难以咯出为特征。热重者发热口渴，烦躁不宁，尿少色黄，大便干结；痰重者喉间痰鸣，甚则喘促，舌苔黄腻，脉滑数或指纹紫滞。

治法　清化痰热，肃肺止咳。

方药　清金化痰汤加减。常用桑白皮、前胡、款冬花肃肺止咳；黄芩、栀子、鱼腥草清泻肺热；浙贝母、天竺黄、桔梗化痰止咳；麦冬、甘草润肺止咳。

痰多色黄，黏稠难咯者，加瓜蒌皮、天竺黄、胆南星清肺化痰；咳重，胸胁疼痛者，加郁金、青皮理气通络；心烦口渴者，加石膏、地黄清心除烦；大便秘结者，加瓜蒌子、大黄润肠通便。

痰湿蕴肺

证候　咳嗽重浊，痰多壅盛，色白而稀，喉间痰声辘辘，胸闷纳呆，神乏困倦，形体虚胖，舌淡红，苔白腻，脉滑，指纹沉滞。

辨证　本证多见于素体脾虚湿盛患儿，由脾虚湿盛，聚生痰液，壅阻气道而致。以咳嗽痰壅，色白而稀为特征。湿盛者胸闷纳呆，舌苔白腻；脾虚者神乏困倦，形体虚胖，纳食呆滞。

治法　燥湿化痰，肃肺止咳。

方药　三拗汤合二陈汤加减。常用炙麻黄、杏仁、白前宣肺止咳；陈皮、法半夏、茯苓燥湿化痰；甘草和中。

痰涎壅盛者，加莱菔子、紫苏子利气化痰；湿盛者，加苍术、薏苡仁燥湿健脾；咳嗽者，重加款冬花、紫菀化痰止咳；纳呆者，加焦六神曲、焦山楂醒脾消食。

肺脾气虚

证候　咳嗽无力，痰白清稀，面色少华，气短懒言，语声低微，自汗畏寒，食少纳呆，平素易感，舌淡嫩，边有齿痕，脉细无力，指纹淡红。

辨证 本证常为久咳，或由痰湿蕴肺转化而来，以咳嗽无力，痰白清稀为特征。偏肺气虚者气短懒言，语声低微，自汗畏风；偏脾气虚者面色少华，痰多清稀，食少纳呆，舌边有齿痕。

治法 补肺益气，健脾化痰。

方药 六君子汤加味。常用党参健脾益气；白术、茯苓健脾祛湿；陈皮、法半夏燥湿化痰；炙百部、炙紫菀宣肺止咳；甘草调和诸药。

气虚重者，加黄芪、黄精益气补虚；咳重痰多者，加远志、款冬花化痰止咳；食少纳呆者，加焦山楂、焦六神曲开胃助运。

阴虚肺热

证候 干咳无痰，或痰少而黏，或痰中带血，不易咯出，口渴咽干，喉痒声嘶，午后潮热或手足心热，舌质红，舌苔少，脉细数，指纹紫。

辨证 本证常为久咳，多由痰热壅肺转化而来。以干咳无痰，喉痒声嘶为特征。阴虚重者，口渴咽干，午后潮热，或手足心热，舌红少苔，脉细数；热伤肺络者，咯痰带血。

治法 滋阴润燥，养阴清肺。

方药 沙参麦冬汤加减。常用南沙参、麦冬、地黄、玉竹养阴清肺润燥；天花粉、甘草生津保肺；桑白皮、炙款冬花、炙枇杷叶宣肃肺气；蝉蜕、五味子利咽敛肺。

阴虚重者，加地骨皮、玄参养阴清热；咳嗽重者，加炙紫菀、川贝母润肺止咳；咳重痰中带血者，加虎杖、阿胶、白茅根、侧柏叶清肺止血。

【其他疗法】

1. 中药成药

（1）三拗片 <3岁0.5g，1日2次；3~6岁0.5g，1日3次；>6岁1.0g，1日2~3次。温开水送服。用于风寒袭肺证。

（2）小儿宣肺止咳颗粒 每袋8g。1岁以内1/3袋、1~3岁2/3袋、4~7岁1袋、8~14岁1.5袋，1日3次，3日为1疗程。温开水冲服。用于风寒外束，痰热郁肺证。

（3）小儿咳喘灵口服液（颗粒） 口服液每支10ml。<2岁5ml、3~4岁7.5ml、5~7岁10ml，1日3~4次，口服。颗粒剂每袋2g。<2岁1g、3~4岁1.5g、5~7岁2g，1日3~4次，温开水冲服。用于风热犯肺证。

（4）清燥润肺合剂 <3岁5ml，1日3次；3~6岁10ml，1日2次；>6岁10ml，1日3次。口服。用于风燥伤肺证。

（5）小儿清肺化痰口服液 <1岁3ml、1~5岁10ml、>5岁15~20ml，1日2~3次。口服。用于痰热壅肺证。

（6）橘红痰咳液 <3岁5ml，1日3次；3~6岁10ml，1日2次；>6岁10ml，1日3次。口服。用于痰湿蕴肺证。

（7）玉屏风口服液（颗粒） 口服液每支10ml。<1岁3ml、1~5岁5~10ml、6~14岁10ml，1日3次，口服。颗粒剂每袋5g。<1岁2g、1~5岁2.5~5g、6~14岁5g，1日3次，温开水冲服。用于肺脾气虚证。

（8）养阴清肺口服液 ＜3岁5ml，1日2次；3~6岁5ml，1日3次；＞6岁10ml，1日2次。口服。用于阴虚肺热证。

（9）炎琥宁注射液 10mg／（kg·d），最大剂量不超过160mg，加入5%~10%葡萄糖注射液稀释，静脉滴注，1日1次。用于风热犯肺证。

2. 针灸疗法 针刺取穴： 天突、内关、曲池、丰隆。 肺俞、尺泽、太白、太冲。每日取1组，两组交替使用，1日1次，10~15次为1疗程，中等刺激，或针后加灸。用于肺脾气虚证。

3. 推拿疗法 揉小天心，补肾水，揉二马，揉板门，逆运内八卦，清肺经，推四横纹，揉小横纹穴，清天河水。咳喘轻者，1日2次；咳喘严重者，1日4~6次。咳喘以夜间为重者，停推四横纹穴，分推肩胛穴各50次，以平喘止咳。高热者，揉小天心后加揉一窝风。

【预防与调护】

1. 预防

（1）经常到户外活动，加强体格锻炼，增加小儿抗病能力。

（2）饮食忌辛辣刺激、过甜过咸。

（3）注意个人卫生，积极预防感冒。

2. 调护

（1）保持室内空气新鲜、流通，室温以20℃~24℃为宜，相对湿度约60%。

（2）注意休息，保持环境安静。

（3）经常变换体位及轻拍背部，有助于排出痰液。

（4）饮食宜清淡、易消化、富含营养。咳嗽时防止食物呛入气管引起窒息。

第三节 肺炎喘嗽

肺炎喘嗽是以气喘、咳嗽、咯痰痰鸣、发热为主症的肺系疾病。肺炎喘嗽的病名首见于清代谢玉琼的《麻科活人全书》，是作者对麻疹病程中出现气促发喘鼻煽胸高变证的命名。本病相当于西医学中的小儿肺炎。

本病一年四季都可发生，以冬春两季为多，是综合性医院儿科住院患儿单病种统计占首位的病种。好发于婴幼儿，年龄越小，发病率越高，病情重者越多。本病若治疗及时得当，一般预后良好，若是发生变证者则病情危重，原有先天性心脏病等疾病者易患本病且病情较重。

【病因病机】

小儿肺炎喘嗽发生的原因，有外因和内因两大类。外因责之于感受风邪，小儿寒温失调，风邪夹热或夹寒外袭而为病，其中以风热为多见，也可由其他疾病如麻疹、水痘等传变而来。内因责之于小儿肺气虚弱，卫外不固，如先天禀赋不足，或后天喂养失宜，久病不愈，病后失调，则致正气虚弱，腠理不密，易为外邪所感。

肺炎喘嗽的主要病位在肺，痰热是其病理产物，病机关键为肺气郁闭。外感风邪由口鼻或皮毛而入，侵犯肺卫，致肺气失展，宣降失司，清肃之令不行，气郁不宣，化热灼津，炼液成痰；继而病邪由表入里，痰热交结，阻于气道，宣发、肃降无权，从而出现咳嗽、气促、痰壅、鼻煽、发热等肺气闭阻的证候。小儿肺炎喘嗽病变常累及于脾，重者可内犯心肝，出现心阳虚衰和邪陷厥阴的变证。

1. 风邪郁肺　肺主皮毛，开窍于鼻，风热、风寒之邪自口鼻、皮毛外侵，郁于肌腠，产生表证。犯于肺窍，邪热或寒邪化热，热蒸肺络，灼津炼液为痰，阻于气道，郁遏肺气，宣肃失司，则咳嗽加剧，痰鸣气促。

2. 痰热闭肺　邪热炽盛，由表入里，郁阻于肺，熏灼肺津，熬炼成痰，阻于肺络，气滞血行不畅成瘀。热、郁、痰、瘀相互交结，痰热壅盛，肺气闭阻，宣发肃降失职，则产生肺炎喘嗽喘、咳、痰、热的典型证候。若是邪气炽盛，毒热化火，闭阻肺气，阴津受灼，则致高热持续、咳喘剧烈、烦渴不宁的毒热闭肺重证。

痰热闭肺阶段若是邪毒枭张、正气不支，则易于转为变证。感邪之后，肺气不利，气郁则血滞，心血运行不畅，心失所养，或加原本心气不足，则易成心阳虚衰之变证。若邪毒化热化火，内陷心包，引动肝风，则形成邪陷厥阴之变证。

3. 正虚邪恋　小儿肺脏娇嫩，邪热伤肺，最易耗损阴津，余邪留恋不去，后期则转成阴虚肺热之证。体弱气虚儿或伴有其他疾病者，感受外邪后进一步损伤肺气、脾气，肺炎迁延，形成肺脾气虚之证候。

【临床诊断】

诊断要点

（1）起病前常有感冒、咳嗽，或麻疹、水痘等病史。

（2）起病较急，常见气喘、咳嗽、咯痰痰鸣、发热等症。

（3）病情严重时，可见高热不退、喘促不安、烦躁不宁、面色苍白、四肢不温、口唇青紫发绀、脉微细数，甚至昏迷、抽风等症。

（4）新生儿患肺炎时，常以不乳、精神委靡、口吐白沫等症状为主，而无上述典型表现。

（5）肺部听诊可闻及较固定的中细湿啰音，常伴干性啰音，如病灶融合，可闻及管状呼吸音。

（6）X线检查见小片状、斑片状阴影，也可出现不均匀的大片状阴影，或为肺纹理增多、紊乱，肺部透亮度增强或降低。

（7）实验室检查：　血常规：细菌性肺炎，白细胞总数可升高，中性粒细胞增多。病毒性肺炎，白细胞总数正常或偏低。　病原学检查：细菌培养、病毒学检查、肺炎支原体检测等，可获得相应的病原学诊断，病原特异性抗原或抗体检测常有早期诊断价值。

【辨证论治】

1. 辨证要点　病初多有表证，但在表为时短暂，很快入里化热，主要特点为气喘、咳嗽、痰壅、发热。初起辨证应分清风热还是风寒，风寒者多恶寒无汗，痰多清稀；风热者则发热重，咳痰黏稠。痰阻肺闭时应辨清热重还是痰重，热重者高热稽留不退，面红唇赤，烦渴引饮，便秘尿黄；痰重者喉中痰声辘辘，胸高气急。若高热炽盛，喘憋严重，张口抬肩，为毒热闭肺重证。若出现心阳虚衰肢厥脉微，或邪陷厥阴神昏抽搐，为邪毒炽盛，正气不支的危重变证。

2. 治疗原则　本病治疗，以开肺化痰，止咳平喘为主法。开肺以恢复肺气宣发肃降功能为要务，宣肃如常则咳喘自平。若痰多壅盛者，治以降气涤痰；喘憋严重者，治以平喘利气；气滞血瘀者，配以活血化瘀；肺与大肠相表里，壮热炽盛时可加通下药以通腑泄热。出现变证者，或温补心阳，或平肝息风，随证施治。疾病后期肺脾气虚者，宜健脾补肺以扶正为主；若是阴虚肺燥，余邪留恋，则当养阴润肺，兼清余邪。同时，本病还常结合其他治法，如中药成药、雾化吸入等，对于变证，必要时须中西医结合治疗。

3. 证治分类

（1）常证

风寒郁肺

证候　恶寒发热，头身痛，无汗，鼻塞流清涕，喷嚏，咳嗽，气喘鼻煽，痰稀白易咯，可见泡沫样痰，或闻喉间痰鸣，咽不红，口不渴，面色淡白，纳呆，小便清，舌淡红，苔薄白，脉浮紧，指纹浮红。

辨证　本证见于起病的初期，常在寒冷季节发生，由风寒之邪外袭而致。多有恶寒发热，无汗之表寒证，年幼儿蜷缩母怀，年长儿可自述恶寒身痛，也常有痰涎色白清稀。口和不渴，咽红不著，舌淡红，苔薄白，脉浮紧，指纹浮红，是本证特征。小儿患病病情多变，正邪交争易于化热，此期一般都比较短暂，临证必须注意风寒化热之证候转化。

治法　辛温宣肺，止咳平喘。

方药　华盖散加减。常用麻黄、杏仁散寒宣肺；荆芥、防风解表散寒；桔梗、白前宣肺止咳；苏子、陈皮化痰平喘。

恶寒身痛重者，加桂枝、白芷温散表寒；痰多，苔白腻者加法半夏、莱菔子化痰止咳。如寒邪外束，内有郁热，症见呛咳痰白，发热口渴，面赤心烦，苔白，脉数者，则宜加石膏、黄芩，如大青龙汤表里双解。

风热郁肺

证候　发热恶风，头痛有汗，鼻流黄涕，咳嗽，气喘，咯黄痰，或闻喉间痰嘶，鼻翼煽动，口渴，便秘，小便黄少，面色红赤，烦躁不安，咽部红肿，舌质红，苔薄黄，脉浮数，指纹浮紫。

辨证　本证可因风热犯肺而发病，也可由外感风寒之证化热而来。多见发热转重，或有其他明显的热证表现，如面色红赤、咽红口渴，舌红苔黄等。其轻证、重证，又有程度上的差异。轻者发热咳嗽，气急痰多；重者则见高热烦躁，咳嗽剧烈，气促鼻煽等。本证重证，常很快发展为痰热闭肺证。

治法　辛凉宣肺，清热化痰。

方药　银翘散合麻黄杏仁甘草石膏汤加减。常用炙麻黄、杏仁、石膏、甘草宣肺清热；金银花、连翘、薄荷解表清热；桑叶、桔梗、前胡宣肺止咳。

发热，头痛，咽痛，加牛蒡子、蝉蜕、板蓝根、芦根清热利咽；咳嗽剧烈，痰多，加瓜蒌皮、葶苈子、浙贝母、天竺黄清化热痰；热重者，加黄芩、栀子、贯众清肺泻热。

　痰热闭肺

证候　发热，有汗，咳嗽，咯痰黄稠或喉间痰鸣，气急喘促，鼻翼煽动，声高息涌，胸高胁满，张口抬肩，口唇紫绀，烦躁不安，面色红，口渴欲饮，纳呆，便秘，小便黄少，舌质红，苔黄腻，脉滑数，指纹紫滞。

辨证　本证多见于肺炎喘嗽的中期，痰热俱甚，郁闭于肺，而见上述诸症。临床以发热、咳嗽、痰壅、气喘的本病典型主症为特征。严重者肺闭血瘀，见口唇紫绀，胸高气急，痰壅如潮，闷乱烦躁，证属危重，必须及时救治，否则易因邪盛正虚转为变证。

治法　清热涤痰，开肺定喘。

方药　五虎汤合葶苈大枣泻肺汤加减。常用炙麻黄、杏仁、前胡宣肺止咳；石膏、黄芩、鱼腥草、甘草清肺泻热；桑白皮、葶苈子、苏子泻肺涤痰；细茶肃肺化痰。

热甚者，加栀子、虎杖清泻肺热；热盛便秘、痰壅喘急，加大黄或礞石滚痰丸涤痰泻火；痰盛者，加浙贝母、天竺黄、鲜竹沥、猴枣散清化痰热；喘促而面唇青紫者，加丹参、虎杖解毒化瘀。

　毒热闭肺

证候　壮热不退，咳嗽剧烈，痰黄稠难咯或痰中带血，气急喘憋，鼻翼煽动，胸高胁满，张口抬肩，鼻孔干燥，面色红赤，口唇紫绀，涕泪俱无，烦躁不宁，口渴引饮，小便黄少，便秘，舌红少津，舌苔黄燥，脉洪数，指纹紫滞。

辨证　本证邪势炽盛，毒热内闭肺气，常为痰热闭肺证发展而成。热炽肺气郁闭而见高热不退，咳嗽剧烈，气急喘憋；毒热耗灼阴津故见涕泪俱无，鼻孔干燥。毒热闭肺证病情重笃，容易发生变证，若邪热化火内陷或正虚心阳不支，则迅速转为邪陷厥阴、心阳虚衰之危证。

治法　清热解毒，泻肺开闭。

方药　黄连解毒汤合麻黄杏仁甘草石膏汤加减。常用炙麻黄、杏仁、枳壳宣肺开闭；黄连、黄芩、虎杖、栀子清热解毒；石膏、知母、生甘草清解肺热。

热毒重者，加蒲公英、败酱草、贯众清热解毒；便秘腹胀者，加大黄、玄明粉通腑泄热；口干鼻燥，涕泪俱无者，加地黄、玄参、麦冬润肺生津；咳重者，加前胡、款冬花宣肺止咳；烦躁不宁者，加白芍、钩藤清心宁神。

阴虚肺热

证候   病程较长，低热盗汗，干咳无痰，甚至咯痰带血，面色潮红，手足心热，口干欲饮，盗汗，小便黄少，舌质红乏津，舌苔少或花剥，脉细数，指纹淡紫。

辨证   本证多见于病程迁延，阴津耗伤，肺热减而未清者。常由痰热闭肺证或毒热闭肺证经治疗后转化而成。以病程较长、干咳无痰、舌红少津为主要表现。临证需要辨明阴伤轻重，轻者咳嗽声作、干咳无痰；重者口干舌燥、干咳咯血，伴全身症状。还要辨明有无余热，余热未清者表现低热潮热，舌苔黄。

治法   养阴清热，润肺止咳。

方药   沙参麦冬汤加减。常用南沙参、麦冬、玉竹、天花粉养阴清肺；桑白皮、百合、炙款冬花肃肺润燥止咳；扁豆、甘草益气和胃。

余邪留恋，低热反复者，选加地骨皮、知母、黄芩、鳖甲滋阴退热；久咳者，加百部、炙紫菀、枇杷叶、五味子敛肺止咳；汗多者，加煅龙骨、煅牡蛎、酸枣仁敛阴止汗。

肺脾气虚

证候   久咳无力，痰稀白易咯，气短，低热起伏，面白少华，神疲乏力，自汗，纳差，口不渴，大便溏，易于感冒，舌质淡红，舌体胖嫩，苔薄白，脉细弱无力，指纹淡。

辨证   本证见于肺炎喘嗽恢复期，或素体虚弱的患儿，病程迁延。临证以咳嗽无力，气短自汗为主要证候。偏肺气虚者面白少华，反复感冒；偏脾气虚者纳差便溏，神疲乏力。

治法   补肺益气，健脾化痰。

方药   人参五味子汤加减。常用党参（或人参）、茯苓、炒白术、炙甘草益气健脾，培土生金；五味子敛肺止咳；百部、法半夏、橘红止咳化痰。

咳重多痰者，去五味子，加陈皮、远志、紫菀、款冬花化痰止咳；虚汗多者，加炙黄芪、煅龙骨、煅牡蛎固表止汗，若是汗出不温加桂枝、白芍温卫和营；大便不实者，加怀山药、炒扁豆健脾益气；纳差者，加焦山楂、焦六神曲和胃消食。

（2）变证

心阳虚衰

证候   面色苍白，唇指紫绀，呼吸浅促、困难，额汗不温，四肢厥冷，虚烦不安或神委淡漠，右胁下出现癥块并渐增大，心悸动数，舌质淡紫，苔薄白，脉细弱而数，指纹淡滞。

辨证   本证常见于病重之婴幼儿，或素体虚弱而患肺炎喘嗽者，即邪盛正虚患儿，来势急、病情重。由于邪毒炽盛，损伤原本不足之心阳，肺闭气郁导致血脉瘀阻。临床以突然出现面色苍白、紫绀、四肢不温或厥冷、右胁下癥块增大、脉细弱疾数为辨证要点。

治法   温补心阳，救逆固脱。

方药   参附龙牡救逆汤加减。常用人参大补元气；附子回阳救逆；煅龙骨、煅牡蛎潜阳敛阴；白芍、甘草和营护阴。

气阳虚衰者，亦可用独参汤或参附汤少量频服以救急，还可用参附注射液静脉滴注。若气阴两竭，可加用生脉注射液静脉滴注，以益气养阴救逆。若出现面色苍白而青，唇舌发紫，右胁下癥块等血瘀较著者，可加红花、丹参等活血化瘀；呼吸不整或叹息样呼吸者，加炙黄芪、山茱萸、炙麻黄、熟地黄益肺顺气。

邪陷厥阴

证候 壮热不退，口唇紫绀，气促，喉间痰鸣，烦躁不安，谵语狂躁，神识昏迷，口噤项强，角弓反张，四肢抽搐，舌质红绛，脉细数，指纹紫。

辨证 本证由于邪热炽盛，内陷手厥阴心包经和足厥阴肝经而致。临证以病情突然加重，壮热、烦躁、神昏、四肢抽搐、口噤项强等心肝二经诸症为主症，病情危重。

治法 清心开窍，平肝息风。

方药 羚角钩藤汤加减合牛黄清心丸。常用羚羊角、钩藤、僵蚕平肝息风；郁金、石菖蒲解郁开窍；白芍、地黄、甘草滋阴而缓急解痉；黄连、黄芩、栀子清热泻火解毒。另服牛黄清心丸。

昏迷痰多者，加胆南星、鲜竹沥、猴枣散等豁痰开窍；高热神昏抽搐者，选加紫雪、安宫牛黄丸等成药。

【其他疗法】

1. 中药成药

（1）通宣理肺口服液 3～7岁7ml、>7岁10ml，1日2～3次。口服。用于风寒郁肺证。

（2）小儿麻甘颗粒 <1岁1g、1～3岁3g、4～7岁5g、8～12岁8g，1日3次。温开水冲服。用于风热郁肺证。

（3）儿童清肺口服液 <6岁10ml、>6岁20ml，1日3次。口服。用于痰热闭肺证。

（4）小儿清肺化痰口服液 1～2岁3～5ml、3～5岁5～10ml、6～14岁10～15ml，1日3次。口服。用于痰热闭肺证。

（5）参麦止嗽糖浆 <6岁5ml、7～10岁10ml、11～14岁15ml，1日2～3次。口服。用于阴虚肺热证。

（6）玉屏风口服液（颗粒） 口服液每支10ml。<1岁3ml、1～5岁5～10ml、6～14岁10ml，1日3次。口服。颗粒每袋5g。<1岁2g、1～5岁2.5～5g、6～14岁5g，1日3次。温开水冲服。用于肺脾气虚证。

（7）痰热清注射液 0.3～0.5ml/kg，最高剂量不超过20ml，加入5%葡萄糖注射液或0.9%氯化钠注射液100～200ml，静脉滴注，控制滴数在每分钟30～60滴，1日1次。或遵医嘱。用于风热郁肺证、痰热闭肺证。

（8）参附注射液 1～2ml/kg，用5%～10%葡萄糖注射液250ml稀释，婴幼儿建议按照1:5的倍数稀释，静脉缓慢滴注，1日1次。用于心阳虚衰证。

2. 药物外治 肉桂12g，丁香16g，制川乌15g，制草乌15g，乳香15g，没药15g，当归30g，红花30g，赤芍30g，川芎30g，透骨草30g，制成10%油膏。每用适量，敷于背部湿性啰音显著处。1日1次，5~7日为1疗程。用于辅治肺部湿性啰音。

3. 针刺疗法　主穴：尺泽、孔最、列缺、合谷、肺俞、足三里。配穴：少商、丰隆、曲池、中脘，用于痰热闭肺证；气海、关元、百会，用于心阳虚衰证。

4. 拔罐疗法　取肩胛双侧下部，拔火罐。每次5~10分钟，1日1次，5日为1疗程。用于辅治肺部湿性啰音。

5. 西医疗法

（1）病因治疗　根据不同病因选择药物。细菌感染者根据病原菌选择抗生素，如青霉素、羟氨苄青霉素、头孢曲松、头孢噻肟等。肺炎支原体、衣原体感染选用大环内酯类抗生素，如红霉素、罗红霉素、阿奇霉素。病毒感染者选用三氮唑核苷雾化吸入或静脉滴注，也可用干扰素。

（2）心力衰竭的诊断和治疗

诊断：　呼吸突然加快，>60次/分钟。　心率突然加快，婴儿>180次/分钟、幼儿>160次/分钟。　骤然极度烦躁不安，明显发绀，面色发灰，指（趾）甲微血管充盈时间延长。　心音低钝，奔马律，颈静脉怒张。　肝脏迅速增大。　尿少或无尿，颜面眼睑或双下肢水肿。具有前5项者即可诊断为心力衰竭。

治疗：除镇静、给氧外，要增强心肌的收缩力，减慢心率，增加心搏出量；减轻体内水钠潴留，以减轻心脏负荷。　强心：毛花甙丙（西地兰），洋地黄化总量<2岁0.03~0.04mg/kg，>2岁0.02~0.03mg/kg，静脉注射，首次给洋地黄化总量的1/2，余量分两次，每隔4~6小时用1/4量。　利尿：常用呋塞米（速尿），每次1mg/kg，稀释成2mg/ml，5~10分钟缓慢静脉推注，必要时8~12小时可重复。　血管活性药物：心力衰竭伴有血压下降时可用多巴胺，每次用10mg，以5%葡萄糖注射液100ml稀释，开始以每分钟10~15滴速度静脉滴入，根据需要调节滴速，一般不超过每分钟30 g/kg。

（3）糖皮质激素的应用　适用于：　中毒症状明显。　严重喘憋。　伴有脑水肿、中毒性脑病、感染性休克、呼吸衰竭等。　胸膜有渗出的病例。常用地塞米松，每次2~5mg（或氢化可的松每次5~10mg/kg），1日2~3次，疗程3~5日。

【预防与调护】

1. 预防

（1）冬春季节带儿童外出时防止着凉。气候冷暖骤变时，及时增减衣服，防止感受外邪。

（2）反复呼吸道感染患者给予调治，感冒、麻疹等患儿及时治疗。

2. 调护

（1）病室空气新鲜，保持安静。

（2）呼吸急促时，应保持气道通畅，随时吸痰。

（3）对于重症肺炎患儿要加强巡视，密切观察病情变化，及早发现变证。

第四节　哮　喘

哮喘是小儿时期常见的一种反复发作的哮鸣气喘性肺系疾病。哮指声响言，喘指气息言，哮必兼喘，故通称哮喘。临床以反复发作性喘促气急，喉间哮鸣，呼气延长，严重者不能平卧，张口抬肩，摇身撷肚，唇口青紫为特征。常在夜半至清晨发作或加剧。古代医籍对哮喘记载甚多。金元之前，多列入喘门，《丹溪心法·喘论》首先命名为"哮喘"，提出"哮喘专主于痰"，并有哮证已发攻邪为主，未发则以扶正为要的论述。《幼科发挥·喘嗽》说："或有喘疾，遭寒冷而发，发则连绵不已，发过如常，有时复发，此为宿疾，不可除也。"认识到本病有反复发作，难以根治的临床特点。本病包括了西医学所称的喘息性支气管炎、支气管哮喘。

本病有明显的遗传倾向，初发年龄以 1~6 岁多见。发作有较明显的季节性，以秋季、春季气候多变时易于发病。大多数患儿经治疗可缓解或自行缓解，在正确的治疗和调护下，随年龄的增长，大都可以治愈。但若失于防治，喘息持续，或反复发作，迁延不愈，可延及成年，甚至遗患终身。

【病因病机】

哮喘的病因既有外因，也有内因。内因责之于先天禀赋有异，素体肺、脾、肾三脏功能不足，痰饮留伏于肺，成为哮喘之凤根。外因责之于感受外邪，接触异物、异味以及嗜食咸酸等，其中感受外邪是最常见的诱因。

1. 肺脾肾不足，痰饮留伏　小儿肺脏娇嫩，脾常不足，肾常虚。人体水液的代谢为肺脾肾三脏所司，肺为水之上源，脾胃乃水谷之海，肾主人身水液，若三脏功能失调，则致水液代谢失常，痰浊内生。如因外邪犯肺，或肺气虚弱，则治节无权，水津失于输布，凝液为痰；脾虚不能为胃行其津液，运化失司，湿聚为痰，上贮于肺；肾气虚衰，不能蒸化水液，也能使水湿上泛为痰，聚液成饮。所谓痰之本水也，源于肾；痰之动湿也，主于脾；痰之末肺也，贮于肺。哮喘小儿常有家族史，具有一定遗传倾向，禀赋有异，形成肺脾肾不足的体质，外易感风邪、内易生伏痰，风痰胶结内着，成为哮喘反复发作的病理基础。

2. 感受外邪，接触异物　哮喘的发作，是外因作用于内因的结果。最常见的外因是感受外邪，以六淫为主。六淫之邪，以风寒、风热居多。外邪袭肺，宣肃失司，肺气不利，引动伏痰，痰气交阻于气道，痰随气升，气因痰阻，相互搏击，气机升降失调，以致呼吸困难，气息喘促，喉间哮鸣痰吼，发为哮喘。此外，嗜食咸酸厚味、鱼腥发物，接触花粉、绒毛、油漆、螨虫等异物异味，活动过度或情绪激动，也都能刺激机体，致气机不利，触动内伏风痰，阻于气道，影响肺的通降功能，而诱发哮喘。

关于本病发作之病机，《证治汇补·哮病》论曰："哮即痰喘之久而常发者，因内有壅塞之气，外有非时之感，膈有胶固之痰，三者相合，闭拒气道，搏击有声，发为哮病。"因于外感风寒，或内伤生冷，或素体阳虚、寒痰内伏者，发为寒性哮喘；因于外感风热，或风寒化热，或素体阴虚、痰热内伏者，发为热性哮喘。若是外寒未解，内热已起，可见外寒内热之证；若是风痰恋肺未消气逆未平，肺脾肾亏虚之证已显，又成虚实夹杂之证。哮喘患儿，本为禀赋异常、肺脾肾三脏不足之体质，反复发作，又常导致肺之气阴耗伤、脾之气阳受损、肾之阴阳亏虚，因而形成缓解期痰饮留伏，表现为肺脾气虚、脾肾阳虚、肺肾阴虚的不同证候。发作期以邪实为主，迁延期邪实正虚，缓解期以正虚为主，形成三期邪正虚实演变转化的复杂证候。

【临床诊断】

1. 诊断要点

（1）多有婴儿期湿疹等过敏性疾病史，家族哮喘史。有反复发作的病史。发作多与某些诱发因素有关，如气候骤变、受凉受热、接触或进食某些过敏物质等。

（2）常突然发作，发作之前，多有喷嚏、咳嗽等先兆症状。发作时喘促，气急，哮鸣，咳嗽，甚者不能平卧、烦躁不安、口唇青紫。

（3）肺部听诊：发作时两肺闻及哮鸣音，以呼气时显著，呼气延长。如有继发感染，可闻及湿啰音。

（4）血常规：白细胞总数正常，嗜酸性粒细胞可增高；伴肺部细菌感染时，白细胞总数及中性粒细胞均可增高。

2. 鉴别诊断　哮喘需与肺炎喘嗽鉴别。哮喘以咳嗽、哮鸣、气喘、呼气延长为主症，大都不发热，常反复发作，多有过敏史，两肺听诊以哮鸣音为主；肺炎喘嗽以气喘、咳嗽、痰壅、发热为主症，多数发热，两肺听诊以湿啰音为主。

【辨证论治】

1. 辨证要点　哮喘临床分发作期、迁延期与缓解期，辨证主要从寒热虚实和肺脾肾三脏入手。发作期以邪实为主，进一步辨寒热：咳喘畏寒，痰多清稀，舌苔白滑为寒性哮喘；咳喘痰黄，身热面赤，口干舌红为热性哮喘。迁延期证候为虚实夹杂，实为风痰内着留恋不解，哮喘减而未平，静则气息平和动则喘鸣发作，虚为肺脾肾虚的不同证候。缓解期以正虚为主，辨其肺脾肾三脏不足，进一步再辨气阴阳：气短多汗，易于感冒为气虚；形寒肢冷面白，动则心悸为阳虚；消瘦盗汗，面色潮红为阴虚。

2. 治疗原则　本病应坚持长期、规范、个体化的治疗，按发作期治其标、迁延期标本兼治、缓解期治其本为基本原则。本病应重视缓解期的持续治疗，以图长期缓解。发作期攻邪以治肺为主，分辨寒热而随证施治。迁延期治肺兼顾脾肾，祛邪治在肺，仍需涤痰降逆平喘，扶正则分辨肺脾肾虚分别施以补益。缓解期当扶正以治其本，调其肺脾肾脏腑功能、气阴阳体质亏损，消除伏痰夙根。哮喘属于顽疾，宜采用多种疗法综合治疗，除口服药外，雾化吸入、敷贴、针灸疗法，以及配合环境疗法、心身疗法可增强疗效。

3. 证治分类

（1）发作期

风寒束肺

证候 气喘咳嗽，喉间哮鸣，痰稀色白，多泡沫，形寒肢冷，鼻塞，流清涕，面色淡白，唇青，恶寒无汗，舌质淡红，苔白滑或薄白，脉浮紧，指纹红。

辨证 本证多由外感风寒而诱发，外寒内饮是其基本病机。辨证要点，除喘咳气促、喉间哮鸣痰吼等哮喘发作的表现之外，尚有风寒表证，见恶寒无汗，鼻流清涕，脉浮紧等；内有痰饮壅阻，阳气不能宣畅，见面色淡白，痰多白沫，舌淡苔白等。本证亦有表证不著者，以寒饮伤肺证候为主。

治法 温肺散寒，涤痰定喘。

方药 小青龙汤合三子养亲汤加减。常用麻黄、桂枝宣肺散寒；细辛、干姜、半夏温肺化饮；白芥子、苏子、莱菔子降气涤痰。白芍配桂枝，有解表和营，缓急解痉平喘之功；五味子与细辛相伍，一酸一辛，一收一散，共达敛肺平喘之力。本证一般不单用白芍、五味子，以免酸敛收涩留邪。

咳嗽甚者，加紫菀、款冬花、旋覆花化痰止咳；哮吼甚者，加射干、地龙、僵蚕解痉祛痰平喘。若外寒不甚，寒饮阻肺者，可用射干麻黄汤加减。

痰热阻肺

证候 咳嗽喘息，声高息涌，喉间哮吼痰鸣，痰稠黄难咯，胸膈满闷，身热，面赤，鼻塞流黄稠涕，口干，咽红，尿黄，便秘，舌质红，苔黄，脉滑数，指纹紫。

辨证 本证多为外感风热，或风寒化热，引动伏痰，痰热相结，阻于气道而发作。临证以咳嗽喘急，声高息涌，咯痰稠黄，身热咽红，舌红苔黄为特征。痰热壅盛是本证辨证的关键，外感风热之象，可轻可重。本证与寒性哮喘之间，从有无热象不难加以鉴别。

治法 清肺涤痰，止咳平喘。

方药 麻黄杏仁甘草石膏汤合苏葶丸加减。常用炙麻黄、杏仁、前胡宣肺止咳；石膏、黄芩清肺解热；葶苈子、苏子、桑白皮泻肺平喘；射干、瓜蒌皮、枳壳降气化痰。

喘急者，加地龙清热解痉，涤痰平喘；痰多者，加胆南星、竹沥豁痰降气；咳甚者，加炙百部、炙款冬花宣肺止咳；热重者，加栀子、虎杖、鱼腥草清热解毒；咽喉红肿者，加蚤休、山豆根、板蓝根解毒利咽；便秘者，加瓜蒌子、枳实、大黄降逆通腑。若表证不著，喘息咳嗽，痰鸣，痰色微黄，可选定喘汤加减，方中麻黄、银杏、黄芩等配伍，有肃肺、敛肺、清热、平喘之功。

外寒内热

证候 喘促气急，咳嗽痰鸣，咯痰黏稠色黄，胸闷，鼻塞喷嚏，流清涕，或恶寒发热，面赤口渴，夜卧不安，大便干结，小便黄赤，舌质红，苔薄白或黄，脉滑数或浮紧，指纹浮红或沉紫。

辨证 本证之外寒由外感风寒所致；其内热常因外邪入里化热或素体痰热内蕴，为外邪引动而诱发。临床辨证以外有风寒束表之证，内有痰热蕴肺之候为要点。外寒证见恶寒怕冷，头痛身重，喷嚏，鼻塞流清涕；内热证见热势较高，口渴引饮，咯痰黏稠色黄，便秘等。本证常见于寒性哮喘未解，邪已入里化热而成寒热夹杂者。

治法　解表清里，定喘止咳。

方药　大青龙汤加减。常用麻黄、桂枝、白芍散寒解表和营；细辛、五味子、半夏、生姜蠲饮平喘；重用石膏、黄芩清泻肺热；生甘草和中；葶苈子、苏子、射干、紫菀化痰平喘。

热重者，加栀子、拳参清其肺热；咳喘哮吼甚者，加射干、桑白皮、葶苈子泻肺清热化痰；痰热明显者，加地龙、黛蛤散、竹沥清化痰热。

（2）迁延期

风痰恋肺，肺脾气虚

证候　咳喘减而未平，静时不发，活动则喘鸣发作，面色少华，易于出汗，平素易感冒，晨起及吹风后易作喷嚏、流涕，神疲纳呆，大便稀溏，舌质淡，苔薄白或白腻，脉弱，指纹淡滞。

辨证　本证多见于素体肺脾不足，咳喘迁延的患儿，表现为正虚邪恋，虚实夹杂，实在哮喘发作虽有减轻而未能平息，静时气息平和，活动则喘鸣发作，虚在肺脾气虚的不同证候，如汗多易感，纳呆便溏等。

治法　祛风化痰，补益肺脾。

方药　射干麻黄汤合人参五味子汤加减。常用炙麻黄、细辛消风宣肺；陈皮、半夏、炙款冬花燥湿化痰；人参（党参）、五味子益气敛肺；茯苓、白术、甘草益气健脾；僵蚕、地龙祛风化痰。

喘鸣时作者，加苏子、葶苈子涤痰平喘；喷嚏频作者，加辛夷、苍耳子祛风宣窍；汗多者，加碧桃干、浮小麦敛肺止汗；痰多色黄者，加浙贝母、胆南星清肺化痰；纳呆者，加焦山楂、焦六神曲消食助运；便溏者，加炒扁豆、山药化湿健脾。

风痰恋肺，肾气亏虚

证候　气喘、喉间哮鸣久作未止，动则喘甚，喘促胸满，咳嗽，喉中痰鸣，痰多质稀、色白、易咯，面色欠华，畏寒肢冷，神疲纳呆，小便清长，舌质淡，苔薄白或白腻，脉细弱或沉迟，指纹淡滞。

辨证　本证多见于禀赋不足及哮喘迁延日久不愈之患儿，表现为正虚邪恋，上盛下虚。上盛肺实，见喘促胸满，咳嗽痰鸣；下虚肾虚，见喘息无力，动则尤甚，畏寒肢冷，神疲纳呆。

治法　泻肺祛痰，补肾纳气。

方药　偏于上盛者用苏子降气汤加减。常用苏子、杏仁、前胡、半夏降气化痰；厚朴、陈皮理气燥湿化痰；肉桂温肾纳气，以行水饮；配当归活血调营；紫菀、款冬花温润化痰平喘。痰液不多者可加人参、五味子益气敛肺。

偏于下虚者用都气丸合射干麻黄汤加减。常用山茱萸、熟地黄、补骨脂益肾培元；怀山药、茯苓健脾益气；款冬花、紫菀温润化痰；半夏、细辛、五味子化饮平喘；麻黄、射干宣肺祛痰平喘。

动则气短难续者，加胡桃肉、紫石英、诃子、蛤蚧摄纳补肾；畏寒肢冷者，加制附片、淫羊藿温肾散寒；畏寒腹满者，加厚朴、苏子温中除满；痰多色白，屡吐不绝者，加白果、芡实补肾健脾化痰；发热咯痰黄稠者，加黄芩、冬瓜子、虎杖清泻肺热。

（3）缓解期

肺脾气虚

证候　反复感冒，气短自汗，咳嗽无力，神疲懒言，形瘦纳差，面白少华或萎黄，便溏，舌质淡胖，苔薄白，脉细软，指纹淡。

辨证　本证的病机是肺气虚而卫表不固，脾气虚而运化失健。临证以肺脾两脏气虚诸症为辨证要点：肺主表，表卫不固故多汗，易感冒；肺主气，肺虚则气短，咳嗽无力；脾主运化，脾气虚运化失健故纳差，便溏，失于充养则形瘦。

治法　健脾益气，补肺固表。

方药　人参五味子汤合玉屏风散加减。常用人参（党参）、五味子补气敛肺；茯苓、白术、炙甘草健脾补气；黄芪、防风益气固表；半夏、橘红化痰止咳。

汗出甚者，加煅龙骨、煅牡蛎固涩止汗；常有喷嚏流涕者，加辛夷、乌梅、白芍宣窍敛肺；咽痒者，加蝉蜕、僵蚕祛风利咽；痰多者，加胆南星、浙贝母、地龙化痰；纳谷不香者，加焦六神曲、炒谷芽、焦山楂消食助运；腹胀者，加莱菔子、枳壳、槟榔理气降气；便溏者，加怀山药、炒扁豆健脾化湿。

脾肾阳虚

证候　动则喘促，咳嗽无力，气短心悸，面色苍白，形寒肢冷，脚软无力，腹胀纳差，大便溏泄，夜尿多，发育迟缓，舌质淡，苔薄白，脉细弱，指纹淡。

辨证　本证为脾肾两脏阳气虚弱，运化失司，摄纳无权所致。偏肾阳虚者动则喘促咳嗽，面色苍白，形寒肢冷，脚软无力；偏脾阳虚者腹胀纳差，大便溏薄。较大儿童可询及腰酸膝软，畏寒，四肢欠温，夜尿多等肾气不足的表现。

治法　健脾温肾，固摄纳气。

方药　金匮肾气丸加减。常用附子、肉桂、淫羊藿温补肾阳；熟地黄、山茱萸、杜仲补益肝肾；山药、茯苓健脾；胡桃肉、五味子、银杏敛气固摄。

虚喘明显者，加蛤蚧、冬虫夏草补肾纳气；咳嗽者，加款冬花、紫菀止咳化痰；夜尿多者，加益智仁、菟丝子、补骨脂补肾固摄。

肺肾阴虚

证候　喘促乏力，咳嗽时作，干咳或咳痰不爽，面色潮红，形体消瘦，潮热盗汗，口咽干燥，手足心热，便秘，舌红少津，苔花剥，脉细数，指纹淡红。

辨证　本证多属久病不愈，肺肾两亏的患儿。以咳嗽时作，喘促乏力，动则气短，干咳少痰，舌质红，舌苔少或花剥为辨证要点。部分患儿阴虚而生内热者，见面色潮红，夜间盗汗，手足心热等症。

治法　养阴清热，补益肺肾。

方药　麦味地黄丸加减。常用麦冬、百合润养肺阴；五味子益肾敛肺；山茱萸、熟地黄、枸杞子、怀山药、紫河车补益肾阴；牡丹皮清热；茯苓健脾。

盗汗甚者，加知母、黄柏养阴清热；呛咳不爽者，加百部、南沙参、款冬花润肺止咳；潮热者，加鳖甲、地骨皮清虚热。

【其他疗法】

1. 中药成药

（1）三拗片   <3岁0.5g，1日2次；3~6岁0.5g，1日3次；>6岁1.0g，1日2~3次。温开水送服。用于风寒束肺证。

（2）哮喘宁颗粒   <5岁5g、5~10岁10g、10~14岁20g，1日2次。温开水冲服。用于痰热阻肺证。

（3）小儿清肺化痰口服液   <1岁3ml、1~5岁10ml、>5岁15~20ml，1日2~3次。用时摇匀，口服。用于痰热阻肺证。

（4）小儿宣肺止咳颗粒   每袋8g。<1岁1/3袋、1~3岁2/3袋、4~7岁1袋、8~14岁1.5袋，1日3次，3日为1疗程。温开水冲服。用于外寒内热证。

（5）玉屏风口服液   <1岁3ml、1~5岁5~10ml、6~14岁10ml，1日3次。口服。用于肺脾气虚证。

2. 药物外治   白芥子21g，延胡索21g，甘遂12g，细辛12g。共研细末，分成3份，每隔10天使用1份。用时取药末1份，加生姜汁调稠如1分硬币大药饼7枚，分别贴在肺俞、心俞、膈俞、膻中穴，贴2~4小时揭去。若贴后皮肤发红，局部出现小疱疹，可提前揭去。贴药时间为每年夏天的初伏、中伏、末伏3次，连用3年。

3. 针灸疗法

（1）发作期   取定喘、天突、内关。咳嗽痰多者，加膻中、丰隆。针刺，1日1次。

（2）缓解期   取大椎、肺俞、足三里、肾俞、关元、脾俞。每次取3~4穴，轻刺加灸，隔日1次。在好发季节前作预防性治疗。

4. 西医疗法   坚持长期、持续、规范和个体化的治疗原则。

（1）糖皮质激素   丙酸氟替卡松气雾剂（辅舒酮）：每撖50 g，每次吸50~100 g，1日1~2次。 布地奈德粉吸入剂（普米克都保粉剂）：每吸100 g，每次100~200 g，1日1~2次。 布地奈德雾化混悬液（普米克令舒）：每次0.5~1mg，用2~3ml生理盐水稀释，4~6小时雾化吸入1次。 口服常用泼尼松，1~2 mg／（kg·d）（最大量40mg/d），分2~3次口服，3~5日短程使用。·

（2）吸入型短效 $_2$ 受体激动剂   硫酸沙丁胺醇吸入气雾剂（万托林）：每撖100 g，每次1~2撖，1日3~4次； 特布他林雾化混悬液（博利康尼）：每次2.5~5mg，用2~3ml生理盐水稀释，4~6小时雾化吸入1次。以上为快速短效剂型。

（3）氨茶碱   口服：每次4~6mg/kg，6小时1次；缓释片（茶喘平），每次8~12.5mg/kg，1日1~2次； 静脉滴注：首次4~5mg/kg，于20~30分钟内静脉滴注，继以每小时0.8~1mg/kg静脉滴注维持。

（4）抗胆碱能药物   异丙托溴铵雾化溶液（爱全乐）：每次125~250 g，用2~3ml生理盐水稀释，4~6小时雾化吸入1次。

（5）白三烯调节剂   孟鲁司特（顺尔宁）：2~5岁4mg、6~14岁5mg，1日1次。

口服。

其他也可用肥大细胞稳定剂如色甘酸钠，抗组胺药物如西替利嗪，钙离子拮抗剂，硫酸镁等。部分对尘螨等过敏者可用相应变应原提取物作特异性免疫治疗。对病情为重度持续的患儿提倡联合用药，急性发作病情较重的患儿应早期口服糖皮质激素以防病情恶化，严重哮喘发作时应尽早通过静脉给予糖皮质激素，首选甲基泼尼松龙。

【预防与调护】

1. 预防

（1）重视预防，积极治疗和清除感染病灶，避免各种诱发因素如海鲜发物、尘螨、花粉、吸烟、漆味、冰冷饮料等。

（2）注意气候影响，做好防寒保暖工作，冬季外出防止受寒。尤其气候转变、换季时或流感流行时，要预防外感诱发哮喘。

（3）发病季节避免活动过度和情绪激动，以防诱发哮喘。

（4）加强自我管理教育，将防治知识教给患儿及家属，调动他们的抗病积极性，鼓励病儿参加日常活动和体育锻炼以增强体质。

2. 调护

（1）居室宜空气流通，阳光充足。冬季要保暖，夏季要凉爽通风。避免接触特殊气味。

（2）饮食宜清淡而富有营养，忌进生冷油腻、辛辣酸甜以及海鲜鱼虾等可能引起过敏的食物。

（3）注意呼吸、心率、脉象变化，防止哮喘大发作产生。

第五节 反复呼吸道感染

小儿频繁发作上、下呼吸道感染，在单位时间内超过一定次数，即为反复呼吸道感染。古代医籍的虚人感冒、体虚感冒与本病接近。反复呼吸道感染患儿简称为"复感儿"。

反复呼吸道感染多见于6个月~6岁的小儿，1~3岁的幼儿更为常见。以冬春气候变化剧烈时易反复发病不已，夏天有自然缓解的趋势，一般到学龄期前后明显好转。若反复呼吸道感染治疗不当，容易发生咳喘、心悸、水肿、痹证等病证，甚至影响小儿的生长发育。我国儿科呼吸道感染占门诊患儿的60%左右，其中的30%为反复呼吸道感染，且其发病率呈上升趋势。中医学在扶正祛邪、增强抗病能力、改善体质方面具有一定优势，对本病辨证论治的研究已取得显著成效。

【病因病机】

小儿反复呼吸道感染多因正气不足，卫外不固，造成屡感外邪、邪毒久恋，稍愈又作，形成往复不已之势。其发病原因大致有以下几方面。

1. 禀赋不足，体质柔弱　若父母体弱多病或在妊娠时罹患各种疾病，或早产、双胎、胎气孱弱，生后肌骨嫩怯，腠理疏松，不耐自然界中不正之气的侵袭，一感即病，父母及同胞中亦常有反复呼吸道感染的病史。

2. 喂养不当，调护失宜　人工喂养或因母乳不足，过早断乳，或偏食、厌食，营养不良，脾胃运化力弱，饮食精微摄取不足，脏腑功能失健，脾肺气虚，易遭外邪侵袭。

3. 少见风日，不耐风寒　户外活动过少，日照不足，肌肤柔弱，卫外不固，对寒冷的适应能力差，犹如阴地草木、温室花朵，软脆不耐风寒。一旦形寒饮冷，感冒随即发生，或他人感冒，一染即成。病后又易于发生传变。

4. 用药不当，损伤正气　感冒之后过服解表之剂，损伤卫阳，以致表卫气虚，营卫不和，营阴不能内守而多汗，卫阳不能外御而易感。药物使用不当，损耗小儿正气，使抵抗力下降而反复感邪不已。

5. 正虚邪伏，遇感乃发　外邪侵袭之后，由于正气虚弱，邪毒往往不能廓清，留伏于里，一旦受凉或疲劳后，新感易受，留邪易发；或虽无新感，旧病复燃，诸证又起。反复感染，正气日益耗伤，外邪更易入侵。

复感儿病位主要在肺，发病时以外邪犯肺宣发肃降失职为主。而复感儿之所以反复呼吸道感染，其机理则由于以上各种原因，致使气、阴、阳亏虚，肺、脾、肾功能失调。其机理或是肺脾气虚、肌表不固；或是卫阳不足、营阴失守；或是脾肾两虚、体弱易感；或是肺脾阴虚、不耐邪热。以致卫外功能薄弱，对外邪的抵抗力差，加上寒热不能自调，则风邪易侵，他邪兼夹，不论从皮毛而入，或从口鼻而受，均首先犯肺，发生感冒、咳嗽、肺炎喘嗽等疾病。复感儿的发病与否，在于正与邪的消长变化，发病时以邪盛为主，缓解后以正虚为主，又有正虚邪恋之迁延期改变。临床以复感就诊者，多数处于缓解期，其病机以正虚卫表不固为主。

【临床诊断】

诊断要点

（1）＜2 岁小儿，每年呼吸道感染≥12 次，其中气管支气管炎≥3 次、肺炎喘嗽≥2 次。2^+~5 岁小儿，每年呼吸道感染≥10 次，其中气管支气管炎≥2 次、肺炎喘嗽≥2 次。5^+~14 岁小儿，每年呼吸道感染≥9 次，其中气管支气管炎≥2 次、肺炎喘嗽≥2 次。

（2）若按半年计算，则要求呼吸道感染≥6 次，其中下呼吸道感染≥3 次（其中肺炎喘嗽≥1 次）。

【辨证论治】

1. 辨证要点　小儿反复呼吸道感染的辨证，重在审察邪正消长变化。感染期以邪实为主，迁延期正虚邪恋，恢复期则以正虚为主。初起时多有外感表证，当辨风寒、风热、外寒里热之不同，夹痰、夹积之差异，标实本虚之病机。迁延期邪毒渐平，虚象显露，热、痰、积未尽，肺脾肾虚显现。恢复期正暂胜而邪暂退，关键已不是邪多而是正虚，辨证要点在于肺脾肾、气阴阳虚损以何为主。气虚证、阴虚证多见于肺脾二脏，阳虚证常为卫阳不足，气阳两虚证则多见脾肾二脏证候。

2. 治疗原则 在呼吸道感染发作期间，应按不同的疾病治疗，同时适当注意到照顾小儿正虚的体质特点。迁延期以扶正为主，兼以祛邪，正复邪自退。本病就诊患儿多在恢复期，治疗当固本为要，或补肺固表，或健脾益气，或温卫和营，或健脾温肾，或养阴润肺。除内服药物治疗外，还可予推拿、艾灸、敷贴等疗法。总之，要抓住补益的时机，充其正气，使御邪能力增强，以达到减轻、减少发作的效果。

3. 证治分类

（1）**肺脾气虚**

证候 反复外感，面黄少华，形体消瘦，肌肉松软，动则多汗，少气懒言，食少纳呆，或大便溏薄，唇口色淡，舌质淡，苔薄白，脉无力，指纹淡。

辨证 本证多见于后天失调，喂养不当，乏乳早断之小儿，或久病耗气者。由于小儿肺脾两虚，日久生化乏源，宗气不足，卫外不固，终成此证。其肺虚为主者屡感外邪，动则多汗，少气懒言；脾虚为主者面黄少华，肌肉松弛，唇口色淡，厌食便溏。

治法 补肺固表，健脾益气。

方药 玉屏风散合六君子汤加减。常用黄芪补肺固表；白术、党参、山药健脾益气；煅牡蛎敛表止汗；陈皮健脾化痰；防风走表而祛风邪。补中有疏，散中寓补，共奏健脾益气，培土生金之功效。

汗多者，加碧桃干、浮小麦固表止汗；纳呆者，加鸡内金、炒谷芽、焦山楂消食助运；大便干秘者，加枳实、莱菔子、槟榔消积导滞；便溏者，加炒薏苡仁、茯苓、苍术健脾化湿；晨起喷嚏流涕者，加辛夷、苍耳子散风宣窍；喉蛾红肿者，加土牛膝、玄参、虎杖利咽消肿。

（2）**营卫失调**

证候 反复外感，恶风畏寒，面色少华，四肢欠温，多汗易汗、汗出不温，舌淡红，苔薄白，脉无力，指纹淡红。

辨证 本证多见于素体卫阳不足小儿，或在外感后屡用解表发汗药过剂汗多伤阳，以至卫阳失于固护、营阴失守外泄，外邪极易入侵。识证之要在于恶风畏寒，四肢不温之卫阳不足，与多汗易汗之营阴外泄证候，其汗出多而不温是本证辨证要领。

治法 温卫和营，益气固表。

方药 黄芪桂枝五物汤加减。常用黄芪益气固卫；桂枝通阳散寒；白芍和营敛阴；炙甘草、大枣调中；煅龙骨、煅牡蛎固表止汗。

汗多者，加麻黄根、碧桃干固表止汗；畏风喷嚏流涕者，加辛夷、苍耳子、白芷祛风宣窍；形寒肢冷者，加生姜、细辛，重者加附子温振阳气；兼有咳嗽者，加百部、杏仁、炙款冬花宣肺止咳；身热未清者，加地骨皮、连翘、银柴胡清宣肺热。

（3）**脾肾两虚**

证候 反复外感，面色萎黄或面白少华，形体消瘦，肌肉松软，鸡胸龟背，腰膝酸软，形寒肢冷，发育落后，乏力气短，多汗易汗，食少纳呆，大便溏烂，或食后即泻、或五更泄泻，夜尿多，舌质淡，苔薄白，脉沉细无力，指纹淡红。

辨证 本证多见于先天禀赋不足、后天调养失宜，或多病久病之小儿，其脾肾两虚以气阳不足为主。患儿面黄少华，形体消瘦，纳呆便溏是脾虚主症；发育落后，腰膝酸软，形寒肢冷是肾虚主症。

治法 温补肾阳，健脾益气。

方药 金匮肾气丸合理中丸加减。常用熟地黄、山药、山茱萸补益三阴；附子、肉桂、干姜温补阳气；党参、茯苓、白术、炙甘草益气健脾。

虚寒证重者，加补骨脂、肉苁蓉温阳固本；发育迟缓者，加鹿角霜、龟甲胶、紫河车补肾填精；汗多者，加炙黄芪、黄精、煅龙骨益气固表。

(4) 肺脾阴虚

证候 反复外感，面色潮红，或颧红少华，皮肤不润，唇干口渴，盗汗自汗，手足心热，大便干结，舌质红，舌苔少或花剥，脉细数，指纹淡红。

辨证 本证多见于素体阴虚，或者屡患热病、嗜食辛热燥性食品伤阴者。肺阴虚为主者症见面色潮红，颧红少华，皮肤不润；脾阴虚为主者症见唇干口渴，大便干结，舌红少苔。

治法 养阴润肺，益气健脾。

方药 生脉散合沙参麦冬汤加减。常用北沙参、麦冬、玉竹、天花粉滋养肺脾；太子参、白扁豆、茯苓健脾益气；炙乌梅、白芍、甘草酸甘化阴。

舌质干红者，加地黄、玄参、地骨皮养阴清热；大便干结者，加瓜蒌子、柏子仁、郁李仁润肠通便；盗汗者，加五味子、酸枣仁、糯稻根敛阴止汗；干咳阵作者，加桑白皮、百合、百部润肺止咳。

【其他疗法】

1. 中药成药

(1) 黄芪生脉饮   <6岁10ml，1日2次；>6岁10ml，1日3次。口服。用于肺脾气虚证。

(2) 玉屏风口服液（颗粒）   口服液每支10ml，<1岁3ml、1~5岁5~10ml、6~14岁10ml，1日3次。口服。颗粒剂每袋5g，<1岁2g、1~5岁2.5~5g、6~14岁5g，1日3次。温开水冲服。用于肺脾气虚证偏肺气虚者。

(3) 参苓白术口服液   <6岁5ml，1日3次；>6岁10ml，1日2次。口服。用于肺脾气虚证偏脾气虚者。

(4) 龙牡壮骨颗粒   <2岁5g，2~7岁7g、>7岁10g，1日3次。温开水冲服。用于脾肾两虚证。

(5) 槐杞黄颗粒   1~3岁5g、3~12岁10g，1日2次。温开水冲服。用于肺脾阴虚证。

2. 推拿疗法 补脾经，补肾经，揉肾经。用于脾肾两虚证。

3. 针灸疗法

（1）体针 取大椎、肺俞、足三里、肾俞、关元、脾俞，每次取 3 ~ 4 穴，轻刺后灸 10 分钟，隔日 1 次。在好发季节前用作预防性治疗。

（2）耳压 取穴咽喉、气管、肺、大肠、脾、肾、内分泌、皮质下、神门、脑干、耳尖（放血）。先将耳郭皮肤用 75% 酒精棉球消毒，取 0.4cm×0.4cm 方形胶布，中心贴 1 粒王不留行籽，对准耳穴贴压，用手轻按片刻，每治疗 6 日为 1 疗程。

4. 穴位注射 黄芪注射液，每次 1ml，双足三里穴位注射，每周 1 次，连用 4 周。用于肺脾气虚证。

【预防与调护】

1. 预防

（1）注意环境卫生，避免污染；室内空气要流通；经常户外活动，多晒太阳；按时预防接种。

（2）感冒流行期间不去公共场所。家中有人感冒时可用食醋熏蒸室内：每立方米空间用食醋 2 ~ 5ml，加水 1 ~ 2 倍，置容器内，加热至全部气化。1 日 1 次，连续 3 ~ 5 日。

2. 调护

（1）饮食调匀而富于营养，不偏嗜冷饮冷食，少食辛燥食品。

（2）汗出多者，用干毛巾垫在内衣内吸汗并及时更换。勿吹风着凉，沐浴时尤应注意。

第五章 脾系疾病

第一节 口 疮

小儿口疮以齿龈、舌体、两颊、上颚等处出现黄白色溃疡，疼痛流涎，或伴发热、周身不适为特征。若满口糜烂，色红疼痛者，称为口糜；溃疡发生在口唇两侧者，称为燕口疮。口疮之名，最早见于《素问·气交变大论》："岁金不及，炎火乃行，生气乃用，长气专胜，庶物以茂，燥烁以行……民病口疮，甚则心痛。"指出发病与火热之邪上攻有关。本病属于西医学口炎范畴，包括溃疡性口炎、疱疹性口炎、口角炎等。

口疮一年四季均可发病。发病年龄以 2~4 岁为多见。一般预后良好，若体质虚弱，则口疮可反复出现，迁延难愈。

【病因病机】

小儿口疮发生的原因有外因与内因，内因责之于素体积热或阴虚，外因责之于感受外邪。其发病与风热乘脾、心脾积热上熏，或阴虚火旺上攻口舌有关。由于脾开窍于口、舌为心之苗、肾脉连舌本、胃经络齿龈，故本病病变部位在心、脾胃、肾，病机关键是火邪灼伤口舌。

1. 风热乘脾 外感风热之邪，由口鼻及肌表侵入，内乘于脾胃。邪从外侵，风热邪毒首先犯于肺卫，继则内侵脾胃，脾开窍于口，火热循经上炎，熏灼口舌牙龈，故口腔黏膜破溃，形成口疮。

2. 心脾积热 护养过温或喂养不当，恣食辛辣炙煿，蕴而生热，循经上炎；或由口腔不洁和破损，秽毒入侵，内热与外邪相合，均可致邪热积于心脾，循经上炎而致口舌生疮。

3. 虚火上炎 素体虚弱，气阴两虚；或久病久泻，病后体虚，耗损阴津，久而肾阴内亏，水不制火，虚火上炎，熏灼口舌而生疮。

【临床诊断】

诊断要点

（1）有喂养不当，过食炙煿，或外感发热的病史。

（2）齿龈、舌体、两颊、上颚等处出现黄白色溃疡点，大小不等，甚则满口糜腐，疼痛流涎，可伴发热或颌下淋巴结肿大、疼痛。

（3）血常规：白细胞总数及中性粒细胞偏高或正常。

【辨证论治】

1. 辨证要点 本病先以八纲辨证分实证、虚证，继而结合脏腑辨证以明确病变部位。凡起病急，病程短，口腔溃烂及疼痛较重，局部有灼热感，口臭流涎，或伴发热、烦躁，哭闹拒食等症状者，多为实证；起病缓，病程长，反复发作，口腔溃烂及疼痛较轻者，或伴低热，颧红盗汗，或神疲、面白、纳呆、便溏等症状者，多为虚证。实证病位多在心脾，虚证病位多在肾。若口疮见于舌上、舌边溃烂，并伴有烦躁哭闹、夜眠不安、尿短赤者，多属心；若口疮发生于口颊部、上颚、齿龈、口角，以溃烂为主，并伴有口臭、流涎、大便秘结者，多属脾胃。

2. 治疗原则 口疮的治疗，实证治以清热解毒，泻心脾积热；虚证治以滋阴降火，引火归原。本病可同时使用口腔局部外治法，轻症者单用外治法即可见效，重症者则应以内治法为主，配合外治法治疗。

3. 证治分类

（1）风热乘脾

证候 口腔溃疡较多，分布于口颊、口角、上颚、齿龈、口唇等处，也可以是先见疱疹继而破溃形成溃疡，周围掀红，灼热疼痛，流涎拒食，烦躁多啼，口臭，大便秘结，小便短赤，发热恶风，或咽红肿痛，舌质红，苔薄黄，脉浮数，指纹浮紫。

辨证 本证起于外感风热之后，以起病较急，溃疡较多，周围掀红，多伴发热为特征。病初起，风热在表，多有发热、恶寒；风热内侵脾胃，则口臭便秘；湿热偏重，则疮面色黄或糜烂。

治法 疏风散火，清热解毒。

方药 银翘散加减。常用金银花、连翘、板蓝根清热解毒；薄荷、牛蒡子疏风散火；竹叶、芦根清心除烦；甘草解毒，调和诸药。

发热不退者，加柴胡、栀子清热泻火；咽喉红肿疼痛者，加贯众、射干解毒利咽；疮面色黄糜烂者，加黄连、薏苡仁清热利湿；口臭便秘者，加大黄、槟榔通腑泻火。

（2）心火上炎

证候 口腔溃疡或糜烂，以舌边尖为多，红肿灼热，疼痛较重，心烦不宁，叫扰啼哭，面赤唇红，口干欲饮，进食困难，小便短黄，舌边尖红，苔薄黄，脉细数，指纹紫滞。

辨证 本证由心火炽盛，邪热循经上炎所致。舌乃心之苗，手少阴心经通于舌。故本证以舌上、舌边溃烂，色赤疼痛，心烦不安，舌尖红赤，苔薄黄为特征。

治法 清心凉血，泻火解毒。

方药 泻心导赤散加减。常用黄连泻心火；地黄清热凉血；竹叶清心除烦；通草导热下行；甘草泻火，调和诸药。

尿少者，加车前子、六一散利尿泄热；口渴甚者，加天花粉、芦根清热生津；大便秘结者，加大黄、枳实通腑泻火；热毒重者，加黄芩、栀子清热解毒。

（3）脾胃积热

证候　颊内、上颚、唇角、齿龈等处黏膜出现破损溃烂，色白或黄，呈圆形或椭圆形，溃疡较深，大小不一，有的融合成片，甚则满口糜烂，边缘鲜红，灼热疼痛，恶进饮食，口臭，涎多黏稠，可兼发热，面赤唇红，烦闹不安，小便短赤，大便秘结，舌质红，舌苔黄，脉数，指纹紫滞。

辨证　本证多有伤食、伤乳史，起病急，由脾胃积热、火热上攻所致。以颊内、上颚、唇角、齿龈等处溃疡较多，边缘鲜红，疼痛重，口臭，涎多黏稠，大便秘结为特征。

治法　清胃解毒，通腑泻火。

方药　凉膈散加减。常用黄芩、连翘、栀子清热解毒；大黄、玄明粉通腑泻火；竹叶清心除烦；薄荷升散郁火；甘草解毒，调和诸药。

口干渴者，加天花粉、芦根清热生津；烦躁者，加石膏、郁金清热除烦；口臭涎多，舌苔厚腻，湿热重者，加石菖蒲、滑石、佩兰清化湿热；溃疡满布黄色渗出物者，加金银花、蒲公英清热解毒；黏膜红赤、疼痛重者，加地黄、牡丹皮凉血护阴；食积内停，脘腹胀满者，加焦山楂、炒麦芽、枳实理气运脾。

（4）虚火上炎

证候　口腔溃烂，周围色不红或微红，无疼痛或微痛，反复发作或迁延不愈，神疲颧红，手足心热，口干不渴，舌质红，舌苔少或花剥，脉细数，指纹淡紫。

辨证　本证病程日久，肾阴亏虚，虚火上炎。以口舌溃疡，稀疏色淡，反复发作，神疲颧红，舌红苔少为特征。兼心阴虚者，溃疡以舌尖多见，心烦不寐；兼脾阴虚者，溃疡以口唇、齿龈多见，食少纳呆。

治法　滋阴降火，引火归原。

方药　六味地黄丸加肉桂。常用熟地黄、山茱萸滋阴补肾；山药、茯苓补益脾阴；牡丹皮、泽泻泻肝肾之虚火；加少量肉桂引火归原。

热病伤阴，口干者，加麦冬、玄参、乌梅养阴生津；低热或五心烦热者，加地骨皮、白薇清热除烦；颧红盗汗，骨蒸潮热者，加知母、黄柏养阴清火；大便秘结者，加蜂蜜、火麻仁润肠通便。经久不愈，溃烂久不收口者，酌加儿茶、五倍子收敛生肌。

若脾肾阳虚，虚阳上浮，见口舌生疮，手足欠温，大便溏薄，小便清长，反复发作，迁延不愈者，治以温补脾肾，引火归原，可用理中丸加肉桂。

【其他疗法】

1. 中药成药

（1）双黄连口服液　＜3岁10ml，1日2次；3～6岁10ml，1日3次；＞6岁20ml，1日2～3次。口服。用于风热乘脾证。

（2）小儿化毒散　0.6g，1日1～2次，3岁以下小儿酌减。温开水冲服。用于心火上炎证。

（3）黄栀花口服液　2.5~3岁5ml、4~6岁10ml、7~10岁15ml、>11岁20ml，1日2次。饭后口服。用于脾胃积热证。

（4）知柏地黄丸　3~6岁1.5g，1日3次；>6岁3g，1日2次。温开水送服。用于虚火上炎证。

2. 含漱疗法　野菊花、金银花、薄荷、连翘、板蓝根各10g，玄参15g。加水1000ml煎煮，待温后含漱。每次至少含漱3分钟，1日3~5次。用于口疮实火各证。

3. 药物外治

（1）口腔炎喷雾剂　每次向口腔内挤喷药液适量，1日3~4次。用于实火各证。

（2）青黛散　少许，涂敷患处，1日3次。用于风热乘脾证。

（3）冰硼散　少许，涂敷患处，1日3次。用于风热乘脾证、心火上炎证。

（4）双料喉风散　少许，涂敷患处，1日3次。用于心火上炎证。

（5）锡类散　少许，涂敷患处，1日3次。用于脾胃积热证、心火上炎证、虚火上炎证。

（6）吴茱萸　适量15~30g，捣碎，醋调敷涌泉穴，临睡前固定，翌晨去除。用于虚炎上炎证。

4. 推拿疗法

（1）推天椎骨，揉天突，清胃，清板门。发热加退六腑，水底捞明月，揉二扇门。用于风热乘脾证。

（2）清心平肝，清天河水，清小肠，捣小天心。用于心火上炎证。

（3）清胃，清板门，退六腑，清大肠，清天河水。腹胀加分腹阴阳、摩腹；便秘加推下七节骨。用于脾胃积热证。

（4）补肾，揉二马，分手阴阳，清天河水，推涌泉穴。用于虚火上炎证。

【预防与调护】

1. 预防

（1）注意饮食卫生，保持口腔清洁。

（2）多食新鲜蔬菜和水果，不宜过食肥甘厚味。

（3）清洁小儿口腔时，动作宜轻柔，避免损伤口腔黏膜。

（4）加强身体锻炼，增强体质，避免感染。

2. 调护

（1）选用金银花、野菊花、生甘草煎汤漱口。

（2）注意口腔外周皮肤卫生，保持皮肤干燥。

（3）饮食宜清淡、温度适宜，忌辛辣刺激、粗硬食品。

（4）患病期间注意休息，多饮水，进食蔬菜水果，保持大便通畅。

第二节 鹅口疮

鹅口疮是以口腔、舌上满布白屑为主要临床特征的一种口腔疾病。因其状如鹅口，故称鹅口疮；因其色白如雪片，故又名雪口。

本病多见于初生儿、营养不良及泄泻儿、长期使用抗生素或类固醇激素的患儿。初生儿多由产道感染或因哺乳时奶头不洁及乳具污染所致。现代研究表明，本病系感染白色念珠菌所致。轻症预后良好，少数重症白屑可蔓延至鼻腔、咽喉及气道，影响呼吸，甚或危及生命。

【病因病机】

鹅口疮的发病，可由胎热内蕴，口腔不洁，感受秽毒之邪所致。其主要病变在心脾，因舌为心之苗，口为脾之窍，脾脉络于舌，若感受秽毒之邪，循经上炎，则发为口舌白屑之症。《外科正宗·鹅口疮》说："鹅口疮皆心脾二经胎热上攻，致满口皆生白斑雪片，甚则咽间叠叠肿起，致难乳哺，多生啼叫。"

1. 心脾积热 可因孕妇素体积热，胎热内蕴遗患胎儿，或因出生后不注意口腔清洁，黏膜破损，为秽毒之邪所侵。秽毒积热蕴于心脾，熏灼口舌，故出现鹅口疮实证证候。

2. 虚火上炎 多由胎禀不足，肾阴亏虚；也有因病后失调，久病体虚，或久泻久利，津液大伤，脾虚及肾，气阴内耗。阴虚水不制火，虚火循经上炎，而致发生鹅口疮虚证证候。

【临床诊断】

1. 诊断要点

（1）多见于新生儿，营养不良及泄泻婴幼儿，或长期使用抗生素、激素的患儿。

（2）舌上、颊内、牙龈或上颚散布白屑，可融合成片不易拭去。如强行剥落后，可见充血、糜烂创面。重者可向咽喉处蔓延，影响吸奶与呼吸，偶可累及食管、肠道、气管等。

（3）根据发病年龄、病史及口腔乳凝块样白膜，多可确诊。诊断困难者，可取少许白膜涂片，加10%氢氧化钠溶液1滴，在显微镜下见到白色念珠菌孢子和菌丝即可确诊。

2. 鉴别诊断

（1）口疮 以口腔溃疡为特点，也可以先为疱疹，破溃后形成溃疡。与本病为口腔黏膜上附着白屑样物有明显区别。

（2）白喉 是一种急性传染病。由于百白破疫苗普遍接种，本病发病率已减低。白喉假膜多起于扁桃体，渐次蔓延于咽或鼻腔等处，其色灰白，不易擦去，若强力擦去，每致出血。多有发热、喉痛、疲乏等症状，若治疗不及时可因喉梗阻呼吸困难而危及生命。

（3）残留奶块　其状与鹅口疮相似，但以温开水或棉签轻拭，即可除去奶块。

【辨证论治】

1. 辨证要点　主要根据病程长短、白屑多少，结合全身症状，辨别其虚实轻重。实证一般病程短，口腔白屑堆积，周围焮红，疼痛哭闹，尿赤便秘；虚证多病程较长，口腔白屑较少，周围不红，疼痛不著，大便稀溏，食欲不振，或形体瘦弱等。轻症鹅口疮范围局限，呼吸平稳，身热不著，吮乳如常；重症鹅口疮范围弥漫，呼吸困难，高热或体温不升，吮乳受限等。

2. 治疗原则

根据虚实辨证，实则清泻心脾积热；虚则滋肾养阴降火。本病在口腔局部，外治与内服治疗同样重要，轻者仅外治法治疗即可。

3. 证治分类

（1）心脾积热

证候　口腔满布白屑，周围黏膜焮红，烦躁不安或啼哭，口干口臭或口渴，呛奶或呕吐，纳呆，或伴发热、面赤，唇红，大便干结，小便黄赤，舌红，苔薄黄或腻，脉滑数，指纹紫滞。

辨证　此为鹅口疮实证，以口腔舌面白屑较多，周围黏膜焮红，舌质红为特征。偏于心经热者，多烦躁哭闹，口中流涎，小便短赤；偏于脾经热者，口干口臭，大便干结。

治法　清心泻脾。

方药　清热泻脾散加减。常用黄连、栀子清心泻热；黄芩、石膏散脾经郁热；地黄清热凉血；竹叶、灯心草清热降火，导热下行；甘草调和诸药。

大便秘结者，加大黄通腑泄热；口干喜饮者，加石斛、玉竹养阴生津；湿热重，舌红苔黄厚腻者，加藿香、佩兰、滑石清热化湿。

（2）虚火上炎

证候　口腔内白屑散在，周围黏膜红晕不著，形体瘦弱，颧红盗汗，手足心热，口干不渴，舌红苔少，脉细，指纹淡紫。

辨证　此为鹅口疮虚证，以白屑散在，红晕不著，时发时止，绵绵不休，舌红苔少为特征。偏于肾阴虚者，面白颧红，手足心热；偏于脾阴虚者，神疲困乏，食欲不振，或大便秘结。

治法　滋阴降火。

方药　知柏地黄丸加减。常用知母、黄柏滋阴降火；熟地黄、山茱萸滋阴补肾；山药、茯苓健脾养阴；牡丹皮、泽泻泻肝肾之虚火。

食欲不振者，加乌梅、木瓜、生麦芽滋养脾胃；便秘者，加火麻仁润肠通腑；久病反复，虚火上炎者，少佐肉桂以引火归原。

【其他疗法】

1. 中药成药

（1）清热解毒口服液　　< 3 岁 5ml，1 日 3 次；3～6 岁 10ml，1 日 2 次；> 6 岁 10ml，1 日 3 次。口服。用于心脾积热证。

（2）健儿清解液　　< 1 岁 4ml、1～6 岁 8ml、> 6 岁 10ml，1 日 3 次。口服。用于心脾积热证。

（3）知柏地黄丸　　3～6 岁 1.5g，1 日 3 次；> 6 岁 3g，1 日 2 次。温开水送服。用于虚火上炎证。

2. 药物外治

（1）冰硼散、青黛散、珠黄散　　选用一种。每次适量，涂敷患处，1 日 3 次。用于心脾积热证。

（2）西瓜霜　　每次适量，喷、吹或敷于患处，1 日 3 次；重症者兼内服，1～2g，1 日 3 次。用于心脾积热证。

（3）锡类散　　每次适量，涂敷患处，1 日 2 次。用于心脾积热证、虚火上炎证。

3. 西医疗法　　2% 碳酸氢钠溶液于哺乳前后清洗口腔。制霉菌素甘油涂患处，1 日 3～4 次。

【预防与调护】

1. 预防

（1）孕妇注意个人卫生，患阴道霉菌病者要及时治愈。

（2）注意口腔清洁，婴儿奶具要消毒。

（3）避免过烫、过硬或刺激性食物，防止损伤口腔黏膜。

（4）注意患儿营养，积极治疗原发病。使用抗生素或肾上腺皮质激素者，尽可能暂停使用。

2. 调护

（1）母乳喂养时，应用冷开水清洗奶头，喂奶后给服少量温开水，清洁婴儿口腔。

（2）用金银花 15g，甘草 3g，煎水，轻轻搽洗患儿口腔，1 日 3 次。

（3）保持大便通畅，大便干结者，适当食用水果及麻油。

（4）注意观察口腔黏膜白屑变化，如发现患儿吞咽或呼吸困难，应立即处理。

第三节　呕　吐

呕吐是因胃失和降，气逆于上，以致乳食由胃中上逆经口而出的病证。古人谓有声有物谓之呕、有物无声谓之吐、有声无物谓之哕。由于呕与吐常同时发生，故多合称呕吐。本证发生无年龄和季节的限制，而以婴幼儿及夏季易于发生。凡内伤乳食，大惊卒恐，以及其他脏腑疾病影响到胃的功能，而致胃气上逆者，均可引起呕吐。如能及时治疗，预后尚好。经常或长期呕吐，则损伤胃气，胃纳失常，可导致津液耗损，气血亏虚。

呕吐可见于西医学的多种疾病，如消化功能紊乱、消化道畸形、胃炎、溃疡病、胆囊炎、胰腺炎、胆道蛔虫、急性阑尾炎、肠梗阻等消化系统疾病，肝炎、败血症、肠炎、痢疾等感染性疾病，或颅脑疾病、尿毒症，以及中暑、药物、食物影响等。本节所述以消化功能紊乱症为主。外感风寒、风热、暑湿、湿热等所致呕吐见相关章节。临床对于小儿呕吐，要注意审其病因，辨识引起呕吐的各种不同疾病，辨病与辨证相结合，才能使患儿得到正确的治疗，不致贻误病情。

【病因病机】

小儿呕吐发生的原因多样，如乳食伤胃、外邪犯胃、胃中积热、脾胃虚寒、肝气犯胃等。其病变部位在胃，和肝脾密切相关。无论什么原因所致，其共同的病理变化，都属胃气通降失和。《幼幼集成·呕吐证治》说："盖小儿呕吐有寒有热有伤食，然寒吐热吐，未有不因于伤食者，其病总属于胃。"脾胃脏腑相配，升降相合，生理上共同完成水谷的受纳消化吸收及精微转输，若脾胃不和则升降失司胃气上逆而呕吐。肝脏气机对胃气有直接影响，肝气疏泄正常则胃气和降通顺，若肝气横逆犯胃，则可使胃失通降而呕吐。故呕吐之病总属于胃，且常与脾失健运、肝气横逆有关。

1. 乳食积滞 小儿胃腑小而且薄弱，若喂养不当，乳食过多，或进食过急，较大儿童恣食生冷厚腻等不易消化食物，蓄积胃中，则致中焦壅塞，以致胃不受纳，脾失健运，气机升降失调，胃气上逆而呕吐。

2. 胃中积热 胃为阳土，性喜清凉，如因乳母过食炙煿辛辣之物，乳汁蕴热，儿食母乳，以致热积于胃，或较大儿童过食辛热之品、感受夏秋湿热，热积胃中，均可致胃气上逆而呕吐。

3. 脾胃虚寒 先天禀赋不足，脾胃素虚，中阳不足，或乳母平时喜食寒凉生冷之品，乳汁寒薄，儿食其乳，脾胃受寒，或小儿恣食瓜果生冷，冷积中脘，或患病后寒凉克伐太过，损伤脾胃，皆可致脾胃虚寒，胃气和降失职而呕吐。

4. 肝气犯胃 较大儿童情志失和，如环境不适、所欲不遂，或被打骂，均可致情志怫郁，肝气不舒，横逆犯胃，气机上逆而呕吐。亦可因肝胆热盛，火热犯胃，致突然呕吐。

上述诸因，既可单独致病，亦常错杂为患。病机表现不外虚实两类，实证因食滞积热，肝气犯胃等，以致胃气痞塞，升降失调，气逆作吐；虚证多为脾胃虚寒，受纳运化失司，胃失和降。至于颅脑、肺心肾等全身性疾病致呕吐者，则是他脏之病扰乱脏腑气机，使胃气上逆而呕吐，可见相关章节，本节不再赘述。

【临床诊断】

1. 诊断要点

（1）有乳食不节、饮食不洁、情志不畅、外邪犯胃等病史。

（2）乳食等从胃中上涌，经口而出。

（3）有嗳腐食臭，恶心纳呆，胃脘胀闷等症。

（4）重证呕吐者，有阴伤液竭之象，如饮食难进，形体消瘦，神委烦渴，皮肤干瘪，囟门及目眶下陷，啼哭无泪，口唇干红，呼吸深长，甚至尿少或无尿，神昏抽搐，脉微细欲绝等。

2. 鉴别诊断

（1）溢乳，又称漾乳。为小婴儿哺乳后，乳汁自口角溢出。多为哺乳过量或过急所致，并非病态。教其正确的哺乳方法，或随着年龄的增长，可逐渐自愈。

（2）小儿呕吐，要注意排除各种急腹症、颅脑疾病、感染性疾病、药物与食物中毒等，需结合病史、临床症状、腹部体征、实验室检查等明确诊断。

【辨证论治】

1. 辨证要点 本证辨证，以八纲辨证为主，结合脏腑分证。实证的呕吐发病急，病程短，有邪实、形实之证；虚证的呕吐发病缓，反复发作，病程长，有正虚、形不足之证。外感之呕吐，发病突然，伴有表证；内伤之呕吐，起病缓慢，多见里证。呕吐物清冷淡白，移时方吐，多为胃寒；呕吐物热臭气秽，多为胃热；呕吐宿食腐臭，多为伤食；伤食不消蕴生湿热为热吐；久吐不止损伤脾阳化为寒吐；呕吐苦水黄水，食入即吐，多为肝胆热犯胃腑；脾胃虚寒，再伤于暑热或热食，可形成寒热错杂之证。暴吐不止，津液大伤，阴竭阳脱，可发生厥逆虚脱变证；久吐不止，损脾伤胃，耗气劫阴，则可延为疳证。

2. 治疗原则 呕吐病机总属胃失和降，胃气上逆，故和胃降逆止吐为本病治标主法，同时，应辨明病因，审因论治以治本。食积呕吐者宜消食导滞、胃热呕吐者宜清热和胃、胃寒呕吐者宜温中散寒、肝气犯胃呕吐者宜疏肝降气，各证均须治以和胃降逆，标本兼顾。除药物治疗外，还要重视饮食调护，以防再为饮食所伤。若因误食毒物、药物而引起呕吐，则忌见呕止呕，应首先帮助患儿将有毒之物尽快排出，切不可关门留盗。

3. 证治分类

（1）乳食积滞

证候 呕吐酸臭乳块或不消化食物，不思乳食，口气臭秽，脘腹胀满，吐后觉舒，大便秘结或泻下酸臭，舌质红，苔厚腻，脉滑数有力，指纹紫滞。

辨证 有伤乳伤食的病史，吐物为乳块或不消化食物，吐后觉舒是本证辨证要点。若胃寒而兼伤食者，吐物酸臭不明显，苔多白腻；若食滞蕴而化热，可见口渴面赤唇红，舌红苔黄。

治法 消乳化食，和胃降逆。

方药 伤乳用消乳丸加减。常用炒麦芽、焦六神曲、焦山楂消乳化积；香附、砂仁、陈皮理气止吐；炒谷芽、甘草和中。

伤食用保和丸加减。常用焦山楂、焦六神曲、鸡内金消食化积；莱菔子、陈皮、姜半夏理气降逆；茯苓健脾渗湿；连翘清解郁热。

呕吐较频者，可加少许生姜汁以降逆止吐；大便秘结者，加大黄、枳实以通下导滞；兼胃寒者，去连翘，加丁香、藿香、白豆蔻温胃降逆；食滞化热者，加竹茹、黄连清胃泻热；浊气犯胃呕吐而见胸闷恶心，苔浊垢腻者，加玉枢丹辟秽止呕；因食鱼、蟹而吐者，加紫苏解毒；因食肉而吐者，重用焦山楂消肉食积。

（2）胃热气逆

证候　食入即吐，呕吐频繁，呕秽声宏，吐物酸臭，口渴多饮，面赤唇红，烦躁少寐，舌红苔黄，脉滑数，指纹紫滞。

辨证　呕吐频繁，食入即吐，呕吐物热臭气秽，是本证特点，全身症状亦为热象。胃热呕吐频剧者，易损伤阴津。

治法　清热泻火，和胃降逆。

方药　黄连温胆汤加减。常用黄连、黄芩清胃泻火；陈皮、枳实理气导滞；竹茹、姜半夏降逆止呕；茯苓、甘草健脾和胃。

兼食积者，加焦六神曲、焦山楂、炒麦芽消食化积；大便不通者，加大黄通腑泄热；口渴者，加天花粉、麦冬养胃生津；吐甚者，加代赭石降逆止吐。虚热上犯，气逆不降而呕吐者，可选橘皮竹茹汤或竹叶石膏汤。

（3）脾胃虚寒

证候　食后良久方吐，或朝食暮吐，暮食朝吐，吐物多为清稀痰水或不消化乳食残渣，伴面色苍白，精神疲倦，四肢欠温，食少不化，腹痛便溏，舌淡苔白，脉迟缓无力，指纹淡。

辨证　患儿通常病程较长，多因禀赋不足，脾胃素虚，寒凝中脘，胃气通降无力而呕吐。以食后良久方吐，吐物不化，清稀而不臭，伴见全身脾阳不振之症为特征。

治法　温中散寒，和胃降逆。

方药　丁萸理中汤加减。常用党参、白术、甘草健脾益胃，补养中气；干姜、丁香、吴茱萸温中散寒，降逆止呕。

若呕吐清水，大便稀溏，四肢欠温者，加制附子、高良姜、肉桂温阳祛寒；腹痛绵绵者，加香附、陈皮、柿蒂温胃理气。

（4）肝气犯胃

证候　呕吐酸苦，或嗳气频频，每因情志刺激加重，胸胁胀痛，精神郁闷，易怒易哭，舌边红，苔薄腻，脉弦，指纹紫。

辨证　肝气犯胃呕吐特点为嗳气吐酸，遇情志刺激加重。肝胆气郁化火，故伴见肝胆郁热之胸胁胀痛，烦躁，口苦，咽干，舌红苔黄诸症。

治法　疏肝理气，和胃降逆。

方药　解肝煎加减。常用白芍缓肝急；苏叶、苏梗疏肝气；砂仁、厚朴调理脾胃气机；陈皮、法半夏降逆止呕。

肝火内亢，烦躁面赤者，加栀子、黄连清肝泻火；呕吐频急者，加旋覆花、代赭石平肝降逆；呕吐黄苦水者，加柴胡、黄芩清利肝胆；火郁伤阴，口舌干燥者，加北沙参、石斛清养胃阴。

【其他疗法】

1. 中药成药

（1）玉枢丹　＜3岁0.3g、4～7岁0.6g，1日2次。温开水送服。用于外感呕吐。

（2）藿香正气液　＜3岁5ml、＞3岁10ml，1日2次。口服。用于暑湿呕吐。

（3）香砂养胃丸　7～14岁6g、14岁以上9g，1日3次，学龄期以前儿童用量遵医嘱。温开水送服。用于脾胃虚寒证。

2. 药物外治

（1）鲜地龙数条，捣烂敷双足心，用布包扎，1日1次。用于胃热气逆证。

（2）大蒜5个，吴茱萸（研末）10g。蒜去皮捣烂，与吴茱萸拌匀，揉成壹角硬币大小的药饼，外敷双足心。1日1次。用于脾胃虚寒证。

（3）鲜生姜，切成厚0.1～0.3cm，直径1cm的姜片。以胶布固定于双侧太渊穴上，压于桡动脉处。5分钟后让病人口服用药。可以预防服药呕吐及晕车晕船呕吐。

3. 推拿疗法

（1）掐合谷，泻大肠，分阴阳，清补脾经，清胃，揉板门，清天河水，运内八卦，平肝，按揉足三里。用于乳食积滞证。

（2）清脾胃，清大肠，掐合谷，退六腑，运内八卦，清天河水，平肝，分阴阳。用于胃热气逆证。

（3）补脾经，揉外劳宫，推三关，揉中脘，分阴阳，运内八卦。用于脾胃虚寒证。

4. 针灸疗法

（1）体针　取中脘、足三里、内关。热盛加合谷；寒盛加上脘、大椎；食积加下脘；肝郁加阳陵泉、太冲。实证用泻法，虚证用补法。1日1次。

（2）耳针　取胃、肝、交感、皮质下、神门。每次2～3穴，强刺激，留针15分钟。1日1次。

（3）艾灸　取天枢、关元、气海。用于脾胃虚寒证。

5. 火丁疗法　医师用右手戴消毒手套，示指指头上蘸少量冰硼散，伸入患儿口腔内，快速地按压在患儿舌根部的"火丁"（悬雍垂对面的会厌软骨）上，按后取出。1小时后方可进食。尤适用于婴儿吐乳。

6. 西医疗法

（1）寻找病因，治疗原发病。

（2）药物治疗：　重者肌注氯丙嗪，每次0.5～1mg/kg，或胃复安每次0.15～0.3mg/kg。　轻证口服胃复安，6个月～2岁5～7.5mg/d，2～7岁7.5～10mg/d，7～14岁10～15mg/d，分2～3次服。小婴儿慎用。　口服吗丁啉混悬剂或吗丁啉片。

（3）有脱水者，可先注射以上药物后，静脉滴入10%葡萄糖注射液与生理盐水各半的混合液，按50～80ml/kg在6～8小时内滴完。有尿后按剩余液体的0.3%加入氯化钾注射液。如脱水在中度或以上，或并有酸碱中毒者，按小儿液体疗法补液。

【预防与调护】

1. 预防

（1）哺乳时不宜过急，以防空气吞入；哺乳后，将小儿竖抱，轻拍背部，使吸入的空气排出，然后再让其平卧。

（2）喂养小儿时，食物宜清淡而富有营养，不进辛辣、炙煿和有腥臊膻臭异味的食物、饮料等。

（3）饮食清洁卫生，不吃腐败变质食品，不恣食生冷。防止食物及药物中毒。

2. 调护

（1）专人护理，安静休息，消除恐惧心理，抱患儿取坐位，头向前倾，用手托扶前额，使呕吐物吐出畅通，不呛入气管。

（2）呕吐较轻者，可进少量易消化流质或半流质食物，较重者应暂禁食，用生姜汁少许滴入口中，再用米汁内服。必要时补液。

（3）服用中药时要少量多次频服。药液冷热适中。

第四节　腹　痛

腹痛，是指胃脘以下、脐之四旁以及耻骨以上部位发生的疼痛。包括大腹痛、脐腹痛、少腹痛和小腹痛。大腹痛，指胃脘以下，脐部以上腹部疼痛；脐腹痛，指脐周部位的疼痛；少腹痛，指小腹两侧或一侧疼痛；小腹痛指下腹部的正中部位疼痛。

腹痛为小儿常见的证候，可见于任何年龄与季节。婴幼儿不能诉说，腹痛常表现为啼哭，如《古今医统·腹痛》说："小儿腹痛之病，诚为急切。凡初生二三个月及一周之内，多有腹痛之患。无故啼哭不已或夜间啼哭之甚，多是腹痛之故。大都不外寒热二因。"后世一般将腹痛分为寒、热、虚、实四大类，较便于掌握。

导致腹痛的疾病很多。西医学主要分3大类。第1类为全身性疾病及腹部以外器官疾病产生的腹痛，常见如败血症、过敏性紫癜、荨麻疹、腹型癫痫、伤寒、卟啉病、扁桃体炎、大叶性肺炎、心肌炎、急性感染性多发性神经根炎、糖尿病酮症酸中毒、铅中毒等。第2类为腹部器官的器质性疾病，如胰腺炎、肝炎、胆道疾病、肠梗阻、肠套叠、阑尾炎、腹膜炎、溃疡病穿孔、肠道寄生虫病、急性肾盂肾炎、泌尿系结石、腹腔淋巴结炎等。第3类为功能性腹痛，主要为再发性腹痛，占腹痛患儿总数的50%～70%。本节所论述以第3类腹痛为主，其他类型的腹痛应在明确病因诊断，并给以相应治疗的基础上，参考本节内容辨证论治。

【病因病机】

引起小儿腹痛的原因较多，主要有感受寒邪、伤于乳食、脾胃虚寒、情志不畅、外伤损络等，病位主要在脾、胃、小肠、大肠，亦有的与肝有关，病机关键为脾胃肠腑气滞，不通则痛。小儿脾胃薄弱，经脉未盛，易为各种病邪所干扰。六腑以通降为顺，经脉以流通为畅，凡外邪内侵，或乳食积滞，或脾胃虚寒，或情志内伤，或外伤损络，而致脾胃纳化失司，肠腑壅滞不通者，皆可发生腹痛。

1. 感受寒邪　由于护理不当，衣被单薄，腹部为风冷之气所侵，或因过食生冷瓜果，中阳受戕。寒主收引，寒凝气滞，则经络不畅，气血不行而腹痛。因小儿稚阳未充，故寒凝气滞者多见。

2. 乳食积滞　小儿脾常不足，运化力弱，乳食又不知自节，故易伤食。如过食油腻厚味，或强进乳食、临卧多食或误食变质不洁之物，致乳食停滞，郁积胃肠，气机壅塞，痞满腹胀腹痛。或平时过食辛辣香燥、膏粱厚味，胃肠积滞，或积滞日久化热，肠中津液不足致燥热闭结，使气机不利，传导之令不行而致腹痛。

3. 脏腑虚冷　素体脾阳虚弱，脏腑虚冷，或寒湿内停，损伤阳气。阳气不振，温煦失职，阴寒内盛，气机不畅，腹部绵绵作痛。

4. 气滞血瘀　小儿情志怫郁，肝失条达，肝气横逆，犯于脾胃，中焦气机窒塞，血脉凝滞，导致气血运行不畅，产生腹痛。

由于小儿体质有别，感触上述不同病因后，形成的病机属性有寒热之分。一般感受寒邪，或过食生冷，或素体阳虚而腹痛者，属于寒性腹痛；过食辛辣香燥或膏粱厚味成积滞，热结阳明而腹痛，属于热性腹痛；若因气滞血瘀者，常表现为寒热错杂之证。病情演变分虚实，其发病急、变化快，因寒、热、食、积等损伤所致者，多为实证；其起病缓，变化慢，常因脏腑虚弱所致者，多为虚证。两者亦可相互转化，实证未得到及时治疗，可以转为虚证；虚证复感寒邪或伤于乳食，又可成虚实夹杂之证。

【临床诊断】

1. 诊断要点

（1）有着凉中寒、伤乳伤食、情志刺激及腹部外伤史。

（2）腹痛常反复发作，可以自行缓解。

（3）可伴有啼哭不宁、腹胀、肠鸣、嗳气等症。

（4）符合以下特点者，可诊断为再发性腹痛：　腹痛突然发作，持续时间不太长，能自行缓解。　腹痛以脐周为主，疼痛可轻可重，但腹部无明显体征。　无伴随的病灶器官症状，如发热、呕吐、泄泻、咳嗽、气喘、尿频、尿急、尿痛等。　有反复发作的特点，每次发作时症状相似。

2. 鉴别诊断

（1）全身性疾病及腹部以外器官疾病产生的腹痛　呼吸系统疾病引起的腹痛常有咳嗽，或扁桃体红肿，肺部有啰音等症。　心血管系统疾病引起的腹痛常伴有心悸，心脏杂音，心电图异常。　神经系统疾病引起的腹痛常反复发作，脑电图异常，腹型癫痫服抗癫痫药有效。　血液系统疾病引起的腹痛常伴有贫血，血象及骨髓象异常。　代谢性疾病引起的腹痛，如糖尿病有血糖、尿糖增高，铅中毒有指甲、牙齿染黑色，卟啉病有尿呈红色，曝光后色更深等可助诊断。

（2）腹部脏器的器质性病变　胃肠道感染如急性阑尾炎、结肠炎、腹泻、急性坏死性肠炎、肠寄生虫病，除有腹痛外，还有饮食不调史、感染病史，大便及血常规化验有助于诊断。 胃肠道梗阻、肠套叠、嵌顿性腹股沟斜疝，有腹痛及腹胀和梗阻现象，全腹压痛，腹肌紧张，肠鸣音消失，X 线检查可助诊断。 肝胆疾病如胆道蛔虫、肝炎、胆囊炎、胆结石症，常有右上腹阵痛和压痛，B 超检查、肝功能异常等可助诊断。 泌尿系统疾病如感染、结石、尿路畸形、急性肾炎等，常有腰痛、下腹痛、尿道刺激症状，尿检异常、X 线检查可助诊断。 下腹痛对少女要注意是否卵巢囊肿蒂扭转、痛经。 内脏肝脾破裂者有外伤史，常伴有休克等。配合实验室及医学影像诊断技术检查，可以作出诊断。

（3）腹痛性质的鉴别 绞痛：多由管状器官的肌肉痉挛或梗阻（同时伴痉挛）引起，如肠管、胆管及输尿管痉挛或梗阻，多表现为阵发性绞痛。 钝痛：由器官被膜受牵扯引起，多表现为持续性钝痛。疼痛部位多与器官病变所在的部位一致。 迁移性痛：内脏疼痛通过内脏感觉神经传入相应的脊髓段，使进入相同节段的体神经支配部位感觉疼痛，如肝、胆病的疼痛有时可反射到右肩。大叶性肺炎，带状疱疹侵犯腹部脊神经时可出现较重的腹痛。破伤风的腹肌痉挛也可致剧烈的腹痛。

【辨证论治】

1. 辨证要点

（1）辨腹痛之有无 婴幼儿如突然或阵发性地反常哭闹，曲腰啼叫，时急时缓，或双手捧腹，起卧颠倒，烦躁不安；或屏气出汗，面色苍白；或精神委靡，曲腰倦卧等，多为腹痛。

（2）辨病位之所在 大腹痛病在脾胃、大肠、小肠；小腹痛病多在膀胱和大肠；脐腹痛多属大小肠；少腹痛多属厥阴肝经腹痛及肠痈、疝气；肝胆疾患多痛在右上腹。

（3）辨腹痛之性质 痛而有形者，常为食积、瘀血、虫积，其痛有定处，胀无休止。食积者，有乳食不节史，见嗳腐吞酸，呕吐不食，脘腹胀满。血瘀者，有跌仆损伤、手术史，腹部刺痛，痛有定处，按之痛剧，局部满硬。虫积者，有大便排虫史，或镜检有虫卵，脐周疼痛，时作时止。痛而无形者，常为寒、热、虚痛，其痛无定处，或胀或止。暴痛而无间歇，得热痛减，兼有口不渴，下利清谷，小便清利，舌淡苔白滑润，脉迟或紧，指纹淡者属寒；疼痛阵作，得凉痛减，兼有口渴引饮，大便秘结，小便黄赤，舌红苔黄少津，脉洪大而数，指纹紫属热。虚者多为慢性腹痛，其痛无定处，喜按，痛缓而无形，饥则痛作，兼有闷胀，舌淡少苔，脉弱无力。腹痛由气滞者，常有情志失调病史，胀痛时聚时散、痛无定处，气聚则痛而见形，气散则痛而无迹。

腹痛证候，往往相互转化，互相兼夹。如疼痛缠绵发作，可以郁而化热；热痛日久不愈，可以转为虚寒，成为寒热错杂证；气滞可以导致血瘀，血瘀可使气机不畅；虫积可兼食滞，食滞有利于肠虫的寄生等。

2. 治疗原则

腹痛的治疗，以调理气机，疏通经脉为主。根据不同的证型分别治以温散寒邪、消食导滞、通腑泄热、温中补虚、活血化瘀。除内服药外，还常使用推拿、外治、针灸等法配合治疗，可提高疗效。

3. 证治分类

（1）腹部中寒

证候　腹部疼痛，阵阵发作，痛处喜暖，得温则舒，遇寒痛甚，肠鸣辘辘，面色苍白，痛甚者，额冷汗出，唇色紫暗，肢冷，或兼吐泻，小便清长，舌淡红，苔白滑，脉沉弦紧，指纹红。

辨证　有外感寒邪或饮食生冷病史。寒主收引，故其腹痛特点为拘急疼痛，肠鸣彻痛，得温则缓，遇冷痛甚。患儿以往常有类似发作病史。

治法　温中散寒，理气止痛。

方药　养脏汤加减。常用木香、丁香、香附芳香散寒之品调理气机；当归、川芎温通血脉；吴茱萸、肉桂温中散寒。

寒痛甚者，加附子温脏散寒；呕吐者，加干姜、姜半夏散寒止呕；泄泻者，加炮姜、煨肉豆蔻祛寒止泻；腹胀者加砂仁、枳壳理气消胀；抽掣阵痛者加小茴香、延胡索温中活血止痛。

（2）乳食积滞

证候　脘腹胀满，疼痛拒按，不思乳食，嗳腐吞酸，或腹痛欲泻，泻后痛减，或时有呕吐，吐物酸馊，矢气频作，粪便秽臭，夜卧不安，时时啼哭，舌淡红，苔厚腻，脉象沉滑，指纹紫滞。

辨证　有伤乳伤食病史。脘腹胀满，疼痛拒按，不思乳食是本证的特征。本证可与腹部中寒、脾胃虚寒、胃热气逆证候并见。

治法　消食导滞，行气止痛。

方药　香砂平胃散加减。常用苍术、陈皮、厚朴、砂仁、香附、枳壳理气行滞；焦山楂、焦六神曲、炒麦芽消食化积；白芍、甘草调中和营。

大便不通，或泻下不畅、泻后痛减者，加槟榔、莱菔子通导积滞；兼感寒邪者，加藿香、干姜温中散寒；食积蕴郁化热者，加大黄、黄连清热通腑，荡涤肠胃之积热。

（3）胃肠结热

证候　腹部胀满，疼痛拒按，大便秘结，烦躁不安，潮热口渴，手足心热，唇舌鲜红，舌苔黄燥，脉滑数或沉实，指纹紫滞。

辨证　腹痛胀满，拒按便秘为本证特点，但有邪正俱盛和邪实正虚的区别。若正气未衰，里实已成者，痞满燥实四证俱现，腹痛急剧，脉沉实有力，为邪正俱盛证。若里热津伤，正气衰惫，而燥热未结，里实未去，即燥实为主，痞满不甚，腹痛未能缓解，但精神疲惫，舌干少津者，为邪实正虚。

治法　通腑泄热，行气止痛。

方药　大承气汤加减。常用大黄、玄明粉泄热通便，荡涤胃肠，活血祛瘀；厚朴行气破结，消痞除满；升麻、黄连清泻胃热；木香、枳实行气消痞。

若口干，舌质红干者，加玄参、麦冬、地黄养阴生津。因肝胆失于疏泄，肝热犯胃而实热腹痛者，用大柴胡汤加减。

（4）脾胃虚寒

证候　腹痛绵绵，时作时止，痛处喜温喜按，面白少华，精神倦怠，手足清冷，乳食减少，或食后腹胀，大便稀溏，唇舌淡白，脉沉缓，指纹淡红。

辨证　本证因素体阳虚，中阳不足，或病程中消导、攻伐太过，损伤阳气，失于温养，脏腑拘急而痛。本证特点为起病缓慢，腹痛绵绵，喜按喜温，病程较长，反复发作。

治法　温中理脾，缓急止痛。

方药　小建中汤合理中丸加减。常用桂枝温经和营；白芍、甘草缓急止痛；饴糖、大枣、党参、白术甘温补中；干姜温中祛寒。

气血虚弱，面白唇淡者，去生姜，加黄芪、当归补益气血；肾阳不足，足胫逆冷者，加附子、肉桂温补元阳；呕吐清涎者，加丁香、吴茱萸温中降逆。脾虚而兼气滞者，用厚朴温中汤温中行气，燥湿除满。

（5）气滞血瘀

证候　腹痛经久不愈，痛有定处，痛如锥刺，或腹部癥块拒按，肚腹硬胀，青筋显露，舌紫黯或有瘀点，脉涩，指纹紫滞。

辨证　本证以痛有定处，痛如锥刺，拒按或腹部癥块为特征，常有外伤、手术等病史。同时，瘀血亦可导致气滞，故常表现为痛而兼胀，其癥块随病位而定。

治法　活血化瘀，行气止痛。

方药　少腹逐瘀汤加减。常用肉桂、干姜、小茴香温通经脉；蒲黄、五灵脂、赤芍、当归、川芎活血散瘀；延胡索、没药理气活血，化瘀止痛。

兼胀痛者，加川楝子、乌药、枳壳以理气止痛；有癥块或有手术、外伤史者，加三棱、莪术、穿山甲散瘀消癥。这类药物易于伤津耗血，去病大半则止服，康复期应加用补气之品，如黄芪、党参等。

【其他疗法】

1. 中药成药

（1）藿香正气液　<3岁5ml、>3岁10ml，1日2次。口服。用于腹部中寒证。

（2）纯阳正气丸　<3岁1g、3~6岁1.5g、>6岁2g，1日1~2次。温开水送服。用于腹部中寒证。

（3）保和片　<3岁1片、3~6岁2片、>6岁3片，1日3次。温开水送服。用于乳食积滞证。

（4）清热化滞颗粒　1~3岁2.5g、4~7岁5g、≥8岁7.5g，1日3次。开水冲服。用于积滞化热证。

（5）附子理中丸　3~6岁1.5g，1日3次；>6岁3g，1日2次。温开水送服。用于脾胃虚寒证。

（6）越鞠丸　3~7岁2g、>7岁3g，1日2次。温开水送服。用于气滞腹痛。

（7）元胡止痛片　每片片芯重0.25g。1~3岁1片、4~6岁2片、7~9岁3片、

10～14 岁 4 片，1 日 3 次。温开水送服。用于气滞血瘀证。

2. 敷贴疗法

（1）丁桂儿脐贴：每贴 1.6g。贴于脐部，每次 1 贴，24 小时换药 1 次。用于腹部中寒证、脾胃虚寒证。

（2）公丁香 3g，白豆蔻 3g，肉桂 2g，白胡椒 4g，共研细末，过 100 目筛，贮瓶备用。用时取药末 1～1.5g，填敷脐中，再外贴万应膏。用于腹部中寒证、脾胃虚寒证。

3. 推拿疗法

（1）揉一窝风，揉外劳宫，补脾经，推三关，摩腹，拿肚角。用于腹部中寒证。

（2）补脾经，顺运八卦，推四横纹，清板门，清大肠，揉中脘，揉天枢，分腹阴阳，拿肚角。用于乳食积滞证。

（3）顺运八卦，清胃，退六腑，推四横纹。用于胃肠积热证。

（4）揉外劳宫，清补脾，顺运八卦，补肾经，推三关，揉中脘，揉脐，按揉足三里。用于脾胃虚寒证。

4. 针灸疗法 针刺法：取足三里、合谷、中脘、天枢、气海。寒证腹痛加灸神阙；食积加里内庭；呕吐加内关。一般取患侧，亦可取双侧。快速进针，行平补平泻手法，捻转或提插。年龄较大儿童可留针 15 分钟，或留至腹痛消失。

【预防与调护】

1. 预防

（1）注意饮食卫生，勿多食生冷。

（2）注意气候变化，防止感受外邪，避免腹部受凉。

（3）餐后稍事休息，勿作剧烈运动。

2. 调护

（1）剧烈或持续腹痛者应卧床休息，随时查腹部体征，并作必要的其他辅助检查，以便作好鉴别诊断和及时处理。

（2）根据病因，给予相应饮食调护。

（3）给予安慰，消除患儿恐惧心理。

（4）寒性腹痛者应温服或热服药液；热性腹痛者应冷服药液；伴呕吐者，药液要少量多次分服。

第五节 胃 脘 痛

胃脘痛是小儿时期常见的脾系疾病之一，临床以胃脘部疼痛为主要症状，可伴有腹胀、恶心呕吐、厌食、泛酸等症。胃脘痛的记载首见于《素问·五常政大论》。西医学的急慢性胃炎、胃及十二指肠溃疡、胃黏膜脱垂、胃痉挛、胃神经症、十二指肠炎、胰腺炎等与本病相似。

本病一年四季均可发病，尤以学龄儿童多见。本病预后大多良好，仅少数患儿因失治误治，病情迁延，损伤胃络而致呕血、便血，甚至胃穿孔等。

【病因病机】

小儿脾胃薄弱，经脉未盛，易为各种病邪所侵扰。胃脘痛的致病因素有内因和外因之分，外因主要为感受外邪，其中以风寒外感、湿热邪毒最为常见。内因主要为饮食不节、情志失调、脾胃虚弱。

本病的病位主要在胃，与脾、肝二脏密切相关。病机关键为胃失和降，气机壅滞。胃主受纳腐熟水谷，以和降为顺；脾主水谷精微运化转输，以上升为常。二者同居腹内，以膜相连，一脏一腑，互为表里，共主升降，故胃病多涉于脾，脾病也可及于胃。肝属木，为刚脏，喜条达，主疏泄，其与胃是木土乘克的关系。故上述原因皆能引起胃之受纳腐熟功能失常，胃失和降，而发生疼痛。

1. 寒凝气滞 小儿寒温不知自调，若护理不当，衣被单薄，腹部为风冷寒气所侵，客于胃肠之间，寒性收引，气机不利；或过食冷饮、生冷瓜果，寒邪凝聚于胃，寒为阴邪，易伤阳气，久则中阳不振，气机凝滞，胃气失和，而致胃脘作痛。

2. 饮食积滞 小儿脾常不足，乳食不知自节，若喂养不当或饮食不节，或暴饮暴食，饮食过量，损伤脾胃，致食积不化，停滞胃脘，胃络受阻，气机不利，食滞气壅，发为胃脘痛。

3. 湿热中阻 脾喜燥而恶湿，若过食肥甘辛辣油炸之品或夹有湿热邪毒的食物，或夏秋季节冒暑受湿，暑湿秽浊之气内犯脾胃，致湿热阻滞中焦，灼扰胃腑，则脘闷灼痛。

4. 肝胃不和 小儿肝常有余，神气怯弱，易受惊吓。若情志违和，忧思恼怒，暴受惊恐，则气郁伤肝，肝木失于疏泄，横逆乘脾犯胃，致脾胃纳运受制，气机阻滞而引起胃脘胀痛。日久还可导致瘀血内停，壅滞胃络，而致胃脘反复疼痛。

5. 脾胃虚寒 小儿脾胃薄弱，若先天禀赋不足，或后天调护失宜，脾阳素虚；或寒湿内停，脾阳受损，或过用寒凉药物，损伤脾阳，致阳气不振，胃络失于温养，气机不畅，则胃脘隐隐作痛。

6. 胃阴不足 胃喜润恶燥。小儿阴常不足，若患儿素体胃阴不足，或热病伤阴，胃阴受损，或经常食用辛辣炙烤食物消烁胃阴，均可导致胃阴虚脉络失于濡养，则致胃脘隐隐作痛。

【临床诊断】

1. 诊断要点

（1）发病常与饮食不节、情志不畅、感受寒邪等有关。

（2）以胃脘部疼痛为主症。

（3）常伴痞闷或胀满、嗳气、泛酸、嘈杂、恶心呕吐等症。

（4）辅助检查：上消化道钡餐 X 线检查、纤维胃镜及组织病理活检等，可见胃、十二指肠黏膜炎症、溃疡等病变。胃黏膜组织切片染色与培养、尿素酶试验、血清抗幽门螺杆菌（Hp）抗体检测、核素（同位素^{13}C）标记尿素呼吸试验可进行幽门螺杆菌检测。大便或呕吐物潜血试验阳性者，提示并发消化道出血。B 超、肝功能、胆道 X 线造影有助于鉴别诊断。

2. 鉴别诊断

（1）腹痛　胃脘痛与腹痛的鉴别，主要是病位不同。胃脘痛痛在胃脘部位。腹痛的病位在胃脘以下、脐之四旁，或耻骨以上整个腹部，包括有大腹痛、脐腹痛、小腹痛和少腹痛。胃腑位于腹中，与肠相连，常常胃痛影响及腹，或腹痛牵连于胃，二者病因病机亦有类似之处，临床上往往两者兼见，故又有心腹痛之称，加之儿童常不能正确表达疼痛的部位，所以要详细检查，根据具体证候的孰轻孰重仔细辨证，进行诊断和鉴别诊断。

（2）心痛　在古代文献中，常将胃脘痛与心痛混称，其实二者既有部位之别，疼痛的性质、程度与疾病的预后也大不相同。心痛在小儿发生较少，其病位在胸中，疼痛急且如刀割，痛彻胸背，发时心悸、憋闷，病人常有濒死感，一般病情较重，特别是"真心痛"，其疼痛持续不已者，需尽快作心电图等检查，及时诊断与抢救。

（3）常见胃脘痛疾病鉴别　慢性胃炎胃脘痛易反复发作、无规律性，经常出现于进食过程中或餐后，胃镜检查可见黏膜广泛充血、水肿、糜烂、出血，Hp 检出率较高。胃及十二指肠溃疡病之胃脘痛呈空腹痛或饥饿样疼痛，进食后缓解，常伴有消化道出血，胃镜检查可见胃或十二指肠溃疡，可有 Hp 感染。功能性消化不良出现胃脘痛往往无规律性，常伴有早饱、嗳气、食欲不振等不适症状，不少患儿同时可伴有失眠、焦虑、抑郁、头痛、注意力不集中等症状。

【辨证论治】

1. 辨证要点　本病以八纲辨证为纲，根据起病的缓急、病程的久暂、胃痛的性质以及伴随的症状，以辨别寒热、虚实、阴虚阳虚。凡胃痛暴作，起病急、病程短者，多为实证，常因外感寒邪或饮食伤胃所致；凡胃痛渐发，起病缓、病程长者，多为虚证，常因脾胃虚寒或胃阴不足所致。胃脘痛暴作，疼痛剧烈而拒按，喜暖恶凉者，为寒证实痛；胃脘隐痛，喜温喜按，遇冷加剧者，为寒证虚痛；胃脘烧灼样疼痛，痛势急迫，喜凉者，为热证实痛；胃脘隐隐灼痛，痛势徐缓，喜按者，为热证虚痛。胃脘痛治疗过程中要注意病情的发展和轻重程度，其轻证往往患儿体质好，疼痛轻，病程短，精神尚好，一般饮食调理、局部热熨按摩，或稍加治疗即愈。重症多有胃脘痛反复发作病史，患儿体质差，发作疼痛剧烈，伴有胃肠道症状，病情严重者常伴有呕血、便血等出血症状，甚至出现胃穿孔、虚脱之候，应及时抢救，必要时手术治疗。

2. 治疗原则　本病治疗，以理气和胃为基本治疗原则，俟气血冲和，纳运复常，则疼痛自除。具体治法：邪盛者以祛邪为急，或散寒祛邪，或清热利湿，或疏肝理气，或消食导滞，当随证治之。正虚者以扶正为先，属脾胃虚寒者，治以温中补虚为主；属胃阴不足者，治以养阴益胃为主。虚实夹杂者，则当祛邪扶正并举。若胃痛反复迁延不愈者，病久必兼瘀，治疗应注重活血化瘀。同时，本病还常结合其他疗法，如中药成药、针灸疗法等，必要时可中西医结合治疗。

3. 证治分类

（1）寒凝气滞

证候　胃痛暴作，疼痛剧烈，以绞痛为主，畏寒喜暖，得温痛减，遇寒痛甚，口不渴，喜热饮，舌质淡，苔白，脉弦紧或弦迟，指纹淡红。

辨证　本证一般有感受风寒，或过食生冷史。发病迅速，疼痛剧烈，以绞痛为主，得温痛减，遇寒痛甚，全身症状显示寒证征象。

治法　温中散寒，理气止痛。

方药　良附丸加减。常用高良姜、吴茱萸、干姜温胃散寒；香附、陈皮行气止痛。

若寒重，或胃脘突然拘急挛痛拒按，甚则隆起如拳状者，可加丁香、桂枝理气温通；气滞重者，加木香、枳壳理气行滞；若郁久化热，寒热错杂者，可用半夏泻心汤，辛开苦降，寒热并调；若兼见寒热身痛等表寒证者，可加紫苏、生姜，或加香苏散疏风散寒，行气止痛；若兼见胸脘痞闷不食，嗳气呕吐等寒夹食滞症状者，可加枳壳、焦六神曲、鸡内金、半夏以消食导滞，温胃降逆；若胃寒较轻者，可局部温熨，或服生姜红糖汤散寒止痛。

（2）饮食积滞

证候　胃脘胀痛，拒按，嗳腐吞酸，或呕吐不消化食物，吐后痛减，不思饮食，大便不爽，舌苔厚腻，脉滑，指纹紫滞。

辨证　本证起病前常有饮食不节或暴饮暴食史，以胃脘胀满疼痛，嗳腐吞酸，呕吐不消化物，吐后痛减为特征。本证可以单独存在，亦常于他证中兼见。

治法　消食导滞，行气止痛。

方药　保和丸加减。常用焦山楂、焦六神曲、炒麦芽、莱菔子消食导滞；半夏、陈皮、茯苓健脾和胃，化湿理气；连翘散结清热。

脘腹胀甚者，加枳实、厚朴、槟榔行气消滞；食积化热者，加黄芩、黄连清热泻火；大便秘结者，可合用小承气汤泻下热结；胃痛急剧而拒按，大便秘结，苔黄燥者，为食积化热成燥，可合用大承气汤通腑泄热，荡积导滞；恶心呕吐者，加藿香、紫苏梗、生姜降逆止呕。

（3）湿热中阻

证候　痛势急迫，胃脘灼热拒按，嘈杂，口干口苦，口渴不欲饮，小便黄，大便不畅，舌质红，苔黄腻，脉滑数，指纹紫滞。

辨证　本证以病势急迫、胃脘疼痛灼热拒按、口苦口渴、舌红苔黄腻为辨证要点。

治法　清热利湿，调中行气。

方药　清中汤加减。常用黄连、栀子清热化湿；茯苓、半夏、白豆蔻健脾除湿；陈皮、甘草理气和胃。

热重者，加黄芩、蒲公英清热解毒；恶心呕吐者，加橘皮、竹茹降逆止呕；大便秘结者，加大黄（后下）泻下通便；气滞腹胀者，加厚朴、枳实行气消胀；纳呆少食者，加焦六神曲、炒谷芽、炒麦芽消食助运；呕血黑便者，加茜草根、蒲黄炭、紫草凉血止血。

（4）肝胃不和

证候　胃脘胀满，攻撑作痛，痛连两胁，嗳气频作，得嗳气或矢气则舒，每因情绪变化而痛作，舌苔薄白，脉弦，指纹紫滞。

辨证　本证以胃脘胀满，痛连两胁，每因情志因素而痛为特征。本证多发生在较大儿童。

治法　疏肝理气，和胃止痛。

方药　柴胡疏肝散加减。常用柴胡、白芍、川芎、香附疏肝解郁；陈皮、枳壳、甘草理气和中。

胃胀重者，加青皮、郁金、木香助理气解郁之功；痛甚者，加川楝子、延胡索理气止痛；嗳气频作者，加半夏、旋覆花降气解郁；吐酸吞酸，嗳气酸臭者，加黄连、吴茱萸、乌贼骨清肝和胃制酸；脾胃虚弱者，加党参、茯苓、白术补脾益胃。日久气滞血瘀者，合用失笑散活血祛瘀。

（5）脾胃虚寒

证候　胃痛隐隐，喜暖喜按，空腹痛甚，得食则减，时呕清水，纳少，神疲，手足欠温，大便溏薄，舌质淡，边有齿痕，舌苔薄白，脉沉缓，指纹淡。

辨证　本证以病程长，胃痛隐隐，绵绵不断，喜暖喜按，全身显现虚寒证象为特征。

治法　温中补虚，缓急止痛。

方药　黄芪建中汤加减。常用黄芪、桂枝、饴糖甘温补中、辛甘化阳；白芍、甘草缓急和营止痛；生姜、大枣温胃和中补虚。

泛吐清水者，加干姜、半夏、茯苓、吴茱萸温胃化饮；泛酸，嗳气酸臭者，去饴糖，加黄连、吴茱萸、乌贼骨清肝温胃制酸；胃脘冷痛，呕吐，肢冷者，合理中丸温中祛寒；兼肾阳虚，形寒肢冷，腰膝酸软者，合附子理中汤温阳祛寒。

（6）胃阴不足

证候　胃脘隐隐灼痛，空腹时加重，烦渴思饮，口燥咽干，食少，大便干，舌红少苔或剥苔，脉细数，指纹淡紫。

辨证　本证多见于病程较长，或长期使用温燥药物的患儿。临床以胃脘隐隐灼痛、口燥咽干、舌红苔少为特征。

治法　养阴益胃，缓急止痛。

方药　益胃汤合芍药甘草汤加减。常用北沙参、麦冬、地黄、玉竹养阴益胃；白芍、甘草和中缓急止痛。

若胃阴亏损较甚者，加石斛、天花粉养胃生津；兼饮食停滞者，加焦六神曲、焦山楂消食和胃；胃脘痛甚者，加香橼皮、佛手理气和胃止痛；嘈杂反酸者，加黄连、吴茱萸、煅瓦楞抑肝和胃制酸；若胃热偏盛，烦渴引饮者，加石膏、知母、芦根清胃泻热；脘痛日久肝肾阴虚者，加山茱萸、玄参滋补肝肾。

【其他疗法】

1. 中药成药

（1）保和片　　＜3岁1片、3～6岁2片、＞6岁3片，1日3次。温开水送服。用于饮食积滞证。

（2）三九胃泰颗粒　1～3岁5g、4～6岁10g、7～9岁15g、10～14岁20g，1日2次。温开水冲服。用于湿热中阻证。

（3）柴胡疏肝丸　1～3岁1～2g、4～6岁3～4g、7～9岁5～6g、10～14岁6～9g，1日3次。温开水送服。用于肝胃不和证。

（4）小建中合剂　1～3岁5ml、4～6岁10ml、7～9岁15ml、10～14岁20ml，1日3次。口服。用于脾胃虚寒证。

2. 敷贴疗法　丁桂儿脐贴：每贴1.6g。贴于脐部，每次1贴，24小时换药1次。用于寒凝气滞证、脾胃虚寒证。

3. 推拿疗法

（1）清脾胃，顺运八卦，推四横纹，清板门，清大肠。用于饮食积滞证。

（2）顺运八卦，清胃，退六腑，推四横纹。用于湿热中阻证。

（3）揉外劳宫，补脾，顺运八卦。用于脾胃虚寒证。

4. 针灸疗法　取穴：　膈俞、脾俞、上脘、建里、足三里。　肝俞、胃俞、中脘、下脘、足三里。配穴：脾胃虚弱加章门；肝胃不和加期门；胃阴不足加三阴交；胸闷、恶心加内关；食滞者加解溪。采用常规针刺，施平补平泻法，留针30分钟，中间行针2次，每日1次。10次为1个疗程，中间间隔2日再行下个疗程。

5. 拔罐疗法　取大椎、上脘、天柱、中脘、胃俞穴。用于寒凝气滞证。

【预防与调护】

1. 预防

（1）教育和劝慰患儿消除紧张或忧郁情绪，生活有规律，定时进食。避免过度疲劳。

（2）避免粗糙、过冷、过热和刺激性大的食物饮料，饮食适量，不要过饱或过饥。

2. 调护

（1）饮食根据病情而定，发病期进流质、软食。

（2）消化性溃疡大出血时禁食，缓解期进易消化的饮食。使患儿保持心情舒畅，环境宜安静。对患儿认真细致地观察，注意病情变化，防止大出血的发生。

第六节　泄　泻

泄泻是以大便次数增多，粪质稀薄或如水样为特征的一种小儿常见病。《内经》已有飧泄、濡泄等记载，宋以后著作多称为泄泻，如《幼科金针·泄泻》说："泄者，如水之泄也，势犹纷绪；泻者，如水之泻也，势惟直下。为病不一，总名泄泻。"西医学称本病为小儿腹泻，分为感染性腹泻和非感染性腹泻两类。感染性腹泻多由病毒（如轮状病毒、柯萨奇病毒、埃可病毒等）、细菌（如致腹泻大肠杆菌、空肠弯曲菌、耶尔森菌等）引起；非感染性腹泻常由饮食不当，肠道功能紊乱等引起。

本病一年四季均可发生，夏秋季节发病率高，不同季节发生的泄泻，证候表现有所不同。2 岁以下小儿发病率高，是我国婴幼儿最常见的疾病之一。本病轻者治疗得当，预后良好；重者下泄过度，易见气阴两伤，甚至阴竭阳脱；久泻迁延不愈者，则易转为疳证、慢惊风。

【病因病机】

小儿泄泻发生的原因，有外因和内因之分。外因责之于感受湿邪，常兼风、寒、暑、热等邪而为病，其中以湿热为多见。内因责之伤于乳食或脾胃虚弱。其主要病变在脾胃，病机关键为脾胃受损，升降失司，水谷不分，混杂而下。盖胃主受纳腐熟水谷，脾主运化水谷精微，若脾胃受病，则饮食入胃之后，水谷不化，精微不布，清浊不分，合污而下，致成泄泻。故《幼幼集成·泄泻证治》说："夫泄泻之本，无不由于脾胃。盖胃为水谷之海，而脾主运化，使脾健胃和，则水谷腐化而为气血以行荣卫。若饮食失节，寒温不调，以致脾胃受伤，则水反为湿，谷反为滞，精华之气不能输化，乃致合污下降，而泄泻作矣。"

1. 感受外邪 小儿脏腑柔嫩，肌肤薄弱，冷暖不知自调，易为外邪侵袭而发病。外感湿邪常与风、寒、暑、热诸邪相合而致泻，盖因脾喜燥而恶湿，湿困脾阳，运化失职，湿盛则濡泻，故前人有"无湿不成泻"、"湿多成五泻"之说。由于时令气候不同，长夏多湿，故外感泄泻以夏秋多见，其中又以湿热泻最常见，风寒致泻则四季均有。

2. 伤于乳食 小儿脾常不足，运化力弱，饮食不知自节，若调护失宜，乳哺不当，饮食失节，过食生冷瓜果或难以消化之食物，或饮食不洁，皆能损伤脾胃，发生泄泻。如《素问·痹论》所说："饮食自倍，肠胃乃伤。"小儿易为食伤，发生伤食泻，在其他各种泄泻证候中亦常兼见伤食证候。

3. 脾胃虚弱 小儿素体脾虚，或久病迁延不愈，脾胃虚弱，胃弱则腐熟无能，脾虚则运化失职，不能分清别浊，因而水反为湿，谷反为滞，合污而下，而成脾虚泄泻。亦有暴泻实证，失治误治，迁延不愈，如风寒、湿热等外邪已解而脾胃损伤，转成脾虚泄泻者。

4. 脾肾阳虚 脾虚致泻者，一般先耗脾气，继伤脾阳，日久则脾损及肾，造成脾肾阳虚。肾阳不足，脾失温煦，阴寒内盛，水谷不化，并走肠间，而致澄澈清冷，洞泄而下的脾肾阳虚泻。

由于小儿稚阳未充、稚阴未长，患泄泻后较成人更易于损阴伤阳发生变证。重症泄泻患儿，泻下过度，易于伤阴耗气，出现气阴两伤，甚至阴伤及阳，导致阴竭阳脱的危重变证。若久泻不止，脾气虚弱，肝旺而生内风，可成慢惊风；脾虚失运，生化乏源，气血不足以荣养脏腑肌肤，久则可致疳证。

【临床诊断】

1. 诊断要点

（1）有乳食不节、饮食不洁，或感受外邪病史。

（2）大便次数较平时明显增多，重者达每日 10 次以上。粪呈淡黄色或清水样；或夹奶块、不消化物，如同蛋花汤；或黄绿稀溏，或色褐而臭，夹少量黏液。可伴有恶心、呕吐、纳减、腹痛、发热、口渴等症。

（3）重症泄泻，可见小便少或无、烦躁或精神委靡、皮肤弹性差、囟门凹陷、眼窝凹陷、啼哭无泪等脱水征，以及口唇樱红、呼吸深长、腹胀等酸碱平衡失调和电解质紊乱的表现。

（4）大便常规检查可有脂肪球或少量白细胞、红细胞。

（5）大便病原学检查：可有轮状病毒等病毒检测阳性，或致病性大肠杆菌等细菌培养阳性。

2. 鉴别诊断 痢疾（细菌性痢疾）：急性起病，便次频多，大便稀，有黏液脓血，腹痛明显，里急后重。大便常规检查见脓细胞、红细胞，可找到吞噬细胞；大便培养有痢疾杆菌生长。

【辨证论治】

1. 辨证要点 本病以八纲辨证为纲，常证重在辨寒、热、虚、实；变证重在辨阴、阳。常证按起病缓急、病程长短分为暴泻、久泻，暴泻多属实，久泻多属虚或虚中夹实。暴泻辨证，湿热泻便次多，便下急迫，色黄褐气秽臭，或见少许黏液，舌苔黄腻；风寒泻大便清稀多泡沫，臭气轻，腹痛，可伴外感风寒症状；伤食泻有伤食史，便稀酸臭，夹不消化物，纳呆，腹胀或痛，泻后痛减。久泻辨证，脾虚泻大便色淡不臭，多于食后即便；脾肾阳虚泻较脾虚泻病程更长，大便澄澈清冷，完谷不化，阳虚内寒症状显著。变证起于泻下不止，精神委软、尿少、皮肤干燥，为气阴两伤证，属重症；精神委靡、尿少或无、四肢厥冷、脉细欲绝，为阴竭阳脱证，属危症。

2. 治疗原则 泄泻治疗，以运脾化湿为基本法则。实证以祛邪为主，根据不同的证型分别治以清肠化湿、祛风散寒、消食导滞。虚证以扶正为主，分别治以健脾益气，温补脾肾。泄泻变证，总属正气大伤，分别治以益气养阴、酸甘敛阴，护阴回阳、救逆固脱。本病除内服药外，还常使用推拿、外治、针灸等法治疗。

3. 证治分类

（1）常证

湿热泻

证候 大便水样，或如蛋花汤样，泻下急迫，量多次频，气味秽臭，或见少许黏液，腹痛时作，或伴呕恶，或发热烦躁，口渴，小便短黄，舌质红，苔黄腻，脉滑数，指纹紫。

辨证 本证以起病急，泻下急迫，量多次频，舌质红，苔黄腻为特征。偏热重者，大便气味秽臭，或见少许黏液，发热；偏湿重者，便如稀水，苔白厚腻；兼伤食者，大便夹不消化物，纳呆。若泻下过度，本证易于转为气阴两伤，甚至阴竭阳脱变证。失治误治，病程迁延，则易转为脾虚泄泻。

治法　清肠解热，化湿止泻。

方药　葛根黄芩黄连汤加减。常用葛根解表退热，生津升阳；黄芩、黄连清解肠胃湿热；地锦草、豆卷清肠化湿；甘草调和诸药。

热重泻频者，加白头翁、马齿苋清肠解毒；湿重水泻者，加车前子、苍术渗湿燥湿；泛恶苔腻者，加藿香、佩兰芳化湿浊；呕吐者，加竹茹、姜半夏降逆止呕；腹痛者，加木香理气止痛；纳差者，加焦山楂、焦六神曲运脾消食。

风寒泻

证候　大便清稀，夹有泡沫，臭气不甚，或肠鸣腹痛，或伴恶寒发热，鼻流清涕，咳嗽，舌质淡，苔薄白，脉浮紧，指纹淡红。

辨证　本证以大便清稀夹有泡沫，臭气不甚为特征。风象重则大便多泡沫，恶寒，鼻流清涕；寒象重则腹部切痛，恶寒；兼伤食则大便夹不消化物，纳呆。

治法　疏风散寒，化湿和中。

方药　藿香正气散加减。常用藿香、苏叶、白芷、生姜疏风散寒，理气化湿；法半夏、陈皮、苍术、大腹皮温燥寒湿，调理气机；茯苓、甘草、大枣健脾和胃。

大便质稀色淡，泡沫多者，加防风炭以祛风止泻；腹痛甚，里寒重者，加干姜、砂仁、木香以温中散寒理气；夹有食滞者，去甘草、大枣，加焦山楂、鸡内金消食导滞；小便短少者加泽泻、车前子渗湿利尿；恶寒鼻塞声重者，加荆芥、防风以加强解表散寒之力。

伤食泻

证候　大便稀溏，夹有乳凝块或食物残渣，气味酸臭，或如败卵，脘腹胀满，便前腹痛，泻后痛减，腹痛拒按，嗳气酸馊，或有呕吐，不思乳食，夜卧不安，苔白厚腻，或微黄，脉滑实，指纹滞。

辨证　以起病前有乳食不节史，便稀夹不消化物，气味酸臭，脘腹胀痛，泻后痛减为特征。伤乳者稀便夹乳凝块，伤食者夹食物残渣。本证可单独发生，更常为他证兼证。调治不当，病程迁延，积不化而脾气伤，易转为脾虚夹积，或脾虚泻，甚至进一步发展为疳证。

治法　运脾和胃，消食化滞。

方药　保和丸加减。常用焦山楂、焦六神曲、鸡内金消食化积；陈皮、姜半夏理气降逆；茯苓健脾渗湿；连翘清解郁热。

腹痛者，加木香、槟榔理气止痛；腹胀者，加厚朴、枳壳理气除胀；呕吐者，加藿香、砂仁、生姜和胃止呕。

脾虚泻

证候　大便稀溏，色淡不臭，多于食后作泻，时轻时重，面色萎黄，形体消瘦，神疲倦怠，舌淡苔白，脉缓弱，指纹淡。

辨证　本证常由暴泻失治迁延，或在脾虚体质患儿发生。以病程较长，大便稀溏，多于食后作泻，以及全身脾虚证象为特征。偏脾气虚者面色萎黄，形体消瘦，神疲倦怠；偏脾阳虚者大便清稀无臭，神委面白，肢体欠温。本证进一步发展，则由脾及肾，易转成脾肾阳虚泻，或久泻而成疳证。

治法　健脾益气，助运止泻。

方药　参苓白术散加减。常用党参、白术、茯苓、甘草补脾益气；山药、莲子肉、扁豆、薏苡仁健脾化湿；砂仁、桔梗理气和胃。

胃纳呆滞，舌苔腻者，加藿香、苍术、陈皮、焦山楂芳香化湿，消食助运；腹胀不舒者，加木香、乌药理气消胀；腹冷舌淡，大便清稀夹不消化物者，加炮姜、煨益智仁温中散寒，暖脾助运；久泻不止，内无积滞者，加肉豆蔻、石榴皮固涩止泻。

脾肾阳虚泻

证候　久泻不止，大便清稀，澄澈清冷，完谷不化，或见脱肛，形寒肢冷，面色㿠白，精神委靡，睡时露睛，舌淡苔白，脉细弱，指纹色淡。

辨证　本证见于久泻，以大便澄澈清冷，完谷不化，形寒肢冷为特征。偏脾阳虚者大便清稀，或见脱肛，面色㿠白；偏肾阳虚者大便清冷，滑脱不禁，腹凉肢冷，精神委靡。本证继续发展，可致阳气暴脱，迅即夭亡。

治法　温补脾肾，固涩止泻。

方药　附子理中汤合四神丸加减。常用党参、白术、甘草健脾益气；炮姜、吴茱萸温中散寒；制附子、补骨脂、肉豆蔻温肾暖脾，固涩止泻。

脱肛者，加炙黄芪、升麻升举中阳；久泻滑脱不禁者，加诃子、石榴皮、赤石脂收敛固涩止泻。

（2）变证

气阴两伤

证候　泻下无度，次频量多，质稀如水，精神委软或心烦不安，眼窝及囟门凹陷，皮肤干燥，啼哭泪少，口渴引饮，小便短少，甚至无尿，唇红而干，舌红少津，苔少或无苔，脉细数。

辨证　本证多发生于湿热泻重证，以精神委软，皮肤干燥，小便短少为特征。偏气耗者，神委乏力，不思进食；偏阴伤者，前囟及眼窝凹陷，啼哭无泪，小便短少甚至无尿。本证若不能及时救治，则可能很快发展为阴竭阳脱证。

治法　健脾益气，酸甘敛阴。

方药　人参乌梅汤加减。常用人参、炙甘草补气健脾；乌梅涩肠止泻；木瓜祛湿和胃，以上四药合用且能酸甘化阴；莲子肉、山药健脾止泻。

泻下不止者，加山楂炭、诃子、赤石脂涩肠止泻；口渴引饮者，加石斛、玉竹、麦冬、芦根养阴生津止渴。

阴竭阳脱

证候　泻下不止，次频量多，精神委靡，表情淡漠，面色青灰或苍白，哭声微弱，啼哭无泪，尿少或无，四肢厥冷，舌淡无津，脉沉细欲绝。

辨证　本证常因气阴两伤证发展，或久泻不止阴阳俱耗而成。以面色青灰或苍白，精神委靡，哭声微弱，尿少或无，四肢厥冷，脉沉细欲绝为特征。阴竭证皮肤枯瘪，啼哭无泪，无尿；阳脱证神委，语声低微，四肢厥冷，脉细欲绝。本证为变证中危症，不及时救治则迅即夭亡。

治法　挽阴回阳，救逆固脱。

方药　生脉散合参附龙牡救逆汤加减。常用人参大补元气；附子回阳固脱；龙骨、牡蛎潜阳救逆；麦冬、五味子、白芍、炙甘草益气养阴，酸甘敛阴。

【其他疗法】

1. 中药成药

（1）葛根芩连微丸　1g，1日3次，或遵医嘱。温开水送服。用于湿热泻。

（2）小儿肠胃康颗粒　5~10g，1日3次。婴幼儿应在医师指导下服用。温开水冲服。用于湿热泻。

（3）藿香正气口服液　<3岁5ml、>3岁10 ml，1日2次。用时摇匀，口服。用于风寒泻。

（4）纯阳正气丸　<3岁1g、3~6岁1.5g、>6岁2g，1日1~2次。温开水送服。用于中寒泄泻，腹冷呕吐。

（5）健脾八珍糕　每服3~4块，婴儿1~2块。每日早晚饭前热水化开炖服，亦可干服。用于脾虚泻。

（6）小儿腹泻宁泡腾颗粒　>10岁4g，1日2次，<10岁酌减。温开水溶解后服用。用于脾虚泻。

（7）附子理中丸　3~6岁1.5g，1日3次；>6岁3g，1日2次。温开水送服。用于脾肾阳虚泻。

2. 药物外治

（1）小儿腹泻贴：每贴1.2g。贴于脐部，每次1贴，48小时换药1次。用于风寒泻、脾虚泻、脾肾阳虚泻。

（2）鬼针草30g，加水适量，煎煮后倒入盆内，先熏蒸，后浸泡双足，每日2~4次，连用3~5日。用于各证。

3. 推拿疗法

（1）清补脾土，清大肠，清小肠，退六腑，揉小天心。用于湿热泻。

（2）揉外劳宫，推三关，摩腹，揉脐，揉龟尾。用于风寒泻。

（3）推板门，清大肠，补脾土，摩腹，逆运内八卦，点揉天突。用于伤食泻。

（4）推三关，补脾土，补大肠，摩腹，推上七节骨，捏脊。用于脾虚泻。

4. 针灸疗法

（1）针法　取足三里、中脘、天枢、脾俞。发热加曲池，呕吐加内关、上脘，腹胀加下脘，伤食加刺四缝，水样便多加水分。实证用泻法，虚证用补法，1日1~2次。

（2）灸法　取足三里、中脘、神阙。隔姜灸或艾条温和灸。1日1~2次。用于脾虚泻、脾肾阳虚泻。

5. 西医疗法　脱水患儿要采用液体疗法。

对于腹泻脱水的预防，及轻度、中度脱水无呕吐者，可用口服补液盐（ORS）。配方为氯化钠2.6g，枸橼酸钠2.9g，氯化钾1.5g，葡萄糖13.5g，加温开水至1000ml。轻度脱水按50～80ml/kg补充，中度脱水按80～100ml/kg补充，少量频服，8～12小时将累积损失量补足。脱水纠正后维持补液，将口服补液盐加等量水稀释后使用。

中度以上脱水或吐泻重或腹胀的患儿应当静脉补液。第1天补液总量中度脱水补120～150ml/kg，重度脱水补150～180ml/kg。高渗脱水使用低张溶液，低渗脱水使用高张溶液，等渗脱水使用1/2张溶液，脱水性质判断有困难时，按等渗性脱水用1/2张含钠液。输液速度取决于脱水程度和大便量。纠正酸中毒和缺钾等电解质紊乱，应当依病情需要处理。次日脱水和电解质紊乱基本纠正后，主要是补充生理需要量60～80ml/（kg·d）和/或继续损失量，可选用口服补液或静脉补液。

【预防与调护】

1. 预防

（1）注意饮食卫生，食品应新鲜、清洁，不吃变质食品，不要暴饮暴食。饭前、便后要洗手，餐具要卫生。

（2）提倡母乳喂养，不宜在夏季及小儿患病时断奶，遵守添加辅食的原则，注意科学喂养。

（3）加强户外活动，注意气候变化，防止感受外邪，避免腹部受凉。

2. 调护

（1）适当控制饮食，减轻脾胃负担。对吐泻严重及伤食泄泻患儿暂时禁食，以后随着病情好转，逐渐增加饮食量。忌食油腻、生冷及不易消化的食物。

（2）保持皮肤清洁干燥，勤换尿布。每次大便后，要用温水清洗臀部，并扑上爽身粉，防止发生红臀。

（3）密切观察病情变化，及早发现泄泻变证。

第七节　便　秘

便秘是指大便秘结不通，排便次数减少或排便间隔时间延长，或大便艰涩排出不畅的病证。便秘包括器质性便秘与功能性便秘两大类。本节主要论述功能性便秘，是指结肠、直肠未发现明显器质病变而以功能性改变为特征的排便障碍。功能性便秘约占儿童便秘的90%以上，其发生可能与肠动力缺乏、肠道刺激不够而引起的肠黏膜应激力减弱等有关。

本病一年四季均可发生。在2～14岁的小儿中发病率为3.8%，并呈逐步上升趋势，可能与目前儿童食谱和生活习惯的改变有关，如粗纤维类饮食明显减少，日常活动量不足等。本病经过合理治疗，一般预后良好，但本病易造成肛裂，迁延不愈者，可引起脱肛、痔疮等疾病。

【病因病机】

便秘的常见病因有饮食因素、情志因素、热病伤津及正虚等因素。

便秘的主要病位在大肠，常与脾、肝、肾三脏相关，病机关键是大肠传导功能失常。大肠主吸收津液和传导糟粕，饮食由口入胃，经过脾胃腐熟运化，水谷精气游溢上升，水津由胃、小肠、大肠吸收，浊气糟粕不断下行，最后在大肠形成粪便，由肛门排出体外。脾胃升降功能失常，大肠传导必然失职，不能顺利降浊而便秘。肝主疏泄，与脾胃之气关系密切，肝气失疏则胃失和降；肾司二便，肾气失煦则脾胃升降无力，浊气难以下降。故凡能影响脾、肝、肾三脏功能者，皆可致大肠传导功能失常而成便秘。

1. 乳食积滞 小儿脾常不足，乳食不知自节，若饮食喂养不当，或过进炙煿荤腥，易于内生燥热，少进清淡素食或饮水过少，则阴津化生不足。食积中焦，损伤脾胃；积滞化热，耗伤津液；水津不足，肠道失润。以上饮食因素均可造成纳化失职，升降失调，肠腑传导功能失常，发为便秘。

2. 邪热伤津 小儿肺脏娇嫩，易感温热时邪。邪热炽盛，传于气分，入于阳明，则热邪燥屎内结，形成"痞、满、燥、实、坚"俱见的阳明腑实证；热病邪热稽留，必然灼津伤阴，使阴津耗伤，肠腑少津失濡，大便干结难解。又有各种疾病过程中过用温燥药物，也能损伤阴津，形成便秘。

3. 气机郁滞 小儿暴受惊吓，或遭打骂训斥，或所欲不遂，或环境、生活习惯改变，情志抑郁，肝气不疏，气机不利。或者小儿久坐多卧，活动过少，亦可致气机郁滞。或者本为偶然便秘，排便痛苦，使小儿对排便形成恐惧心理，有便意而不愿排便，使气机内郁而不畅。脾胃纳化赖气机条达，气滞则升降之令不行，肠腑传导功能失常，糟粕内停，不得下行，而大便秘结。

4. 气血亏虚 小儿若先天禀赋不足，或后天调护失宜，或疾病影响、药物克伐等，皆可致脏腑虚损，气血不足。气虚则肠腑传导无力，血虚则肠道失养干涩。若病久及肾，耗损真阴，则肠道更为干涸；阴损及阳，不能蒸化津液温润肠道，则便秘由生。

【临床诊断】

1. 诊断要点

（1）不同程度的大便干燥，轻者仅大便前部干硬，重者大便全程干燥，或如羊屎状，或便条粗甚，类于成人。

（2）排便次数减少，间隔时间延长，常2～3日排便1次，甚者可达6～7日1次。

（3）虽大便间隔时间如常，但排便艰涩或时间延长，或便意频频，难以排出或排净。

（4）可伴有腹胀、腹痛、食欲不振、排便哭闹等症。可因便秘而发生肛裂、便血、痔疮。

（5）部分患儿左下腹部可触及粪块。

2. 鉴别诊断

（1）先天性巨结肠　病儿有胎便排出及排尽时间延迟史。主要表现为顽固性便秘及腹胀，腹胀以上腹部为重，常可扪及横结肠，并可扪到粪块。可伴有呕吐、消瘦、生长发育落后等。肛门指诊有空虚感。钡剂灌肠检查显示近直肠—乙状结肠处狭窄，上段结肠异常扩大。

（2）机械性肠梗阻　主要表现为急性便秘，伴阵发性剧烈腹痛、腹胀、恶心呕吐及肠鸣音亢进，腹部 X 线检查见多个扩张肠祥及较宽液平面，而结肠远端及直肠无气。

【辨证论治】

1. 辨证要点　本证应以八纲辨证为主，重点辨别实证、虚证。实证多由乳食积滞、燥热内结和气机郁滞所致，一般病程短，病情轻浅，粪质多干燥坚硬，常腹痛拒按。因于乳食积滞者，不思进食，或恶心呕吐；因于气机郁滞者，常嗳气频作，胸胁痞满腹胀。虚证多因气血不足，肠失濡润，传导无力，一般病程较长，病情顽固，粪质虽不甚干硬，但多欲便不出或便出不畅，腹胀喜按。其中由气虚所致者，神疲气短，面白多汗；由血虚引起者，头晕心悸，唇甲色淡。其次应分清寒热。热证多面赤身热，口渴尿黄，喜凉恶热；寒证多面白肢冷，小便清长，喜热恶凉。

2. 治疗原则　本证治疗，以濡润肠腑，通导大便为基本法则。临证应根据病因不同，分别采用消食导滞、清胃泄热、疏肝理气、益气养血等治法。治疗用药应注意通下不可太过，避免损伤正气。本证除内服汤剂外，中药成药、推拿等疗法也常应用。

3. 证治分类

（1）乳食积滞

证候　大便秘结，脘腹胀痛，不思饮食，手足心热，小便黄少，或恶心呕吐，或有口臭，舌质红，苔黄厚，脉沉有力，指纹紫滞。

辨证　本证有伤食或伤乳史，以便秘同时兼见脘腹胀痛、纳呆口臭为临床特征。

治法　消积导滞，清热和中。

方药　乳积者，消乳丸加减。常用炒麦芽、炒谷芽、焦六神曲消乳化积；香附、陈皮、炒莱菔子理气导滞。

食积者，保和丸加减。常用焦六神曲、焦山楂、炒莱菔子、鸡内金消食化积；陈皮、法半夏、茯苓健脾化湿；连翘清解郁热。

大便干结甚者，加大黄、郁李仁、瓜蒌子清热润肠通便；腹胀甚者，加枳实、厚朴理气除胀；口气臭秽，舌苔黄垢者，加胡黄连、槟榔消积清热；恶心呕吐者，加紫苏梗、竹茹和胃止呕。

（2）燥热内结

证候　大便干结，排便困难，甚至便秘不通，或如羊屎状，腹胀不适，或面赤身热，小便短黄，或口干口臭，或口舌生疮，舌质红，苔黄燥，脉数有力，指纹色紫。

辨证　本证多见于热病之后，或素喜辛辣炙煿之品，或过用辛香温燥、甘温补益之剂者。也可见于热病或其他疾病病程中。突出表现是便秘较重，且伴有内热津亏表现。

治法　清腑泄热，润肠通便。

方药　麻仁丸加减。常用大黄、火麻仁、瓜蒌子、杏仁清腑泄热，润肠通便；厚朴、枳实下气破结；白芍养阴和里。

纳差，口臭者，加炒莱菔子、焦山楂、鸡内金、槟榔消积导滞；口干甚者，加天花粉、北沙参、麦冬养阴生津止渴；身热面赤者，加葛根、黄芩解肌清热；口舌生疮者，加黄连、栀子清热泻火解毒；腹胀痛者，加木香、槟榔行气导滞；若"痞、满、燥、实、坚"俱备者，加芒硝软坚散结。

（3）气机郁滞

证候　大便秘结，欲便不得，甚或腹胀疼痛，胸胁痞满，嗳气频作，舌质红，苔薄白，脉弦，指纹滞。

辨证　本证多见于年长儿。有情志违和或久坐少动史，以欲便不得，胸胁痞满，嗳气腹胀为辨证要点。

治法　疏肝理气，导滞通便。

方药　六磨汤加减。常用木香、香附、紫苏梗疏肝理气解郁；大黄、槟榔、枳实导滞通便。

腹胀痛者，加青皮、厚朴破气化滞；嗳气不除者，加旋覆花、青皮顺气降逆；若气郁化火，口苦咽干者，加黄芩、栀子清肝泻火。

（4）气虚不运

证候　时有便意，大便不干燥，但努挣难下，挣时汗出短气，便后疲乏，神疲气怯，面色少华，舌淡苔薄，脉虚弱，指纹淡红。

辨证　本证多见于禀赋不足或病后失调儿。以时有便意，大便不干结，但努挣难下，便后疲乏为辨证要点。

治法　健脾益气，润肠通便。

方药　黄芪汤加减。常用黄芪、白术、党参健脾益气；火麻仁、桃仁、蜂蜜润肠通便；陈皮理气和胃。

汗多气短者，合北沙参、麦冬、五味子益气生津，敛阴止汗；气虚下陷脱肛者，重用黄芪，加升麻、柴胡益气升阳举陷。

若病久及肾，肾阳不足，不能蒸化津液温润肠道，而见大便不干，排出困难，腹中冷痛，四肢欠温者，改用温脾汤加减，常用制附子、干姜、党参、肉苁蓉、大黄等温阳通便。

（5）血虚肠燥

证候　大便干燥，艰涩难下，面白无华，唇甲色淡，头晕心悸，舌质淡，苔薄白，脉细弱，指纹淡。

治法　滋阴养血，润肠通便。

方药　润肠丸加减。常用地黄、当归、何首乌滋阴养血；火麻仁、桃仁、桑椹、郁李仁润燥通便；枳壳引气下行。

大便干燥甚者，加玄参、麦冬增液；心悸者，加酸枣仁、柏子仁养心安神；唇甲色淡者，加阿胶滋阴补血；血虚有热，口干心烦者，加玄参、牡丹皮、栀子滋阴凉血清热；兼气虚者，加黄芪、党参益气养血。

兼肾阴不足，症见头晕耳鸣，五心烦热，腰膝酸软者，可改用四物汤合六味地黄丸加减，常用当归、熟地黄、山茱萸、山药、牡丹皮、知母、首乌、桑椹、阿胶等。

【其他疗法】

1. 中药成药

（1）保和丸　1~3岁1g、4~6岁2g、7~9岁3~4g、10~14岁5~6g，1日2次。温开水送服。用于乳食积滞证。

（2）麻仁丸　<1岁4g、1~6岁5~8g、7~14岁13g，1日3次。温开水送服。用于燥热内结证。

（3）木香槟榔丸　<6岁1~2g、7~10岁2~3g、11~14岁3~6g，1日2~3次。温开水送服。用于气机郁滞证。

（4）补中益气口服液　<6岁5ml、>7岁10ml，1日2~3次。口服。用于气虚不运证。

（5）通便灵　1~3岁1粒、4~6岁2粒、7~9岁3粒、10~14岁4粒，1日1次。温开水送服。用于血虚肠燥证。

2. 针灸疗法　主穴：大肠俞、天枢、支沟、上巨虚。配穴：合谷、曲池，用于燥热内结证；中脘、行间，用于气机郁滞证；脾俞、胃俞，用于气虚不运证。1日1次，针刺，气虚不运证针后加灸。

3. 推拿疗法

（1）乳食积滞证　清胃经，揉板门，拿肚角，推下七节骨，运内八卦，分腹阴阳。

（2）燥热内结证　清大肠，按揉膊阳池，摩腹，退六腑，清脾经。

（3）气机郁滞证　推肝经，退下六腑，揉膊阳池，推四横纹，推肺经。

（4）气虚不运证　揉中脘、脾俞、肾俞，摩腹，推脾经、肾经，推下七节骨。

【预防与调护】

1. 预防

（1）多进食蔬菜，尤其是粗纤维类蔬菜。适量多饮水。

（2）适当进食有通便作用的水果，如香蕉、梨、桃、猕猴桃、火龙果等。

（3）多参加体育活动。

2. 调护

（1）多饮水。

（2）宜食粗纤维类食物，忌食辛辣、炒香类食品。

（3）养成定时排便习惯。必要时，对患儿进行排便训练。

（4）临时对症治疗，可用开塞露塞肛。

第八节 厌 食

厌食是以较长时期厌恶进食、食量减少为特征的一种小儿常见病证。中医古代文献中无小儿厌食的病名，但文献所载"不思食"、"不嗜食"、"不饥不纳"、"恶食"等病证的表现与本病相似。

本病可发生于任何季节，但夏季暑湿当令之时，可使症状加重。各年龄儿童均可发病，以1~6岁多见。城市儿童发病率较高。患儿除食欲不振外，一般无其他明显不适，预后良好，但长期不愈者，可使气血生化乏源，抗病能力低下，而易患他病，甚至影响生长发育，转为疳证。

【病因病机】

本病多由喂养不当、他病伤脾、先天不足、情志失调引起，其病变脏腑主要在脾胃，病机关键为脾胃失健，纳化失和。盖胃司受纳，脾主运化，脾胃调和，则口能知五谷饮食之味，正如《灵枢·脉度》所说："脾气通于口，脾和则口能知五味矣。"若先天禀赋不足，或后天调护失宜，致脾胃不和，纳化失健，则造成厌食。

1. 喂养不当 小儿乳食不知自节。若家长缺乏育婴保健知识，婴儿期未按期添加辅食；或片面强调高营养饮食，如过食肥甘、煎炸炙煿之品，超越了小儿脾胃的正常纳化能力；或过于溺爱，纵其所好，恣意偏食、零食、冷食；或饥饱无度；或滥服滋补之品，均可损伤脾胃，产生厌食。如《素问·痹论》所说："饮食自倍，肠胃乃伤。"

2. 他病伤脾 脾为阴土，喜燥恶湿，得阳则运；胃为阳土，喜润恶燥，得阴则和。若患他病，误用攻伐，或过用苦寒损脾伤阳；或过用温燥耗伤胃阴；或病后未能及时调理；或夏伤暑湿脾为湿困，均可使受纳运化失常，而致厌恶进食。

3. 先天不足 胎禀不足，脾胃薄弱之儿，往往生后即表现不欲吮乳，若后天又失于调养，则脾胃怯弱，长期乳食难以增进。

4. 情志失调 小儿神气怯弱，易受惊恐。若失于调护，猝受惊吓或打骂，或所欲不遂，或思念压抑，或环境变更等，均可致情志抑郁，肝失调达，气机不畅，乘脾犯胃，形成厌食。

【临床诊断】

1. 诊断要点

（1）有喂养不当、病后失调、先天不足或情志失调史。

（2）长期食欲不振，厌恶进食，食量明显少于同龄正常儿童。

（3）面色少华，形体偏瘦，但精神尚好，活动如常。

（4）除外其他外感、内伤慢性疾病。

2. 鉴别诊断 疰夏：为季节性疾病，有"春夏剧，秋冬瘥"的发病特点，临床表现除食欲不振外，可见精神倦怠，大便不调，或有发热等症，秋凉后则自行恢复正常。

【辨证论治】

1. 辨证要点　本病以脏腑辨证为纲，主要从脾胃辨证，区别在于以脾主运化功能失健为主，还是以脾胃气阴亏虚为主。凡病程短，仅表现纳呆食少，食而乏味，饮食稍多即感腹胀，形体尚可，舌苔薄腻者为脾失健运；病程长，食而不化，大便溏薄，并伴面色少华，乏力多汗，形体偏瘦，舌质淡，苔薄白者为脾胃气虚；若食少饮多，口舌干燥，大便秘结，舌红少津，苔少或花剥者为脾胃阴虚；厌食伴见嗳气、胁胀、性急者为肝脾不和。

2. 治疗原则　本病治疗，以运脾开胃为基本法则。宜以芳香之剂解脾胃之困，拨清灵脏气以恢复转运之机，俟脾胃调和，脾运复健，则胃纳自开。脾运失健者，当以运脾和胃为主；脾胃气虚者，治以健脾益气为先；脾胃阴虚者，施以养胃育阴之法；若属肝脾不和，则当疏肝理气助运。运脾之法，有燥湿助运、消食助运、理气助运、温运脾阳，在本病中需对证灵活应用。需要注意的是，消导不宜过峻，燥湿不宜过热，补益不宜呆滞，养阴不宜滋腻，以防损脾碍胃，影响纳化。在药物治疗的同时应注意饮食调养，纠正不良的饮食习惯，方能取效。

3. 证治分类

（1）脾失健运

证候　食欲不振，厌恶进食，食而乏味，食量减少，或伴胸脘痞闷、嗳气泛恶，大便不调，偶尔多食后则脘腹饱胀，形体尚可，精神正常，舌淡红，苔薄白或薄腻，脉尚有力。

辨证　本证为厌食初期表现，除厌恶进食症状外，其他症状不著，精神、形体如常为其特征。若失于调治，病情迁延，损伤脾气，则易转为脾胃气虚证。

治法　调和脾胃，运脾开胃。

方药　不换金正气散加减。常用苍术、佩兰燥湿运脾；陈皮、清半夏、枳壳、藿香理气醒脾和中；焦六神曲、炒麦芽、焦山楂消食开胃。

脘腹胀满者，加木香、莱菔子理气宽中；暑湿困阻者，加荷叶、扁豆花消暑化湿；大便偏干者，加枳实、莱菔子导滞通便；大便偏稀者，加山药、薏苡仁健脾祛湿。

（2）脾胃气虚

证候　不思进食，食而不化，大便偏稀夹不消化食物，面色少华，形体偏瘦，肢倦乏力，舌质淡，苔薄白，脉缓无力。

辨证　本证多见于脾胃素虚，或脾运失健迁延失治者。以不思乳食，面色少华，肢倦乏力，形体偏瘦为辨证依据。若迁延不愈，气血耗损，形体消瘦，则应按疳证辨治。

治法　健脾益气，佐以助运。

方药　异功散加味。常用党参、白术、茯苓、甘草健脾益气；陈皮、佩兰、砂仁醒脾助运；焦六神曲、鸡内金消食助运。

苔腻便稀者，加苍术、薏苡仁燥湿运脾；便溏、面白肢冷者，加炮姜、肉豆蔻温运脾阳；饮食不化者，加焦山楂、炒谷芽、炒麦芽消食助运；汗多易感者，加炙黄芪、防风益气固表。

（3）脾胃阴虚

证候　不思进食，食少饮多，皮肤失润，大便偏干，小便短黄，甚或烦躁少寐，手足心热，舌红少津，苔少或花剥，脉细数。

辨证　本证见于温热病后或素体阴虚，或嗜食辛辣伤阴者。以食少饮多，大便偏干，舌红少苔为特征。

治法　滋脾养胃，佐以助运。

方药　养胃增液汤加减。常用北沙参、麦冬、玉竹、石斛养胃育阴；乌梅、白芍、炙甘草酸甘化阴；焦山楂、炒麦芽开胃助运。

口渴烦躁者，加天花粉、芦根、胡黄连清热生津除烦；大便干结者，加火麻仁、郁李仁、瓜蒌子润肠通便；夜寐不宁，手足心热者，加牡丹皮、莲子心、酸枣仁清热宁心安神；食少不化者，加炒谷芽、焦六神曲生发胃气；兼脾气虚弱者，加山药、太子参补益气阴。

（4）肝脾不和

证候　厌恶进食，嗳气频繁，胸胁痞满，性情急躁，面色少华，神疲肢倦，大便不调，舌质淡，苔薄白，脉弦细。

辨证　本证见于有情志失调史者。以食少嗳气，胸胁痞满，神疲肢倦为辨证要点。

治法　疏肝健脾，理气助运。

方药　逍遥散加减。常用柴胡、紫苏梗疏肝解郁；当归、白芍养血柔肝；白术、茯苓健脾益气；炒麦芽、焦山楂、焦六神曲和胃助运；甘草益气补中，缓肝之急。

烦躁不宁者，加连翘、钩藤清肝解热；夜寐不安者，加莲子心、栀子清心除烦；口苦泛酸者，加黄连、吴茱萸清肝泻火，平抑肝木；嗳气呃逆者，加旋覆花、代赭石降逆止呃。

【其他疗法】

1. 中药成药

（1）保和片（丸）　片剂：<3岁1片、3~6岁2片、>6岁3片，1日3次。温开水送服。丸剂：<3岁1g、3~6岁1.5g，1日3次；>6岁3g，1日2次。温开水送服。用于脾失健运证。

（2）山麦健脾口服液　<3岁5ml，1日2次；3~6岁5ml，1日3次；>6岁10ml，1日2次。口服。用于脾失健运证。

（3）健胃消食口服液　<3岁5ml，1日2~3次；>3岁10ml，1日3次。口服。用于脾胃气虚证。

（4）醒脾养儿颗粒　<1岁2g，1日2次；1~2岁4g，1日2次；3~6岁4g，1日3次；7~14岁6~8g，1日2次。温开水冲服。用于脾胃气虚证。

（5）逍遥颗粒　1~3岁2g、4~6岁3g、7~9岁4.5g、10~14岁6g，1日2~3次。温开水冲服。用于肝脾不和证。

2. 推拿疗法

（1）脾失健运证　补脾土，运内八卦，清胃经，掐揉掌横纹，摩腹，揉足三里。

（2）脾胃气虚证 补脾土，运内八卦，揉足三里，摩腹，捏脊。

（3）脾胃阴虚证 揉板门，补胃经，运八卦，分手阴阳，揉二马，揉中脘。

（4）肝脾不和证 清肝经，运内八卦，补脾土，揉中脘，揉脾俞，摩腹。

3. 针灸疗法

（1）体针 取脾俞、足三里、阴陵泉、三阴交，用平补平泻法。用于脾失健运证。 取脾俞、胃俞、足三里、三阴交，用补法。用于脾胃气虚证。 取足三里、三阴交、阴陵泉、中脘、内关，用补法。用于脾胃阴虚证。 取肝俞，用泻法；脾俞、胃俞、足三里，用补法。用于肝脾不和证。以上各证均用中等刺激，不留针，1日1次，10次为1疗程。

（2）耳穴 取脾、胃、肾、神门、皮质下。用胶布粘王不留行籽贴按于穴位上，隔日1次，双耳轮换，10次为1疗程。每日按压3~5次，每次3~5分钟，以稍感疼痛为度。用于各证。

【预防与调护】

1. 母乳喂养的婴儿4个月后应逐步添加辅食。

2. 纠正不良饮食习惯，做到"乳贵有时，食贵有节"，不偏食、挑食，不强迫进食，饮食定时适量，荤素搭配，少食肥甘厚味、生冷坚硬等不易消化食物，鼓励多食蔬菜及粗粮，勿随便服用补品补药。

第九节 积 滞

积滞是小儿内伤乳食，停聚中焦，积而不化，气滞不行所形成的一种胃肠疾病，以不思乳食，食而不化，脘腹胀满疼痛，嗳腐酸馊，大便不调为临床特征。本病相当于西医学"小儿消化功能紊乱"或"功能性消化不良"。

各年龄儿童均可发生本病，但以婴幼儿多见。禀赋不足，脾胃素虚，人工喂养及病后失调者更易患病。临床可单独出现，亦可兼夹出现于其他疾病如感冒、肺炎、泄泻等病程中。本病一般预后良好，少数患儿可因积滞日久，迁延失治，进一步损伤脾胃，导致气血化源不足，营养及生长发育障碍，转化为疳证，故前人有"积为疳之母，无积不成疳"之说。

【病因病机】

积滞的主要病因为喂养不当，乳食不节，损伤脾胃，致脾胃运化功能失调，或脾胃虚弱，腐熟运化不及，乳食停滞不化。本病病位在脾胃，基本病机为乳食停聚中脘，积而不化，气滞不行。

1. 乳食内积 小儿脾常不足，乳食不知自节。若调护失宜，喂养不当，则易为乳食所伤。伤于乳者，多因哺乳不节，过频过量，冷热不调；伤于食者，多由饮食喂养不当，偏食嗜食，暴饮暴食，或过食肥甘厚味，煎炸炙煿，或贪食生冷、坚硬难化之物，或添加辅食过多过快。盖胃主受纳，为水谷之海，其气主降；脾主运化，为生化之源，其气主升。若乳食不节，脾胃受损，受纳运化失职，升降失调，宿食停聚，积而不化，则成积滞。正如《证治准绳·幼科·宿食》所说："小儿宿食不消者，胃纳水谷而脾化之，儿幼不知撙节，胃之所纳，脾气不足以胜之，故不消也。"伤于乳者，为乳积；伤于食者，则为食积。乳食不消，内积则易蕴郁生热。

2. 脾虚夹积 若禀赋不足，脾胃素虚；或病后失调，脾气亏虚；或过用寒凉攻伐之品，致脾胃虚寒，腐熟运化不及，乳食稍有增加，即停滞不化，而成积滞。此即《诸病源候论·小儿杂病诸候·宿食不消候》所言："宿食不消由脏气虚弱，寒气在于脾胃之间，故使谷不化也，宿谷未消，新谷又入，脾气既弱，故不能磨之。"

若积久不消，迁延失治，则可进一步损伤脾胃，导致气血生化乏源，营养不足，生长发育障碍，形体日渐消瘦而转为疳证。

【临床诊断】

1. 诊断要点
（1）有伤乳、伤食史。
（2）以不思乳食，食而不化，脘腹胀满疼痛，大便溏泄，酸臭或臭如败卵，或便秘为特征。
（3）可伴有烦躁不安，夜间哭闹或呕吐等症。
（4）大便常规：可见不消化食物残渣、脂肪滴。

2. 鉴别诊断 厌食：长期食欲不振、厌恶进食为主症，一般无脘腹胀满、大便酸臭等症。

【辨证论治】

1. 辨证要点 本病病位主要在胃脾，病属实证，但若患儿素体脾气虚弱，可呈虚实夹杂证，积滞内停，又有寒积或化热的演变，可根据病史、伴随症状以及病程长短以辨别其虚、实、寒、热。初病多实，积久则虚实夹杂，或实多虚少，或实少虚多。由脾胃虚弱所致者，初起即表现虚实夹杂证候。若素体阴盛，喜食肥甘辛辣之品，致不思乳食，脘腹胀满疼痛，得热则甚，遇凉稍缓，口气臭秽，呕吐酸腐，面赤唇红，烦躁易怒，大便秘结臭秽，手足胸腹灼热，舌红苔黄厚腻，此系热证；若素体阳虚，贪食生冷，或过用寒凉药物，致脘腹胀满，喜温喜按，面白唇淡，四肢欠温，朝食暮吐，或暮食朝吐，吐物酸腥，大便稀溏，小便清长，舌淡苔白腻，此系寒证；若素体脾虚，腐熟运化不及，乳食停留不消，日久形成积滞者为虚中夹实证。

2. 治疗原则 本病治疗以消食化积，理气行滞为基本法则。正如《幼幼集成·食积证治》所言："夫饮食之积必用消导，消者散其积也，导者行其气也。"实证以消食导滞为主，积滞化热者，佐以清解积热；偏寒者，佐以温阳助运。积滞较重，或积热结聚者，当通腑导滞，泻热攻下，但应中病即止，不可过用。虚实夹杂者，宜消补兼施，积重而脾虚轻者，宜消中兼补；积轻而脾虚重者，宜补中兼消，以达养正而积自除之目的。本病治疗，除内服药外，推拿及外治等疗法也常运用。

3. 证治分类

（1）乳食内积

证候　不思乳食，嗳腐酸馊或呕吐食物、乳片，脘腹胀满，疼痛拒按，大便酸臭，哭闹不宁，夜眠不安，舌质淡红，苔白垢腻，脉象弦滑，指纹紫滞。

辨证　有乳食不节史，以不思乳食，脘腹胀满，嗳吐酸腐，大便酸臭等为证候特点。从患儿所食种类，可以区别伤乳与伤食，以及所伤食物品种之不同。

治法　消乳化食，和中导滞。

方药　乳积者，消乳丸加减。常用炒麦芽、砂仁、焦六神曲消乳化积；香附、陈皮理气导滞；炒谷芽、茯苓和中健脾。

食积者，保和丸加减。常用焦山楂、焦六神曲、鸡内金、莱菔子消食化积，其中焦山楂善消肉积，焦六神曲、鸡内金善消陈腐食积，莱菔子善消面食之积，可随证重用。配陈皮、砂仁行气宽中；茯苓、法半夏健脾化湿；连翘清解郁热。

腹胀明显者，加木香、厚朴、枳实行气导滞除胀；腹痛拒按，大便秘结者，加大黄、槟榔下积导滞；恶心呕吐者，加竹茹、生姜和胃降逆止呕；伤于冷饮寒食腹痛者，加高良姜、香附温脾散寒；大便稀溏者，加扁豆、薏苡仁健脾渗湿，消中兼补。

（2）食积化热

证候　不思乳食，口干，脘腹胀满，腹部灼热，手足心热，心烦易怒，夜寐不安，小便黄，大便臭秽或秘结，舌质红，苔黄腻，脉滑数，指纹紫。

辨证　本证多见于素体内热较盛者，或食积日久，郁而化热。以口干心烦，腹部皮肤灼热，或手足心热，睡卧不宁为证候特点。大小便、舌象、脉象亦可帮助判断有无化热之象。

治法　清热导滞，消积和中。

方药　枳实导滞丸加减。常用大黄、枳实导滞清热；焦六神曲、茯苓、白术消积和中；黄芩、黄连清解郁热。

口渴气虚者，加石斛、糯稻根养阴生津；盗汗者，加煅龙骨、煅牡蛎平肝敛汗；潮热不退者，加白薇、地骨皮清退虚热；烦躁、夜啼难眠者，加蝉蜕、钩藤平肝止惊；腹部胀痛甚者，加木香、槟榔行气止痛；腹部胀满甚者，加厚朴、莱菔子理气导滞；泻下臭秽明显者，加鸡内金、苍术运脾消食；大便秘结者，加瓜蒌子、槟榔通腑导滞。

（3）脾虚夹积

证候　面色萎黄，形体消瘦，神疲肢倦，不思乳食，食则饱胀，腹满喜按，大便稀溏酸腥，夹有乳片或不消化食物残渣，舌质淡，苔白腻，脉细滑，指纹淡滞。

辨证　此证为虚实夹杂之证，有素体脾虚、病后失调或过用寒凉药物史；或由乳食内积证日久不愈转化而来。以面黄神疲、腹满喜按之脾虚证候，及嗳吐酸腐、大便酸腥稀溏不化之食积证候为辨证要点。

治法　健脾助运，消食化滞。

方药　健脾丸加减。常用党参、白术、茯苓、甘草健脾益气；炒麦芽、焦山楂、焦六神曲消食化积；陈皮、枳实、砂仁醒脾理气化滞。

呕吐者，加生姜、丁香、姜半夏温中和胃，降逆止呕；大便稀溏者，加山药、薏苡仁、苍术健脾化湿；腹痛喜按者，加干姜、白芍、木香温中散寒，缓急止痛；舌苔白腻者，加藿香、佩兰芳香醒脾化湿。

【其他疗法】

1. 中药成药

（1）四磨汤口服液　新生儿3~5ml，1日3次，疗程2日；幼儿10ml，1日3次，疗程3~5日。口服。用于乳食内积证。

（2）化积口服液　<1岁5ml、2~5岁10ml，1日2次；>5岁10ml，1日3次。口服。用于乳食内积证。

（3）清热化滞颗粒　1~3岁2.5g、4~7岁5g、≥8岁7.5g，1日3次。温开水冲服。用于食积化热证。

（4）小儿香橘丸　1丸，1日3次。周岁以内小儿酌减。婴幼儿研碎用。温开水送服。用于脾虚夹积证。

2. 药物外治

（1）肉桂60g，丁香30g，苍术30g，焦山楂30g，焦六神曲30g，炒麦芽30g，枳壳10g，玄明粉10g等。共研细末，过筛，装瓶中密封备用。主穴：神阙；配穴：脾俞、肾俞、涌泉等。麻油调上药，敷于以上穴位，1日1次。用于乳食内积证。

（2）六神曲30g，麦芽30g，山楂30g，槟榔10g，大黄10g，芒硝20g。共研细末。以麻油调上药，敷于中脘、神阙穴，先热敷5分钟后继续保留24小时。隔日1次，3次为1疗程。用于食积腹胀痛者。

（3）酒糟100g。入锅内炒热，分2次装袋，交替放腹部热熨。每次2~3小时，1日1次。用于脾虚夹积证。

3. 推拿疗法

（1）清胃经，揉板门，运内八卦，推四横纹，揉按中脘、足三里，推下七节骨，分腹阴阳。用于乳食内积证。

（2）以上取穴，加清天河水、清大肠。烦躁不安加清心平肝，揉曲池。用于食积化热证。

（3）补脾经，运内八卦，摩中脘，清补大肠，揉按足三里。用于脾虚夹积证。

以上各证均可配合捏脊法。

4. 针灸疗法

（1）体针　取足三里、中脘、梁门。乳食内积加里内庭、天枢；积滞化热加曲池、大椎；烦躁加神门；脾虚夹积加四缝、脾俞、胃俞、气海。每次取3~5穴，中等刺激，不留针，实证用泻法为主，辅以补法，虚证用补法为主，辅以泻法。

（2）刺四缝疗法　皮肤局部消毒，用三棱针针刺示指、中指、无名指及小指近端指关节的中央，直刺0.3~0.5寸，刺后用手挤出黄白色黏液。用于乳食内积证。

（3）耳穴贴压　取胃、大肠、神门、交感、脾。每次选 3 ~ 4 穴，用王不留行籽贴压，左右交替，每日按压 3 ~ 4 次。

【预防与调护】

1. 预防

（1）调节饮食，合理喂养，乳食宜定时定量，富含营养，易于消化，忌暴饮暴食、过食肥甘炙煿、生冷瓜果、偏食零食及妄加滋补。

（2）根据婴儿生长发育需要，按照月龄添加辅食的品种与数量，增进小儿脾胃功能。

2. 调护

（1）积滞患儿应暂时控制乳食，给予药物调理，积滞消除后，逐渐恢复正常饮食。

（2）注意病情变化，给予适当处理。呕吐者，可暂停进饮食，并给生姜汁数滴加少许糖水饮服；腹胀者，可揉摩腹部；便秘者，可予蜂蜜 10 ~ 20ml 冲服，严重者可予开塞露塞肛；脾胃虚弱者，常灸足三里穴。

第十节　疳　证

疳证是由喂养不当或多种疾病影响，导致脾胃受损，气液耗伤，不能濡养脏腑、经脉、筋骨、肌肤而形成的一种慢性消耗性疾病，临床以形体消瘦，面色无华，毛发干枯，精神委靡或烦躁，饮食异常，大便不调为特征。"疳"之含义，自古有两种解释：其一曰"疳者甘也"，言其病因，是指小儿恣食肥甘厚腻，损伤脾胃，形成疳证；其二曰"疳者干也"，言其病机、主症，是指气液干涸、形体羸瘦。本病包含西医学的蛋白质—能量营养不良、维生素营养障碍、微量元素缺乏等疾病。

关于疳证的分类，古代医家认识不一，有以五脏分类的，如肝疳、心疳、脾疳、肺疳、肾疳；有以病因分类的，如蛔疳、食疳、哺乳疳；有以患病部位分类的，如眼疳、鼻疳、口疳等；有以某些证候分类的，如疳嗽、疳泻、疳积、疳肿胀等；有以病情轻重分类的，如疳气、疳虚、疳极、干疳等。目前临床一般将疳证按病程与证候特点分类，分为疳气、疳积、干疳三大常证及其他兼证。

本病发病无明显季节性，各种年龄均可罹患，临床多见于 5 岁以下小儿。因其起病缓慢，病程迁延，不同程度地影响小儿的生长发育，严重者还可发展至阴竭阳脱，卒然变险，因而被古人视为恶候，列为儿科四大要证之一。近 30 多年来，随着社会经济和医疗保健事业的不断发展，本病的发病率已明显下降，特别是重证患儿显著减少。本病经恰当治疗，绝大多数患儿均可治愈，仅少数重证或有严重兼证者，预后较差。

【病因病机】

引起疳证的病因较多，临床以饮食不节，喂养不当，营养失调，疾病影响以及先天禀赋不足为常见，其病变部位主要在脾胃，可涉于五脏。胃主受纳，脾主运化，共主饮食物的消化、吸收及其水谷精微输布，以营养全身。脾健胃和，则气血津液化生有源，全身上下内外得以滋养。若脾胃失健，生化乏源，则气血不足，津液亏耗，肌肤、筋骨、经脉、脏腑失于濡养，日久形成疳证。正如《小儿药证直诀·诸疳》所说："疳皆脾胃病，亡津液之所作也。"

1. 喂养不当　饮食不节、喂养不当是引起疳证最常见的病因，这与小儿"脾常不足"的生理特点密切相关。小儿智识未开，乳食不知自节，若喂养不当，辅食添加失宜，乳食太过或不及，均可损伤脾胃，形成疳证。太过指乳食无度，过食肥甘厚味、生冷坚硬难化之物，或妄投滋补食品，以致食积内停，积久成疳。正所谓"积为疳之母"也。不及指母乳匮乏，代乳品质量低下，未能及时添加辅食，或过早断乳，摄入食物的数量、质量不足，或偏食、挑食，致营养失衡，长期不能满足生长发育需要，气液亏损，形体日渐消瘦而形成疳证。

2. 疾病影响　因小儿久病吐泻，或反复外感，罹患时行热病、肺痨诸虫，失于调治或误用攻伐，致脾胃受损，津液耗伤，气血亏损，肌肉消灼，形体羸瘦，而成疳证。此即《幼科铁镜·辨疳疾》所言："疳者……或因吐久、泻久、痢久、疟久、热久、汗久、咳久、疮久，以致脾胃亏损，亡失津液而成也。"

3. 禀赋不足　先天胎禀不足，或早产、多胎，或孕期久病、药物损伤胎元，致元气虚惫。脾胃功能薄弱，纳化不健，水谷精微摄取不足，气血亏耗，脏腑肌肤失于濡养，形体羸瘦，形成疳证。

综上所述，疳证的主要病变部位在脾胃，其基本病理改变为脾胃受损，津液消亡。因脾胃受损程度不一，病程长短有别，而病情轻重差异悬殊。初起仅表现脾胃失和，运化不健，或胃气未损，脾气已伤，胃强脾弱，肌肤失荣不著者，为病情轻浅、正虚未著的疳气阶段；继之脾胃虚损，运化不及，积滞内停，壅塞气机，阻滞络脉，则呈现虚中夹实的疳积证候；若病情进一步发展或失于调治，脾胃日渐衰败，津液消亡，气血耗伤，元气衰惫者，则成为干疳，重者可发展至阴阳离决而猝然死亡。

干疳及疳积重证阶段，因脾胃虚衰，生化乏源，气血亏耗，诸脏失养，必累及其他脏腑，因而易于出现各种兼证，正所谓"有积不治，传之余脏"。若脾病及肝，肝失所养，肝阴不足，不能上承于目，而见视物不清，夜盲目翳者，称为"眼疳"；脾病及心，心开窍于舌，心火上炎，而见口舌生疮者，称为"口疳"；脾阳虚弱失运，气不化水，水湿泛滥，则出现"疳肿胀"。

【临床诊断】

1. 诊断要点

（1）有喂养不当或病后饮食失调及长期消瘦史。

（2）形体消瘦，体重比正常同年龄儿童平均值低15%以上，面色不华，毛发稀疏枯黄；严重者干枯羸瘦，体重可比正常平均值低40%以上。

（3）饮食异常，大便干稀不调，或脘腹膨胀等明显脾胃功能失调症状。

（4）兼有精神委靡不振，或好发脾气，烦躁易怒，或喜揉眉擦眼，或吮指磨牙等症。

（5）贫血者，血红蛋白及红细胞减少。出现肢体浮肿，属于疳肿胀（营养性水肿）者，血清总蛋白大多在45g/L以下，血清白蛋白约在20g/L以下。

2. 鉴别诊断

（1）厌食 本病由喂养不当，脾胃运化功能失调所致，以长期食欲不振，厌恶进食为主症，无明显消瘦，精神尚好，病在脾胃，很少涉及他脏，一般预后良好。

（2）积滞 本病以不思乳食，食而不化，脘腹胀满，大便酸臭为特征，与疳证以形体消瘦为特征有明显区别。但两者也有密切联系，若积久不消，损伤脾胃，水谷精微化生不足，致形体日渐消瘦，可转化为疳证。

【辨证论治】

1. 辨证要点 本病有主证、兼证之不同，主证应以八纲辨证为纲，重在辨清虚、实；兼证宜以脏腑辨证为纲，以分清疳证所累及之脏腑。主证按病程长短、病情轻重、虚实分为疳气、疳积、干疳三种证候。初起面黄发疏，食欲欠佳，形体略瘦，大便不调，精神如常者，谓之疳气，属脾胃失和，病情轻浅之虚证轻证；病情进展，而见形体明显消瘦，肚腹膨隆，烦躁多啼，夜卧不宁，善食易饥或嗜食异物者，称为疳积，属脾虚夹积，病情较重之虚实夹杂证；若病程久延失治，而见形体极度消瘦，貌似老人，杳不思食，腹凹如舟，精神委靡者，谓之干疳，属脾胃衰败，津液消亡之虚证重证。兼证及危重证常在干疳或疳积重证阶段出现，因累及脏腑不同，症状有别。脾病及心则口舌生疮；脾病及肝则目生云翳，干涩夜盲；脾阳虚衰，水湿泛溢则肌肤水肿。

2. 治疗原则 本病治疗原则以健运脾胃为主，通过调理脾胃，助其纳化，以达气血丰盈、津液充盛、脏腑肌肤得养之目的。根据疳气、疳积、干疳的不同阶段，而采取不同的治法。疳气以和为主；疳积以消为主，或消补兼施；干疳以补为要。注意补脾须佐助运，使补不碍滞；消积勿过用攻伐，以免伤正。出现兼证者，应按脾胃本病与他脏兼证合参而随症治之，以平为期。此外，合理补充营养，纠正不良饮食习惯，积极治疗各种原发疾病，对本病康复也至关重要。

3. 证治分类

（1）常证

疳气

证候 形体略瘦，或体重不增，面色萎黄少华，毛发稀疏，不思饮食，腹胀，精神欠佳，性急易怒，大便干稀不调，舌质略淡，苔薄微腻，脉细有力，指纹淡。

辨证 本证为疳证初起阶段，由脾胃失和，纳化失健所致。以形体略瘦，食欲不振为特征。失于调治者，可转为疳积证。

治法 调脾助运。

方药 资生健脾丸加减。常用党参、白术、山药益气健脾；茯苓、薏苡仁、泽泻健脾渗湿；藿香、砂仁、扁豆醒脾开胃；炒麦芽、焦六神曲、焦山楂消食助运。

食欲不振，腹胀，苔厚腻者，去党参、白术，加苍术、鸡内金、厚朴运脾化湿，消积除胀；性情急躁，夜卧不宁者，加钩藤、黄连抑木除烦；大便稀溏者，加炮姜、肉豆蔻温运脾阳；大便秘结者，加火麻仁、决明子润肠通便。

疳积

证候　形体明显消瘦，面色萎黄少华或面白无华，肚腹膨胀，甚则青筋暴露，毛发稀疏结穗，精神烦躁，夜卧不宁，或见揉眉挖鼻，吮指磨牙，动作异常，食欲不振，或善食易饥，或嗜食异物，舌质淡，苔白腻，脉沉细而滑，指纹紫滞。

辨证　本证多由疳气发展、积滞加重而来，属脾胃虚损，积滞内停，虚实夹杂之证，病情较为复杂。症见形体明显消瘦，四肢枯细，肚腹膨胀，烦躁不宁。辨别疳之有积无积，须视腹之满与不满，腹大肢细是本证的典型体征。若脘腹胀满，嗳气纳差为食积；大腹胀满，叩之如鼓为气积；腹胀有块，推揉可散为虫积；腹内痞块，触之质硬，推之不减为血积。本证重者也可出现兼证，若疳积失于调治而发展，则成干疳之证。

治法　消积理脾。

方药　肥儿丸加减。常用党参、白术、茯苓健脾益气；焦六神曲、焦山楂、炒麦芽、鸡内金消食化滞；大腹皮、槟榔理气消积；黄连、胡黄连清心平肝，退热除烦；甘草调和诸药。

腹胀明显者，加枳实、木香理气宽中；大便秘结者，加火麻仁、郁李仁润肠通便；烦躁不安，揉眉挖鼻者，加栀子、莲子心清热除烦，平肝抑木；多饮善饥者，加石斛、天花粉滋阴养胃；恶心呕吐者，加竹茹、姜半夏降逆止呕；胁下痞块者，加丹参、郁金、穿山甲活血散结；腹有虫积者，可先用苦楝皮、使君子、榧子杀虫消积，虫下后再调理脾胃。

干疳

证候　形体极度消瘦，皮肤干瘪起皱，大肉已脱，皮包骨头，貌似老人，毛发干枯，面色㿠白，精神委靡，懒言少动，啼哭无力，表情冷漠呆滞，夜寐不安，腹凹如舟，杳不思食，大便稀溏或便秘，舌质淡嫩，苔花剥或无，脉沉细弱，指纹色淡隐伏。

辨证　本证为疳证后期表现，由脾胃虚衰，津液消亡，气血两败所致。以形体极度消瘦，精神委靡，杳不思食为特征。常出现病涉五脏的种种兼证，严重者可随时出现气血衰亡、阴竭阳脱的变证。

治法　补益气血。

方药　八珍汤加减。常用党参、黄芪、白术、茯苓、甘草补脾益气；熟地黄、当归、白芍、川芎养血活血；陈皮、扁豆、砂仁醒脾开胃。

四肢欠温，大便稀溏者，去熟地黄、当归，加肉桂、炮姜温补脾肾；夜寐不安者，加五味子、夜交藤宁心安神；舌红口干者，加石斛、乌梅生津敛阴。若出现面色苍白，呼吸微弱，四肢厥冷，脉细欲绝者，应急施独参汤或参附龙牡救逆汤以回阳救逆固脱，并配合西药抢救。

（2）兼证

眼疳

证候　两目干涩，畏光羞明，眼角赤烂，甚则黑睛混浊，白翳遮睛或有夜盲眼痒，舌质红，苔薄白，脉细。

辨证　本证由脾病及肝，肝血不足，不能濡养两目所致。形体消瘦，伴有上述眼部症状，无论轻重，均可辨为本证。

治法 养血柔肝，滋阴明目。

方药 石斛夜光丸加减。常用石斛、天门冬、地黄、枸杞子滋补肝肾；菊花、白蒺藜、蝉蜕、木贼草退翳明目；青葙子、夏枯草清肝明目；川芎、枳壳行气活血。

夜盲者选羊肝丸加减。

口疳

证候 口舌生疮，甚或满口糜烂，秽臭难闻，面赤心烦，夜卧不宁，五心烦热，进食时哭闹，小便短黄，或吐舌、弄舌，舌尖红，苔薄黄，脉细数。

辨证 本证由脾病及心，心失所养，心火上炎所致。以形体消瘦，伴口舌生疮为特征。

治法 清心泻火，滋阴生津。

方药 泻心导赤散加减。常用黄连、栀子、连翘清心泻火除烦；灯心草、竹叶清心利尿；地黄、麦冬、玉竹滋阴生津。

内服药同时，加外用冰硼散或珠黄散涂搽患处。

疳肿胀

证候 足踝浮肿，眼睑浮肿，甚或颜面及全身浮肿，面色无华，神疲乏力，四肢欠温，小便短少，舌质淡嫩，苔薄白，脉沉迟无力。

辨证 本证由脾病及肾，阳气虚衰，气不化水，水湿泛滥肌肤所致。以形体消瘦，伴肢体浮肿，按之凹陷难起为特征。

治法 健脾温阳，利水消肿。

方药 防己黄芪汤合五苓散加减。常用黄芪、白术、甘草健脾益气；茯苓、猪苓、泽泻、防己健脾利水；桂枝温阳化气行水。

若浮肿明显，腰以下为甚，四肢欠温，偏于肾阳虚者，可用真武汤加减。

【其他疗法】

1. 中药成药

（1）健脾八珍糕 每次 3~4 块，婴儿每次 1~2 块，1 日 2 次。或遵医嘱。每日早晚饭前热水化开炖服，亦可干服。用于疳气证。

（2）肥儿丸 1~3 岁 1.5g、4~6 岁 3g、7~9 岁 4.5g、10~14 岁 6g，1 日 1~2 次。温开水送服。用于疳积证。

（3）十全大补丸 2~4g，1 日 3 次。温开水送服。用于干疳证。

（5）明目地黄丸 小蜜丸。1~3 岁 3g、4~9 岁 4.5g、10~14 岁 9g，1 日 2 次。温开水送服。用于眼疳证。

2. 药物外治

（1）莱菔子适量，研末，阿魏调和。敷于伤湿止痛膏上，外贴于神阙穴。1 日 1 次，连用 7 日为 1 疗程。用于疳积证腹部气胀者。

（2）大黄 6g，芒硝 6g，栀子 6g，杏仁 6g，桃仁 6g。共研细末，加面粉适量，用鸡蛋清、葱白汁、醋、白酒少许，调成糊状，敷于脐部。1日1次，连用3~5日。用于疳积证腹部胀实者。

3. 推拿疗法

（1）疳气证　补脾经，补肾经，运八卦，揉板门、足三里，捏脊。1日1次。

（2）疳积证　补脾经，清胃经、心经、肝经，捣小天心，分手阴阳、腹阴阳。1日1次。消瘦者手法宜轻。

（3）干疳证　补脾经、肾经，运八卦，揉二马、足三里。1日1次。过于消瘦者不用。

4. 捏脊疗法　可用于疳气证、疳积证。背部消瘦，皮包骨头者不用。

5. 针灸疗法

（1）体针　主穴：合谷、曲池、中脘、气海、足三里、三阴交。配穴：脾俞、胃俞、痞根（奇穴，腰1旁开3.5寸）。中等刺激，不留针。1日1次，7日为1疗程。用于疳气证、疳积轻证。烦躁不安，夜眠不宁加神门、内关；脾虚夹积，脘腹胀满加刺四缝；气血亏虚加关元；大便稀溏加天枢、上巨虚。

（2）刺四缝法　取穴四缝，常规消毒后，用三棱针在穴位上快速点刺，挤压出黄色黏液或血少许，每周2次，为1疗程。用于疳积证。

【预防与调护】

1. 预防

（1）提倡母乳喂养，乳食定时定量，按时按序添加辅食，适时断奶，膳食均衡，以满足小儿生长发育的需要。

（2）合理安排小儿生活起居，保证充足睡眠时间，经常户外活动，呼吸新鲜空气，多晒太阳，增强体质。

（3）纠正不良饮食习惯，避免过食肥甘滋补、暴饮暴食、贪吃零食、挑食、饥饱无常等。

（4）发现体重不增或减轻，食欲减退时，要尽快查明原因，及时加以治疗。

2. 调护

（1）加强饮食调护，饮食物要富含营养，易于消化。婴儿添加食物不可过早过急过快，应由少及多、由稀至稠、由细到粗、单一到多种，循序渐进地进行。

（2）保证病室温度适宜，光线充足，空气新鲜。患儿衣着要柔软，注意保暖。防止交叉感染。

（3）病情较重的患儿要加强全身护理，防止褥疮、眼疳、口疳等兼证的发生。

（4）定期测量患儿的体重、身高，以及时了解和分析病情，评估治疗效果。重证患儿应密切观察病情，防止发生卒变。

第十一节　营养性缺铁性贫血

营养性缺铁性贫血又名小细胞低色素性贫血，由体内贮存铁缺乏，使血红蛋白合成减少所致，临床以皮肤黏膜苍白或苍黄、倦怠乏力、食欲不振、烦躁不安等为特征。一般轻度贫血除实验室检查异常外，临床常无明显症状；中度贫血可见面色萎黄或苍白，肢倦乏力，头晕耳鸣，心悸气短，烦躁不安等；重度贫血除上述症状外，尚见毛发枯黄，精神委靡，爪甲枯脆，腹泻纳呆，发育迟缓，胁下痞块，甚或震颤抽搐，额汗肢冷，吐衄便血等。本病属于中医学"血虚"、"虚劳"等范畴。

本病是小儿贫血中最常见的一种类型，多见于6个月～3岁的婴幼儿。轻中度贫血一般预后良好，重度贫血或长期不愈者影响小儿的生长发育，且可使机体抗病能力下降，易罹患感染性疾病。

【病因病机】

先天禀赋不足是贫血的重要原因。胎儿的生长发育，全赖母体气血的供养，若孕母素体虚弱；或孕期失于调摄，饮食摄入不足或偏食挑食；或疾病影响、药物克伐等，皆可影响胎儿的生长发育，致使胎儿精髓不足，气血内亏而发病。诚如《虚劳心传·虚劳总论》说："有童子亦患此者，则由于先天禀赋不足，而禀于母气者尤多。"血液是维持人体生命活动的重要物质，其生化与脾肾心肝功能密切相关。脾胃为后天之本，气血生化之源；心主血，既行血以维持全身各脏腑的正常功能活动，又参与血的生成，如《素问·阴阳应象大论》所说："心生血"。肾藏精，精为血之本；肝藏血，与肾同源，血充精足，则肾有所主，肝有所藏，精血可以相互转化。故脾肾心肝功能正常，则血液化生充足，皮肉筋骨、五脏六腑得以濡养。若先天禀赋不足，后天喂养不当或罹患他病而损伤上述脏腑功能，影响血液化生时，则可导致本病的发生。

1. **脾胃虚弱**　小儿生机蓬勃，发育迅速，所需营养物质相对较多，但脾常不足，运化功能薄弱。若后天喂养不当，饮食不节，恣食肥甘生冷，饥饱无常，喂养失宜，或母乳不足，未能及时添加辅食；或长期偏食、少食、挑食等。多食伤胃，过饥则伤脾，而致脾胃功能受损，或罹患他病，或病后失调，或感染诸虫等，伤及脾胃，均可导致脾胃虚弱，化生无权，产生贫血。

2. **心脾两虚**　脾生血，心主血，心血全赖脾气转输之水谷精微化生。贫血日久不愈，脾气虚弱，运化失职，水谷精微化生不足，气血生化乏源，不能奉心化赤而为血，致使心血亏虚，心血不足，肌肤、爪甲、毛发失荣，心失所养，神失所藏。心脾两虚，不能上充于脑，而有头晕眼花等证候。

3. **肝肾阴虚**　肾藏精，肝藏血，肝肾同源，精血互生，若病情久延，血不化精，精血亏虚，肝肾失养，可引发肝肾阴虚，精亏血耗，甚至精血两败。

4. **脾肾阳虚**　气中有血，血中有气，气血相依，循环不已。贫血迁延日久，或突然大量失血，气随血脱，阴损及阳，导致脾肾阳虚，甚至阳气衰败而危及生命。

总之，缺铁性贫血是诸多因素造成的病理结果，血虚不荣是贫血的主要病理基础，病变脏腑主要在心、肝、脾、肾，其中以脾胃最为重要。病初起在脾胃，脾胃虚损，纳化不及，则气血无以化生。气血亏虚，脏腑失荣而疾病丛生。血不养心，心神失养，可出现心脾两虚证候；病情久延，血不化精，精血亏虚，肝肾失养，则出现肝肾阴虚证候；若阴损及阳，阳气衰微，火不暖土，则可呈现脾肾阳虚之候。贫血严重者，可因精血大衰，气随血脱，而出现厥脱险证之变。

【临床诊断】

1. 诊断要点

（1）病史 有明确的缺铁病史：如喂养不当，铁摄入量不足，吸收障碍，需要增多或慢性失血等。

（2）临床表现 发病缓慢，皮肤黏膜逐渐苍白或苍黄，以口唇、口腔黏膜及甲床最为明显，神疲乏力，食欲减退，或异食癖。年长儿有头晕等症状。部分患儿可有肝脾肿大。

（3）实验室检查 贫血为小细胞低色素性，平均血红蛋白浓度（MCHC）< 0.31，红细胞平均体积（MCV）<80fl，平均血红蛋白（MCH）<26pg。 3月~6岁血红蛋白<110g/L，6岁以上血红蛋白<120g/L。 血清铁、总铁结合力、运铁蛋白饱和度、红细胞原卟啉、血清铁蛋白等异常。

（4）铁剂治疗有效 用铁剂治疗6周后，血红蛋白上升20g/L以上。

（5）病情分度 轻度：血红蛋白：6个月~6岁90~110g/L，6岁以上90~120g/L；中度：血红蛋白60~90g/L；重度：血红蛋白30~60g/L；极重度：血红蛋白<30g/L。新生儿血红蛋白120~144g/L者为轻度，90~120g/L者为中度，60~90g/L者为重度，<60g/L者为极重度。

2. 鉴别诊断

（1）营养性巨幼红细胞性贫血 是由于缺乏维生素 B_{12} 或/和叶酸所引起的一种大细胞性贫血。多见于单纯羊乳或母乳喂养，未及时添加辅食的婴幼儿。临床除贫血表现外，可出现烦躁不安，表情呆滞，嗜睡，反应迟钝，智力动作发育落后，甚则出现肢体头身震颤、肌无力等神经系统表现。末梢血中红细胞体积变大，MCV>94fl，MCH> 32pg，红细胞的减少比血红蛋白的减少更为明显。骨髓象增生明显活跃，以红细胞系统增生为主，各期幼红细胞均出现巨幼变。

（2）铁幼粒红细胞性贫血 主要因血红蛋白不能在幼红细胞线粒体内正常合成，致铁利用障碍而引起，可表现为小细胞低色素性贫血。但血清铁正常或增高，骨髓中可染出较多的铁粒幼红细胞，其中铁颗粒多而粗大，且绕核成环状，顽固性贫血，铁剂治疗无效。

【辨证论治】

1. 辨证要点 本病的辨证应以气血阴阳辨证与脏腑辨证相结合。根据病史、临床表现及实验室检查等以明确病因、确定脏腑、分清轻重、识别气血阴阳等。由先天因素所致者，多有早产、多胎、孕母体虚病史；由喂养不当引起者，往往有喂养太过或摄入不足史；由虫积肠道所致者，常有脐腹疼痛，时作时止，面色萎黄，大便下虫或异食癖等；若因久泻引起者，则有多食多便，大便稀溏，甚或完谷不化等。贫血症状的轻重与血红蛋白下降的速度有关，贫血发生缓慢者症状较轻，短期内血红蛋白迅速下降者，临床症状较重。本病总由心、肝、脾、肾四脏虚损所致，其中与脾胃关系最为密切。病在脾者除见面色萎黄或苍白外，常见食少纳呆，体倦乏力，大便不调等；病及心者，心悸怔忡，夜寐不安，气短懒言；病及肝者，两目干涩，爪甲枯脆，头晕目眩；病及肾者，腰膝酸软，发育迟缓，潮热盗汗，或肢冷畏寒。

2. 治疗原则 本病治疗当以健脾开胃，益气养血为原则。盖脾胃为后天之本，气血生化之源，脾健胃和，纳食增多，化源充盈，则贫血自能改善和痊愈。临证时，尚需结合他脏虚损情况，灵活施以养心安神、滋养肝肾、温补脾肾等法。因补益药多易碍滞脾胃，影响食欲，故组方用药时不可拘泥贫血而重用滋腻补血之品，总以补而不滞、补不碍胃为要。

诊疗时应尽量查明病因，同时或首先作病因治疗。中药与铁剂配合治疗时，中药不仅仅着眼于治疗本病，应同时注意纠正铁剂治疗所常出现的消化道反应等副作用。

3. 证治分类

（1）脾胃虚弱

证候 面色萎黄，唇甲色淡，形体消瘦，神疲乏力，食欲不振，大便不调，舌质淡，苔薄白，脉细无力，指纹淡红。

辨证 本证多见于轻、中度贫血，由喂养不当或病后失调，脾胃虚损，纳化失健，化源不足所致。以食少纳呆、神疲乏力、大便不调、面色萎黄为特征。

治法 健运脾胃，益气生血。

方药 六君子汤加减。常用党参、白术、茯苓健脾益气；黄芪、当归、大枣益气生血；陈皮、半夏、生姜健脾温中；砂仁、炒麦芽醒脾助运。

气虚重者，改党参为人参健脾益气；内有食积，腹胀嗳腐者，加焦山楂、炒谷芽、鸡内金、枳实消食化积；口臭、手足心热，积滞化热者，加胡黄连、连翘清解积热；便秘者，加决明子、柏子仁、火麻仁润肠通便；便溏食物不化者，加炮姜、山药、薏苡仁温中健脾止泻；腹胀者，加槟榔、木香行气导滞；反复外感者，合玉屏风散益气固表御邪。

若大便潜血阳性，经大便饱和盐水漂浮法查出钩虫卵，或大便孵化出钩蚴，诊断为钩虫病贫血，可先服贯众汤（贯众、苦楝根皮、土荆芥、紫苏）驱虫，虫去后再给予健脾养血。

（2）心脾两虚

证候 面色萎黄，唇甲苍白，发黄稀疏，心悸怔忡，夜寐不安，气短懒言，头晕目眩，神疲纳呆，舌质淡，苔薄白，脉细弱，指纹淡红。

辨证 本证多见于中度贫血，由脾病及心，血不养神所致。临床除见血虚证候外，兼见心悸怔忡、夜寐不安、气短懒言等心神失养之证候。

治法 补脾养心，益气生血。

方药 归脾汤加减。常用黄芪、人参、白术、茯苓健脾益气；当归、何首乌、龙眼肉养心补血；远志、酸枣仁、夜交藤宁心安神；木香、焦六神曲、炒麦芽行气和中助运。

血虚明显者，加鸡血藤、白芍补血养血；纳呆者，加焦山楂、鸡内金、陈皮开胃助运；便溏者，减少当归用量，加苍术、薏苡仁健脾渗湿；心悸夜眠不宁者，加柏子仁、酸枣仁养心安神；脾虚肝旺，肢体震颤者，加白芍、钩藤、磁石柔肝平肝潜阳；活动后多汗者，加浮小麦、煅牡蛎固涩敛汗；下肢水肿者，加赤小豆、薏苡仁、猪苓健脾利湿；气不摄血，衄血便血者，加阿胶、地榆、仙鹤草养血止血。

（3）肝肾阴虚

证候　面色苍白，颧红盗汗，毛发干枯，指甲易脆，耳鸣目涩，腰膝酸软，发育迟缓，口舌干燥，肌肤不泽，甚或皮肤瘀斑，吐血衄血，舌质红，少苔或无苔，脉细数。

辨证　本证见于中重度贫血患儿。由病程迁延日久，调治失宜，精血亏耗而成。以耳鸣目涩、颧红盗汗、腰膝酸软，发育迟缓为特征。

治法　滋养肝肾，益精生血。

方药　左归丸加减。常用龟甲、鹿角胶、菟丝子、怀牛膝滋养肝肾，大补精血；熟地黄、山药、山茱萸、枸杞子、阿胶滋阴补血；砂仁、焦山楂健脾助运。

潮热盗汗者，加鳖甲、地骨皮、白薇养阴清热；久病精血大虚，智力发育迟缓者，加紫河车、益智仁益精补血，滋肾开窍；眼目干涩者，加石斛、夜明砂、羊肝补肝明目；神疲乏力者，加黄芪、太子参益气扶正；四肢震颤者，加沙苑子、白芍、钩藤、地龙养肝息风；心烦头晕目眩者，加菊花、石决明平肝潜阳；皮肤瘀斑，吐血衄血者，加女贞子、旱莲草、牡丹皮滋阴凉血止血；胁下癥块者，加鳖甲、丹参、莪术活血化瘀消癥。

（4）脾肾阳虚

证候　面色㿠白，口唇苍白，发黄稀少，精神委靡，畏寒肢冷，纳呆便溏，或完谷不化，消瘦或浮肿，少气懒言，发育迟缓，舌淡胖嫩，苔白，脉沉细无力，指纹淡。

辨证　本证为贫血重证，因久病耗伤，精血大衰，阴损及阳所致。以精神委靡，纳呆便溏，畏寒肢冷，发育迟缓为特征。

治法　温补脾肾，益阴养血。

方药　右归丸加减。常用熟地黄、山茱萸、枸杞子、菟丝子补肾养阴；肉桂、淫羊藿、补骨脂、鹿角片温肾助阳；山药、焦山楂健脾助运。

畏寒肢冷者，加附子温阳补肾；囟门晚闭者，加龟甲、牡蛎、龙骨补肾壮骨；发黄稀少者，加党参、当归补血生发；大便溏泄者，减熟地黄，加白术、炮姜、肉豆蔻健脾温阳，固涩止泻；下肢浮肿者，加薏苡仁、茯苓、猪苓利湿消肿；出血者，加炮姜炭、艾叶、仙鹤草温经散寒，收涩止血；少气懒言者，加黄芪、党参甘温健脾益气。冷汗肢厥脉微，阳气欲脱者，急以参附龙牡救逆汤回阳救逆固脱。

【其他疗法】

1. 中药成药

（1）小儿生血糖浆　1～3岁10ml、3⁺～5岁15ml，1日2次。口服。用于脾胃虚弱证、心脾两虚证、肝肾阴虚证。

（2）健脾生血颗粒　<1岁2.5g、1～3岁5g、3⁺～5岁7.5g、5⁺～12岁10g，1

日3次。4周为1疗程。或遵医嘱。温开水冲服。用于脾胃虚弱证、心脾两虚证。

（3）养血饮口服液 <3岁5ml，1日2次；3~6岁5ml，1日3次；>6岁10ml，1日2次。口服。用于脾胃虚弱证、心脾两虚证。

（4）归芪口服液 <3岁5ml，1日2次；3~6岁5ml，1日3次；>6岁10ml，1日2次。口服。用于气血两虚证。

（5）黄病绛矾丸 3~7岁1~2g、>7岁1.5~3g，1日1~2次。温开水送服。用于贫血属钩虫病，脾虚积滞者。

2. 推拿疗法 补脾经，推三关，摩腹，按揉脾俞、胃俞、肾俞、足三里，捏脊。脾虚夹积者加揉板门；心烦、夜眠不安者清心经、肝经；潮热盗汗者揉二马、清天河水、揉涌泉；肢凉便溏者补肾经、逆摩少腹。

3. 针灸疗法

（1）体针 取穴：大椎、脾俞、胃俞、关元、足三里、气海、三阴交、肾俞、太溪。每次选3~5穴，用补法或平补平泻法，针后加艾灸。1日1次，10次为1疗程。

（2）耳穴压豆法 取穴：胃、脾、肾、肝、皮质下、内分泌、肾上腺。每次选4~5穴，用王不留行籽胶布贴压，左右交替，3日一换。

（3）穴位注射 取穴：足三里、三阴交。用生脉注射液或黄芪注射液，每次每穴穴位注射1~2ml，隔日1次，左右交替。

4. 西医治疗

（1）一般治疗 合理喂养，增加富含铁质、维生素C和蛋白质的食物，保证充足睡眠，预防感染。对重症贫血患儿尤应加强护理，注意卧床休息，保护心脏功能。

（2）病因治疗 及时查明、祛除病因是治疗贫血的关键。如驱除钩虫、手术矫治肠道畸形、控制慢性失血及感染等。

（3）铁剂治疗 口服铁剂，二价铁盐较易吸收，常用制剂有硫酸亚铁（含铁20%），富马酸亚铁（含铁30%），葡萄糖酸亚铁（含铁11%）。口服铁剂以元素铁计，一般为2~6mg/（kg·d），分3次口服，一次量不应超过元素铁1.5~2mg/kg。最好于两餐之间服药，同时服用维生素C可使三价铁还原成二价铁，促进铁的吸收。服用铁剂期间不宜同时服用牛奶、茶、咖啡及抗酸药，以免影响铁的吸收。铁剂治疗有效者，于3~4天后网织红细胞即见升高，5~7天达高峰，2~3周后降至正常。治疗约1~2周后，血红蛋白相应增加，临床症状亦随之好转。通常于治疗3~4周后血红蛋白达到正常，但血红蛋白达正常水平后应继续服用铁剂6~8周左右再停药，以补足铁的贮存量。治疗中最好测定血清铁蛋白，以避免铁过量。如口服3周仍无效，应考虑是否有诊断错误或其他影响疗效的原因。 注射铁剂：用于口服铁剂疗效不满意，或不能耐受，或有消化道疾病影响铁的吸收者。常用注射铁剂有：右旋糖酐铁、山梨醇枸橼酸铁复合物等，一般作深部肌肉注射。可用于静脉者有含糖氧化铁。能肌肉注射者应尽量不用静脉注射，静脉注射不可溢出静脉外。补铁元素总量（mg）=［HGB正常值低限（g/L）－患儿HGB值（g/L）］×体重（kg）×0.4g。总量分次，首剂减半，每次肌注量不超过5mg/kg，于2~3周内注射完毕。

（4）输血治疗　对重症贫血，尤其是有心功能不全或并发严重感染者，可予输血，以尽快改善贫血状态。贫血越重，一次输血量应越小，速度亦越慢，以免引起或加重心功能不全。血红蛋白在 30g/L 以下者，每次输血量 5～7ml/kg，血红蛋白在 30～60g/L 者可给予 10ml/kg。对极重症患儿可用浓缩红细胞换血。

【预防与调护】

1. 预防

（1）加强孕期、哺乳期母亲的营养和疾病防治，合理膳食，确保婴儿健康。

（2）提倡母乳喂养，及时添加营养丰富、富含铁剂的辅食，如肝、瘦肉、鱼、蛋黄、新鲜菜泥等。婴儿食品中可加入适量铁剂进行强化，早产儿、低体重儿宜于 2 个月左右即给予铁剂预防。

（3）养成良好的饮食习惯，合理配置膳食结构。纠正偏食、挑食、零食等不良习惯，防止脾胃损伤。以牛乳喂养者，须加热后服用，以减少因过敏引起的肠道出血。

（4）及时治疗各类传染病、消化道疾病、寄生虫病、出血性疾病等，谨慎用药，加强病期护理，以防止营养性贫血的发生。

2. 调护

（1）加强患儿生活调理，讲究卫生，注意休息，随气候变化及时增减衣服，避免各种感染。

（2）饮食宜富含营养，易于消化，多食含铁丰富且吸收率高的食品，饮食有节，避免饱食过餐。

（3）重证贫血患儿要加强护理，尽量卧床休息，减少活动，密切观察病情变化，早期发现虚脱、出血等危症，以及时抢救。

第六章　心系疾病

第一节　夜　啼

白天能安静入睡，入夜则啼哭不安，时哭时止，或每夜定时啼哭，甚则通宵达旦，称为夜啼。

啼哭是新生儿及婴儿的一种生理活动，也可以是表达要求或痛苦，或者是疾病的症状。新生儿每天需要睡眠约20小时，到1周岁仍要14~15小时。足够的睡眠是小儿健康的重要保证。若是夜间啼哭不止，睡眠不足，生长发育就会受到影响。

本节主要论述婴儿夜间不明原因的反复啼哭，不包括由于伤乳、冷暖不调、发热或其他疾病引起的啼哭。

【病因病机】

本病病因包括先天因素和后天因素两个方面。先天因素责之于孕母失调，遗患胎儿；后天因素包括腹部受寒、体内积热、暴受惊恐等。病位主要在心、脾，病机主要在脾寒、心热、惊恐，寒则痛而啼、热则烦而啼、惊则神不安而啼，是以寒、热、惊为本病之主要病因病机。

1. 脾寒气滞　是导致夜啼的常见病因。由于孕母素体虚寒、恣食生冷，致小儿胎禀不足，脾寒内生。或因护理不当，腹部中寒，或用冷乳哺食，寒伤中阳，凝滞气机，不通则痛，因痛而啼。由于夜间属阴，脾为至阴之脏，阴盛则脾寒愈甚，寒滞气机，故入夜腹中作痛而啼。

2. 心经积热　若孕母脾气急躁，或平素恣食辛燥炙煿之物，或过服温热药物，蕴蓄之热遗于胎儿；出生后将养过温，受火热之气熏灼，均令体内积热，心火上炎，心神不安而啼哭不止。由于心火过亢，阴不能制阳，故夜间不寐而啼哭不宁；彻夜啼哭之后，阳气耗损而日间精神不振，故白天入寐，夜间心火复亢，故入夜又啼。周而复始，循环不已。

3. 惊恐伤神　心藏神而主惊，小儿神气怯弱，智慧未充，若见异常之物，或闻特异声响，常致惊恐。惊则伤神，恐则伤志，致使心神不宁，神志不安，寐中惊惕，因惊而啼。

【临床诊断】

1. 诊断要点　婴儿难以查明原因的入夜啼哭不安，时哭时止，或每夜定时啼哭，甚则通宵达旦，而白天如常。临证必须详细询问病史，仔细检查身体，必要时辅以有关实验室检查，排除外感发热、口疮、肠套叠、寒疝等疾病引起的啼哭，以免贻误患儿病情。

2. 鉴别诊断　与不适、拗哭相鉴别。小儿夜间若哺食不足或过食，尿布潮湿未及时更换，环境及衣被过冷或过热，褓褓中夹有硬件异物等，均可引起婴儿不适而啼哭，采取相应措施后则婴儿啼哭即止。有些婴儿因不良习惯而致夜间啼哭，如夜间开灯方寐之拗哭，摇篮中摇摆方寐、怀抱方寐、边走边拍方寐的习惯等，注意纠正不良习惯后啼哭可以停止。

【辨证论治】

1. 辨证要点　辨证重在辨别轻重缓急，寒热虚实。确认夜啼无原发性疾病者，方可按脾寒、心热、惊恐辨治。虚实寒热的辨别要以哭声的强弱、持续时间的长短、兼症的属性来辨别。哭声响亮而长为实，哭声低弱而短为虚；哭声绵长、时缓时急为寒，哭声清扬、延续不休为热；哭声惊怖、骤然发作为惊。婴儿夜啼以实证为多，虚证较少。辨证要与辨病相结合，不可将他病引起的啼哭误作夜啼，延误病情。

2. 治疗原则　调整脏腑的虚实寒热，使脏气安和，血脉调匀，是夜啼的治疗原则。因脾寒气滞者，治以温脾行气；因心经积热者，治以清心安神；因惊恐伤神者，治以定惊宁神。

3. 证治分类

（1）脾寒气滞

证候　啼哭时哭声低弱，时哭时止，睡喜蜷曲，腹喜摩按，四肢欠温，吮乳无力，胃纳欠佳，大便溏薄，小便色清，面色青白，唇色淡红，舌苔薄白，指纹多淡红。

辨证　本证多见于受寒着凉后，脾阳受损，寒凝气滞而致。以夜啼伴睡喜蜷曲，腹喜摩按，大便溏薄，小便色清，面色青白等虚寒内盛证象为辨证要点。

治法　温脾散寒，行气止痛。

方药　乌药散合匀气散加减。常用乌药、高良姜、炮姜温中散寒；砂仁、陈皮、木香、香附行气止痛；白芍、甘草缓急止痛；桔梗载药上行，调畅气机。

大便溏薄者，加党参、白术、茯苓健脾益气；时有惊惕者，加蝉蜕、钩藤息风镇惊。哭声微弱，胎禀怯弱，面色苍白，手足不温，形体羸瘦者，可用附子理中汤治之，以温壮元阳。

（2）心经积热

证候　啼哭时哭声较响，见灯尤甚，哭时面赤唇红，烦躁不宁，身腹俱暖，大便秘结，小便短黄，舌尖红，苔薄黄，指纹多紫。

辨证　本证为先天禀受或后天素体蕴热，心有积热，神明被扰所致。以哭声响亮，延声不休，面赤唇红为辨证要点。

治法　清心导赤，泻火安神。

方药　导赤散加减。常用地黄清热凉血；竹叶、通草清心降火；甘草梢泻火清热；灯心草引诸药入心经。同时要注意避免衣被及室内过暖。

大便秘结而烦躁不安者，加大黄泻火除烦；腹部胀满而乳食不化者，加炒麦芽、莱菔子、焦山楂消食导滞；热盛烦闹者，加黄连、栀子清心泻火。

（3）惊恐伤神

证候　夜间突然啼哭，似见异物状，哭声尖锐，时高时低，时急时缓，神情不安，时作惊惕，紧偎母怀，面色乍青乍白，舌苔正常，脉数，指纹色紫。

辨证　本证因小儿心神怯弱，暴受惊恐所致。以睡中突然啼哭，哭声时急时缓，神情不安，时作惊惕为辨证要点。

治法　定惊宁神，补气养心。

方药　远志丸加减。常用远志、石菖蒲、茯神、龙齿、磁石定惊宁神；人参、茯苓、当归补气养心。

睡中时时惊惕者，加钩藤、菊花以息风镇惊；喉有痰鸣者，加僵蚕、矾郁金化痰安神，也可用琥珀抱龙丸以安神化痰。

【其他疗法】

1. 药物外治

（1）艾叶、干姜粉适量，炒热，用纱布包裹，熨小腹部，从上至下，反复多次。用于脾寒气滞证。

（2）丁桂儿脐贴，每贴1.6g。贴于脐部，每次1贴，24小时换药一次。用于脾寒气滞证。

2. 推拿疗法

（1）分阴阳，运八卦，平肝木，揉百会、安眠（翳风与风池连线之中点）。脾寒者加补脾土，揉足三里、关元；心热者加泻小肠，清天河水，揉内关、神门；惊恐者加捣小天心，揉涌泉。

（2）按摩百会、四神聪、脑门、风池（双），由轻到重，交替进行。患儿惊哭停止后，继续按摩2~3分钟。用于惊恐伤神证。

3. 针灸疗法

（1）针刺　取穴中冲，不留针，浅刺出血。用于心经积热证。

（2）艾灸　将艾条燃着后在神阙周围温灸，不触到皮肤，以皮肤潮红为度。1日1次，连灸7日。用于脾寒气滞证。

【预防与调护】

1. 预防

（1）要注意防寒保暖，但勿衣被过暖。

（2）孕妇及乳母不可过食寒凉及辛辣热性食物，小儿勿受惊吓。

（3）不要将婴儿抱在怀中睡眠，不通宵开启灯具，养成良好的睡眠习惯。

2. 调护

（1）注意保持周围环境安静，检查衣服被褥有无异物，以免刺伤皮肤。

（2）婴儿啼哭不止，要注意寻找原因，若能除外饥饿、过饱、闷热、寒冷、虫咬、尿布浸渍、衣被刺激等，且药物难以止啼，则要进一步仔细检查，以尽早明确疾病诊断。

第二节 汗 证

汗证是指小儿在安静状态下，正常环境中，全身或局部出汗过多，甚则大汗淋漓的病证。多发生于 5 岁以内的小儿。

汗是由皮肤排出的一种津液。汗液能润泽皮肤，调和营卫。小儿由于形气未充、腠理疏薄，加之生机旺盛、清阳发越，在日常生活中，比成人容易出汗。若因天气炎热，或衣被过厚，或喂奶过急，或剧烈运动，出汗更多，若无其他疾苦，不属病态。小儿汗证有自汗、盗汗之分。睡中出汗，醒时汗止者，称盗汗；不分寤寐，无故汗出者，称自汗。盗汗多属阴虚，自汗多为气虚、阳虚。但小儿汗证往往自汗、盗汗并见，故在辨别其阴阳属性时还应综合考虑。至于因温热病引起的出汗，或属危重证阴竭阳脱、亡阳大汗者，均不在本节讨论范围。

小儿汗证，多属西医学自主神经功能紊乱，而维生素 D 缺乏性佝偻病及结核病、风湿病等也常见多汗。反复呼吸道感染的小儿，表虚不固者，常有自汗、盗汗。临证当注意鉴别，及时明确诊断，以免延误治疗。小儿汗多，若未能及时拭干，易于着凉，容易造成呼吸道感染。

【病因病机】

汗是人体五液之一，由阳气蒸化津液而来。如《素问·阴阳别论》所说："阳加于阴，谓之汗。"心主血，汗为心之液，卫气为阳，营血为阴，阴阳平衡，营卫调和，则津液内敛。反之，若阴阳脏腑气血失调，营卫不和，卫阳不固，腠理开阖失职，则津液外泄为汗。小儿汗证的发生，多由体虚所致。其主要病因为禀赋不足，调护失宜。

1. 肺卫不固 小儿脏腑娇嫩，形气未充，因肺主皮毛，司腠理开阖。若肺气虚弱，或肺脾气虚，腠理不密，开阖失司，则卫表不能固护，汗液外泄。

2. 营卫失调 营卫为水谷之精气，行于经隧之中者为营气，其不循经络而直达肌表，充实于皮毛分肉之间者为卫气，故有营行脉中、卫行脉外之论述。若小儿营卫之气生成不足，或受疾病影响，或病后护理不当，营卫不和，致卫气不能卫外而固密，营气不能内守而敛藏，则津液从皮毛外泄，发为汗证。

3. 气阴亏虚 气属阳，血属阴。小儿血气嫩弱，大病久病之后，多气血亏损；或先天不足，后天失养的体弱小儿，多气阴虚亏。气虚不能敛阴，阴亏虚火内炽，迫津外泄而为汗。

4. 湿热迫蒸 小儿脾常不足，若平素饮食甘肥厚腻，可致积滞内生，郁而生热。甘能助湿，肥能生热，蕴阻脾胃，湿热郁蒸，外泄肌表而致汗出。

由此可见，小儿汗证有虚实之分，虚证有肺卫不固、营卫失调、气阴亏虚，实证多因湿热迫蒸所致。

【临床诊断】

诊断要点

（1）小儿在安静状态下及正常环境中，全身或局部出汗过多，甚则大汗淋漓。

（2）寐则汗出，醒时汗止者称为盗汗；不分寤寐而汗出过多者称为自汗。

（3）排除因环境、活动等客观因素及风湿热、结核病等疾病引起的出汗。

【辨证论治】

1. 辨证要点 汗证多属虚证。自汗以气虚、阳虚为主；盗汗以阴虚、血虚为主。肺卫不固证，多汗以头颈胸背为主；营卫失调证，多汗而抚之不温；气阴亏虚证，汗出遍身而伴虚热征象；湿热迫蒸证，汗出肤热。

2. 治疗原则 汗证以虚为主，补虚是其基本治疗法则。肺卫不固者益气固表；营卫失调者调和营卫；气阴亏虚者益气养阴；湿热迫蒸者清化湿热。除内服药外，尚可配合脐疗等外治疗法。

3. 证治分类

（1）**肺卫不固**

证候 以自汗为主，或伴盗汗，以头颈、胸背部汗出明显，动则尤甚，神疲乏力，面色少华，平时易患感冒，舌质淡，苔薄白，脉细弱。

辨证 本证主要见于肺气虚弱，表卫不固者，尤其是平时体质虚弱小儿。以头颈、胸背部汗出明显，易罹外感为特点。

治法 益气固表。

方药 玉屏风散合牡蛎散加减。常重用黄芪益气固表，白术健脾益气，防风走表御风，调节腠理开阖；煅牡蛎敛阴止汗；浮小麦养心敛汗；麻黄根收涩止汗。

脾胃虚弱，神疲乏力，纳呆便溏者，加党参、茯苓、山药、炒扁豆、砂仁健脾助运。

（2）**营卫失调**

证候 以自汗为主，或伴盗汗，汗出遍身而抚之不温，畏寒恶风，不发热，或伴有低热，精神疲倦，胃纳不振，舌质淡红，苔薄白，脉缓。

辨证 本证多为表虚者，主要见于各种急慢性疾病后，病邪虽去，正气未复，而致卫阳不足，营阴外泄。证候特点为汗出遍身而抚之不温。

治法 调和营卫。

方药 黄芪桂枝五物汤加减。常用黄芪益气固表；桂枝温振卫阳；配芍药敛护营阴；生姜、大枣调和营卫；浮小麦、煅牡蛎敛阴止汗。

精神倦怠、胃纳不振、面色少华者，加党参、怀山药健脾益气；口渴、尿黄、虚烦不眠者，加酸枣仁、石斛、柏子仁养心安神；汗出恶风，表证未解者，用桂枝汤祛风解表。

（3）气阴亏虚

证候　以盗汗为主，也常伴自汗，形体消瘦，汗出较多，神委不振，心烦少寐，寐后汗多，或伴低热、口干、手足心灼热，哭声无力，口唇淡红，舌质淡，苔少或见剥苔，脉细弱或细数。

辨证　本证多见于急病、久病、重病之后气阴耗伤，或素体气阴两虚者。常可见形体消瘦及阴虚内热征象。

治法　益气养阴。

方药　生脉散加味。常用人参或党参益气生津；麦冬养阴清热；五味子、酸枣仁收敛止汗；黄芪、茯苓、碧桃干益气固表。

低热口干，手足心灼热者，加白芍、地骨皮、牡丹皮清其虚热。精神困顿，食少不眠、不时汗出、面色无华为气阳偏虚，去麦冬，加白术、益智仁益气健脾固表。睡眠汗出、醒则汗止、口干心烦、容易惊醒、口唇淡红为心脾不足，脾虚血少，心失所养，可用归脾汤合煅龙骨、煅牡蛎、浮小麦补养心脾，益气养血，敛汗止汗。

（4）湿热迫蒸

证候　汗出过多，以额、心胸为甚，汗出肤热，汗渍色黄，口臭，口渴不欲饮，小便色黄，舌质红，苔黄腻，脉滑数。

辨证　本证多见于内有积滞患儿，由脾胃湿热蕴积，热迫津液外泄所致，以汗出肤热，汗渍色黄，同时伴有湿热内蕴征象为辨证要点。

治法　清热泻脾。

方药　泻黄散加减。常用石膏、栀子清泻脾胃积热；防风疏散伏热；藿香化湿和中；甘草调和诸药；麻黄根、浮小麦敛汗止汗。

口臭，舌苔黄腻者，加槟榔、枳实、胡黄连消积清热；尿少色黄者，加滑石、车前草清利湿热；汗渍色黄者，加茵陈、佩兰清化湿热。

【其他治疗】

1. 中药成药

（1）玉屏风口服液　<1岁3ml、1~5岁5~10ml、6~14岁10ml，1日3次。用于肺卫不固证。

（2）生脉饮口服液　<3岁5ml，1日2次；3~6岁5ml，1日3次；>6岁10ml，1日2~3次。用于气阴亏虚证。

2. 单方验方

（1）糯稻根30g，浮小麦、碧桃干各10g。水煎服。用于自汗。

（2）浮小麦30g，麻黄根10g。水煎代茶饮。用于自汗。

3. 药物外治

（1）五倍子粉、煅牡蛎、丁香各适量，温水或醋调成糊状，敷于脐部神阙穴，或足底涌泉穴，用胶布固定，晚敷晨取。用于盗汗。

（2）煅龙骨、煅牡蛎粉各适量，每晚睡前外扑肌肤。用于自汗、盗汗。

（3）药浴疗法：五倍子、乌梅、艾叶。水煎浴足。用于自汗、盗汗。

4. 推拿疗法　捏脊疗法。用于自汗、盗汗。

【预防与调护】

1. 预防

（1）进行适当的户外活动和体育锻炼，增强小儿体质。

（2）注意病后调理，避免直接吹风。

（3）做好预防接种工作，积极治疗各种急、慢性疾病。

2. 调护

（1）注意个人卫生，勤换衣被，保持皮肤清洁和干燥，拭汗用柔软干毛巾或纱布擦干，勿用湿冷毛巾，以免受凉。

（2）汗出过多致津伤气耗者，应补充水分及容易消化而营养丰富的食物。勿食辛辣、煎炒、炙煿、肥腻之品。

（3）室内温度、湿度要调节适宜。

（4）慎用或忌用辛散之药物，以防开泄腠理，汗出不已。

第三节　病毒性心肌炎

病毒性心肌炎是由病毒感染引起的以局限性或弥漫性心肌炎性病变为主的疾病。以神疲乏力，面色苍白，心悸，胸闷，气短，肢冷，多汗为临床特征。本病发病年龄以3～10岁小儿为多。其临床表现轻重不一，轻者可无明显的自觉症状，只出现心电图改变；重者心律失常、心脏扩大，少数发生心源性休克或急性心力衰竭，甚至猝死。本病如能及早诊断和治疗，预后大多良好，部分患儿因治疗不及时或病后调养失宜，可迁延不愈而致顽固性心律失常。

病毒性心肌炎在古代医籍中无专门记载，但有与本病相似症状的描述。根据本病的主要临床症状，可属于中医学风温、心悸、怔忡、胸痹、猝死等范畴。

【病因病机】

小儿素体正气亏虚是发病之内因，温热邪毒侵袭是发病之外因。病变部位主要在心，常涉及肺、脾、肾。

小儿肺脏娇嫩，卫外不固，脾常不足，易遭风热、湿热时邪所侵。外感风热邪毒多从鼻咽而入，先犯于肺卫；外感湿热邪毒多从口鼻而入，蕴郁于肠胃。继而邪毒由表入里，留而不去，内舍于心，导致心脉痹阻，心血运行不畅，或热毒之邪耗气伤阴，可致心之气阴亏虚。心气不足，血行无力，血流不畅，可致气滞血瘀；心阴耗伤，心脉失养，阴不制阳，可致心悸不宁；心阳受损，阳失振奋，气化失职，可致怔忡不安。病情迁延，伤及脾肺，脾虚水湿停聚，肺虚失于清肃，致痰浊内生，痰瘀互结，阻滞脉络。若原有素体阳气虚弱，病初即可出现心肾阳虚甚至心阳欲脱之危证。本病久延不愈者，常因治疗不及时或处置不当，如疾病邪毒、药物损阴伤阳，气阴亏虚，心脉失养，出现以心悸为主的虚证，或者兼有瘀阻脉络的虚实夹杂证。

总之，本病以外感风热、湿热邪毒为发病主因，瘀血、痰浊为病变过程中的病理产物，耗气伤阴、血脉阻滞为主要病理变化，病程中或邪实正虚，或以虚为主，或虚中夹实，病机演变多端，要随证辨识，特别要警惕心阳暴脱变证的发生。

【临床诊断】

诊断要点

（1）临床诊断依据　心功能不全、心源性休克或心脑综合征。　心脏扩大：X线、超声心动图检查具有表现之一。　心电图改变：　、　、avF、V_5导联中2个或2个以上ST-T改变持续4天以上，及其他严重心律失常。　CK-MB升高，心肌肌钙蛋白（cTnI或cTnT）阳性。

（2）病原学诊断依据　确诊指标：心内膜、心肌、心包（活检，病理）或心包穿刺液检查分离到病毒，或用病毒核酸探针查到病毒核酸，或特异性病毒抗体阳性。

参考依据：粪便、咽拭子或血液中分离到病毒，且恢复期血清同型抗体滴度较第一份血清升高或降低4倍以上；病程早期患儿血中特异性IgM抗体阳性；用病毒核酸探针自患儿血中查到病毒核酸。

（3）确诊依据　具备临床诊断依据2项，可临床诊断为心肌炎。发病同时或发病前1~3周有病毒感染的证据者支持诊断。　同时具备病原学确诊依据之一，可确诊为病毒性心肌炎。具备病原学参考依据之一，可临床诊断为病毒性心肌炎。　凡不具备确诊依据，疑似病毒性心肌炎，应给予必要的治疗或随诊，并根据病情变化，确诊或除外心肌炎。　应除外风湿性心肌炎、中毒性心肌炎、先天性心脏病、结缔组织病以及代谢性疾病的心肌损害、甲状腺功能亢进症、原发性心肌病、原发性心内膜弹力纤维增生症、先天性房室传导阻滞、心脏自主神经功能异常、　受体功能亢进及药物引起的心电图改变。

（4）临床分期　急性期：新发病，症状及检查阳性发现明显且多变，一般病程在半年以内。　迁延期：临床症状反复出现，客观检查指标迁延不愈，病程多在半年以上。　慢性期：进行性心脏增大，反复心力衰竭或心律失常，病情时轻时重，病程在1年以上。

【辨证论治】

1. 辨证要点　首先需辨明虚实，凡病程短暂，见胸闷胸痛、鼻塞咽痛、气短多痰，或恶心呕吐、腹痛腹泻、舌红苔黄，属实证；病程延长逾月，见心悸气短、神疲乏力、面白多汗、舌淡或偏红、舌光少苔，属虚证。一般急性期以实证为主，迁延期、慢性期以虚证为主，或虚实夹杂。其次应辨别轻重：神志清楚，神态自如，面色红润，脉实有力者，病情轻；若面色苍白，气急喘息，四肢厥冷，口唇青紫，烦躁不安，脉微欲绝或频繁结代者，病情危重。

2. 治疗原则 治疗原则为扶正祛邪，清热解毒、清热化湿、豁痰化瘀、温振心阳、益气养阴。病初风热犯心者，治以清热解毒，宁心复脉；湿热侵心者，治以清热化湿，宁心复脉；气阴亏虚者，治以益气养阴，宁心复脉；心阳虚弱者，治以温振心阳，宁心复脉；痰瘀阻络者，治以豁痰化瘀，宁心通络。本病危重症应采用中西医结合治疗。

3. 证治分类

（1）风热犯心

证候 发热，低热绵延，或不发热，鼻塞流涕，咽红肿痛，咳嗽有痰，肌痛肢楚，头晕乏力，心悸气短，胸闷胸痛，舌质红，舌苔薄黄，脉数或结或促。

辨证 本证由外感风热邪毒，客于肺卫，袭肺损心所致。以风邪犯肺证候同时见头晕乏力、心悸气短、胸闷胸痛为辨证要点。本证病程多在1个月以内，常见于急性期。

治法 清热解毒，宁心复脉。

方药 银翘散加减。常用金银花、薄荷、淡豆豉清热透表；板蓝根、贯众、虎杖、玄参清热解毒，凉血活血；太子参、麦冬益气养阴。

邪毒炽盛者，加黄芩、石膏、栀子清热泻火；咳甚者，加前胡、炙款冬花疏风止咳；胸闷胸痛者，加丹参、红花、郁金活血化瘀；心悸、失眠者，加柏子仁养心安神；早搏频作者，加丹参、苦参清热活血。

（2）湿热侵心

证候 寒热起伏，全身肌肉酸痛，恶心呕吐，腹痛泄泻，心悸胸闷，肢体乏力，舌质红，苔黄腻，脉濡数或结或促。

辨证 本证由湿热邪毒蕴于脾胃，留滞不去，上犯于心所致。以肠胃湿热蕴结证候同时伴有心悸胸闷为辨证要点。

治法 清热化湿，宁心复脉。

方药 葛根黄芩黄连汤加减。常用葛根清热解表；黄连、地锦草清热解毒化湿；苦参、黄芩清化湿热；陈皮、石菖蒲、茯苓、郁金行气化湿安神。

胸闷憋气者，加川芎、薤白理气宽胸；肢体酸痛者，加独活、羌活、木瓜祛湿通络；心悸、脉结或代者，加丹参、珍珠母、龙骨宁心安神；心烦者，加栀子清热除烦。

（3）气阴亏虚

证候 心悸不宁，活动后尤甚，少气懒言，神疲倦怠，头晕目眩，烦热口渴，夜寐不安，舌光红少苔，脉细数或促或结或代。

辨证 本证由热毒犯心，病久耗气伤阴，气阴亏虚所致。此证为中后期最常见的证型。病程多逾3个月，但一般不超过6个月。若主证相符，恢复期或迁延期虽病程较长仍可考虑此证。本证偏气虚者少气懒言，神疲倦怠；偏阴虚者头晕目眩，烦热口渴，舌光红少苔。

治法　益气养阴，宁心复脉。

方药　炙甘草汤加减。常用炙甘草、党参益气养心；桂枝温阳通脉；地黄、阿胶滋阴养血以充血脉；麦冬、五味子养阴敛阴；酸枣仁宁心安神；丹参活血化瘀。

心脉不整者，加磁石、鹿衔草镇心安神；便秘常可诱发或加重心律不齐，故大便偏干者应重用火麻仁，加瓜蒌子、柏子仁、桑椹等养血润肠；汗多者，加黄芪、煅牡蛎益气敛汗；夜寐不宁者，加酸枣仁、柏子仁养心安神；五心烦热者，去桂枝、大枣，加玉竹、鹿衔草、白薇滋阴清热。

（4）心阳虚弱

证候　心悸怔忡，神疲乏力，畏寒肢冷，面色苍白，头晕多汗，甚则肢体浮肿，呼吸急促，舌质淡胖或淡紫，脉缓无力或结或代。

辨证　本证由病久外邪损伤心阳，或素体虚弱，复感外邪，心阳不振所致。以心悸怔忡、脉缓无力或结或代，伴阳气虚弱的表现为临床特点。病情严重，心阳暴脱者可见大汗淋漓，四肢厥冷，唇紫息微，脉微细欲绝。

治法　温振心阳，宁心复脉。

方药　桂枝甘草龙骨牡蛎汤加减。常用桂枝、甘草辛甘助阳；人参、黄芪补益元气；煅龙骨、煅牡蛎重镇安神，敛汗固脱。

形寒肢冷者，加附子、干姜温阳散寒；肢体浮肿者，加茯苓、防己利水消肿；头晕失眠者，加酸枣仁、五味子养心安神；阳气暴脱者，加人参、附子、干姜、麦冬、五味子回阳救逆，益气敛阴。

（5）痰瘀阻络

证候　心悸不宁，胸闷憋气，心前区痛如针刺，脘闷呕恶，面色晦暗，唇甲青紫，舌体胖，舌质紫暗，或舌有瘀点，舌苔腻，脉滑或结或促。

辨证　本证由于病程迁延，伤及肺脾，痰饮内停，瘀血内阻，阻滞心络所致。本证病程多在6个月以上，常为心肌炎的迁延期或慢性期。亦有病程少于6个月者。痰瘀阻滞之实证征象为主，如胸闷憋气、心前区痛如针刺是本证特点。

治法　豁痰化瘀，宁心通络。

方药　瓜蒌薤白半夏汤合失笑散加减。常用瓜蒌、薤白、半夏、姜竹茹豁痰宽胸；蒲黄、五灵脂、红花、郁金活血化瘀，行气止痛。

心前区痛甚者，加丹参、降香理气散瘀止痛；咳嗽痰多者，加白前、远志化痰止咳；夜寐不宁者，加琥珀、酸枣仁宁心安神。

【其他疗法】

1. 中药成药

（1）生脉饮口服液　<3岁5ml，1日2次；3~6岁5ml，1日3次；>6岁10ml，1日2~3次。口服。用于气阴亏虚证。

（2）丹参片　<3岁1片、3~6岁2片、>6岁3片，1日3次。温开水送服。用于本病各证。

（3）双黄连粉针剂 60mg/（kg·d），或遵医嘱。临用前，先以适量注射用水充分溶解，再用0.9%氯化钠注射液或5%葡萄糖注射液100~250ml稀释，静脉滴注。1日1次。用于风热犯心证。

（4）生脉注射液 1ml/（kg·d），加入5%葡萄糖注射液100~250ml中稀释，静脉滴注。1日1次。用于气阴两虚证。

（5）参附注射液 2ml/（kg·d），最大剂量不超过30ml，加入10%葡萄糖注射液100~250ml中，静脉滴注。1日1次，必要时2次。用于心阳虚弱证。

2. 针灸疗法

（1）体针 主穴取心俞、巨阙、间使、神门、血海，配穴取大陵、膏肓、丰隆、内关。用补法，得气后留针30分钟，隔日1次。

（2）耳针 取心、交感、神门、皮质下，隔日1次。或用王不留行籽压穴，用胶布固定，每日按压2~3次。

3. 西医疗法

（1）针对心肌炎治疗 大剂量维生素C，100mg/（kg·d），加入10%葡萄糖注射液100~150ml中，静脉滴注，1日1次。 辅酶Q10，1mg/（kg·d），分2次，口服。 1,6-二磷酸果糖，100~250mg/kg，静脉滴注，1日1次。 丙种球蛋白，2g/kg，2~3天内静脉滴注。重症患儿可用地塞米松或氢化可的松静脉滴注。

（2）心力衰竭 可用强心剂如地高辛或毛花苷C（西地兰），剂量为常规量的1/3~2/3。注意防止洋地黄中毒。

（3）严重心律失常 选用心律平、慢心律等抗心律失常药。

【预防与调护】

1. 预防

（1）积极预防呼吸道、肠道病毒感染。

（2）积极锻炼身体，增强体质，避免过度劳累，肺脾心气亏虚者给予药物调理。

2. 调护

（1）急性期应卧床休息，一般需休息3~6周。重症患儿应卧床休息以减轻心脏负担及减少耗氧量。心脏扩大及并发心力衰竭者，应延长卧床时间，至少3~6个月。待体温稳定3~4周后，心衰控制、心律失常好转、心电图改变好转时，患儿可逐渐增加活动量。

（2）患儿烦躁不安时，给予镇静剂，尽量保持安静，以减轻心肌负担，减少耗氧量。饮食宜营养丰富而易消化，少量多餐。忌食过于肥甘厚腻或辛辣之品，不饮浓茶。

（3）密切观察患儿病情变化，一旦发现患儿心率明显增快或减慢、严重心律失常、呼吸急促、面色青紫，应立即采取各种抢救措施。

第四节 特发性血小板减少性紫癜

特发性血小板减少性紫癜是小儿自身免疫性出血性疾病。其特点为皮肤、黏膜自发性出血，血小板减少，出血时间延长和血块收缩不良，骨髓中巨核细胞的发育受到抑制。本病属于中医学血证范畴，中医古籍中所记载的"血证"、"虚劳"、"肌衄"等病证与本病有相似之处。

本病一年四季均可发生，以春季的发病率最高，发病年龄多在2～5岁，病死率为1%，主要致死原因为颅内出血。

【病因病机】

小儿素体正气亏虚是发病之内因，外感风热时邪及其他异气是发病之外因。

本病多为本虚标实之证，病位主要在心、肝、脾、肾四脏，其主要病机在于热、虚、瘀。其热又有虚、实之分：实热是指胃火炽盛，或肝郁化火，或感受邪毒，内伏营血；虚热是指阴虚火旺，虚火内盛。虚者脾肾两虚，以致血液化生不足和失于统摄；或肝肾阴虚，阴虚内热，迫血妄行。瘀由火热伤络，络伤血瘀；或气虚血瘀，瘀伤血络。故本病病机以虚为本，热瘀为标。本病急性期多因外感风热或疫毒之邪，热毒入侵，内扰营血，灼伤血络，迫血妄行，溢于脉外，出现皮肤黏膜紫癜或伴其他出血，多属实证。慢性型常因病程迁延，气血耗伤，以致脏腑气血虚损。虚损多表现为脾气虚弱、阴虚火旺和脾肾阳虚，以虚证为主。出血之后，离经之血瘀于皮下体内，或反复出血，则成为虚实夹杂之证。

1. **风热伤络** 小儿腠理疏松，表卫不固，不耐六淫邪侵。若外感四时不正之气，尤其是风热邪毒入侵，酿成热毒，郁于皮肤，伤于血络，迫血妄行，溢于脉外，渗于皮下，则形成紫癜。

2. **血热妄行** 不论外感之热毒或内生之郁热，内舍血分，迫血妄行，均可使络脉受灼损伤，血溢脉外，出于肌肤腠理，少则成点，多则成斑，弥漫散布，瘀积而成紫癜。

3. **气不摄血** 素体脾气亏虚，不能统血摄血，血液不循常道，外溢肌肤形成紫癜。或疾病迁延日久，反复出血，血出既多，气亦随血而损，以致气血两虚。气虚则不能摄血，脾虚则不能统血，血失统摄，溢于肌肤而成紫癜。

4. **虚火灼络** 反复大量出血之后，阴血耗损，肾阴不足，精血匮乏，虚火内生，虚火灼伤络脉，血脉受损，则紫癜反复出现，病程迁延。

5. **脾肾阳虚** 小儿禀赋不足，或病程迁延，反复出血，气随血耗，日久脾肾阳虚，精血难以化生，血脉失于温煦，络伤难以修复，紫癜经久发生而难愈。

【临床诊断】

1. 诊断要点

（1）皮肤、黏膜广泛出血，多为散在性针状的皮内或皮下出血点，形成瘀点或瘀斑，无明显肝、脾、淋巴结肿大。

（2）血小板计数 $< 100 \times 10^9/L$，出血时间延长和血块收缩不良，束臂试验阳性。

（3）骨髓检查：巨核细胞增多或正常，有成熟障碍。成熟障碍主要表现为幼稚型和（或）成熟型无血小板释放的巨核细胞比例增加，巨核细胞颗粒缺乏，胞浆少。

（4）血小板表面相关抗体 IgG（PAIgG）增高，阳性率 66%～100%。

（5）排除其他可引起血小板减少的疾病：再生障碍性贫血、急性白血病、过敏性紫癜、系统性红斑狼疮、血栓性血小板减少性紫癜、继发性血小板减少性紫癜等。

（6）临床分型：临床上主要依据病程的长短将本病分为两型：≤6 个月为急性型，>6 个月为慢性型。

2. 鉴别诊断 本病除应注意与过敏性紫癜相鉴别外，还要注意辨别是原发性血小板减少性紫癜还是继发性血小板减少性紫癜。

（1）**继发性血小板减少性紫癜** 多见于急性感染（如败血症、流行性脑脊髓膜炎、伤寒、麻疹、上呼吸道感染、粟粒型肺结核、疟疾等）。因引起血小板破坏增多而致血小板减少，出现紫癜。此类紫癜经治疗原发病后很快紫癜消失，且很少反复发作。

（2）**过敏性紫癜** 发病前可有上呼吸道感染或服用、食入某些致敏食物、药物等诱因。紫癜多见于四肢，尤以下肢伸侧面多见，呈对称分布，形态多为高出皮肤的鲜红色至深红色丘疹或红斑，伴荨麻疹样反应，常兼见关节肿痛、腹痛、便血、尿血。实验室检查血小板计数、出血时间、血块收缩试验均属正常。

【辨证论治】

1. 辨证要点 本病以八纲辨证为纲。根据起病、病程、紫癜颜色等临床证候辨虚实，根据伴随症状及出血量的多少判断病情的轻重。一般急性型急性起病，多为实证，伴外感风热证候者为风热伤络证，无风热表证者多为邪毒伤络、血热妄行证；病程迁延者逐渐转成慢性，证候由实转虚，多先耗气伤脾，继而气阴两虚，久则脾肾阳虚，辨证在于区别脾、肾，气、阴，阳亏虚之不同。本病各证均有不同程度的瘀血，辨证主要需辨别血瘀证的轻重及其在证候中的重要性。

2. 治疗原则 本病治疗，不应见血治血，需遵审因治本的原则处治。初起有风热表证者应疏风清热以宁络止血；血热妄行者应清热凉血以安络止血；气不摄血者予补气健脾以摄血；阴虚内热者予滋阴降火以宁血；脾肾阳虚者予温阳生髓以生血；瘀血阻滞者则应活血祛瘀以治血。如遇大出血等危重病例，急当回阳固脱，益气救逆，并需同时采用西医治法以急治其标而抢救。

3. 证治分类

（1）风热伤络

证候 发病前常有外感病史，发热，微恶风寒，咳嗽，咽痛等，后见针尖大小的皮内或皮下瘀点，或大片瘀斑，色红鲜明，分布不均，以四肢较多，可伴有鼻衄、齿衄等，舌质红，苔薄黄，脉浮数。

辨证 本证多见于婴幼儿，常在春季发病，以急性期或慢性期急性发作为多见，先有风热表证，后见皮肤紫癜，或表证与紫癜同时并见。本证若不能及时控制，或邪热过盛，则易于转化为血热妄行证。

治法 疏风清热，凉血止血。

方药 银翘散加减。常用金银花、连翘、薄荷辛凉解表，清热解毒；板蓝根、赤芍、紫草解毒凉血；蝉蜕、甘草祛风清热。

咽喉红肿者，加牛蒡子、白芷、虎杖、败酱草清咽消肿；鼻衄者，加白茅根、仙鹤草、血余炭凉血止血；皮肤瘙痒者，加地肤子、白鲜皮祛风止痒。

（2）血热妄行

证候 起病急，出血较重，皮肤瘀斑、斑色紫红，常密布成片，多伴有鼻衄、齿衄等，甚则可见壮热面赤，烦躁口渴，咽干喜冷饮，大便干结，小便短赤，舌质红绛，或有瘀斑，苔黄燥，脉弦数或滑数。

辨证 本证多见于急性型，里热著，出血较重，以起病较急，紫癜及其他出血颜色鲜红，伴热毒内盛、血分郁热证候为辨证要点。本证与风热伤络证的主要区别是无风热表证。本证日久血热伤阴，易转为阴虚火旺证。

治法 清热解毒，凉血止血。

方药 犀角地黄汤加减。常用水牛角清热凉血；地黄凉血养阴；牡丹皮、赤芍活血散瘀；紫草、玄参凉血止血；黄芩、甘草清热解毒。

若出血倾向较重，内热之象明显者，加石膏、知母清阳明经热；齿衄、鼻衄者，加用白茅根、知母、栀子凉血解毒；尿血者，加小蓟、大蓟、藕节炭清利膀胱；便血者，加地榆炭、槐花炭凉血安络；腹痛者，加白芍、甘草以缓急止痛。

（3）气不摄血

证候 紫癜反复出现，斑色较淡，面色萎黄或苍白少华，神疲乏力，纳少肌瘦，头晕心悸，唇舌淡红，舌苔薄白，脉象细弱。

辨证 本证多见于病程迁延者，因反复发作而现虚象。以皮肤、黏膜瘀斑瘀点反复发作，色青紫而暗淡，伴脾气虚弱证候为特征。

治法 益气摄血，健脾养心。

方药 归脾汤加减。常用黄芪、当归补气生血；人参（或党参）、白术、甘草益气摄血；远志、酸枣仁、茯神宁心安神；木香醒脾理气；生姜、大枣调和脾胃，以资生化。

兼阴血亏虚者，加黄精、熟地黄、鸡血藤滋阴养血；食欲不振者，加陈皮、焦山楂、炒麦芽理气助运；出血绵延不止者，加云南白药、白及、蒲黄炭和络止血。

（4）虚火灼络

证候 皮肤紫癜时发时止，病程较长，兼有鼻衄、齿衄，低热，盗汗，心烦不宁，手足心热，口燥咽干，两颧潮红，舌红少津，脉细数。

辨证 本证多见于慢性型，因营血暗耗，日久渐成阴虚火旺诸证。在肾上腺皮质激素治疗过程中亦多见此证。火热之邪耗伤阴液，导致肝肾阴虚，虚火内亢，灼伤血络，血行脉外，以皮肤黏膜散在瘀点瘀斑，时发时止，以及阴虚伴内热证候为特征。

治法 滋阴清热，凉血宁络。

方药 大补阴丸合茜根散加减。常用熟地黄、龟甲滋阴潜阳以制虚火；黄柏、知母清泄相火；猪脊髓、蜂蜜填精润燥；茜草凉血活血；阿胶养血止血；栀子清热凉血。

若阴虚明显者，加鳖甲、地骨皮、银柴胡滋阴清热；盗汗明显者，加煅龙骨、煅牡蛎、浮小麦固表止汗；鼻衄、齿衄者，加焦栀子、白茅根、牡丹皮凉血止血；病情日久不愈，阴损及阳者，可酌用肉苁蓉、淫羊藿、巴戟天温肾助阳。若因长期服用大量激素呈阴虚火旺之象，可用知柏地黄丸滋阴降火。

（5）脾肾阳虚

证候 皮肤紫癜色暗，以下肢为多，可伴有齿衄、鼻衄，出血色淡，兼见形寒肢冷，面色少华或㿠白，头晕气短，精神困倦，纳少便溏等，舌质淡红或有瘀点瘀斑，苔薄白，脉沉或细弱。

辨证 本证多见于慢性型，病情反复，出血不已，或素体脾肾阳虚，或肾上腺皮质激素治疗后血小板计数升后又降，或无效而减量停药，日久脾肾阳虚诸证日渐显露，气血虚衰，生化乏源，迁延不已。

治法 温补脾肾，养血生髓。

方药 右归丸加减。常用附子、肉桂、鹿角胶培补肾中元阳，温里祛寒；熟地黄、山茱萸、枸杞子、山药滋阴补肾，养肝补脾，填精补髓，取"阴中求阳"之义；菟丝子、杜仲补益肝肾。

气虚者，加黄芪、党参、茯苓、白术补气健脾；阳虚者，加巴戟天、肉苁蓉、鹿茸温补肾阳；血瘀者，佐参三七、牡丹皮、赤芍活血化瘀；脾虚纳呆者，加焦山楂、陈皮、砂仁等健脾消食。

（6）瘀血阻络

证候 紫癜色紫，有瘀块、血肿，经久不消，或有腰痛，痛处固定，齿龈及眼周紫黑，舌质紫暗，或有瘀斑，舌苔薄，脉细涩。

辨证 本证多见于慢性型，但也在各种证候中兼见。主要表现为出血长期不止，紫癜消退较慢，斑色紫暗，或有瘀点，舌质紫黯，或有瘀斑、面色黧黑。

治法 活血化瘀，养血补虚。

方药 桃红四物汤加减。常用熟地黄滋阴补血；当归、鸡血藤补血养肝；赤芍、丹参凉血行瘀；川芎辛散温通；桃仁、红花活血祛瘀。

出血较重者，去赤芍、丹参，加紫草、仙鹤草、茜草凉血止血；气虚明显者，加黄芪、党参、山药益气健脾；血虚明显者，加阿胶、制何首乌养血滋阴；瘀斑或血肿严重，舌紫暗者，选加失笑散、三七粉、云南白药、血竭活血止血；脾胃虚弱纳呆者，加白术、炒谷芽、炒麦芽健脾助运。

【其他疗法】

1. 中药成药

（1）归脾丸　浓缩丸。<1岁3~4丸、1~3岁4~5丸、4~7岁6~7丸、>7岁8~10丸，1日3次。温开水送服。用于气不摄血证。

（2）养血饮口服液　成人剂量：10ml，1日2次。小儿酌减。口服。用于气血亏虚证。

（3）云南白药　成人剂量：0.25~0.5g，1日4次。2~5岁按成人量1/4、5~12岁按成人量1/2服用。温开水调服。用于瘀血阻络证出血。

2. 针灸疗法　取穴八髎、腰阳关。艾炷隔姜灸。每穴灸45分钟，1日1次，2周为1疗程。用于气不摄血证、阴虚火旺证。

3. 食疗方药

（1）旱莲草鱼鳔汤　墨旱莲20~30g（布包），黄花鱼鳔50g，加水250ml，文火煮，至鱼鳔全部炖化，每日分2次热服。用于虚火灼络证。

（2）羊骨粥　生羊胫骨1~2根，敲碎，加水适量，煮1小时，去渣后加糯米适量，红枣10~20枚，煮稀粥。每日2~3次分服。用于脾肾两虚证。

（3）枸杞子15g，大枣10只，鸡蛋2只　煮熟后，食蛋饮汤。用于气阴亏虚证。

4. 西医疗法　肾上腺皮质激素适用于急性型中度以上或慢性型重度以上患者。激素治疗无效者，用免疫抑制剂。对肾上腺激素和免疫抑制剂治疗无效的急性危重出血患者或长期（半年到1年）严重反复出血者，可行脾切除术。对激素、脾切除、免疫抑制剂等无效及重度以上患者，可试用大剂量丙种球蛋白。急性血小板减少性紫癜患儿血循环中有大量PAIgG，输入血小板会很快被破坏，故一般不主张输血小板，只有在发生颅内出血或急性内脏大出血，危及生命时，才输注血小板。

【预防与调护】

1. 预防

（1）预防病毒感染（如感冒），以减少发病，或免使好转的病情再度加重。

（2）忌用对血小板有抑制作用的药物，如阿司匹林等。

2. 调护

（1）急性期出血较严重的小儿应尽量卧床休息，避免外伤。

（2）密切观察病情变化，注意出血的量、色与部位。若出现头痛眩晕者，乃颅内出血之先兆，应及时检查处理。

（3）饮食以容易消化的食物为主，忌食干、硬、刺激性食物。

第七章　肝系疾病

第一节　注意力缺陷多动障碍

注意力缺陷多动障碍又称轻微脑功能障碍综合征，是一种较常见的儿童时期行为障碍性疾病。临床以活动过多，注意力不集中，冲动任性，自我控制能力差，情绪不稳，动作不协调和伴有不同程度学习困难，但智力正常或基本正常为主要特征。本病在古代医籍中未见专门记载，根据其神志涣散、多语多动、冲动不安，可归入"脏躁"、"躁动"证中；由于患儿智能接近正常或完全正常，但活动过多，思想不易集中而导致学习成绩下降，故又与"健忘"、"失聪"证有关。

本病男孩多于女孩，多见于学龄期儿童。发病与遗传、环境、产伤等有一定关系。本病预后较好，绝大多数患儿到青春期逐渐好转，活动过多的症状消失，但注意力不集中，性格异常可继续存在。

【病因病机】

注意力缺陷多动障碍的病因尚未明了，可能有先天禀赋不足，或后天护养不当，外伤、情志失调等因素。其主要病变在心、肝、脾、肾。因人的情志活动与内脏有着密切的关系，必须以五脏精气作为物质基础，五脏功能的失调，必然影响人的情志活动，使其失常。《素问·宣明五气》说："五脏所藏：心藏神，肺藏魄，肝藏魂，脾藏意，肾藏志。"若心气不足，心失所养可致心神失守而情绪多变，注意力不集中；肾精不足，髓海不充则脑失精明而不聪；肾阴不足，水不涵木，肝阳上亢，可有多动，易激动；脾虚失养则静谧不足，兴趣多变，言语冒失，健忘，脾虚肝旺，又加重多动与冲动之证。阴主静、阳主动，人体阴阳平衡，才能动静协调，如《素问·生气通天论》说："阴平阳秘，精神乃治。"若脏腑阴阳失调，则产生阴失内守、阳躁于外的种种情志、动作失常的病变。

1. 先天禀赋不足　父母体质欠佳，肾气不足，或母亲孕期多病，精神调摄失宜等，致使胎儿先天不足，肝肾亏虚，精血不充，脑髓失养，元神失藏。

2. 产伤外伤瘀滞　产伤以及其他外伤，导致患儿气血瘀滞，经脉流行不畅，心肝失养而神魂不宁。

3. 后天护养不当　过食辛热炙煿，则心肝火炽；过食肥甘厚味，则酿生湿热痰浊；过食生冷，则损伤脾胃；病后失养，脏腑损伤，气血亏虚，均可导致心神失养、阴阳失调，而出现心神不宁、注意力涣散和多动。

4. 情绪意志失调　小儿为稚阴稚阳之体，肾精未充，肾气未盛。由于生长发育迅速，阴精相对不足，导致阴不制阳，阳胜而多动。小儿年幼，心脾不足，情绪未稳，若教育不当，溺爱过度，放任不羁，所欲不遂，则心神不定，脾意不藏，躁动不安，冲动任性，失忆善忘。

【临床诊断】

1. 诊断要点

（1）多见于学龄期儿童，病程持续6个月以上，男孩多于女孩。

（2）注意力涣散，上课时思想不集中，坐立不安，喜欢做小动作，活动过度。

（3）情绪不稳，冲动任性，动作笨拙，学习成绩差，但智力正常。

（4）翻手试验、指鼻试验、对指试验阳性。

2. 鉴别诊断

（1）**正常顽皮儿童**　虽有时出现注意力不集中，但大部分时间仍能正常学习，功课作业完成迅速。能遵守纪律，上课一旦出现小动作，经指出即能自我制约而停止。

（2）**孤独症**　常有活动过多或者注意力集中困难的症状，极似严重的儿童多动障碍，但其特点是不能与周围人建立感情联系，不能与人对视，行为表现重复单一，有严重的社会交往与语言功能障碍。

（3）**儿童精神分裂症**　可有活动过多和行为冲动，但有个性改变、情感淡漠、行为怪异、思维离奇等表现。

（4）**其他**　应与教学方法不当，致使孩子不注意听课及与年龄相称的好动相区别，以及与智能低下，或因视、听感觉功能障碍所致的注意力涣散与学习困难相区别。

【辨证论治】

1. 辨证要点　本病以脏腑辨证、阴阳辨证为纲。脏腑辨证：在心者，注意力不集中，情绪不稳定，多梦烦躁；在肝者，易于冲动，好动难静，容易发怒，常不能自控；在脾者，兴趣多变，做事有头无尾，记忆力差；在肾者，脑失精明，学习成绩低下，记忆力欠佳，或有遗尿、腰酸乏力等。阴阳辨证：阴静不足，症见注意力不集中，自我控制差，情绪不稳，神思涣散；阳亢躁动，症见动作过多，冲动任性，急躁易怒。本病的实质为虚证，亦有标实之状，临床多见虚实夹杂之证。

2. 治疗原则　本病以调和阴阳为治疗原则。病属本虚标实，主要涉及心、肝、脾、肾四脏。心肾不足者，治以补益心肾；肾虚肝亢者，治以滋肾平肝；脾虚肝旺者，治以健脾疏肝；心脾气虚者，治以补益心脾。病程中见有痰浊、痰火、瘀血等兼证，则佐以化痰、清热、祛瘀等治法。由于小儿脏腑娇嫩，易虚易实，治疗时应注意滋阴而不伤脾，祛邪而不伤正，勿过用苦寒之品，同时注意安神益智。

3. 证治分类

(1) 肝肾阴虚

证候 多动难静，急躁易怒，冲动任性，难于自控，神思涣散，注意力不集中，难以静坐，或有记忆力欠佳、学习成绩低下，或有遗尿、腰酸乏力，或有五心烦热、盗汗、大便秘结，舌质红，舌苔薄，脉细弦。

辨证 本证以急躁易怒，冲动任性，五心烦热，舌红，苔薄，脉细弦为特征。肾阴虚者，五心烦热，盗汗，腰酸乏力，记忆力差；肾精亏者，脑失聪明，学习困难；肝阳亢者，急躁易怒，冲动任性。

治法 滋养肝肾，平肝潜阳。

方药 杞菊地黄丸加减。常用枸杞子、熟地黄、山茱萸滋补肝肾；山药、茯苓健脾养心；菊花、牡丹皮、泽泻清肝肾之虚火；龙齿、龟甲宁神定志。

夜寐不安者，加酸枣仁、五味子养心安神；盗汗者，加浮小麦、煅龙骨、煅牡蛎敛汗固涩；急躁易怒者，加知母、黄柏、石决明、钩藤养阴平肝；大便秘结者，加火麻仁、桑椹润肠通便。

(2) 心脾两虚

证候 神思涣散，注意力不能集中，神疲乏力，形体消瘦或虚胖，多动而不暴躁，言语冒失，做事有头无尾，睡眠不熟，记忆力差，伴自汗盗汗，偏食纳少，面色无华，舌质淡，苔薄白，脉虚弱无力。

辨证 本证偏心气虚者，形体消瘦，睡眠不实，自汗盗汗；偏脾气虚者，形体虚胖，偏食纳少，面色无华，记忆力差。

治法 养心安神，健脾益气。

方药 归脾汤合甘草小麦大枣汤加减。常用党参、黄芪、白术、大枣、炙甘草补脾益气；茯神、远志、酸枣仁、龙眼肉、当归、淮小麦养心安神；木香理气醒脾。

思想不集中者，加益智仁、龙骨养心宁神；睡眠不熟者，加五味子、夜交藤养血安神；记忆力差，动作笨拙，苔厚腻者，加半夏、陈皮、石菖蒲化痰开窍。

(3) 痰火内扰

证候 多动多语，烦躁不宁，冲动任性，难以制约，兴趣多变，注意力不集中，胸中烦热，懊恼不眠，纳少口苦，便秘尿赤，舌质红，苔黄腻，脉滑数。

辨证 本证以多动多语，烦躁不宁，难于制约，胸中烦热，懊恼不眠，舌质红，苔黄腻，脉滑数为特征。

治法 清热泻火，化痰宁心。

方药 黄连温胆汤加减。常用黄连清热泻火；陈皮、法半夏、胆南星燥化湿痰；竹茹、瓜蒌清热化痰；枳实理气化痰；石菖蒲化痰开窍；茯苓、珍珠母宁心安神。

烦躁易怒者，加钩藤、龙胆草平肝泻火；大便秘结者，加大黄通腑泻火。

(4) 脾虚肝旺

证候 注意力涣散，多动多语，坐立不安，兴趣多变，烦躁不宁，急躁易怒，言语冒失，记忆力差，胸闷纳呆，睡眠不实，面色无华，便溏，舌淡红，苔薄白，脉弦细。

辨证　本证偏肝旺证以多动多语，兴趣多变，急躁易怒，脉弦为主症；偏脾虚证以注意力涣散，记忆力差，纳呆，便溏，舌淡为主症。

治法　健脾平肝，疏肝解郁。

方药　逍遥散加减。常用柴胡疏肝解郁；白芍滋阴柔肝；当归养血活血；茯苓、白术、甘草健脾益气；生姜温胃和中；薄荷疏肝而散郁热；夏枯草清泻肝火。

烦躁易怒者，加石决明、钩藤、栀子平肝除烦；睡眠不安者，加琥珀、酸枣仁、珍珠母养心安神。

【其他疗法】

1. 中药成药

（1）静灵口服液　3～5岁5ml，1日2次；6～14岁10ml，1日2次；>14岁10ml，1日3次。口服。用于肝肾阴虚证。

（2）杞菊地黄丸　水蜜丸每袋6g；小蜜丸每袋9g。水蜜丸：<3岁2g、3～6岁4g、>6岁6g，1日2次。小蜜丸：<3岁3g、3～6岁6g、>6岁9g，1日2次。温开水送服。用于肝肾阴虚证。

（3）知柏地黄丸　3～6岁1.5g，1日3次；>6岁3g，1日2次。温开水送服。用于肾虚肝亢证。

2. 推拿疗法

补脾经，揉内关、神门，按揉百会，摩腹，按揉足三里，揉心俞、肾俞、命门，捏脊，擦督脉、膀胱经第一侧线。1日1次，每次30～40分钟。

3. 针灸疗法

（1）体针：主穴取内关、太冲、大椎、曲池，配穴取百会、四神聪、隐白、神庭、心俞。捻转进针，用泻法，不留针。1日1次。

（2）耳针：取心、神门、交感、脑点。浅刺不留针，1日1次。或用王不留行籽压穴，取穴同上。

4. 西医疗法

选用中枢神经兴奋剂。哌醋甲酯（利他林）：0.2～0.5mg/（kg·d），从小剂量开始，2～3日症状不改善者再加量，最大量不超过30mg。

5. 心理及行为疗法

包括教育引导、心理治疗、行为矫正和感觉统合训练，主要采用滑板、滑梯、平衡台、吊缆、圆桶、球、绳等器材，每周3～6次，每次90～100分钟，30次为1个疗程。

【预防与调护】

1. 预防

（1）孕妇应保持心情愉快，精神安宁，营养均衡，禁烟酒，慎用药物，避免早产、难产及新生儿窒息。

（2）注意防止小儿脑外伤、中毒及中枢神经系统感染。

（3）保证儿童有规律性的生活，培养良好的生活习惯。

（4）注意早期发现小儿的异常表现，及早进行疏导及治疗。

2. 调护

（1）关心体谅患儿，对其行为及学习进行耐心的帮助与训练，要循序渐进，不责骂不体罚，稍有进步，给予表扬和鼓励。

（2）训练患儿有规律地生活，起床、吃饭、学习等都要形成规律，不要过于迁就。加强管理，及时疏导，防止攻击性、破坏性及危险性行为发生。

（3）保证患儿营养，补充蛋白质、水果及新鲜蔬菜，避免食用有兴奋性和刺激性的饮料和食物。

第二节　多发性抽动症

多发性抽动症又称抽动—秽语综合征，是以慢性、波动性、多发性运动肌的快速抽搐，并伴有不自主发声和语言障碍为主要特征的神经精神障碍性疾病。本病以肌肉抽掣及喉中发出怪声或口出秽语为主要临床表现，可归属于中医学"慢惊风"、"瘛疭"、"肝风"等范畴。《小儿药证直诀·肝有风甚》说："凡病或新或久，皆引肝风，风动而止于头目，目属肝，风入于目，上下左右如风吹，不轻不重，儿不能任，故目连劄也。"指出了"目连劄"的病机责之于肝风。

本病发病无季节性。起病多在 2~12 岁之间，常以频繁眨眼为首发症状，可以自行缓解或加重，男、女患儿比例约为 3∶1。85% 患儿伴有轻中度行为异常。约半数患儿可同时伴有注意力缺陷多动障碍。抽动症状多在精神紧张时加重，入睡后消失。本病病程一般较长，可自行缓解或加重，影响患儿的身心健康，但患儿智力一般不受影响。

【病因病机】

多发性抽动症的病因是多方面的，与先天禀赋不足、产伤、窒息、感受外邪、疾病影响、情志失调等因素有关。多由五志过极，风痰内蕴而引发。

本病病位主要在肝，与心脾肾相关。肝体阴而用阳，喜条达而主疏泄，为风木之脏，主藏血、藏魂，其声为呼，其变动为握，开窍于目，故不自主动作，如挤眼、撅嘴、皱眉、摇头、仰颈、耸肩，以及怪声秽语等，均与肝风妄动有关。

1. 气郁化火　肝主疏泄，性喜条达，若情志失调，五脏失和，则气机不畅，郁久化火，引动肝风，则见挤眉眨眼、张口撅嘴、摇头耸肩。气郁化火，耗伤阴精，肝血不足，筋脉失养，虚风内动，故伸头缩脑，肢体颤动。

2. 脾虚痰聚　禀赋不足或病后失养，损伤脾胃，脾虚气弱，运化失健，水湿潴留，聚液成痰。脾气虚弱，则面黄体瘦，纳少厌食；痰气互结，壅塞胸中，蒙蔽心神，则胸闷易怒，脾气乖戾，喉发怪声；脾虚肝旺，木亢生风，则见撅嘴咧嘴摇头，四肢、腹肌抽动。若痰郁化火，痰火上扰心神，则发秽语粗言。

3. 脾虚肝亢　脾主四肢肌肉，主意主思，开窍于口，故脾虚肝亢者努嘴张口，挺胸吸腹，四肢抽动。脾虚痰滞，气道不利，故有痰鸣怪声，意舍不藏则神志不宁，注意力不集中。

4. 阴虚风动　素体真阴不足，或热病伤阴，或肝病及肾，肾阴虚亏，水不涵木，虚风内动,故肢搐头摇,抽动无力。阴虚则火旺,木火刑金,肺阴受损,金鸣异常,故喉发异声。阴血不足,心失所养,心神不宁,则秽语不断。

综上所述,本病病位责之于五脏,主要在肝,病性有虚有实,病初多为实证,迁延日久不愈易转为虚证,病理演变以风痰鼓动为主。

【临床诊断】

1. 诊断要点

(1)起病大多数在2~12岁之间。可有家族史。病程至少持续一年。

(2)可出现不自主的眼、面、口、颈、肩、腹部及四肢肌肉的快速收缩,以固定方式重复出现。抽动时咽部可发出异常怪声或粗言秽语。

(3)抽动呈慢性反复过程,有明显波动性,可受意志的暂时控制。

(4)有的还有性格障碍,性情急躁,冲动任性,胆小,注意力不集中,学习成绩不稳定。

(5)实验室检查多无特殊异常,脑电图正常或非特异性异常。智力测试基本正常。

2. 鉴别诊断

(1)**风湿性舞蹈病** 6岁以后多见,女孩居多,主要表现为四肢较大幅度的无目的而不规则的舞蹈样动作,常伴有肌力及肌张力减低,并可见其他风湿热症状。

(2)**习惯性抽搐** 4~6岁多见。往往只有一组肌肉抽搐,如眨眼、皱眉、龇牙或咳嗽声。发病前常有某些诱因,一般病情轻,预后好,但与多发性抽动症并无严格的界限,有些患儿可发展为多发性抽动症。

(3)**注意力缺陷多动障碍** 本病以注意力不集中,自我控制差,动作过多,情绪不稳,冲动任性,伴有学习困难,但智力正常或基本正常为主要临床特征。往往有家族史。注意力缺陷多动障碍也可以与多发性抽动症合并发生。

【辨证论治】

1. 辨证要点 本病辨证重在辨虚、实。病之标在风火痰湿,病之本主要在肝脾肾三脏不足。临床往往风火痰湿并存,虚实夹杂。气郁化火者,病初多为肝阳上亢,其证急躁易怒,抽动频繁,面红耳赤,舌红苔黄,属实证;脾虚痰聚者,其证面黄体瘦,胸闷咯咳,秽语抽动,舌淡苔白或腻,属本虚标实证;阴虚风动者,为肝肾不足,其证形体消瘦,两颧潮红,抽动无力,舌红苔少,属虚证。脾虚肝亢者,以性情急躁,全身及腹部抽动,面黄体瘦,胸闷纳少,舌淡苔白或腻,脉细弦为特征,属虚实夹杂证。

2. 治疗原则 本病治疗以平肝息风为基本法则。应该根据疾病的不同证候和阶段,分清正虚和邪实的关系,分证论治。痰盛者化痰息风;火盛者清热泻火;脾虚者健脾益气;阴虚者滋阴潜阳。本病来渐去缓,且易反复,临床往往需要较长时间的药物治疗,树立信心、坚持治疗、养成良好的生活习惯是治疗本病的关键,为提高疗效可配合针灸、推拿、感觉统合训练、心理治疗等。

3. 证治分类

（1）气郁化火

证候　烦躁易怒，挤眉眨眼、张口撅嘴、摇头耸肩，发作频繁，抽动有力，口出异声秽语，面红耳赤，大便秘结，小便短赤，舌质红，舌苔黄，脉弦数。

辨证　本证以起病较急，病程较短，发作频繁，抽动有力，面红耳赤，烦躁易怒，眨眼耸肩，脉弦数等肝阳妄动证候为特征。

治法　清肝泻火，息风止惊。

方药　清肝达郁汤加减。常用栀子、菊花、牡丹皮清肝泻火；柴胡、薄荷、青橘叶疏肝解郁；白芍、钩藤、蝉蜕平肝息风；琥珀、茯苓宁心安神；甘草调和诸药。

喜怒不定，喉中有痰者，加浙贝母、天竺黄、胆南星清化痰热；肝火旺盛，烦躁目赤者，加龙胆草、谷精草、夏枯草清泻肝火；大便秘结者，加槟榔、瓜蒌子通便导滞。若因外感咽红而眨眼加重者，加板蓝根、牛蒡子、山豆根清热利咽。

（2）脾虚痰聚

证候　面黄体瘦，精神不振，脾气乖戾，胸闷作咳，喉中声响，皱眉眨眼，嘴角、四肢、腹肌抽动，秽语不由自主，纳少厌食，舌质淡，苔白或腻，脉沉滑或沉缓。

辨证　本证以面黄体瘦，精神不振，胸闷纳少，喉响秽语，舌淡苔白或腻为特征。

治法　健脾柔肝，行气化痰。

方药　十味温胆汤加减。常用党参、茯苓健脾益气；法半夏、陈皮燥湿化痰；枳实顺气消痰；远志、酸枣仁化痰宁心；石决明、钩藤、白芍平肝息风；甘草调和诸药。

痰热甚者，去法半夏，加黄连、瓜蒌皮清化痰热；秽语妄言，性急易怒者加石菖蒲、远志、郁金豁痰宁心；痰火扰心喊叫者，加青礞石、黄芩、磁石泻火安神；纳少厌食者，加砂仁、焦六神曲、炒麦芽调脾开胃。

（3）脾虚肝亢

证候　努嘴张口，全身肌肉抽动，喉中有痰，时发怪声，经久不愈，常伴腹部抽动，性情急躁，脾气乖戾，注意力不集中，难于静坐，健忘失眠，纳少厌食，体形多瘦弱或虚胖，面黄乏力，舌质淡红，苔白或腻，脉细弦。

辨证　本证以精神不振，面黄体瘦，全身及腹部抽动，喉响秽语，胸闷纳少，脉细弦为特征。

治法　缓肝理脾，息风止痉。

方药　异功散合天麻钩藤饮加减。常用太子参、茯苓、白术健脾助运；陈皮、半夏燥湿化痰；天麻、钩藤缓肝止痉；龙骨、珍珠母镇静安神；甘草调和诸药。

食欲不振者，加焦山楂、鸡内金、炒麦芽运脾开胃；性情急躁，睡眠不安者，加远志、生石决明、栀子化痰平肝；异常发声严重者，加磁石、石菖蒲、桔梗豁痰安神。

（4）阴虚风动

证候　形体消瘦，两颧潮红，性情急躁，口出秽语，摇头耸肩，挤眉眨眼，肢体震颤，睡眠不宁，五心烦热，大便干结，舌质红绛，舌苔光剥，脉细数。

辨证　本证以形体消瘦，两颧潮红，五心烦热，震颤抽动，舌红绛，苔光剥，脉细数为特征。

治法　滋阴潜阳，柔肝息风。

方药　大定风珠加减。常用龟甲、鳖甲、生牡蛎滋阴潜阳；地黄、阿胶、鸡子黄、麦冬、火麻仁、白芍柔肝息风；甘草调和诸药。

血虚失养者，加何首乌、沙苑子、天麻养血柔肝；心神不宁，惊悸不安者，加茯神、酸枣仁、钩藤养心安神；肺阴受损，金鸣异常，喉发异声者，加桑白皮、地骨皮、天花粉、桔梗养阴清热，清肺利咽；肢体抽动明显者，加地龙、乌梢蛇息风止痉。

【其他疗法】

1. 中药成药

（1）泻青丸　3~6岁5g、>6岁7.5g，1日2次。温开水送服。用于气郁化火证。

（2）当归龙荟丸　3~6岁2g、>6岁3g，1日3次。温开水送服。用于气郁化火证。

（3）琥珀抱龙丸　每丸重1.8g。每服1丸，婴儿1/3丸，1日2次。温开水送服。用于脾虚痰聚及痰热者。

（4）杞菊地黄丸　水蜜丸每袋6g；小蜜丸每袋9g。水蜜丸：<3岁2g、3~6岁4g、>6岁6g，1日2次。小蜜丸：<3岁3g、3~6岁6g、>6岁9g，1日2次。温开水送服。用于阴虚风动证。

2. 推拿疗法　推脾土，捣小天心，揉五指节，运内八卦，分阴阳，推上三关，揉涌泉、足三里。1日1次，每次30~40分钟。

3. 针灸疗法

（1）体针　针刺百会、四神聪、神庭、上星、头维、印堂、曲池、合谷、阳陵泉、三阴交、太冲穴。眨眼和耸鼻者加攒竹、迎香；口角抽动者加地仓、颊车；喉出怪声者加上廉泉、列缺。以提插捻转法施以平补平泻，得气后留针30分钟。隔日1次，1个月为1疗程。

（2）耳针　皮质下、神门、心、肝、肾，每次选2~3穴。隔日1次，1个月为1疗程。

（3）耳穴贴压　皮质下、神门、心、肝、肾、脾、脑干。选择相应耳穴，以王不留行籽贴压，1周2次。每日可按压2~3次，每次5分钟。

4. 西医治疗　主要选用针对抽动症状的药物治疗。

（1）氟哌啶醇　开始0.05mg/（kg·d），分2~3次服，5~7日后酌情增加至每次0.1mg/kg，1日2~3次。副作用多见锥体外系反应，如肌张力不全、震颤等。

（2）硫必利（泰必利）　4~8mg/（kg·d），分2~3次服。效果稍差而副作用少。

5. 心理干预

（1）行为矫正疗法　当患儿出现面部及肢体抽动时，立即利用对抗反应来加以控制。同时，让患儿认识到抽动的不良性，并对自身的病情有一个比较正确的认识，积极争取改善。

（2）**行为转移法**　当患儿一旦出现症状时，立即转移患儿的注意力。

（3）**心理支持法**　向家长讲解多发性抽动症的性质，让家长了解心理治疗的重要性，消除家长对患儿病情的过分焦虑、担心、紧张的心情。注意对患儿的教育方法，建立起良好的信任关系。提高自信心，消除其自卑心理，及时纠正患儿的不良动作和行为。

【预防与调护】

1. 预防

（1）孕妇应保持心情舒畅，生活规律，营养均衡，避免造成胎儿发育异常的可能因素。注意围产期保健，提倡自然分娩。

（2）培养儿童良好的生活学习习惯，减轻儿童学习负担和精神压力。

2. 调护

（1）加强精神调护，经常与患儿沟通，树立战胜疾病的信心。不要过分呵护或简单粗暴对待，避免精神刺激。

（2）合理安排患儿生活起居及课外教育。

（3）饮食宜清淡，不进食兴奋性、刺激性的饮料。

（4）增强体质，避免感染，可以有效减少复发。

第三节　惊　风

惊风是由多种原因引起，临床以抽搐、神昏为特点的常见病证。是小儿时期常见的急重病证，且变化迅速，可以给小儿带来严重损害，故自古被列为儿科四大要证之一。如《幼科释谜·惊风》所说："小儿之病，最重惟惊。"

惊风病名，较早见于《太平圣惠方》，临床一般分为急惊风、慢惊风两大类。凡起病急暴、属阳属实者，称为急惊风；凡病久中虚、属阴属虚者，称为慢惊风；慢惊风中若出现纯阴无阳的危重证候，称为慢脾风。《活动心书·明本论》概括惊风的证候特点为四证八候：四证者，指痰、热、惊、风，见于急惊风。八候者，指搐、搦、掣、颤、反、引、窜、视，在急惊、慢惊都可出现，并且表示惊风正在发作。西医学称惊风为小儿惊厥。

惊风在 1～5 岁的儿童发病率高，5 岁以上儿童发病少，若有发病，需更加注意检查原发疾病。惊风有发热者，多为感染性疾病所致，颅外感染性疾病常见为高热惊厥，及各种严重感染如中毒性菌痢、中毒性肺炎、败血症等；颅内感染性疾病常见有脑炎、脑膜炎、脑脓肿等。不发热者，多为非感染性疾病所致，如水及电解质紊乱、低血糖、药物中毒、食物中毒、颅脑发育不全等。一般说来，急惊风多由感染性疾病引起；慢惊风多由非感染性疾病所致，或发生于各种脑炎、脑膜炎、中毒性脑病等的恢复期。由于可以引起惊风的疾病众多，所以，惊风在一年四季均可发生。

急 惊 风

急惊风多见于外感热病，常由外感时邪、内蕴湿热、暴受惊恐而引发。临床以高热、抽搐、神昏为主要表现。来势急骤，因急性原发疾病而发，又随其疾病消退而止，病位在心、肝。急惊风较多见于各种颅外、颅内感染性疾病。

【病因病机】

1. 外感时邪　包括六淫之邪和疫疠之气。小儿脏腑娇嫩，元气薄弱，卫外不固，易感受外邪。感邪之后，常从阳化热，热甚生痰，痰甚生惊，引动肝风；若感受温邪疫疠之气，则起病急骤，邪热炽盛，传变迅速，内陷心肝。若暑温致病，则易化热化火，迅速深入营血，气营两燔，甚至吐衄、发斑，出现内闭外脱危证。

2. 内蕴湿热　饮食不洁，误食污秽或毒物，湿热疫毒蕴结肠腑，内陷心肝，扰乱神明，而致高热昏厥，抽搐不止。

3. 暴受惊恐　小儿元气未充，神气怯弱，若猝见异物、乍闻异声，或不慎跌仆，暴受惊恐，惊则气乱，恐则气下，致使心神不能守舍，神无所依，轻者神志不宁，惊惕不安；重者痰涎上壅，引动肝风，发为惊厥。

【临床诊断】

1. 诊断要点

（1）本病以 3 岁以下小儿多见，5 岁以上逐渐减少。

（2）有明显的原发疾病，常见于感冒、肺炎喘嗽、风温、春温、暑温、疫毒痢等。

（3）以发热，四肢抽搐，颈项强直，角弓反张，神志昏迷为主要临床表现。

（4）通过血常规、血培养、脑脊液、脑 CT 或 MRI、大便常规、大便培养等检查，可协助诊断原发疾病。

2. 鉴别诊断

（1）癫痫　癫痫发作时抽搐反复发作，同时可见口吐白沫或作畜鸣声，抽搐停止后神情如常。一般不发热，年长儿较为多见，有家族史，脑电图检查可见癫痫波。

（2）厥证　由于阴阳失调，气机逆乱引起，以突然昏倒、不省人事、四肢逆冷为主要表现的一种病证。其鉴别要点在于：厥证多出现四肢逆冷而无肢体抽搐或强直等表现。

【辨证论治】

1. 辨证要点

（1）辨表热、里热　有外感表证，神昏、抽搐为一过性，热退后抽搐自止为表热；表证已解，高热持续，反复抽搐甚则昏迷为里热。

（2）辨痰热、痰火、痰浊　神志昏迷，高热痰鸣，为痰热上蒙清窍；妄言谵语，狂躁不宁，为痰火上扰清空；深度昏迷，神迷不醒，为痰浊内陷蒙蔽心包。

（3）辨外风、内风　外风邪在肌表，清透宣解即愈，为一过性证候，热退惊风可止；内风病在心肝，热、痰、惊、风四证俱全，反复抽搐，神志不清，病情严重。

（4）辨时邪与原发疾病　六淫、时邪致病，春季以春温为主，症见高热、抽搐、昏迷、呕吐外，常见发斑；夏季以暑温为主，以高热、抽搐、昏迷为特征，容易出现内闭外脱危象；若夏季高热、抽搐、昏迷伴下痢脓血，则为湿热疫毒内陷厥阴。

（5）辨轻症、重症　一般说来，惊风发作次数少（仅1~2次），持续时间较短（5分钟以内），发作后无神志障碍者为轻症；若发作次数较多（2次以上），或抽搐时间较长，发作后神志不清者为重症。尤其是高热持续不退，抽搐反复发作时，应积极治疗原发病，同时有效控制惊风发作，否则可危及生命。

2. 治疗原则　急惊风的主证是热、痰、惊、风，因此，治疗应以清热、豁痰、镇惊、息风为基本法则。热甚者应先清热，痰聚者给予豁痰，惊重者治以镇惊，风盛者急施息风。然而，急惊之热有表热和里热的不同，痰有痰火和痰浊的区别，风有外风和内风的差异，惊有恐惧、惊惕的虚证和惊跳、嚎叫的实证。因此，清热有解肌透表、苦寒解毒的差异；豁痰有芳香开窍、清心涤痰的区别；镇惊有平肝镇惊、养血安神的分类；息风有祛风和息风的不同。急惊风应注重辨证结合辨病，在息风镇惊的同时，积极治疗原发病，标本并治。

3. 证治分类

（1）风热动风

证候　起病急骤，发热，头痛，流涕，咳嗽，咽痛，随热势升高出现烦躁，瞬即神昏、抽搐，舌苔薄白或薄黄，脉浮数。

辨证　本证多发于5岁以下小儿，尤以3岁以下小儿常见。一般先见风热表证，体温常在38.5℃以上，抽搐多见于病初体温迅速升高阶段，持续时间较短，一般一次发热只抽一次，抽两次者少见。

治法　疏风清热，息风定惊。

方药　银翘散加减。常用金银花、连翘、薄荷、荆芥穗、防风、牛蒡子疏风清热；钩藤、僵蚕、蝉蜕祛风定惊。

高热不退者，加石膏、羚羊角清热息风；喉间痰鸣者，加天竺黄、瓜蒌皮清化痰热；咽喉肿痛，大便秘结者，加大黄、黄芩、山豆根清热泻火；神昏抽搐较重者，加服小儿回春丹清热定惊。

（2）气营两燔

证候　多见于盛夏之季，起病较急，壮热不退，头痛项强，恶心呕吐，烦躁或嗜睡，抽搐，口渴便秘，舌红苔黄，脉弦数。病情严重者高热不退，反复抽搐，神志昏迷，舌红苔黄腻，脉滑数。

辨证　本证多见于夏至之后，壮热不退，头痛、项强抽搐，常见神昏，同时见恶心呕吐为本证特征。暑热重者高热不退、烦躁口渴；暑湿重者嗜睡神昏、呕恶苔腻。

治法　清气凉营，息风开窍。

方药 清瘟败毒饮加减。常用石膏、知母、连翘、黄连、栀子、黄芩清气解热；赤芍、玄参、地黄、水牛角、牡丹皮清营保津；羚羊角、钩藤、僵蚕息风止痉。

昏迷较深者，可选加牛黄清心丸或紫雪息风开窍；大便秘结者，加大黄、玄明粉通腑泄热；呕吐者，加半夏、玉枢丹降逆止呕。

（3）邪陷心肝

证候 起病急骤，高热不退，烦躁口渴，谵语，神志昏迷，反复抽搐，两目上视，舌质红，苔黄腻，脉数。

辨证 本证多见于温热病过程中，以突发神昏、抽搐为特征。其邪陷心为主者谵语，神昏；陷肝为主者反复抽搐。本证以惊、风二证为主，热、痰二证则可重可轻。

治法 清心开窍，平肝息风。

方药 羚角钩藤汤加减。常用羚羊角、钩藤、僵蚕、菊花平肝息风；石菖蒲、浙贝母、广郁金、龙骨、胆南星豁痰清心；栀子、黄芩清热解毒。

神昏抽搐较甚者，加服安宫牛黄丸清心开窍；便秘者，加大黄、芦荟通腑泄热；头痛剧烈者，加石决明、龙胆草平肝降火。

（4）湿热疫毒

证候 持续高热，频繁抽搐，神志昏迷，谵语，腹痛呕吐，大便黏腻或夹脓血，舌质红，苔黄腻，脉滑数。

辨证 本证多见于夏秋之季，由饮食不洁、感受湿热疫毒所致。初起即见高热，继而迅速神昏、抽搐反复不止。早期可无大便或大便正常，须灌肠或肛门内采集大便方见脓血，之后出现脓血便。

治法 清热化湿，解毒息风。

方药 黄连解毒汤合白头翁汤加减。常用黄连、黄柏、栀子、黄芩清热泻火解毒；白头翁、秦皮、马齿苋清肠化湿；羚羊角、钩藤息风止痉。

呕吐腹痛明显者，加用玉枢丹辟秽解毒止吐；大便脓血较重者，可用大黄水煎灌肠，清肠泄毒。

本证若出现内闭外脱，症见面色苍白，精神淡漠，呼吸浅促，四肢厥冷，脉微细欲绝者，改用参附龙牡救逆汤灌服或参附注射液静脉滴注，回阳固脱，同时采用西药积极抢救。

（5）暴受惊恐

证候 暴受惊恐后惊惕不安，身体颤栗，喜投母怀，夜间惊啼，甚至惊厥、抽搐，神志不清，脉律不整，指纹紫滞。

辨证 小儿神气怯弱，惊则气乱，恐则气下。本证常有暴受惊恐史，或在原有惊风病史基础上因惊吓而诱使发作。证候以惊惕颤栗，喜投母怀，夜间惊啼为特征。

治法 镇惊安神，平肝息风。

方药 琥珀抱龙丸加减。常用琥珀粉、远志镇惊安神；石菖蒲、胆南星、天竺黄豁痰开窍；人参、茯苓健脾养心；全蝎、钩藤、石决明平肝息风。

呕吐者，加竹茹、姜半夏降逆止呕；寐中肢体颤动，惊啼不安者，加用磁朱丸重镇安神；气虚血少者，加黄芪、当归、炒酸枣仁益气养血安神。

【其他疗法】

1. 中药成药

（1）回春丹　每10丸重1g。<1岁1丸、2岁2丸、3~4岁3丸、>5岁4~6丸，1日2次。温开水送服。用于风热动风证。

（2）安宫牛黄丸（散）　丸剂每丸重3g；散剂每瓶1.6g。丸剂：<3岁1/4丸、4~6岁1/2丸，1日1次，温开水送服。散剂：<3岁1/4瓶、4~6岁1/2瓶，1日1次。或遵医嘱。温开水调服。用于邪陷心肝证。

（3）牛黄镇惊丸　水蜜丸每100粒重1g；小蜜丸每粒0.2g。水蜜丸1g、小蜜丸1.5g，1日1~3次。3岁以内小儿酌减。温开水送服。用于惊恐惊风证。

（4）羚羊角　每支0.3g、0.6g。<3岁0.3g，1日2次；3~6岁0.3g，1日3次；>6岁0.6g，1日2次。频繁发作，病情重者，由医师酌情加量使用。温开水冲服。用于急惊风各证。

2. 针灸疗法

（1）体针　急惊风中外感惊风，取穴人中、合谷、太冲、手十二井（少商、商阳、中冲、关冲、少冲、少泽），或十宣、大椎。以上各穴均施行捻转泻法，强刺激。人中穴向上斜刺，用雀啄法。手十二井或十宣点刺放血。湿热惊风，取穴人中、中脘、丰隆、合谷、内关、神门、太冲、曲池。上穴均施以提插捻转泻法，留针20~30分钟，留针期间3~5分钟施术1次。

（2）耳针　取穴神门、脑（皮质下）、心、脑点、交感。强刺激，每隔10分钟捻转1次，留针60分钟。

3. 推拿疗法

（1）急惊风欲作时，大敦穴上拿之，或鞋带穴拿之。

（2）惊风发作时，身向前曲者，将委中穴掐住；身向后仰者，掐膝眼穴。牙关紧闭，神昏窍闭，掐合谷穴。

4. 西医疗法　尽快控制惊厥发作，同时积极寻找原因，止惊的同时针对病因治疗。

（1）抗惊厥　首选地西泮（安定），每次0.3~0.5mg/kg，最大量不超过10mg，静脉缓慢推注，注射过程中抽搐停止即可停药，防止呼吸抑制。必要时间隔15~20分钟后可重复用药。或用苯巴比妥钠，每次8~10mg/kg，肌肉注射；或10%水合氯醛40~60mg/kg，保留灌肠。

（2）预防脑损伤　减轻惊厥后脑水肿。惊厥持续30分钟以上者，给予吸氧；或用20%甘露醇1~2g/kg，于20~30分钟内快速静脉滴注，必要时6~8小时重复1次。

（3）退热　物理降温，用冷湿毛巾敷额头处，过高热时头、颈侧放置冰袋。药物降温，可用布洛芬或对乙酰氨基酚。

【预防与调护】

1. 预防

（1）加强体育锻炼，增强体质，减少疾病。

（2）避免时邪感染；注意饮食卫生，不吃腐败变质食物；避免跌仆惊骇。

（3）按时预防接种。

（4）有高热惊厥史的患儿，在发热初期，及时给予解热降温药物，必要时加服抗惊厥药物。

（5）对于暑温、疫毒痢的患儿，要积极治疗原发病，防止惊厥反复发作。

2. 调护

（1）抽搐发作时，切勿强制按压，以防骨折。应将患儿平放，头侧位，并用纱布包裹压舌板，放于上、下牙齿之间，以防咬伤舌体。

（2）保持呼吸道通畅。痰涎壅盛者，随时吸痰，同时注意给氧。

（3）保持室内安静，避免各种刺激。

（4）随时观察患儿面色、呼吸及脉搏情况，防止突然变化。

慢 惊 风

慢惊风多因脾胃虚弱或脾肾阳虚，而致脾虚肝亢或虚极生风；或因急惊风后祛邪未尽，损耗肝肾阴津，虚风内动。慢惊风来势缓慢，以抽搐无力，时作时止，反复难愈，常伴昏迷、瘫痪为特征。病位在肝、脾、肾，病性以虚为主，也可见虚中夹实证。本证常见于慢性腹泻、矿物元素缺乏症、缺血缺氧性脑病、脑炎后遗症、代谢性疾病、中毒等。

【病因病机】

1. 脾虚肝旺　由于暴吐暴泻，或他病妄用汗、下之法，导致中焦受损，脾胃虚弱。脾土既虚，则脾虚肝旺，肝亢化风，致成慢惊之证。

2. 脾肾阳衰　若胎禀不足，脾胃素虚，复因吐泻日久，或喂养不当、误服寒凉，伐伤阳气，以致脾阳式微，阴寒内盛，不能温煦筋脉，而致时时搐动之慢脾风证。

3. 阴虚风动　急惊风迁延失治，或温热病后期，阴液亏耗，肝肾精血不足，阴虚内热，灼烁筋脉，以致虚风内动而成慢惊。

【临床诊断】

诊断要点

（1）具有反复呕吐、长期泄泻、急惊风、颅脑发育不全、佝偻病、初生不啼等病史。

（2）多起病缓慢，病程较长。症见面色苍白，嗜睡无神，抽搐无力，时作时止，或两手颤动，筋惕肉瞤，脉细无力。

（3）根据患儿的临床表现，结合血液生化及微量元素检测、脑电图、脑脊液、头颅 CT 等检查，以明确诊断原发病。

【辨证论治】

1. 辨证要点 慢惊风病程较长，起病缓慢，神昏、抽搐症状相对较轻，有时仅见手指蠕动。本证多属虚证，首先应辨脾、肝、肾病位之所在，同时辨明阴虚、阳虚。脾胃虚弱者，嗜睡露睛，纳呆便溏，抽搐无力，时作时止；脾肾阳衰者，神委昏睡，面白无华，四肢厥冷，溲清便溏，手足震颤；肝肾阴虚者，低热虚烦，肢体拘挛或强直，抽搐时轻时重，舌绛少津。

2. 治疗原则 慢惊风一般属于虚证，有虚寒和虚热的区别，正虚为本，风动为标，其治疗大法应以补虚治本为主。常用的治法有温中健脾、温阳逐寒、育阴潜阳、柔肝息风。

3. 证治分类

（1）脾虚肝旺

证候 精神委靡，嗜睡露睛，面色萎黄，不欲饮食，大便稀溏，色带青绿，时有肠鸣，四肢欠温，抽搐无力，时作时止，舌淡苔白，脉沉弱。

辨证 本病以脾胃虚弱为主，常发生于婴幼儿，初期有精神委靡，面色萎黄，嗜睡露睛等临床症状，继而脾不制肝而动风，出现抽搐反复发作，但程度较轻。一般不伴有发热，此点可与急惊风鉴别。

治法 益气健脾，柔肝止痉。

方药 缓肝理脾汤加减。常用人参、白术、茯苓、炙甘草健脾益气；白芍、钩藤柔肝止痉；干姜、肉桂温运脾阳。

抽搐频发者，加天麻、蜈蚣息风止痉；泄泻日久者，将干姜改为煨姜，加山楂炭、葛根温中止泻；纳呆食少者，加焦六神曲、焦山楂、砂仁开胃消食；四肢不温，大便稀溏者，干姜改为炮姜，加益智仁、肉豆蔻、附子温中散寒，健脾助运。

（2）脾肾阳衰

证候 精神委顿，昏睡露睛，面白无华或灰滞，口鼻气冷，额汗不温，四肢厥冷，溲清便溏，手足蠕动震颤，舌质淡，苔薄白，脉沉微。

辨证 本病多发生在暴泻久泻之后，体内阳气衰竭，病至于此，为虚极之候，阳虚极而生内风，是为"慢脾风"证。临床除上述阳气虚衰症状外，还可见心悸气促、脉微细欲绝等危象。

治法 温补脾肾，回阳救逆。

方药 固真汤合逐寒荡惊汤加减。常用人参、白术、山药、茯苓、黄芪、炙甘草健脾补肾；附子、肉桂、炮姜、丁香温补元阳。

汗多者加煅龙骨、煅牡蛎、五味子收敛止汗；恶心呕吐者，加吴茱萸、胡椒、半夏温中降逆止呕。

慢惊风脾肾阳衰证为亡阳欲脱之证，上述症状但见一二者，即应投以益气回阳救逆之品，不可待诸症悉具再用药，否则延误投药时机，可危及患儿生命。

（3）阴虚风动

证候　精神倦怠，形容憔悴，面色萎黄或时有潮红，虚烦低热，手足心热，易出汗，大便干结，肢体拘挛或强直，抽搐时轻时重，舌绛少津，苔少或无苔，脉细数。

辨证　本病多发于急惊风之后，热久伤阴，肝肾阴虚，筋脉失养所致。部分患儿可伴有肢体活动障碍，甚至痿废不用。

治法　育阴潜阳，滋肾养肝。

方药　大定风珠加减。常用白芍、地黄、火麻仁、五味子、当归滋阴养血；龟甲、鳖甲、生龙骨、生牡蛎潜阳息风。

日晡潮热者，加地骨皮、银柴胡、青蒿清热除蒸；抽搐不止者，加天麻、乌梢蛇息风止痉；汗出较多者，加黄芪、浮小麦固表止汗；肢体麻木，活动障碍者，加赤芍、川芎、地龙活血通络；筋脉拘急，屈伸不利者，加黄芪、党参、鸡血藤、桑枝益气养血通络。

【其他疗法】

1. 推拿疗法　运五经，推脾土，揉脾土，揉五指节，运内八卦，分阴阳，推上三关，揉涌泉，掐足三里。

2. 针灸疗法

（1）体针　取穴脾俞、胃俞、中脘、天枢、气海、足三里、太冲，其中太冲穴施捻转泻法，余穴皆用补法，用于脾虚肝亢证。　取穴脾俞、肾俞、章门、关元、印堂、三阴交，诸穴均用补法，用于脾肾阳虚证。　取穴关元、百会、肝俞、肾俞、曲泉、三阴交、太溪、太冲，诸穴均用补法，用于阴虚风动证。

（2）艾灸　取穴大椎、脾俞、命门、关元、气海、百会、足三里。用于脾虚肝亢证、脾肾阳虚证。

【预防与调护】

1. 预防

（1）加强体育锻炼，增强体质，提高抗病能力。

（2）注意饮食卫生，避免食入不洁食物。

（3）积极治疗原发病，尤其要防止急惊风反复发作。

2. 调护

（1）抽搐发作时，切勿强行牵拉，以防伤及筋骨。

（2）保持呼吸道通畅。痰涎壅盛者，随时吸痰，同时注意给氧。

（3）抽搐时要禁食；搐止后以流质素食为主，不会吞咽者，给予鼻饲；病情好转后，给予高营养、易消化食物。

（4）对于长期卧床的患儿，要经常改变体位，勤擦澡，多按摩，防止发生褥疮。

第四节 癫 痫

癫痫是由多种原因引起的一种脑部慢性疾患，以突然仆倒，肢体抽搐，昏不识人，口吐涎沫，两目上视，喉中发出异声，片刻即醒，醒后一如常人为主要临床表现，具有反复性、发作性及发作多呈自限性的特点。在历代医学著作中又有称为"痫证"、"羊癫风"等。我国早在《五十二病方》一书中已有"婴儿病痫"的记载。《诸病源候论·小儿杂病诸候》有惊痫、风痫等的论述。明代娄全善《医学纲目·肝胆部·癫痫》曰："癫痫者，痰邪逆上也。"指出了本病的病机特点。西医学认为是大脑神经元反复发作性异常放电引起的突发性和一过性脑功能障碍。长期、频繁或严重的痫性发作会导致脑损伤，甚至出现持久性神经精神障碍。

据国内多次大样本调查，癫痫的累计患病率约 3.5‰ ~ 4.8‰，其中 60% 的患者是在儿童时期发病。本病的预后与病因、发作类型、发作频率、起病年龄及治疗是否合理等多种因素有关。现代开展了中医药治疗癫痫的临床和实验研究，取得不少成果。

【病因病机】

癫痫的病因颇为复杂，既有先天因素，也有后天因素。先天因素如胎中受惊、元阴不足；后天因素包括难产手术、惊恐跌仆、脑部损伤、反复惊风等。外感发热、情绪紧张、过度疲劳、声光刺激等常可成为诱发因素。归纳起来，引起癫痫发作的原因主要有顽痰内伏、暴受惊恐、惊风频发、外伤血瘀等。其病位主要在肝、心、脾、肾。

1. 顽痰内伏 脾为后天之本，后天调摄失宜，脾失运化，津液运行不畅，日久痰浊内生，痰阻经络，影响脏腑气机升降，致使阴阳气不相顺接，清阳被蒙，因而作痫。正如《医学纲目·肝胆部》所言："痰溢膈上，则眩甚仆倒于地，而不知人，名之曰癫痫。"

2. 暴受惊恐 小儿受惊有先、后天之分。先天之惊多指胎中受惊，若母惊于外，则胎感于内，势必影响胎儿，生后若有所犯，则引发癫痫。此如《素问·奇病论》所云："人生而有病颠疾者，病名曰何？安所得之？岐伯曰：病名为胎病。此得之在母腹中时，其母有所大惊，气上而不下，精气并居，故令子发为颠疾也。"后天之惊与小儿生理特点有关，小儿神气怯弱，元气未充，尤多痰邪内伏，若乍见异物，卒闻异声，或不慎跌仆，暴受惊恐，可致气机逆乱，痰随气逆，蒙蔽清窍，阻滞经络，发为癫痫。

3. 惊风频发 外感瘟疫邪毒，化热化火，火盛生风，风盛生痰，风火相煽，痰火交结，可发惊风。惊风频作，未得根除，风邪与伏痰相搏，进而扰乱神明，闭塞经络，亦可继发癫痫。《活幼心书·痫证》便有"惊传三搐后成痫"之论，便是指惊风多次发作，可以转为癫痫。

4. 外伤血瘀 难产手术或颅脑外伤，血络受损，血溢络外，瘀血停积，脑窍不通，以致精明失主，昏乱不知人，筋脉失养，一时抽搐顿作，发为癫痫。正如《普济方·婴孩一切痫门·候痫法》所论："大概血滞心窍，邪气在心，积惊成痫。"

此外，肾为先天之本，先天元阴不足，肝失所养，克脾伤心，则小儿出生后亦可发为癫痫。诚如《慎斋遗书·羊癫门》所云："羊癫风，系先天元阴不足，以致肝邪克土伤心故也。"

以上诸多病因，往往相互影响。癫痫频发日久，或迁延失治，顽痰凝滞，气血受损，病机则由实转虚或虚实夹杂。一般以脾虚痰盛较为常见，病程经久或因先天胎禀不足者，也可为脾肾两虚。

西医学根据病因粗略地将癫痫分为三大类，包括： 特发性癫痫：又称原发性癫痫。是指由遗传因素决定的长期反复癫痫发作，不存在症状性癫痫可能性者。 症状性癫痫：又称继发性癫痫。痫性发作与脑内器质性病变密切关联。 隐原性癫痫：虽未能证实有肯定的脑内病变，但很可能为症状性者。随着脑的影像学和功能影像学技术发展，近年对癫痫的病因有了重新认识。与遗传因素相关者约占癫痫总病例数的 20% ~ 30%，故多数患儿为症状性或隐原性癫痫，其癫痫发作与脑内存在的或可能存在的结构异常有关。

【临床诊断】

1. 诊断要点

（1）发作突然，肢体抽搐或猝然仆倒，不省人事，口吐涎沫，牙关紧闭，目睛上视；或表现为发作性愣神，瞪目直视，神志恍惚，头痛，腹痛等。

（2）具有发作性和重复性特征。

（3）提示与脑损伤相关的个人史与既往史：如围产期异常、运动及智力发育落后、颅脑疾病与外伤史等。

（4）脑电图、神经影像学检查等可见异常。

（5）准确的发作史对诊断特别重要。

2. 鉴别诊断

（1）晕厥 为弥漫性脑部短暂性缺血缺氧所致引起的一过性意识障碍。年长儿多见，尤其青春期。常发生在持久站立，或从蹲位骤然起立，以及剧痛、劳累、阵发性心律不整、家族性 QT 间期延长等情况中。晕厥到来前，患儿常先有眼前发黑、头晕、苍白、出汗、无力等，继而短暂意识丧失，偶有肢体强直或抽动，清醒后对意识障碍不能回忆，并有疲乏感。与癫痫不同，晕厥患者意识丧失和倒地均逐渐发生，发作中少有躯体损伤，脑电图正常，头竖直—平卧倾斜试验呈阳性反应。

（2）癔病性发作 是由精神心理因素导致的一种非癫痫性的发作性疾病，可表现为情感爆发、四肢乱动，或发作性"晕厥"，或肢体抽动，但意识存在，一般不会摔伤，瞳孔对光反射存在，面色正常，无神经系统阳性体征，无发作后嗜睡，常有夸张色彩。暗示疗法可终止发作。发作时及发作间期脑电图检查正常，可与癫痫鉴别。

【辨证论治】

1. 辨证要点 本病的发作期以病因辨证为主，常见的病因有惊、风、痰、瘀血等。

惊痫发病前常有惊吓史，发作时多伴有惊叫、恐惧等精神症状；风痫易由外感发热诱发，发作时抽搐较重，或伴有发热等症；痰痫发作以神识异常为主，神志恍惚异常，抽搐不重；瘀血痫通常有明显的颅脑外伤史，头部疼痛位置较为固定。癫痫虚证，按其虚象病位辨证分为脾虚痰盛与脾肾两虚。

2. 治疗原则 癫痫的治疗，宜分标本虚实，实证以治标为主，着重豁痰顺气，息风开窍定痫；虚证以治本为重，宜健脾化痰，柔肝缓急。癫痫持续状态应中西医配合抢救。对于难治性癫痫，中药疗效欠佳者可加用或改用西药，西药疗效欠佳或副作用大者可加用或改用中药，采用中西医结合方法治疗，也可配合针灸、割治及埋线等方法治疗。

本病疗程较长，一般在临床症状消失后仍应服药 2~3 年，如遇青春期则再延长 1~2 年，方可逐渐停药，切忌骤停药物，以防引起反跳，加重癫痫发作。中药改用西药治疗者应渐减中药，西药改用中药治疗者应渐减西药，均不可骤停。部分动物药如羚羊角、全蝎、蜈蚣、牛黄，矿物药如朱砂、琥珀等常以散剂应用。癫痫发作暂缓后，可将辨证中药汤剂改制为糖浆剂或丸剂，便于长期服用。

3. 证治分类

（1）惊痫

证候 起病前常有惊吓史。发作时惊叫，吐舌，急啼，神志恍惚，面色时红时白，惊惕不安，如人将捕之状，四肢抽搐，舌淡红，舌苔白，脉弦滑，指纹色青。

辨证 本证多有惊吓病史，或较强的精神刺激史。平时胆小易惊，烦躁易怒，寐中不安或坐起喊叫，发作时以惊叫急啼，精神恐惧为特点，神昏、抽搐症状较重。详细询问家族史，部分患儿与遗传因素有关。

治法 镇惊安神。

方药 镇惊丸加减。常用茯神、酸枣仁、远志、珍珠母、朱砂宁心安神；石菖蒲、半夏、胆南星豁痰开窍；钩藤、天麻息风止痉；水牛角、黄连、牛黄清火解毒；甘草调和诸药。

抽搐发作频繁者，加蜈蚣、全蝎、僵蚕、白芍平肝息风；夜间哭闹者，加磁石、琥珀镇惊安神；头痛者，加菊花、石决明清肝泻火。

上方中朱砂用量需慎重，一般以每日 0.5~1g（冲服）为宜，服药时间应控制在 1 个月之内，否则易致汞中毒。

（2）痰痫

证候 发作时痰涎壅盛，喉间痰鸣，瞪目直视，神志恍惚，状如痴呆、失神，或仆倒于地，手足抽搐不重，或局部抽动，智力逐渐低下，或头痛、腹痛、呕吐、肢体疼痛，骤发骤止，日久不愈，舌苔白腻，脉弦滑。

辨证 本证由痰浊留滞，蒙蔽心窍而致，表现为抽搐较轻，但神识异常症状较重，如失神、平地摔倒等。也有的未见神昏抽搐，仅见头痛、腹痛、呕吐、肢体疼痛，骤发骤止，久治不愈者，此为痰气逆乱，扰腑阻络，致使气机阻滞，腑气不通所致。

治法 豁痰开窍。

方药　涤痰汤加减。常用石菖蒲、胆南星、矾郁金、陈皮、清半夏、茯苓、青礞石豁痰开窍；枳壳、沉香、川芎行气降逆活血；朱砂、天麻安神息风。

眨眼、点头，发作频繁者，加天竺黄、莲子心、琥珀清心逐痰；头痛者，加菊花、苦丁茶疏风清热；腹痛者，加白芍、甘草、延胡索、川楝子行气止痛；呕吐者，加代赭石、竹茹降逆止呕；肢体疼痛者，加威灵仙、鸡血藤祛风通络。

（3）风痫

证候　发作常由外感发热引起。发作时突然仆倒，神志不清，颈项及全身强直，继而四肢抽搐，角弓反张，两目上视或斜视，牙关紧闭，口吐白沫，口唇及面部色青，舌苔白，脉弦滑。

辨证　多由急惊风反复发作变化而来。初次发作多因外感高热引起，年龄在5岁以下，尤其是3岁以下的婴幼儿更为多见，以后逐渐发展为低热抽搐、无热抽搐。证候表现以抽搐为重，一般是先强直，后阵挛、抽搐，并伴有神志不清，口吐白沫，口唇色青等。发作时间较长者，可危及生命。

治法　息风止痉。

方药　定痫丸加减。常用羚羊角、天麻、钩藤、全蝎、蜈蚣息风止痉；石菖蒲、胆南星、半夏豁痰开窍；远志、茯苓、朱砂镇惊安神；川芎、枳壳活血行气。

伴高热者，加石膏、连翘、黄芩清热息风；大便秘结者，加大黄、玄明粉、芦荟泻火通便；烦躁不安者，加黄连、竹叶清热安神。久治不愈，出现肝肾阴虚、虚风内动之象，可加用白芍、龟甲、当归、地黄滋阴柔肝止痉。持续发作者应中西医结合治疗。

（4）瘀血痫

证候　发作时头晕眩仆，神识不清，单侧或四肢抽搐，抽搐部位及动态较为固定，头痛，大便干硬如羊屎，舌质紫或见瘀点，舌苔少，脉涩，指纹沉滞。

辨证　本证常有明显的产伤或脑外伤病史。若因产伤发作者，初发年龄多在8个月之内；因颅脑外伤而致发作者，多在伤后2个月之内。年长女孩的发作，还常与月经周期有关，一般在行经前或经期血量较少时易于发作。发作的部位、症状每次大致相同，发作的时间有一定的周期性，有体外或体内瘀血留滞症状。

治法　化瘀通窍。

方药　通窍活血汤加减。常用桃仁、红花、川芎、赤芍活血化瘀；石菖蒲、老葱豁痰通窍；天麻、羌活息风止痉。

头痛剧烈、肌肤枯燥色紫者，加参三七、阿胶、丹参、五灵脂养血活血；大便秘结者，加火麻仁、芦荟润肠通便；频发不止者，加五灵脂、蒲黄行瘀散结。

（5）脾虚痰盛

证候　癫痫发作频繁或反复发作，神疲乏力，面色无华，时作眩晕，食欲欠佳，大便稀薄，舌质淡，苔薄腻，脉细软。

辨证　本证多因反复发作，耗伤气阴而致，临床表现以脾胃损伤为主，脾为生痰之源，痰浊阻络，滞而不去，痫久难愈。

治法　健脾化痰。

方药　六君子汤加味。常用人参、白术、茯苓、甘草健脾益气；陈皮、半夏行气化痰；天麻、钩藤、乌梢蛇平肝息风。

大便稀薄者，加山药、扁豆、藿香健脾燥湿；纳呆食少者，加焦山楂、焦六神曲、砂仁醒脾开胃。

（6）脾肾两虚

证候　发病经久，屡发不止，瘛疭抖动，时有眩晕，智力迟钝，腰膝酸软，神疲乏力，少气懒言，四肢不温，睡眠不宁，大便稀溏，舌淡红，舌苔白，脉沉细无力。

辨证　本证多因抽搐发作较重，经久不愈，耗气伤阳，致使脾肾阳虚。发作多以瘛疭、抖动为主，体质较差，可有智力发育迟滞。

治法　补益脾肾。

方药　河车八味丸加减。常用紫河车、熟地黄培补肾元；茯苓、山药、党参补气健脾；肉桂、附子温补肾阳；五味子、麦冬、牡丹皮养阴生津清热。

抽搐频繁者，加鳖甲、白芍滋阴息风；智力迟钝者，加补骨脂、益智仁、石菖蒲补肾开窍；大便稀溏者，加炒扁豆、炮姜温中健脾。

【其他疗法】

1. 中药成药

（1）医痫丸　<3岁1g，1日2次；3~6岁1.5g、>6岁2g，1日3次。温开水送服。用于痰痫、风痫。

（2）镇痫片　<3岁1片、3~6岁2片、>6岁3片，1日3次。饭前，温开水送服。用于惊痫。

2. 针灸疗法

（1）体针　实证取人中、合谷、十宣、涌泉，瘀血痫加三阴交，痰痫加丰隆，惊痫加神门，针刺，用泻法；虚证取大椎、神门、心俞、丰隆、内关，针刺，平补平泻法。均隔日1次。

癫痫持续状态针刺选穴：　内关、人中、风府、大椎、后溪、中脉。　长强、鸠尾、阳陵泉、筋缩。　头维透率谷、百会透强间。

（2）耳针　选穴：胃、皮质下、神门、枕、心。每次选用3~5穴，留针20~30分钟，间歇捻针。或埋针3~7天。

3. 埋线疗法　常用穴：大椎、腰奇、鸠尾。备用穴：翳风。每次选用2~3穴，埋入医用羊肠线，隔20日1次，常用穴和备用穴轮换使用。

4. 西医疗法

（1）抗癫痫药物　强调早期、长期、规律用药，用药剂量个体化。常用药：　卡马西平：用于简单、复杂部分性发作为首选，对全身-强直阵挛性发作及混合性发作有效；对肌阵挛和失神发作无效。　丙戊酸：用于肌阵挛和失神发作为首选，也用于全身-强直阵挛性发作、部分性发作、继发性全身性发作。　托吡酯（妥泰）：用于婴儿痉挛症、全身性发作及难治性癫痫。　拉莫三嗪：用于复杂部分性发作、全身-强直阵挛性发作、难治性癫痫等作为辅助用药。　左乙拉西坦（开浦兰）：用于 4 岁以上儿童癫痫患者部分性发作的加用治疗。

（2）癫痫持续状态　癫痫发作连续 30 分钟以上，或反复发作持续 30 分钟以上、且发作间歇意识不恢复者，称之为"癫痫持续状态"，需及时抢救治疗，尽快控制发作。

快速控制惊厥：首选安定类药物，如地西泮、氯硝西泮或劳拉西泮。地西泮每次用量 0.3～0.5mg/kg，最大量不超过 10mg，幼儿一次不超过 5mg，静脉注入速度每分钟 1mg，大多 5 分钟内生效。必要时 20 分钟后可重复使用，24 小时内可用 2～4 次。注射过程中若惊厥控制，剩余药液则不再注入。苯巴比妥钠：每次 5～10mg/kg，肌注。安定类药物可抑制呼吸，对已用过苯巴比妥的患儿尤应注意。　采取严密的监护措施，维持正常的呼吸、循环、血压、体温，并避免发生缺氧、缺血性脑损伤。　积极寻找病因，针对病因进行治疗。　发作控制后，立即开始长期、合理的抗癫痫药物治疗。

（3）难治性癫痫　约有 20%～25% 的患儿对各种抗癫痫药物治疗无效而被称为难治性癫痫。西药治疗无效者可加用或换用中药治疗。对其中有明确局灶性癫痫发作起源的难治性癫痫，可考虑手术治疗，包括病灶切除，以及不切除癫痫灶的替代手术（如胼胝体切断术、软脑膜下皮层横切术）。

【预防与调护】

1. 预防

（1）加强孕期保健，慎防产伤、外伤。

（2）积极治疗惊风诸疾，防止后遗症。

（3）避免和控制发作诱因，如高热、紧张、劳累、惊吓及不良的声、光、触动等刺激。

2. 调护

（1）控制发作诱因，如高热、惊吓、紧张、劳累、情绪激动等。在发作期禁止玩电子游戏机等。

（2）嘱咐患儿不要到水边、火边玩耍，或持用刀剪锐器，以免发生意外。

（3）抽搐时，切勿强力制止，以免扭伤筋骨。应使患儿保持侧卧位，用纱布包裹压舌板放在上下牙齿之间，使呼吸通畅，痰涎流出，避免咬伤舌头或发生窒息。

（4）抽搐发作后，往往疲乏昏睡，应保证患儿休息，避免噪音，不要急于呼叫，使其正气得以恢复。

第八章　肾系疾病

第一节　急性肾小球肾炎

急性肾小球肾炎简称急性肾炎，临床以急性起病，浮肿、少尿、血尿、蛋白尿及高血压为主要特征。本病为西医学命名，中医古代文献中无肾炎病名记载，但据其主要临床表现，多属"水肿"、"尿血"范畴。本病多见于感染之后，多数是由溶血性链球菌感染引起，少数可由其他细菌、病毒等引发，本节主要讨论链球菌感染后肾小球肾炎。

中医古代文献中相关论述很多，如《灵枢·水胀》曰："水始起也，目窠上微肿，如新卧起之状，其颈脉动，时咳，阴股间寒，足胫肿，腹乃大，其水已成矣，以手按其腹，随手而起，如裹水之状。"明确描述了本病的主要症状以及水肿的特点。对于本病的病机，《医宗金鉴·幼科心法要诀》说："小儿水肿，皆因水停于肺脾二经。"《景岳全书·水肿论治》说："凡水肿等证，乃肺、脾、肾三脏相干之病。盖水为至阴，故其本在肾；水化于气，故其标在肺；水惟畏土，故其制在脾。"其治疗，早在《素问·汤液醪醴论》就有"开鬼门、洁净府"，即发汗、利小便的方法，在此基础上，历代又增加了逐水、清热等多种治法。

本病是小儿时期常见的一种肾脏疾病。多发生于3～12岁儿童，学龄期儿童多见，男性多于女性。发病前多有前驱感染史。发病后病情轻重悬殊，轻者除实验室检查异常外，临床无明显症状，重者可出现并发症（高血压脑病、急性循环充血及急性肾衰竭）。多数患儿于发病2～4周内消肿，肉眼血尿消失，血压恢复正常，残余镜下血尿多于3～6个月内消失。中西医结合治疗措施的开展，使本病严重并发症明显减少，预后良好。

【病因病机】

急性肾炎的主要病因为外感风邪、湿热、疮毒，导致肺脾肾三脏功能失调，其中以肺脾功能失调为主。风、热、毒与水湿互结，通调、运化、开阖失司，水液代谢障碍而为肿；热伤下焦血络而致尿血。重证水邪泛滥可致邪陷心肝、水凌心肺、水毒内闭之证。若湿热久恋，伤阴耗气，可致阴虚邪恋或气虚邪恋，使病程迁延；病久入络，致脉络阻滞，尚可出现尿血不止、面色晦滞、舌质紫等瘀血之证。

1. 感受风邪　风热或风寒客于肺卫，阻于肌表，导致肺气失宣，肃降无权，水液不能下行，以致风遏水阻，风水相搏，流溢肌肤而发为水肿，称之为"风水"。正如《金匮要略·水气病脉证并治》说："风水，其脉自浮，外证骨节疼痛，恶风。"

2. 疮毒内侵　皮肤疮疖，邪毒内侵，湿热郁遏肌表，内犯肺脾，致使肺失通调，脾失健运，肾失开阖，水无所主，流溢肌肤，发为水肿。又湿热下注，灼伤膀胱血络而产生尿血。

在疾病发展过程中，若水湿、热毒炽盛，正气受损，以致正不胜邪，可出现一系列危重变证：　邪陷心肝：湿热邪毒，郁阻脾胃，内陷厥阴，致使肝阳上亢，肝风内动，心窍闭阻，而出现头痛、眩晕，甚则神昏、抽搐。　水凌心肺：水邪泛滥，上凌心肺，损及心阳，闭阻肺气，心失所养，肺失肃降，而出现喘促、心悸，甚则紫绀。　水毒内闭：湿浊内盛，脾肾衰竭，三焦壅塞，气机升降失司，水湿失运，浊毒不得通泄，致使水毒内闭，而发生少尿，无尿。此证亦称"癃闭"、"关格"，如《素问·五常政大论》曰："其病癃闭，邪伤肾也。"《活幼心书·五淋》说："盖癃者，乃内脏气虚受热，壅滞宣化不行，非涩非痛，但闭不通，腹胀紧满。"

急性期湿热水毒伤及肺脾肾，致恢复期肺脾肾三脏气阴不足、湿热留恋，而见血尿日久不消，并伴阴虚、气虚之证。

【临床诊断】

诊断要点

（1）前驱感染病史：本病发病前 1~4 周多有呼吸道或皮肤感染等链球菌感染或其他急性感染史。

（2）急性起病，急性期一般为 2~4 周。

（3）浮肿及尿量减少：70% 的病例有水肿，浮肿为紧张性，浮肿轻重与尿量有关。

（4）血尿：起病即有血尿，50%~70% 为肉眼血尿，持续 1~2 周转为显微镜下血尿。

（5）高血压：30%~80% 患儿病初有高血压，常为 120~150/80~110mmHg。

（6）并发症：重症早期可出现以下并发症。

高血压脑病：血压急剧增高，常见剧烈头痛及呕吐，继之出现视力障碍、嗜睡、烦躁，或阵发性惊厥，渐入昏迷，少数可见暂时偏瘫失语，严重时发生脑疝。具有高血压伴视力障碍、惊厥、昏迷三项之一即可诊断。

严重循环充血：可见气急咳嗽，胸闷，不能平卧，肺底部湿啰音，肺水肿，肝大压痛，心率快，奔马律等。

急性肾衰竭：严重少尿或无尿患儿可出现血尿素氮及肌酐升高、电解质紊乱和代谢性酸中毒。一般持续 3~5 日，在尿量逐渐增多后，病情好转。若持续数周仍不恢复，则预后严重，可能为急进性肾炎。

（7）实验室检查：尿检均有红细胞增多。尿蛋白一般为（+）~（++），也可见透明、颗粒管型。血清总补体及 C_3 可一过性明显下降，6~8 周恢复正常。抗链球菌溶血素 "O" 抗体（ASO）可增高，抗脱氧核糖核酸酶 B 或抗透明质酸酶升高，纤维蛋白降解产物（FDP）增多。

（8）非典型病例可无水肿、高血压及肉眼血尿，仅发现镜下血尿。非链球菌感染后肾小球肾炎（如病毒或其他细菌性肾炎）补体 C_3 可不低。

【辨证论治】

1. 辨证要点　急性肾炎的急性期为正盛邪实阶段，起病急，变化快，浮肿及血尿多较明显。恢复期共有特点为浮肿已退，尿量增加，肉眼血尿消失，但镜下血尿或蛋白尿未恢复，且多有湿热留恋，并有阴虚及气虚之不同。

本病的证候轻重悬殊较大。轻证一般以风水相搏证、湿热内侵证等常证的证候表现为主，其水肿、尿量减少及血压增高多为一过性；重证则为全身严重浮肿，持续尿少、尿闭，并可在短期内出现邪陷心肝、水凌心肺、水毒内闭的危急证候。在辨证中应密切注意尿量变化。因尿量越少，持续时间越长，浮肿越明显，出现变证的可能也越大。

阳水与阴水间的相互转化：本病急性期因病程较短，多属正盛邪实，为阳水范畴。但若因邪气过盛，出现变证，或因病情迁延不愈，则可由实转虚，由阳水转为阴水，表现为正虚邪恋、虚实夹杂的证候。

2. 治疗原则　本病的治疗应紧扣急性期以邪实为患，恢复期以正虚邪恋为主的病机。急性期以祛邪为旨，宜宣肺利水，清热凉血，解毒利湿；恢复期则以扶正兼祛邪为要，并应根据正虚与余邪孰多孰少，确定补虚及祛邪的比重。如在恢复期之早期，以湿热未尽为主，治宜祛除湿热余邪，佐以养阴或益气，后期则湿热已渐尽，应以扶正为主，佐以清热、化湿；若纯属正气未复，则宜以补益为法。但应注意，本病治疗，不宜过早温补，以免留邪而迁延不愈。应掌握补益不助邪、祛邪不伤正的原则。

对于变证，应根据证候分别采用平肝息风、清心利水，泻肺逐水、温补心阳，通腑泄浊为主法。积极配合西医疗法综合抢救治疗。

3. 证治分类

（1）急性期

常证

　风水相搏

证候　水肿自眼睑开始迅速波及全身，以头面部肿势为著，皮色光亮，按之凹陷随手而起，尿少色赤，微恶风寒、或伴发热，咽红咽痛，骨节酸痛，鼻塞咳嗽，舌质淡，苔薄白或薄黄，脉浮紧或浮数。

辨证　本证多见于病程早期，多由外感风邪而诱发。以起病急，水肿发展迅速，全身浮肿，但以头面部为甚，伴风热或风寒表证为特点，临床以风热多见。

治法　疏风宣肺，利水消肿。

方药　麻黄连翘赤小豆汤合五苓散加减。常用麻黄、桂枝发散风寒，宣肺利水；连翘清热解毒；杏仁、茯苓、猪苓、泽泻、车前草宣肺降气，利水消肿；甘草调和诸药。

咳嗽气喘者，加葶苈子、苏子、射干、桑白皮等泻肺平喘；偏风寒症见骨节酸楚疼痛者，加羌活、防己疏风散寒；偏风热症见发热，汗出，口干或渴，苔薄黄者，加金银花、黄芩疏风清热；血压升高明显者，去麻黄，加浮萍、钩藤、牛膝、夏枯草利水平肝泻火；血尿严重者，加大蓟、小蓟、茜草、琥珀、荠菜、仙鹤草以凉血止血。本证初起风热蕴结于咽喉者，可用银翘散合五苓散加减以疏风清热，利咽解毒，利水消肿。

湿热内侵

证候　头面肢体浮肿或轻或重，小便黄赤而少，尿血，烦热口渴，头身困重，常有近期疮毒史，舌质红，苔黄腻，脉滑数。

辨证　本证常见于皮肤疮毒内归患儿，或于病程中期、后期，水肿减轻或消退之后也可见。以血尿，烦热口渴，头身困重，舌红，苔黄腻为特点。

治法　清热利湿，凉血止血。

方药　五味消毒饮合小蓟饮子加减。常用金银花、野菊花、蒲公英、紫花地丁清热解毒；栀子清泄三焦之火；猪苓、淡竹叶利湿清热；小蓟、蒲黄、侧柏叶凉血止血并能散瘀，使血止而不留瘀。

小便赤涩者，加白花蛇舌草、石韦、金钱草清热利湿；口苦口黏者，加茵陈、佩兰、车前子清热化湿；皮肤湿疹者，加苦参、白鲜皮、地肤子燥湿解毒，除风止痒；大便秘结者，加大黄泻火降浊；口苦心烦者，加淡竹叶、黄芩泻火除烦。

变证

邪陷心肝

证候　肢体面部浮肿，头痛眩晕，烦躁不安，视物模糊，口苦，恶心呕吐，甚至抽搐，昏迷，尿短赤，舌质红，苔黄糙，脉弦数。

辨证　本证多见于病程早期，血压明显增高者尤易出现。以头痛眩晕，烦躁，呕吐，甚至抽搐、昏迷为特点，故在本病早期一旦出现上述症状即应特别注意，时刻关注血压情况，并及时采取相应的治疗措施。

治法　平肝泻火，清心利水。

方药　龙胆泻肝汤合羚角钩藤汤加减。常用龙胆草清肝经实火；黄芩、菊花清热解毒；羚羊角、钩藤、白芍平肝息风；栀子、地黄、泽泻、车前子、淡竹叶清心利水。

大便秘结者，加大黄、芒硝通便泻火；头痛眩晕较重者，加夏枯草、石决明清肝火、潜肝阳；恶心呕吐者，加竹茹、胆南星化浊降逆止呕；昏迷抽搐者，可加服牛黄清心丸或安宫牛黄丸解毒息风开窍。

水凌心肺

证候　全身明显浮肿，频咳气急，胸闷心悸，不能平卧，烦躁不宁，面色苍白，甚则唇指青紫，舌质暗红，舌苔白腻，脉沉细无力。

辨证　本证多见于病程早期，水肿严重患儿。以全身严重浮肿，频咳气急，胸闷心悸，不能平卧为特点。本证因正虚或邪盛致心阳不振，水液运行无力，郁于心脉，故临证当时刻关注小便通利为要。

治法　泻肺逐水，温阳扶正。

方药　己椒苈黄丸合参附汤加减。常用葶苈子、大黄泻肺逐水；防己、椒目、泽泻、桑白皮、茯苓皮、车前子利水消肿；人参、附子温阳扶正。

本证之轻症，也可用三子养亲汤加减，以理肺降气，利水消肿。常用苏子、葶苈子、白芥子、香橼皮、大腹皮、葫芦、炙麻黄、杏仁、甘草。

若见面色灰白，四肢厥冷，汗出脉微，是心阳虚衰之危象，应急用独参汤或参附龙牡救逆汤回阳救逆固脱。

水毒内闭

证候 全身浮肿，尿少或尿闭，色如浓茶，头晕头痛，恶心呕吐，腹痛频频，嗜睡，甚则昏迷，舌质淡胖，苔垢腻，脉象滑数或沉细数。

辨证 本证多见于病程早期，常因持续少尿或无尿引起，故尿少尿闭为其突出证候，同时伴头晕头痛、恶心呕吐、嗜睡或昏迷等危重征象。本证在本病发展过程中最易出现，临床轻重不一，变化很快，而利尿也为治疗第一要务。

治法 通腑泄浊，解毒利尿。

方药 温胆汤合附子泻心汤加减。常用大黄、黄连、黄芩清实火，泄浊毒；姜半夏、陈皮、竹茹、枳实降气化浊；茯苓、车前子利水消肿；附子、生姜温阳化浊。

呕吐频繁者，先服玉枢丹辟秽止呕。不能进药者，可以上方浓煎成 100~200ml，待温，保留灌肠，每日 1~2 次；也可用解毒保肾液以降浊除湿解毒，药用大黄 30g、六月雪 30g、蒲公英 30g、益母草 20g、川芎 10g，浓煎 200ml，每日分 2 次保留灌肠。昏迷惊厥者，加用安宫牛黄丸或紫雪，水溶化后鼻饲。

（2）恢复期 若浮肿消退、尿量增加、血压下降、血尿及蛋白尿减轻，即标志病程进入了恢复期。此期为正虚邪恋阶段，早期常以湿热留恋为主，后期以正虚为主，临床多以阴虚或气阴两虚证多见。

阴虚邪恋

证候 乏力头晕，手足心热，腰酸盗汗，或有反复咽红，舌质红，舌苔少，脉细数。

辨证 本证为恢复期最常见的证型，可见于素体阴虚，或急性期曾热毒炽盛者。临床以手足心热，腰酸盗汗，舌红苔少，镜下血尿持续不消等肾阴不足表现为特点。

治法 滋阴补肾，兼清余热。

方药 知柏地黄丸合二至丸加减。常用知母、黄柏滋阴降火；地黄、山茱萸、山药、牡丹皮、泽泻、茯苓"三补""三泻"，滋补肾阴、泻湿浊、清虚热；女贞子、旱莲草滋阴清热，兼以止血。

血尿日久不愈者，加仙鹤草、茜草凉血止血；舌质暗红者，加参三七、琥珀化瘀止血；反复咽红者，加玄参、土牛膝、板蓝根清热利咽。

气虚邪恋

证候 身倦乏力，面色萎黄，纳少便溏，自汗出，易于感冒，舌淡红，苔白，脉缓弱。

辨证 本证多见于素体肺脾气虚患儿。临床以乏力纳少，便溏或大便不实，自汗，易于感冒为特点。

治法 健脾益气，兼化湿浊。

　　方药　参苓白术散加减。常用党参、黄芪、茯苓、白术、山药益气健脾；砂仁、陈皮、白扁豆、薏苡仁行气健脾化湿；甘草调和诸药。

　　血尿持续不消，可加参三七、当归养血化瘀止血；舌质淡暗或有瘀点，加丹参、红花、泽兰活血化瘀。

【其他疗法】

1. 中药成药

　　（1）银黄口服液　＜3岁5ml，1日3次；3~6岁10ml，1日2次；＞6岁10ml，1日3次。口服。用于急性期风水相搏证、湿热内侵证。

　　（2）肾炎清热片　3g，1日2~3次。温开水送服。用于急性期风水相搏证、湿热内侵证。

　　（3）肾炎消肿片　2片，1日2~3次。温开水送服。用于急性期寒湿证，也可用于恢复期气虚邪恋证。

　　（4）知柏地黄丸　3g，1日2~3次。温开水送服。用于恢复期阴虚邪恋证。

2. 西医疗法

　　（1）常规治疗

　　抗感染：使用对溶血性链球菌敏感的抗生素，以清除病灶。有感染灶时用青霉素类抗生素10~14天。

　　对症处理：水肿显著者可用呋塞米（速尿），每次1~2mg/kg，1日2~3次口服；尿量显著减少伴氮质血症者，可肌注或静脉注射，每6~8小时1次。高血压者可选用硝苯地平，每次0.2~0.3mg/kg，1日3~4次口服。

　　（2）并发症治疗

　　高血压脑病：应快速降压，可选用硝普钠5~20mg加入5%葡萄糖注射液100ml中，以每分钟1 g/kg速度静脉点滴，用药时严密监测血压，随时调节滴速，但最大不超过每分钟8 g/kg。也可用利血平肌注降压，每次0.07mg/kg，最大量不超过1.5mg/次。还可选用卡托普利，初始剂量0.3~0.5mg/（kg·d），最大量5~6mg/（kg·d），分3次口服。

　　快速利尿，可用呋塞米，每次1~2mg/kg，加入5%葡萄糖注射液20ml中稀释后缓慢静脉推注。同时保持呼吸道通畅，及时给氧。

　　急性循环充血：严格限制钠水摄入、快速利尿、降压，以减轻心脏前后负荷。仍不能控制心力衰竭症状时，需采用血液透析，以迅速缓解循环过度负荷。

　　急性肾衰竭：当记录24小时出入量，严格控制入量，坚持"量出为入"原则。每日补液量＝尿量＋不显性失水＋显性失水（呕吐、大便、引流量等）－内生水。无发热患儿每日不显性失水为300ml/（m²·d），体温每升高1℃，不显性失水增加75ml/m²，内生水为250~350ml/（m²·d）。宜选用低蛋白、低盐、低钾和低磷饮食。少尿和尿闭者应快速利尿。同时应纠正水电解质紊乱及酸中毒，必要时应作血液透析。

【预防与调护】

1. 预防

（1）平时加强锻炼，增强体质，以增加抵抗力。

（2）积极预防各种感染。已患感染性疾病者及时治疗。

2. 调护

（1）彻底治疗呼吸道、皮肤、口腔、中耳等各部位感染。

（2）病初应注意休息，尤其水肿、尿少、高血压明显者应卧床休息。待血压恢复，水肿消退，尿量正常后逐渐增加活动。

（3）水肿期应每日准确记录尿量、入水量和体重，以掌握水肿增减情况，限制盐和水摄入。急性期血压增高者应每日测 2 次血压（必要时可随时测），以了解病情，预防高血压脑病发生。高度水肿和明显高血压时，应忌盐，严格限制水入量。尿少尿闭时，应限制高钾食物。

（4）急性期，尤其有水肿、尿量减少、氮质血症者，应限制蛋白质摄入，以减轻肾脏排泄负担。

（5）水肿期应保持皮肤，尤其皱褶处的清洁。

第二节 肾病综合征

肾病综合征（简称肾病）是一组由多种病因引起的肾小球基底膜通透性增加，导致血浆内大量白蛋白从尿中丢失的临床综合征。临床以大量蛋白尿、低白蛋白血症、高脂血症及不同程度水肿为主要特征。

肾病综合征是儿童时期泌尿系的常见病，发病多为学龄前儿童，其中尤以 2～5 岁为发病高峰。男女比例为（1.5～3.7）:1。肾病综合征按病因可分为原发性、继发性和先天性三种类型。本节主要讲述原发性肾病综合征。本病的预后转归与其病理变化关系密切，微小病变型预后较好，灶性肾小球硬化和系膜毛细血管性肾小球肾炎预后差。

小儿肾病属中医学"水肿"范畴，且多为"阴水"。本病以肺脾肾三脏虚弱为本，尤以脾肾亏虚为主。《诸病源候论·水病诸候·水通身肿候》云："水病者，由肾脾俱虚故也。肾虚不能宣通水气，脾虚又不能制水，故水气盈溢，渗液皮肤，流遍四肢，所以通身肿也。"本病曾是病死率很高的儿科疾病之一，随着对肾组织病理、免疫病因病理研究的不断进展，对中医辨证分型及治疗规律的研究日益丰富，从单纯中药汤剂治疗发展为与雷公藤、激素、细胞毒药物等有机配合的中西药结合治疗方法，明显提高了疗效，使小儿肾病的预后转归有了显著好转。

【病因病机】

小儿先天禀赋不足、久病体虚，导致肺脾肾三脏亏虚是本病发生的内在因素；感受外邪，入里内侵肺脾肾三脏是小儿肾病发作或复发的最常见诱因。其中以外感风邪（风寒或风热）、湿、热、热毒最多见。肺脾肾三脏虚弱，气化、运化功能失常，封藏失职，精微外泄，水液停聚，是本病的主要发病机理。肾病的病因病机涉及内伤、外感，关系脏腑、气血、阴阳，均以正气虚弱为本，邪实蕴郁为标，多属本虚标实、虚实夹杂的病证。

1. 肺脾肾脏亏虚，水精输布失常　人体水液的正常代谢，水谷精微输布、封藏，均依赖肺的通调、脾的转输、肾的开阖及三焦、膀胱的气化来完成，若肺脾肾三脏虚弱，功能失常，必然导致"水精四布"失调。水液输布失常，泛溢肌肤则发为水肿；精微不能输布、封藏而下泄则出现蛋白尿。正如《景岳全书·肿胀》说："凡水肿等证，乃脾肺肾三脏相干之病。盖水为至阴，故其本在肾；水化于气，故其标在肺；水惟畏土，故其制在脾。今肺虚则气不化精而化水，脾虚则土不制水而反克，肾虚则水无所主而妄行。"可见本病其标在肺，其本在肾与脾。

2. 外感水湿热瘀，标证病变多样　外感、水湿、湿热、瘀血及湿浊是肾病发生发展过程中的病理环节，与肺脾肾脏虚弱之间互为因果。

若肺脾肾三脏气虚，卫外不固则易感受外邪，外邪进一步伤及肺脾肾，从而致水液代谢障碍加重，病情反复。水湿是贯穿于病程始终的病理产物，可以阻碍气机运行，又可伤阳、化热，使瘀血形成。水湿内停，郁久化热可成湿热；或长期过量用扶阳辛热之品而助火生热，并易招致外邪热毒入侵，致邪热与水湿互结，酿成湿热。湿热久结，难解难分，从而使病情反复迁延难愈。肾病精不化气而化水，水停则气滞，气滞则血瘀，《金匮要略·水气病脉症并治》云："血不利则为水。"血瘀又加重气滞，气化不利而加重水肿。水肿日久不愈，气机壅塞，水道不利，而至湿浊不化，水毒潴留。

3. 阴阳平衡失调，本虚标实错杂　《景岳全书·肿胀》云："凡欲辨水气之异者，在欲辨其阴阳耳。"肾病的病情演变，多以肺肾气虚、脾肾阳虚为主，病久不愈或反复发作或长期使用激素者，可阳损及阴，肝失滋养，出现肝肾阴虚或气阴两虚之证。

【临床诊断】

1. 诊断要点　本病分为单纯型肾病和肾炎型肾病。

（1）单纯型肾病　具备四大特征。　大量蛋白尿［尿蛋白定性常在（＋＋＋）以上，24 小时尿蛋白定量≥50mg/kg］。　低蛋白血症（血浆白蛋白：儿童＜30g/L，婴儿＜25g/L）。　高脂血症（血浆胆固醇：儿童＞5.7 mmol/L，婴儿＞5.2 mmol/L）。　不同程度的水肿。其中以大量蛋白尿和低蛋白血症为必备条件。

（2）肾炎型肾病　除单纯型肾病四大特征外，还具有以下四项中之一项或多项。　明显血尿：尿中红细胞＞10 个/HP（见于 2 周内 3 次以上离心尿标本）。　反复或持续高血压［学龄儿童血压＞130/90mmHg（17.3/12 kPa），学龄前儿童血压＞120/80mmHg（16.0/10.7 kPa）］，并排除激素所致者。　持续性氮质血症（血尿素氮＞10.7mmol/L，并排除血容量不足所致者）。　血总补体量（CH_{50}）或血 C_3 反复降低。

2. 鉴别诊断

（1）急性肾小球肾炎　急性肾小球肾炎与肾病均以浮肿及尿改变为主要特征。但肾病以大量蛋白尿为主，伴低蛋白血症及高胆固醇血症，其浮肿多为指凹性。急性肾炎则以血尿为主，不伴低蛋白血症及高胆固醇血症，其浮肿多为紧张性。

（2）营养性水肿　严重的营养不良与肾病均可见指凹性浮肿，小便短少，低蛋白血症。但肾病有大量蛋白尿，而营养性水肿无尿检异常，且有形体渐消瘦等营养不良病史。

（3）心源性水肿　严重的心脏病也可出现浮肿，以下垂部位明显，但呈上行性加重，有心脏病史及心衰症状和体征而无大量蛋白尿。

（4）肝性腹水　肾病水肿严重时可出现腹水，此时应与肝性腹水相鉴别。肝性腹水以腹部胀满有水，腹壁青筋暴露为特征，其他部位无或仅有轻度浮肿，有肝病史而无大量蛋白尿，病变部位主要在肝。

【辨证论治】

1. 辨证要点　首先要区别本证与标证，权衡孰轻孰重。肾病的本证以正虚为主，有肺脾气虚、脾肾阳虚、肝肾阴虚及气阴两虚。肾病的初期、水肿期及恢复期多以阳虚、气虚为主；难治病例，病久不愈或反复发作或长期使用激素者，可由阳虚转化为阴虚或气阴两虚。而阳虚乃病理演变之本始。

肾病的标证以邪实为患，有外感、水湿、湿热、血瘀及湿浊。临床以外感、湿热、瘀血多见，水湿主要见于明显水肿期，湿浊则多见于病情较重或病程晚期。在肾病的发病与发展过程中，本虚与标实之间是相互影响、相互作用的，正虚易感受外邪、生湿、化热致瘀而使邪实，所谓"因虚致实"；邪实反过来又进一步损伤脏腑功能，使正气更虚，从而表现出虚实寒热错杂、病情反复、迁延不愈的临床特点，尤其难治性病例更为突出。

在肾病不同阶段，标本虚实主次不一，或重在正虚，或重在标实，或虚实并重。一般在水肿期，多本虚标实兼夹，在水肿消退后，则以本虚为主。

2. 治疗原则　肾病的治疗以扶正培本为主，重在益气健脾补肾、调理阴阳，同时注意配合宣肺、利水、清热、化瘀、化湿、降浊等祛邪之法以治其标。在具体治疗时应掌握各个不同阶段，解决主要矛盾。如水肿严重或外邪湿热等邪实突出时，应先祛邪以急则治其标；在水肿、外邪等减缓或消失后，则扶正祛邪，标本兼治或继以补虚扶正为重。总之，应根据虚实及标本缓急，确定扶正与祛邪孰多孰少。

单纯中药治疗效果欠佳者，可配合必要的雷公藤入煎剂及西药利尿剂、糖皮质激素、免疫抑制剂等综合治疗，同时注意监测这些药物的毒副作用。对肾病之重证，出现水凌心肺、邪侵心肝或湿浊毒邪内闭之证，应配合西药抗凝、溶栓、透析等抢救治疗。

3. 证治分类

（1）本证

肺脾气虚

证候　全身浮肿，面目为著，尿量减少，面白身重，气短乏力，纳呆便溏，自汗出，易感冒，或有上气喘息，咳嗽，舌质淡胖，苔薄白，脉虚弱。

辨证　本证以头面肿甚，自汗出，易感冒，纳呆便溏，自汗气短乏力为特点。轻证可无浮肿，但有自汗、易感冒的特点。本证多见于病程的早期或激素维持治疗阶段。

治法　益气健脾，宣肺利水。

方药　防己黄芪汤合五苓散加减。常用黄芪、白术益气健脾；茯苓、泽泻、猪苓、车前子健脾利水；桂枝、防己宣肺通阳利水。

浮肿明显者，加生姜皮、陈皮、大腹皮以利水行气；伴上气喘息、咳嗽者，加麻黄、杏仁、桔梗宣肺止咳；常自汗出而易感冒者，重用黄芪，加防风、煅牡蛎，取玉屏风散之意益气固表；若同时伴有腰脊酸痛者，多为肾气虚之证，加用五味子、菟丝子、肉苁蓉滋养肾气。

脾肾阳虚

证候　全身明显浮肿，按之深陷难起，下肢尤甚，面白无华，畏寒肢冷，神疲倦卧，小便短少不利，可伴有胸水、腹水，纳少便溏，恶心呕吐，舌质淡胖或有齿印，苔白滑，脉沉细无力。

辨证　本证多见于大量蛋白尿持续不消，病情加剧者。临床以高度浮肿，面白无华，畏寒肢冷，小便短少不利为辨证要点。若肾阳虚偏重者，则形寒肢冷，面白无华，神疲倦卧为突出；若脾阳虚偏重者，则腹胀满，纳差，大便溏泄。

治法　温肾健脾，化气行水。

方药　真武汤合黄芪桂枝五物汤加减。常用制附子、干姜温肾暖脾；黄芪、茯苓、白术益气健脾；桂枝、猪苓、泽泻通阳化气行水。

腹部胀满，纳差者，加草果、厚朴、木香、大腹皮行气导滞；肢冷畏寒者，加淫羊藿、仙茅、巴戟天、杜仲温补肾阳；兼有咳嗽胸满气促不能平卧者，加用防己、椒目、葶苈子泻肺利水。兼有腹水者，加牵牛子、带皮槟榔行气逐水。

肝肾阴虚

证候　浮肿较轻，头痛头晕，心烦躁扰，口干咽燥，手足心热，或有面色潮红，目睛干涩或视物不清，痤疮，失眠多汗，舌红苔少，脉弦细数。

辨证　本证多见于素体阴虚，过用温燥或利尿过度，尤多见于大量使用激素者，水肿或轻或无。临床以头痛头晕、心烦易怒、手足心热、口干咽燥、舌红少苔为特征。偏于肝阴虚者，则头痛头晕，心烦躁扰，目睛干涩明显；偏于肾阴虚者，口干咽燥、手足心热、面色潮红突出；阴虚火旺则见痤疮、失眠、多汗等。

治法　滋阴补肾，平肝潜阳。

方药　知柏地黄丸加减。常用熟地黄、山药、山茱萸滋补肝脾肾三阴以治其本；牡丹皮、茯苓、泽泻渗湿浊、清虚热以治其标；知母、黄柏、女贞子、旱莲草滋阴清热泻火。

肝阴虚突出者，加用沙参、沙苑子、菊花、夏枯草养肝平肝；肾阴虚突出者，加枸杞子、五味子、天冬滋阴补肾；阴虚火旺者，重用地黄、知母、黄柏滋阴降火；有水肿者，加车前子等以利水。

气阴两虚

证候 面色无华，神疲乏力，汗出，易感冒或有浮肿，头晕耳鸣，口干咽燥或长期咽痛，咽部暗红，手足心热，舌质稍红，舌苔少，脉细弱。

辨证 本证多见于病程较久，或反复发作，或长期、反复使用激素后，其水肿时有反复者。本证的气虚是指脾气虚，阴虚是指肾阴虚。其中以汗出、反复感冒、神疲乏力为气虚特点；阴虚则以头晕耳鸣、口干咽燥、长期咽痛、咽部暗红、手足心热为特征。此外，在激素减撤过程中，患儿由阴虚转向阳虚，而见神疲乏力，面色苍白，少气懒言，口干咽燥，头晕耳鸣，舌质由红转淡，此乃阴阳两虚之证，临床应注意辨别。

治法 益气养阴，化湿清热。

方药 六味地黄丸加黄芪。常用黄芪、地黄、山茱萸、山药益气养阴；茯苓、泽泻、牡丹皮健脾利湿清热。

气虚证突出者，重用黄芪，加党参、白术增强益气健脾之功；阴虚偏重者，加玄参、怀牛膝、麦冬、枸杞子以养阴；阴阳两虚者，应加益气温肾之品，如淫羊藿、肉苁蓉、菟丝子、巴戟天等以阴阳并补。

（2）标证

外感风邪

证候 发热，恶风，无汗或有汗，头身疼痛，流涕，咳嗽，或喘咳气急，或咽痛乳蛾肿痛，舌苔薄，脉浮。

辨证 本证可见于肾病的各个阶段，尤多见于肾病的急性发作之始，或缓解期复发之初。此乃气虚卫表不固，加之长期使用激素或细胞毒药物，使免疫功能低下，卫外功能更差，易于感受风邪而致。临床应区别风寒或风热之不同。外感风寒以发热恶风寒、无汗、头身痛、流清涕、咳痰稀白、舌淡苔薄白、脉浮紧为特点；外感风热则以发热、有汗、口渴、咽红、流浊或黄涕、舌红、脉浮数为特征。如见喘咳气急，肺部细湿啰音者，则属风邪郁肺之证。

治法 外感风寒辛温宣肺祛风。外感风热辛凉宣肺祛风。

方药 外感风寒，麻黄汤加减。常用麻黄、桂枝、杏仁发汗祛风，宣肺利水；连翘、牛蒡子、蝉蜕、僵蚕、桔梗、荆芥疏风宣肺清热。

外感风热，银翘散加减。常用金银花、连翘、牛蒡子辛凉透表，清热解毒；薄荷、荆芥、蝉蜕、僵蚕、柴胡、桔梗疏风透表，宣肺泻热。

无论风寒、风热，如同时伴有水肿者，均可加茯苓、猪苓、泽泻、车前子宣肺利水；若有乳蛾肿痛者，可加板蓝根、蒲公英、冬凌草清热利咽。若出现风邪郁肺者，属风寒郁肺用小青龙汤加减以散寒宣肺；属风热郁肺用麻杏石甘汤加减以清热宣肺。

水湿

证候 全身广泛浮肿，肿甚者可见皮肤光亮，可伴有腹胀水臌，水聚肠间，辘辘有声，或见胸闷气短，心下痞满，甚有喘咳，小便短少，脉沉。

辨证 本证以中度以上水肿，伴水臌（腹水）、悬饮（胸水）为特征。此外，尚可结合触诊、叩诊，腹胸部B超、X线等检查，不难确诊。水臌责之于脾肾肝；悬饮责之于肺脾。

治法　一般从主症治法。伴水臌、悬饮者可短期采用补气健脾、逐水消肿法。

方药　防己黄芪汤合己椒苈黄丸加减。常用黄芪、白术、茯苓、泽泻益气健脾，利湿消肿；防己、椒目祛风利水；葶苈子、大黄泻肺逐水。

脘腹胀满者，加大腹皮、厚朴、莱菔子、槟榔以行气除胀；胸闷气短，喘咳者，加麻黄、杏仁、苏子、生姜皮、桑白皮宣肺降气利水；若水臌、悬饮，胸闷腹胀，大小便不利，体气尚实者，可短期应用甘遂、牵牛子攻逐水饮。

当单纯中药不能奏效时，可配合输注血浆或白蛋白及西药利尿剂短期应用。

　　湿热

证候　皮肤脓疱疮、疖肿、疮疡、丹毒等；或口黏口苦，口干不欲饮，脘闷纳差；或小便频数不爽、量少、有灼热或刺痛感、色黄赤混浊，小腹坠胀不适，或有腰痛、恶寒发热、口苦便秘。舌质红，苔黄腻，脉滑数。

辨证　湿热为肾病患儿最常见的兼夹证，可出现于病程各阶段，尤多见于足量长期使用激素或大量用温阳药之后。临证应区分上、中、下三焦湿热之不同。上焦湿热以皮肤疮毒为特征；中焦湿热以口黏口苦、脘闷纳差、苔黄腻为主症；下焦湿热则以小便频数不爽、量少、尿痛、小腹坠胀不适等为特点。此外，下焦湿热之轻证可无明显症状，但尿检有白细胞、脓细胞，尿细菌培养阳性。

治法　上焦湿热，清热解毒燥湿。中焦湿热，清热化浊利湿。下焦湿热，清热利水渗湿。

方药　上焦湿热，五味消毒饮加减。常用金银花、菊花、蒲公英、紫花地丁、天葵子清热解毒；黄芩、黄连、半枝莲燥湿清热。

中焦湿热，甘露消毒丹加减。常用黄芩、茵陈、滑石清热利湿，泻火解毒；藿香、厚朴、白蔻仁行气畅中利湿；薏苡仁、猪苓、车前子利湿。

下焦湿热，八正散加减。常用通草、车前子、萹蓄、滑石清热利湿通淋；栀子、大黄清热泻火；连翘、黄柏、金钱草、半枝莲清热解毒利湿。

　　血瘀

证候　面色紫暗或晦暗，眼睑下青黯，皮肤不泽或肌肤甲错，有紫纹或血缕，常伴有腰痛或胁下有癥瘕积聚，唇舌紫暗，舌有瘀点或瘀斑，舌苔少，脉弦涩。

辨证　血瘀也为肾病综合征常见的标证，可见于病程的各阶段，尤多见于难治病例或长期足量用激素之后，临床以面色晦暗，唇暗舌紫，有瘀点瘀斑为特点。也有以上证候不明显，但长期伴有血尿或血液流变学检测提示有高凝情况，亦可辨为本证。

治法　活血化瘀。

方药　桃红四物汤加减。常用桃仁、红花、当归、地黄、丹参、赤芍、川芎活血化瘀；党参、黄芪益气以助血运；益母草、泽兰化瘀利湿。

尿血者，选加仙鹤草、蒲黄炭、旱莲草、茜草、参三七以止血；瘀血重者，加水蛭、三棱、莪术活血破血；血胆固醇过高，多从痰瘀论治，常选用泽泻、瓜蒌、半夏、胆南星、生山楂以化痰活血；若兼有郁郁不乐，胸胁胀满，腹胀腹痛，嗳气呃逆等气滞血瘀症状，可选加郁金、陈皮、大腹皮、木香、厚朴以行气活血。本证之高黏滞血症，可用水蛭粉装胶囊冲服，每日 1.5～3g 为宜。本证也可用丹参注射液或脉络宁注射液静脉滴注。

湿浊

证候 纳呆，恶心或呕吐，身重困倦或精神委靡，水肿加重，舌苔厚腻，血尿素氮、肌酐增高。

辨证 本证多见于水肿日久不愈，水湿浸渍，脾肾衰竭，水毒潴留，使湿浊水毒之邪上逆而致。临床以恶心呕吐、纳差、身重困倦或精神委靡，血尿素氮、肌酐增高为辨证要点。

治法 利湿降浊。

方药 温胆汤加减。常用半夏、陈皮、茯苓、生姜燥湿健脾；姜竹茹、枳实、石菖蒲行气利湿降浊。

呕吐频繁者，加代赭石、旋覆花降逆止呕；舌苔黄腻，口苦口臭之湿浊化热者，可选加黄连、黄芩、大黄解毒燥湿泻浊；肢冷倦怠、舌质淡胖之湿浊偏寒者，可选加党参、淡附片、吴茱萸、姜汁黄连、砂仁等温阳化湿辟浊；湿邪偏重、舌苔白腻者，选加苍术、厚朴、生薏仁燥湿平胃。

【其他疗法】

1. 中药成药

（1）肾康宁片 每片 0.33g。<3 岁 2 片、3～6 岁 3 片、>6 岁 4 片，1 日 2～3 次。用于脾肾阳虚证。

（2）济生肾气丸 水蜜丸每袋 6g；小蜜丸每袋 9g。水蜜丸：<3 岁 2g，1 日 2 次；3～6 岁 4g，>6 岁 6g，1 日 2～3 次。小蜜丸：<3 岁 3g，3～6 岁 6g，1 日 2～3 次；>6 岁 9g，1 日 2 次。用于脾肾阳虚证。

（3）强肾片 每片 0.63g。<3 岁 2 片、3～6 岁 3 片、>6 岁 4 片，1 日 3 次。用于肾病之阴阳两虚兼血瘀者。

（4）肾炎消肿片 每片 0.34g。<3 岁 1 片、3～6 岁 2 片、>6 岁 3 片，1 日 2～3 次。用于脾虚湿困证。

2. 西医疗法

（1）对症治疗

利尿：水肿严重时可予以利尿剂，常选用氢氯噻嗪（双氢克尿噻）、螺内酯（安体舒通）、呋塞米等。一般利尿剂无效且血容量不高者，可应用低分子右旋糖酐扩容利尿；伴严重低白蛋白血症且通常利尿措施无效者，可输注白蛋白。

降压：合并高血压时应降压治疗，可选用血管紧张素转换酶抑制剂（ACEI）。除具有降压作用外，对改善肾小球局部血流动力学，减少尿蛋白，延缓肾小球硬化有良好作用。常用制剂有卡托普利、依那普利、福辛普利等。

防治感染：注意预防患儿因免疫功能低下而反复发生感染，注意皮肤清洁，避免交叉感染，一旦发生感染应及时治疗。

（2）肾上腺皮质激素　初治病例诊断确定后应尽早选用泼尼松（强的松）治疗。临床多选用中、长程疗法。中程疗法疗程为6个月，长程则为9个月。先以泼尼松2mg/（kg·d），最大量60mg/d，分次服用。若4周内尿蛋白转阴，则自转阴后至少巩固2周方始减量，以后改为隔日2mg/kg，早餐后顿服，继用4周，以后每2~4周减总量2.5~5mg，直至停药。疗程必须达6个月（中程疗法）。开始治疗后4周尿蛋白未转阴者可继服至尿蛋白阴转后2周，一般不超过8周。以后再改为隔日2mg/kg，早餐后顿服，继用4周，以后每2~4周减量一次，直至停药，疗程9个月（长程疗法）。

（3）抗凝及纤溶药物疗法　由于肾病往往存在高凝状态和纤溶障碍，易并发血栓形成，需加用抗凝和溶栓治疗。

肝素钠：1mg/（kg·d），加入10%葡萄糖液50~100ml中静脉点滴，1日1次，2~4周为1疗程。亦可选用低分子肝素。病情好转后改口服抗凝药维持治疗。

尿激酶：有直接激活纤溶酶溶解血栓的作用。一般剂量3~6万U/d，加入10%葡萄糖液100~200ml中静脉滴注，1~2周为1疗程。

口服抗凝药：双嘧达莫5~10mg/（kg·d），分3次，饭后服，6个月为1疗程。

【预防与调护】

1. 预防

（1）尽量寻找病因，若有皮肤疮疖痒疹、龋齿或扁桃体炎等病灶应及时处理。

（2）注意接触日光，呼吸新鲜空气，防止呼吸道感染。保持皮肤及外阴、尿道口清洁，防止皮肤及尿路感染。

2. 调护

（1）水肿明显者应卧床休息，病情好转后可逐渐增加活动。

（2）显著水肿和严重高血压时应短期限制水钠摄入，摄入盐量1~2g/d，并控制水入量。病情缓解后不必继续限盐。

（3）水肿期应给清淡易消化食物。蛋白质摄入1.5~2g/（kg·d），以高生物价的动物蛋白（乳、鱼、蛋、禽、牛肉等）为宜，避免过高或过低。

（4）水肿期，每日应准确记录患儿的24小时出入量、体重变化及电解质情况。

第三节　尿　频

尿频是小儿常见的一种泌尿系疾病，以小便频急而数为特征。尿频属于中医"淋证"的范畴，其中以热淋证为多。西医学所论之泌尿系感染、结石、肿瘤、白天尿频综合征等疾病均可出现尿频，但儿科临床以泌尿系感染和白天尿频综合征常见。

尿频多发于学龄前儿童，尤以婴幼儿时期发病率高。女孩发病率高于男孩。本病经过恰当治疗，预后良好。若治疗不彻底，可反复发作，影响小儿身心健康。

【病因病机】

小儿尿频的发生分内因和外因两个方面。外因责之于湿热，多因外感湿热，或坐地、粪便污染感受湿热邪毒，或因有积滞内蕴化为湿热；内因责之于脾肾亏虚，多由先天禀赋不足，素体虚弱，或后天失调，导致脾肾气虚。

尿频的病位在肾与膀胱。肾主水，与膀胱相表里，膀胱的气化主要靠肾气主司，各种原因，只要导致肾气不足，则使膀胱气化失司，尿频乃生。其表现有因湿热之邪流注下焦者；有因脾肾本虚或肾阴损伤，湿浊蕴结，下注膀胱者。前者以实证为主，后者多虚中夹实。也有因脾肾气虚，气不化水，而致小便频数，淋沥不畅者，此乃纯虚之证。

1. 湿热下注 湿热来源有两个方面：其一为外感，外感湿热或坐地嬉戏或粪便污染，湿热之邪感受，熏蒸于下焦；其二为内伤，因小儿脾常不足，运化力差，内伤乳食，积滞内蕴，化为湿热。湿热之邪客于肾与膀胱，湿阻热郁，气化不利，开阖失司，膀胱失约而致尿频。正如《诸病源候论·小儿杂病诸候·小便数候》所云："肾与膀胱为表里，俱主水，肾气下通于阴，此二经既受客热，则水行涩，故小便不快而起数也。"

2. 脾肾气虚 因尿频长期不愈，或因小儿先天不足，素体虚弱，病后失调，导致脾肾气虚。肾主闭藏而司二便，肾气虚则下元不固，气化不利，开阖失司；脾主运化而制水，脾气虚则中气下陷，运化失常，水失制约。故无论肾虚、脾虚，均可使膀胱失约，排尿异常，而致尿频之证。

3. 阴虚内热 尿频日久不愈，湿热久恋不去，可损伤肾阴；或脾肾阳虚，日久阳损及阴，而致肾阴不足；或初为阳虚而过用辛温，损伤肾阴；或素为阴虚体质。肾阴不足，虚热内生，虚火客于膀胱，膀胱失约而致尿频。

若小儿尿频日久则变生多端。湿热日久，损伤膀胱血络则为血淋；煎熬尿液，结为砂石，则为石淋；耗气伤阴，致肾阴肾阳不足，则成虚实夹杂之证。脾肾气虚日久，损伤阳气，阳不化气，气不化水，可致水肿；也可使卫外不固，易感外邪，而致尿频反复发作，加重病情。

【临床诊断】

1. 诊断要点 本病常见有尿路感染和白天尿频综合征两种病症。

（1）尿路感染

病史：有外阴不洁或坐地嬉戏等湿热外侵，或湿热内蕴传于下焦病史。

症状：起病急，年长儿以小便频数，淋沥涩痛，或伴发热、腰痛等为特征。小婴儿的尿频往往局部排尿刺激症状不明显，而仅表现为发热、拒食、呕吐、泄泻等全身症状，可发现排尿时哭闹不安，尿布有臭味和顽固性尿布疹等症状。

实验室检查： 尿常规：清洁中段尿常规检查可见白细胞增多或见脓细胞，血尿也很常见。肾盂肾炎患儿有中等蛋白尿、白细胞管型尿，晨尿的比重和渗透压减低。

中段尿培养：尿细菌培养及菌落计数是诊断尿路感染的主要依据，但要排除污染。通常认为中段尿培养菌落数 $>10^5/ml$ 可确诊。$10^4 \sim 10^5/ml$ 为可疑，$<10^4/ml$ 系污染。

（2）白天尿频综合征（神经性尿频）

年龄：多发生在婴幼儿时期。

症状：醒时尿频，次数较多，甚者数分钟1次，点滴淋沥，但入眠消失。反复发作，无其他痛苦，精神、饮食均正常。

实验室检查：尿常规、尿培养无阳性发现。

2. 鉴别诊断 尿频为一临床病证，临证时要明确其原发疾病。尿频本身要将尿路感染和白天尿频综合征鉴别开来。除此之外，泌尿系结石和肿瘤也可导致尿频，反复泌尿道感染发作者要除外泌尿道畸形，应结合尿细菌学检查、B超和CT或泌尿系造影等影像学检查进行鉴别。

【辨证论治】

1. 辨证要点 本病的辨证主要在于辨虚实。病程短，起病急，小便频数短赤，尿道灼热疼痛，或见发热恶寒、烦躁口渴、恶心呕吐者，为湿热下注所致，属实证；病程长，起病缓，小便频数，淋沥不尽，但无尿热、尿痛之感，属虚证。若伴神疲乏力，面白形寒，手足不温，眼睑浮肿者，为脾肾气虚所致；若见低热，盗汗，颧红，五心烦热等症，则为阴虚内热之证。

2. 治疗原则 本病分虚实证治。实证宜清热利湿，虚证宜温补脾肾或滋阴清热，病程日久或反复发作者，多为本虚标实、虚实夹杂之候，治疗要标本兼顾，攻补兼施。

3. 证治分类

（1）湿热下注

证候 起病较急，小便频数短赤，尿道灼热疼痛，尿液淋沥混浊，小腹坠胀，腰部酸痛，婴儿则时有啼哭不安，常伴发热、烦躁口渴、恶心呕吐，舌质红，苔薄腻微黄或黄腻，脉数有力。

辨证 本证为热淋，常见于急性尿路感染，由湿热内蕴，下注膀胱所致，为邪实之证。病程短，起病急，尿频、尿急、尿痛，小便短赤，或见发热、烦渴、恶心呕吐，舌红苔腻为辨证特点。

治法 清热利湿，通利膀胱。

方药 八正散加减。常用萹蓄、瞿麦、滑石、车前子、金钱草清利湿热；栀子、大黄泄热降火；地锦草解毒凉血；甘草调和诸药。

寒热往来者，加柴胡、黄芩解肌退热；腹满便溏者，去大黄，加大腹皮、焦山楂；恶心呕吐者，加竹茹、藿香降逆止呕；若小便频数短涩，小腹作胀，为肝失疏泄，可加柴胡、香附、川楝子以疏肝理气。

小便带血，尿道刺痛，排尿突然中断者，常为砂石所致，可重用金钱草，加海金沙、鸡内金、大蓟、小蓟、白茅根，加强清热利湿功能，以排石止血。若小便赤涩，尿道灼热刺痛，口渴烦躁，舌红少苔，为心经热盛，移于小肠，可用导赤散，以清心火，利小便。

（2）脾肾气虚

证候 病程日久，小便频数，淋沥不尽，尿液不清，神倦乏力，面色萎黄，食欲不振，甚则畏寒怕冷，手足不温，大便稀薄，眼睑浮肿，舌质淡、或有齿痕，苔薄腻，脉细弱。

辨证 本证多见于白天尿频综合征或慢性尿路感染。由脾肾气虚，膀胱失约所致。临床以病程长，小便频数，淋沥不尽，无尿痛、尿热为特点。偏脾气虚者症见神倦乏力，面黄纳差，便溏；偏肾阳虚者症见面白无华，畏寒肢冷，下肢浮肿，脉沉细无力。

治法 温补脾肾，升提固摄。

方药 缩泉丸加味。常用益智仁、山药、白术、薏苡仁、淫羊藿温补脾肾，固精气，缩小便；乌药调气散寒，助气化，涩小便。

以脾气虚为主者，加黄芪、党参、茯苓健脾益气，和胃渗湿；以肾阳虚为主者，加附子、干姜、胡芦巴、车前子温补肾阳，利水消肿；夜尿增多者加桑螵蛸、生龙骨。

若属肺脾气虚者，症见小便频数，点滴而出，不能自控，入睡自止，面色萎黄，容易出汗，神倦体瘦，食欲不振，舌淡苔白，脉缓弱，可用补中益气汤合缩泉丸加减以益气补肺，固摄缩尿。

（3）阴虚内热

证候 病程日久，小便频数或短赤，低热，盗汗，颧红，五心烦热，咽干口渴，唇干，舌质红，舌苔少，脉细数。

辨证 本证多见于尿路感染病程较长或反复发作者，因病久阴伤，虚热内生所致。尿频的同时伴有低热、盗汗、颧红、五心烦热、舌红、苔少、脉细数等阴虚内热的全身证候为辨证要点。

治法 滋阴补肾，清热降火。

方药 知柏地黄丸加减。常用地黄、女贞子、山茱萸滋补肾阴；泽泻、茯苓降浊利湿；知母、黄柏、牡丹皮配地黄滋阴清热降火。

若仍有尿急、尿痛、尿赤者，加黄连、淡竹叶、萹蓄、瞿麦以清心火，利湿热；低热者，加青蒿、地骨皮以退热除蒸；盗汗者，加鳖甲、煅龙骨、煅牡蛎以敛阴止汗。湿热留恋不去的治疗一般较难掌握，滋阴之品容易滞湿留邪，清利之品又易耗伤阴液，临床应仔细辨别虚实的轻重，斟酌应用。

本病若缠绵日久，损伤正气，往往形成虚实夹杂之复杂证候，此时要分清虚实之孰多孰少，或以补为主，或以清为主，或攻补兼施。

【其他疗法】

1. 中药成药

（1）三金片 大片相当于原药材3.5g；小片相当于原药材2.1g。大片：<3岁1片、3~6岁2片、>6岁3片，1日3次。小片：<3岁2片、3~6岁3片，1日3次；>6岁4片，1日3~4次。用于湿热下注证。

（2）济生肾气丸 水蜜丸每袋6g；小蜜丸每袋9g。水蜜丸：<3岁2g，1日2次；

3~6岁4g、>6岁6g，1日2~3次。小蜜丸：<3岁3g、3~6岁6g，1日2~3次；>6岁9g，1日2次。用于脾肾气虚证。

（3）知柏地黄丸　每30粒6g。3~6岁1.5g，1日3次；>6岁3g，1日2次。用于阴虚内热证。

2. 药物外治　坐浴：金银花30g，蒲公英30g，地肤子30g，艾叶30g，赤芍15g，生姜15g，通草6g。水煎坐浴。每日1~2次，每次30分钟。用于湿热下注证。

3. 推拿疗法　每日下午揉丹田200次，摩腹20分钟，揉龟尾30次。较大儿童可用擦法，横擦肾俞、八髎，以热为度。用于脾肾气虚证。

4. 针灸疗法

（1）急性期　主穴：委中、下髎、阴陵泉、束骨。配穴：热重加曲池；尿血加血海、三阴交；少腹胀痛加曲泉；寒热往来加内关；腰痛取耳穴肾、腰骶区。

（2）慢性期　主穴：委中、阴谷、复溜、照海、太溪。配穴：腰背酸痛加关元、肾俞；多汗补复溜、泻合谷；尿频、尿急、尿痛加中极、阴陵泉；气阴两虚加中脘、照海；肾阳不足加关元、肾俞。

5. 西医疗法

（1）对尿路刺激症状明显者，可口服碳酸氢钠碱化尿液，以减轻症状。

（2）尿路感染采用抗生素治疗，选用在肾组织、尿液、血液都有较高浓度的药物如氨苄西林、呋喃坦啶等。

【预防与调护】

1. 预防

（1）注意个人卫生，勤换尿布和内裤，不穿开裆裤，不穿紧身内裤，不坐地玩耍，勤洗外阴以防止细菌入侵。

（2）及时发现和处理男孩包茎、女孩处女膜伞、蛲虫感染等。

（3）及时矫治尿路畸形，防止尿路梗阻和肾瘢痕形成。

2. 调护

（1）多饮水，不进辛辣食物。

（2）注意外阴部清洁，每天晚间及大便后清洗阴部。

（3）增加饮食营养，加强锻炼，增强体质。

第四节　遗　尿

遗尿是指3周岁以上的小儿睡中小便频繁自遗，醒后方觉的一种病证。本病又称尿床。我国早在《灵枢·本输》就有"三焦者……入络膀胱，约下焦。实则闭癃，虚则遗溺。遗溺则补之，闭癃则泻之"的记载。《诸病源候论·小儿杂病诸候·遗尿候》说："遗尿者，此由膀胱有冷，不能约于水故也……肾主水，肾气下通于阴，小便者，水液之余也，膀胱为津液之腑，既冷气衰弱，不能约水，故遗尿也。"嗣后，历代医家均认为小儿遗尿多系虚寒所致，常用温补之法。明清时期拓展了肝经湿热的病机。现代对于本病的辨证论治及多种疗法有多方面的研究进展。

婴幼儿时期，由于发育未全，脏腑娇嫩，"肾常虚"，排尿的自控能力尚未完善；学龄儿童也可因白天游戏玩耍过度，夜晚熟睡不醒，偶然发生尿床，均非病态。年龄超过3岁，特别是5岁以上的儿童，睡中经常遗尿，每周超过一定次数，则为病态，称为遗尿症。本病的发生男孩多于女孩，部分有明显的家族史。病程较长，常反复发作。

【病因病机】

遗尿的病因责之先天禀赋未充、后天发育迟滞；肺、脾、肾三脏功能失调；心肾不交、肝经湿热下注。其中尤以肾气不固、下元虚寒所致的遗尿最为多见。遗尿的病位主要在膀胱，然与肾、脾、肺三脏都有关系。病机为三焦气化失司，膀胱约束不利。

1. 下元虚寒 肾为先天之本，司二便；膀胱主藏尿液，与肾相为表里。先天禀赋未充、后天发育迟滞，肾气不足，无以温养，导致下元虚寒，闭藏失司，不能约束水道而遗尿。正如《素问·宣明五气》说："膀胱……不约为遗尿。"先天肾气不足，体质虚寒及有隐性脊柱裂的患儿多见此证。

2. 肺脾气虚 肺主敷布津液，脾主运化水湿，肺脾二脏与肾共同维持正常水液代谢。若脾虚失于健运，不能运化水湿，肺虚治节不行，通调水道失职，三焦气化失司，则膀胱失约，津液不藏，而成遗尿，所谓"上虚不能制下"。《杂病源流犀烛·遗溺》说："肺虚则不能为气化之主，故溺不禁也。"反复外感，哮喘频发，或喂养不当，消瘦羸弱的患儿多见此证。

3. 心肾失交 遗尿小儿多有睡眠较深，难以唤醒或醒后神志朦胧等现象，也有梦中小便尿于床上者。其病机与心火亢盛有关。因心火上炎，伤及肾水，水不济火，心肾失交，君火动越于上，相火应之于下，夜梦纷纭，梦中尿床，或欲醒而不能，小便自遗。

4. 肝经湿热 肝主疏泄，肝之经脉循绕阴器，抵少腹。肝经湿热，下迫膀胱，膀胱约束不利而致遗尿。诚如《证治汇补·遗尿》所说："遗尿……又有挟热者，因膀胱火邪妄动，水不得宁，故不禁而频来。"

此外，尚有自幼缺乏教育，没有养成良好的夜间排尿习惯，或3岁以后仍用"尿不湿"，而任其自遗形成者。《景岳全书·遗溺》说："其有小儿从幼不加检束而纵肆常遗者，此惯而无瘅，志意之病也，当责其神，非药所及。"近年来普遍认为，心理因素，如婴幼儿时期遭受强烈的精神刺激，生活中发生某些重大变化，紧张、焦虑等也会导致遗尿的发生。

【临床诊断】

1. 诊断要点

（1）小儿寐中频繁小便自出，醒后方觉，3~5岁的小儿每周至少有5次、5岁以上小儿每周至少有2次出现症状，持续6个月以上。

（2）尿常规、尿细菌培养无异常。

（3）区分原发性与继发性（器质性）遗尿：原发性遗尿指未查明病因者。继发性遗尿可见于包茎、泌尿系统畸形、隐性脊柱裂、脊髓损伤、大脑发育不全、糖尿病、尿崩症、蛲虫病局部刺激、便秘等疾病，作相应检查可协助诊断，如腰骶部 X 线摄片可显示隐性脊柱裂，作腹部膀胱 B 超、泌尿道造影可见泌尿系统畸形等。

2. 鉴别诊断　热淋（尿路感染）：尿频急、疼痛，白天清醒时小便也急迫难耐而尿出。小便常规检查有白细胞，中段尿培养有细菌生长。

【辨证论治】

1. 辨证要点　本病采用八纲辨证，重在辨其虚实寒热，虚寒者多，实热者少。虚寒者病程长，体质弱，尿频清长，舌质淡，苔薄滑，或舌体胖嫩、边有齿印，兼见面白神疲、纳少乏力、肢冷自汗、大便溏薄、反复感冒等症。实热者病程短，体质尚壮实，尿量少、黄臊，舌质红，苔黄，兼见面红唇赤、性情急躁、头额汗多，龂齿夜惊，睡眠不宁，大便干结等症。

2. 治疗原则　本病治疗以温补下元、固涩膀胱为主法。肺脾气虚者治以健脾益气，水火失济者治以清心滋肾，肝经湿热者治以清利湿热。

3. 证治分类

（1）下元虚寒

证候　夜间遗尿，多则一夜数次，尿量多，小便清长，面色少华，神疲倦怠，畏寒肢冷，腰膝酸软，舌质淡，苔白滑，脉沉无力。

辨证　本证以夜间遗尿，尿量多，次数频繁，兼见面白、形寒、腰膝酸软等虚寒诸症为要点。本证患儿体质多弱，病程长，迁延难愈。

治法　温补肾阳，培元固脬。

方药　菟丝子散加减。常用菟丝子、巴戟天、肉苁蓉、附子温补肾阳以暖下元；山茱萸、五味子、牡蛎、桑螵蛸益肾固涩以缩小便。

伴有寐深沉睡不易唤醒者，加炙麻黄以醒神；兼有郁热者，酌加栀子、黄柏兼清里热。

（2）肺脾气虚

证候　夜间遗尿，日间尿频而量多，小便清长，大便溏薄，面色少华或萎黄，神疲乏力，食欲不振，自汗、动则多汗，经常感冒，舌质淡红，苔薄白，脉弱无力。

辨证　本证以夜间遗尿，可伴有白天尿频、尿量多、小便清长，反复感冒，兼见神疲乏力、自汗、大便溏薄等虚弱诸证为要点。

治法　补肺健脾，益气升清。

方药　补中益气汤合缩泉丸加减。常用党参、黄芪、白术、甘草补气；陈皮理气；当归养血；升麻、柴胡升提中气；益智仁、山药、乌药温脾固涩。

寐深者，可加炙麻黄、石菖蒲宣肺醒神；兼有里热者，加栀子清其心火；纳呆者，加鸡内金、焦山楂、焦六神曲开胃消食。

（3）心肾失交

证候　梦中遗尿，寐不安宁，烦躁叫扰，白天多动少静，难以自制，或五心烦热，形体较瘦，舌质红，舌苔少，脉沉细数。

辨证　本证以白天玩耍过度，夜间梦中小便自遗，兼见多梦易惊，寐不安宁，五心烦热等心火偏亢、肾阴不足诸证为要点。

治法　清心滋肾，安神固脬。

方药　交泰丸合导赤散加减。常用地黄、竹叶、通草、甘草清心降火；黄连、肉桂交通心肾，清火安神。使水火既济，阴平阳秘。

五心烦热者，加五味子、酸枣仁、牡丹皮、山茱萸养阴安神；烦躁叫扰者，加龙骨、牡蛎、白芍、龟甲潜阳摄阴。

（4）肝经湿热

证候　梦中遗尿，小便量少色黄，大便干结，性情急躁，夜卧不安或寐中龂齿，目睛红赤，舌质红，苔黄腻，脉滑数。

辨证　本证以遗尿，小便量少，色黄臊臭，兼见夜寐龂齿，性情急躁，目睛红赤为要点。

治法　清利湿热，泻肝止遗。

方药　龙胆泻肝汤加减。常用龙胆草、黄芩、栀子、柴胡、地黄泻肝清热；车前子、泽泻、通草清热利湿；甘草调和诸药。

大便干结，性情急躁者，加决明子、柏子仁、瓜蒌子润燥安神；夜卧不宁，龂齿梦呓者，加胆南星、黄连、连翘化痰清心；舌苔黄腻者，加竹茹、薏苡仁、黛蛤散清化痰热。

【其他疗法】

1. 中药成药

（1）小儿遗尿宁颗粒　5~7岁5g，1日2次；8~14岁5g，1日3次。温开水冲服。用于下元虚寒证。

（2）缩泉丸　3~6岁2g、>6岁3g，1日3次。温开水送服。用于脾肾不足证。

2. 针灸疗法

（1）体针　主穴：神门、委中。温补下元配中极、肾俞、膀胱俞、太溪，针用补法。补中益气配气海、太渊、足三里、三阴交，针用补法。清利湿热配太冲、行间、阳陵泉，针用泻法。

（2）灸法　取穴：关元、中极、三阴交、命门、肾俞、膀胱俞，艾条悬灸，每穴5分钟。

（3）耳针　取皮质下、神门、内分泌、肾、肺、脾。

3. 捏脊疗法　从长强穴开始沿督脉两侧由下向上捏到大椎穴处为1遍，捏12遍，第7遍开始用"捏三提一"法，重点提捏膀胱俞、肾俞处。捏完后用拇指沿督脉的命门至大椎和两侧膀胱经从膀胱俞至肝俞各直推100次，然后在命门、膀胱俞、肾俞处各揉按约 1 分钟。1 日 1 次。

4. 敷贴疗法　取丁香 1 份，肉桂 2 份，益智仁 4 份，覆盆子 4 份，共研细末，过 200 目筛后装瓶备用。每次取 3g 药粉，用黄酒调制成药饼，药饼直径为 2cm，厚 0.5cm，敷于脐部，每晚 1 次，次晨除去。

【预防与调护】

1. 预防

（1）勿使患儿白天玩耍过度，睡前饮水太多。

（2）每晚按时唤醒排尿，逐渐养成自控的排尿习惯。

（3）每天晨起后排尿，告诉孩子不要憋尿，在学校内也要多次排尿，避免发生尿急及憋尿。

2. 调护

（1）夜间尿湿后要及时更换裤褥，保持干燥及外阴部清洁。

（2）白天可饮水；晚餐不进稀饭、汤水；晚餐后不再喝水、牛奶、饮料、汤药。临睡前将小便排净。

（3）夜间定时唤醒孩子排尿时，要确保小儿完全清醒。

（4）不体罚，不责骂，消除紧张心理，积极配合治疗。

第五节　五迟、五软

五迟、五软是小儿生长发育障碍的病证。五迟指立迟、行迟、齿迟、发迟、语迟；五软指头项软、口软、手软、足软、肌肉软。五迟、五软诸症既可单独出现，也可同时存在。本病多源于先天禀赋不足，古代归属于"胎弱"、"胎怯"。五迟、五软包括西医学之脑发育不全、脑性瘫痪、智能低下等病症。

隋代《诸病源候论·小儿杂病诸候》中已有"齿不生候"、"数岁不能行候"、"头发不生候"、"四五岁不能语候"等记载。《小儿药证直诀·杂病证》说："长大不行，行则脚细，齿久不生，生则不固"及"发久不生，生则不黑"。描述了五迟的部分证候。《张氏医通·婴儿门》认为其病因"皆胎弱也，良由父母精血不足，肾气虚弱，不能荣养而然"。五软在宋代之前，多与五迟并论，最早见于《活幼心书·五软》："爱自降生之后，精髓不充，筋骨痿弱，肌肉虚瘦，神色昏慢，才为六淫所侵，便致头项手足身软，是名五软。"病因为"良由父精不足，母血素衰而得"。关于预后，认为"婴孩怯弱不耐寒暑，纵使成人，亦多有疾"。

本病若症状较轻，早期治疗，疗效较好；若证候复杂，病程较长，属先天禀赋不足引起者，往往成为痼疾，目前虽能采用综合治疗改善其部分功能，但尚难以完全康复，达到正常儿童生长发育水平。

【病因病机】

五迟五软的病因多为先天禀赋不足，亦有后天调养失宜者。

1. 先天因素　父母精血虚损，或孕期调摄失宜，精神、起居、饮食、药治不慎等因素遗患胎儿，损伤胎元之气，或年高得子，或早产，或堕胎不成而成胎者，先天精气未充，髓脑未满，脏气虚弱，筋骨肌肉失养而成。

2. 后天因素　分娩时难产、产伤，使颅内出血，或生产过程中胎盘早剥、脐带绕颈，生后护理不当，发生窒息、中毒，或温热病后，因高热惊厥、昏迷造成脑髓受损，或乳食不足，哺养失调，致脾胃亏损，气血虚弱，精髓不充，而致生长发育障碍。

五迟、五软的病机为正虚邪实。正虚为气血虚弱，精髓不充，邪实为痰瘀阻滞心经脑络，心脑神明失主，导致五脏不足，生长发育障碍，运动、神志功能的低下。

肾主骨，肝主筋，脾主肌肉，人之站立行走，需要筋骨肌肉的协调运动。若肝肾脾不足，则筋骨肌肉失养，可现立迟、行迟；头项软而无力，不能抬举；手软无力而下垂，不能握举；足软无力，难于行走。齿为骨之余，若肾精不足，可见萌牙延迟；发为血之余、肾之苗，若肾气不充，血虚失养，可见发迟或发稀而枯。言为心声，脑为髓海，若心气不足，肾精不充，髓海不足，则见言语迟缓，智力不聪。脾开窍于口，主肌肉，若脾气不足，则可见口软乏力，吮吸咬嚼困难，肌肉软弱，肢体松弛无力。五迟、五软若因产伤、外伤等因素，损伤脑髓，瘀阻脑络，或热病后痰火上扰，痰浊阻滞，蒙蔽清窍，使窍道不通，心脑神明失主，肢体活动失灵。若痰浊瘀血阻滞心经脑络，也可使元神无主，心窍昏塞，神识不明而失聪，常常表现为智力低下、脑性瘫痪。

【临床诊断】

1. 诊断要点

（1）可有孕期调护失宜、药物损害，产伤、窒息，早产，以及喂养不当史，或有家族史，父母为近亲结婚或低龄、高龄产育者。

（2）小儿2～3岁还不能站立、行走为立迟、行迟；初生无发或少发，随年龄增长，仍稀疏难长为发迟；12个月时尚未出牙以及此后牙齿萌出过慢为齿迟；1～2岁还不会说话为语迟。

小儿半岁前后头项软弱下垂为头项软；咀嚼无力，时流清涎为口软；手臂不能握举为手软；2岁后还不能站立、行走为足软；皮宽肌肉松软无力为肌肉软。

五迟、五软不一定悉具，但见一二症者可分别作出诊断。

2. 鉴别诊断　五迟、五软可见于多种疾病，较常见者有以下几种，需要鉴别诊断。

（1）智力低下

智能明显低于同龄正常儿童水平，即智商低于均值以下超过两个标准差，在70以下。

同时存在适应功能缺陷或损害，即与其年龄和群体文化相称的个体功能，如社会技能、社会责任、交谈、日常生活料理、独立和自给能力的缺陷或损害。

出现在发育年龄阶段，即18岁以下，轻度者智商在50～70之间，中度者在35～49，重度者在20～34，极重度者在20以下。

理化检查：某些疾病引起的智能低下，如苯丙酮尿症者，尿三氯化铁试验阳性；

21 - 三体综合征者，染色体检查有助诊断；甲状腺功能减低者，骨骼 X 线检查提示骨龄落后，甲状腺功能检查提示甲低。

（2）脑性瘫痪 脑性瘫痪是指一组持续存在的导致活动受限的运动和姿势发育障碍综合征，由发育中的胎儿或婴儿脑部非进行性损伤或发育缺陷引起，主要表现为婴儿期出现的肌张力和姿势异常、运动发育落后及障碍、神经反射检查异常等，可合并智力障碍、癫痫、感知觉障碍、交流障碍、行为异常及其他异常。头颅 CT 或 MRI 能帮助了解是否有脑损伤或脑结构异常；脑电图可以了解是否合并癫痫；病原学检查可以了解患儿是否有宫内感染。

（3）脑白质营养不良 为常染色体隐性遗传性疾病。表现为步态不稳、语言障碍、视神经萎缩，1~2 岁发病前运动发育正常，病情呈进行性加重，白细胞或皮肤成纤维细胞中芳香硫脂酶 A 活性明显降低是本病的特异性诊断指标。

（4）婴儿型脊髓性肌萎缩症 为常染色体隐性遗传性疾病。主要表现为广泛而对称的进行性弛缓性麻痹和除面部肌肉以外的全身性骨骼肌萎缩，但智力发育多数正常。出生时一般表现尚可，3~6 个月后出现症状，肢体活动减少，上下肢呈对称性无力，进行性加重，膝腱反射减弱或难以引出，肌张力低下，肌肉萎缩。

（5）进行性肌营养不良 是一组遗传性的肌肉变性疾病，其特征为进行性的肌肉无力和萎缩。血清酶检查肌酸激酶（CK）升高；肌电图示肌源性损害；肌肉活检符合肌营养不良的改变。

【辨证论治】

1. 辨证要点 五迟五软采用脏腑辨证，立迟、行迟、齿迟、头项软、手软、足软，病在肝肾脾；语迟、发迟、肌肉软、口软，病在心脾。伴有脑性瘫痪、智力低下者，常有痰浊瘀血阻滞心经脑络。从病因分析，通过检查诊断为先天性脑病、染色体病、代谢性疾病者，可归属于先天不足，病多在肝肾脑髓；营养代谢因素所致者病多在脾；不良环境、社会心理损伤，伴发精神病者，病多在心肝；感染、中毒、损伤、物理因素所致者，多属痰浊瘀血为患。从轻重分析，五迟、五软仅见一二症者，病情较轻；五迟、五软并见，脑性瘫痪伴重度智力低下或癫痫者，病情较重。

2. 治疗原则 五迟、五软多属于虚证，以补为其治疗大法。若先天不足，肝肾亏损，宜补肾填髓，养肝强筋；若后天失调，心脾两虚，则健脾养心，补益气血。若因难产、外伤、中毒，或温热病后等因素致痰瘀阻滞者，可见实证，宜涤痰开窍，活血通络。亦有部分患儿属虚实夹杂者，须补益与涤痰活血配伍用药。本病要尽可能早期发现，及时治疗，治疗疗程宜长，可将有效方剂制成丸、散、膏剂，以半年为 1 疗程，重复 2~3 个疗程。除了辨证论治用药外，还应配合针灸、推拿、教育及功能训练等综合措施，方能取得一定疗效。

3. 证治分类

（1）肝肾亏虚

证候 筋骨萎弱，发育迟缓，坐起、站立、行走、萌齿等明显迟于正常同龄小儿，头项萎软，天柱骨倒，头型方大，目无神采，反应迟钝，囟门宽大，易惊，夜卧不安，舌质淡，舌苔少，脉沉细无力，指纹淡。

辨证　本证多见于脑发育不全、脑白质营养不良等退行性脑病及出生后脑损伤等症。以筋骨萎弱，运动功能发育迟缓，牙齿不能按期生长，头形方大，囟门宽大，反应迟钝，脉沉细无力为特征。严重者可见肢体瘫痪。

治法　补肾填髓，养肝强筋。

方药　加味六味地黄丸加减。常用熟地黄、山茱萸滋养肝肾；鹿茸温肾益精；五加皮强筋壮骨；山药健脾益气；茯苓、泽泻健脾渗湿；牡丹皮凉血活血；麝香活血开窍。

齿迟者，加紫河车、何首乌、龙骨、牡蛎补肾生齿；立迟、行迟者，加牛膝、杜仲、桑寄生补肾强筋壮骨；头项软者，加锁阳、枸杞子、菟丝子、巴戟天补养肝肾；易惊、夜卧不安者，加丹参、远志养心安神；头型方大、下肢弯曲者，加珍珠母、龙骨壮骨强筋。

（2）心脾两虚

证候　语言发育迟滞，精神呆滞，智力低下，头发生长迟缓，发稀萎黄，四肢痿软，肌肉松弛，口角流涎，吮吸咀嚼无力，或见弄舌，纳食欠佳．大便秘结，舌淡胖，舌苔少，脉细缓，指纹色淡。

辨证　本证多为久病体弱所致，或为甲状腺功能低下等代谢性疾病及某些脑炎后遗症。语言发育迟滞，精神呆滞，智力低下，头发稀疏，口角流涎，纳食欠佳，舌淡胖，脉细缓为特征。

治法　健脾养心，补益气血。

方药　调元散加减。常用人参、黄芪、白术、山药、茯苓、甘草益气健脾；当归、熟地黄、白芍、川芎补血养心；石菖蒲开窍益智。

语迟失聪者，加远志、郁金化痰解郁开窍；发迟难长者，加何首乌、肉苁蓉、桑椹养血益肾生发；四肢痿软者，加桂枝温通经络；口角流涎者，加益智仁温脾益肾固摄；气虚阳衰者，加肉桂、附子温壮元阳；脉弱无力者，加五味子、麦冬养阴生脉。

（3）痰瘀阻滞

证候　失聪失语，反应迟钝，意识不清，动作不自主，或有吞咽困难，口流痰涎，喉间痰鸣，或关节强硬，肌肉软弱，或有癫痫发作，舌体胖有瘀斑瘀点，苔腻，脉沉涩或滑，指纹暗滞。

辨证　本证多见于脑病后遗症、先天性脑缺陷、颅脑产伤及外伤史者。以失聪失语，反应迟钝，意识不清，动作不自主，喉间痰鸣，或关节强硬，舌上瘀斑瘀点，脉沉涩为特征。严重者有癫痫发作。

治法　涤痰开窍，活血通络。

方药　通窍活血汤合二陈汤加减。常用半夏、陈皮、茯苓、远志、石菖蒲涤痰开窍；桃仁、红花、郁金、丹参、川芎、赤芍、麝香活血通络。

心肝火旺，惊叫、抽搐者，加黄连、龙胆草、羚羊角清心平肝；大便干结者，加大黄通腑涤痰；躁动者，加龟甲、天麻、牡蛎潜阳息风；关节酸痛，屈伸不利者，加伸筋草舒筋活络。若并发癫痫者，参考瘀血痫治疗。

【其他疗法】

1. 中药成药

（1）杞菊地黄丸　水蜜丸：每袋 6g；小蜜丸：每袋 9g。水蜜丸：<3 岁 2g、3~6 岁 4g、>6 岁 6g，1 日 2 次。小蜜丸：<3 岁 3g、3~6 岁 6g、>6 岁 9g，1 日 2 次。温开水送服。用于肝肾亏虚证。

（2）孔圣枕中丸　<6 岁 3g、>6 岁 3~6g，1 日 2 次。温开水送服。用于肝肾亏虚证。

（3）归脾丸　浓缩丸每 8 丸相当于原生药 3g。<1 岁 3~4 丸、1~3 岁 4~5 丸、4~7 岁 6~7 丸、>7 岁 8~10 丸，1 日 3 次。温开水送服。用于心脾两虚证。

（4）十全大补颗粒　每袋装 15g、30g。<3 岁 5g、3~6 岁 10g、>6 岁 15g，1 日 2 次。温开水冲服。用于心脾两虚证。

2. 中药外治

（1）中药洗浴　黄芪、当归、川芎、鸡血藤、红花、伸筋草、透骨草、川牛膝等，加水煮沸，将药液倒入浴盆中，待温度适当时，用药液浸洗患肢或全身，每次 30 分钟，1 日 1 次，3 个月为 1 疗程。用于肢体僵硬、筋脉拘急、屈伸不利者。

（2）中药熏蒸　伸筋草、透骨草、络石藤、木瓜、鸡血藤、当归、杜仲、川牛膝、桃仁、红花、桂枝等，加水煎煮后取药液，放入中药熏蒸气疗仪内，熏蒸患儿体表。每次 15~30 分钟，1 日 1 次，3 个月为 1 疗程。用于肢体僵硬、筋脉拘急、屈伸不利者。

3. 推拿疗法

（1）肝肾亏虚证　穴位点按取穴：肝俞、肾俞、阳陵泉、悬钟、太溪、太冲。配穴：下肢运动障碍者，加环跳、委中、承山；上肢运动障碍者，加曲池、手三里、外关、合谷、后溪；膝关节伸展无力者，加内外膝眼、阴市、梁丘；足内翻者，加昆仑、丘墟；足外翻者，加三阴交、商丘；尖足者，加足三里、解溪；智力落后者，加百会、四神聪；斜视者，加睛明、四白、鱼腰。循经推按：足太阳膀胱经（承扶至昆仑），足少阳胆经（环跳至悬钟）。

（2）心脾两虚证　穴位点按取穴：心俞、脾俞、神门、三阴交、足三里、百会、四神聪。配穴：语言落后者，加哑门、通里、廉泉；流涎者，加地仓、颊车。循经推按：督脉（大椎至长强），足阳明胃经（髀关至解溪）。

（3）痰瘀阻滞证　穴位点按取穴：足三里、阴陵泉、丰隆、血海、膈俞、肺俞。配穴：听力障碍者，加听宫、听会；语言謇涩者，加廉泉；口角流涎者，加地仓、颊车；关节僵硬者，加委中、尺泽；智力落后者，加百会、四神聪。循经推按：足阳明胃经（髀关至解溪），手太阴肺经（云门至鱼际）。

4. 针灸疗法

（1）头皮针　采用焦氏头针、靳氏头针及国际标准化方案分区定位及治疗方法。主穴：运动区、感觉区、双侧足运感区、运动前区、附加运动区。配穴：智力低下者，加智三针、四神针；语言障碍者，加语言 、 、 区、颞前线；听力障碍者，加晕听区、耳前三穴、颞后线；视觉障碍者，加视区、眼周穴位；精神行为障碍者，加情感控制区；平衡协调功能差者，加平衡区或脑三针；精细动作差者，加手指加强区；伴癫痫者，加额中线、制癫区；肌张力不全、舞蹈样动作、震颤明显者，加舞蹈震颤控制区；表情淡漠、注意力不集中者，加额五针、定神针。快速捻转 3 ~ 5 次，留针 30 ~ 60 分钟，15 ~ 20 分钟行针 1 次，1 日 1 次，30 次为 1 个疗程。用于各证。

（2）体针 分证论治，每次选主穴 2 ~ 3 个、配穴 4 ~ 5 个，予补法或平补平泻法，不留针。1 日 3 次，3 个月为 1 疗程。

肝肾亏虚证：主穴：肝俞、肾俞、足三里、三阴交、悬钟。配穴：上肢瘫者，加曲池、手三里、外关、合谷、后溪；下肢瘫者，加环跳、阳陵泉、委中、太冲；易惊、夜卧不安者，加神庭、印堂、内关、神门。针刺手法：平补平泻法。

心脾两虚证：主穴：心俞、脾俞、神门、血海、通里、梁丘。配穴：四肢无力者，加曲池、足三里；咀嚼无力、口角流涎者，加颊车、地仓；食欲不振者，加中脘、足三里；语言迟滞者，加哑门、廉泉。针刺手法：以补法为主。

痰瘀阻滞证：主穴：膈俞、脾俞、血海、丰隆、足三里。配穴：口角流涎者，加地仓、颊车；吞咽困难者，加廉泉、天突；言语不利者，加劳宫、通里、廉泉。针刺手法：补泻兼施。

（3）灸法 灸足踝 3 壮，或灸心俞、脾俞各 3 壮，1 日 1 次。用于心脾两虚证。

（4）耳针 取心、肾、肝、脾、皮质下、脑干，隔日 1 次。用于各证。

功能训练 脑性瘫痪功能训练包括运动、技能、语言训练，运用矫形器。符合手术适应症者可手术治疗。

【预防与调护】

1. 预防

（1）大力宣传优生优育知识，禁止近亲结婚，婚前、孕期进行健康检查，以避免生育遗传性疾病患儿。

（2）孕妇注意养胎、护胎，加强营养，不乱服药物。

（3）婴儿应合理喂养，注意防治各种急、慢性疾病。

2. 调护

（1）重视功能锻炼，加强智力训练教育。

（2）加强营养，科学喂养。

（3）用推拿疗法按摩痿软肢体，防止肌肉萎缩。

第六节 性 早 熟

性早熟指女孩 8 岁以前、男孩 9 岁以前出现第二性征的内分泌疾病。性早熟是现代病名，古代文献中论述较少，也没有与性早熟对应的病名。古医籍中的"乳病"应包括儿童患此病者在内，若在女孩 8 岁以前、男孩 9 岁以前发病者与单纯乳房早发育有关。

临床上性早熟分为真性、假性及不完全性三种类型，以真性性早熟最常见。真性性早熟中无特殊原因可查明者，称为特发性真性性早熟，80%～90%的女性患儿为特发性真性性早熟，而男性患儿多数为器质性病变引起，故男性真性性早熟应特别注意探查原发疾患。

由于不同国家、种族及地区间儿童生长发育的差异，性早熟的发病率在 0.38%～1.7%。随着社会经济的进步和环境的改变，本病发病率有逐步提高的趋势，目前已经成为儿科临床最常见的内分泌疾病之一。性早熟多发于女性，女孩发病率为男孩的 4～5 倍，春夏季节发病的儿童明显多于秋冬季节，经济发达地区的发病率较高。

【病因病机】

真性性早熟［中枢性或促性腺激素释放激素（GnRH）依赖性性早熟］缘于下丘脑提前增加了 GnRH 的分泌和释放量，激活性腺轴功能，导致性腺发育和分泌性激素，使内、外生殖器发育和第二性征呈现，大部分由下丘脑的神经内分泌功能失调所致，少数是由下丘脑垂体器质性病变或先天畸形所致；假性性早熟（外周性或非 GnRH 依赖性性早熟）缘于性激素合成或摄入增加，但垂体分泌的促性腺激素（Gn）不高，见第二性征呈现，但性征发育不按正常发育程序进展，性腺在青春前期水平，多由中枢以外其他脏器病变，或者摄入外源性性激素所致；不完全性（部分性）性早熟系因下丘脑稳定的负反馈机制尚未建立，而有一时性卵泡刺激素（FSH）及雌二醇（E_2）增高所致，为孤立的性发育的表现，不伴有其他性征的发育，女孩多见乳房早发育，亦有单纯阴毛早现、单纯月经早潮。

古代医学文献中虽无明确的性早熟的记载，但对性发育过程却有深刻的认识，早在《素问·上古天真论》中就明确指出：“女子七岁，肾气盛，齿更、发长。二七而天癸至，任脉通，太冲脉盛，月事以时下，故有子……丈夫八岁，肾气实，发长齿更。二八，肾气盛，天癸至，精气溢泻，阴阳和，故能有子。”肾为先天之本，与生长发育生殖密切相关。经络学说认为乳房、阴部皆为足厥阴肝经所络。脾为后天之本，气血生化之源，脾虚痰湿壅滞，气机不畅，气滞血瘀，冲任失调。由此可见，性早熟的发生与肾、肝、脾三脏功能及天癸的期至有关。

现代研究认为，本病的发生多因疾病、营养过剩、过食某些滋补品及含生长激素合成饲料喂养的禽畜类食物，或误服某些药物，或过早接触“儿童不宜”的影视作品，使体内脏腑阴阳平衡失调，阴虚火旺、相火妄动，肝气郁结、郁而化火，痰湿壅滞、冲任失调，导致天癸早至。其病变主要在肾、肝、脾三脏。

1. 阴虚火旺　肾藏精，主生长发育与生殖，具有促进机体生长发育和生殖的生理功能。小儿肾常虚，在致病因素作用下，易出现肾之阴阳失衡，常为肾阴不足，不能制阳，相火偏亢则天癸早至，第二性征提前出现。火性炎上，故同时表现出烦躁易怒，面红潮热，多汗等症。

2. 肝郁化火 肝藏血，主疏泄，为调节气机之主司。小儿肝常有余，若因疾病或精神因素导致肝气郁结，郁而化火，肝火上炎，可致天癸早至。除第二性征提前出现外，因气机升降失司，阻遏于胸，不通则痛，出现乳房胀痛，胸闷不适；肝经湿热熏蒸于上，则脸部出现痤疮；湿热下注，则带下增多、色黄。

3. 痰湿壅滞 脾主运化水湿及水谷精微。小儿脾常不足，若长期偏好膏粱厚味，损伤脾胃，可致脾失健运，水液壅滞，日久成痰，痰湿阻络，气血运行不畅，冲任失调，引动天癸早至，第二性征提前出现。营养过剩，膏脂壅积，则形体肥胖；痰湿壅阻，气机不畅，则胸闷喜叹息；痰湿流注下焦，伤及任、带，则带下增多。若痰湿郁久化热，还可见口苦黏腻，大便秘结。

【临床诊断】

1. 诊断要点

（1）**临床表现** 女孩在8岁之前、男孩在9岁之前出现性发育征象。一般女孩先有乳房增大，阴唇发育，色素沉着，接着阴道分泌物增多，出现阴毛、腋毛，最后月经来潮。男孩先睾丸增大，继之阴茎增粗，可有阴茎勃起，阴囊皮肤皱褶增加、着色，出现阴毛、腋毛、痤疮以及胡须、喉结，变声，甚至有夜间遗精。患儿同时伴有身高增长加速。

（2）**实验室检查**

血清激素水平测定：血清黄体生成素（LH）、卵泡刺激素（FSH）、雌二醇（E_2）、泌乳素（PRL）、睾酮（T）等激素水平，随着性早熟的进程而明显增高。

骨龄（非优势手包括腕关节的X线摄片）：真性性早熟患儿骨龄往往较实际年龄提前。

盆腔B超检查：女孩子宫、卵巢B超，显示子宫、卵巢成熟度超过同年龄儿童。

头颅核磁共振成像（MRI）：中枢神经系统器质性病变时，重点观察下丘脑及垂体部位可见有异常改变。

2. 鉴别诊断

（1）**真性性早熟与假性性早熟的鉴别** 真性性早熟是由下丘脑—垂体—性腺轴提前发动，功能亢进所致，可导致生殖能力提前出现。假性性早熟是由于内源性或外源性性激素的作用，导致第二性征提前出现，患儿并不具备生殖能力。真性者促性腺激素水平升高，假性者水平低下。LHRH兴奋试验，真性者FSH、LH水平显著升高，假性者无此反应。

（2）**特发性性早熟与器质性性早熟的鉴别** 特发性者，一般查无原因。器质性者，先天性甲状腺机能减低症骨龄显著落后，甲状腺素低下；性腺肿瘤者性激素增加极甚；先天性肾上腺皮质增生者见有皮肤色素沉着，肾上腺肥大；颅内肿瘤者头颅MRI可见占位性病变。

（3）**单纯乳房早发育** 为女孩不完全性性早熟，起病常<2岁，仅乳房轻度发育，常呈周期性变化。不伴有骨龄增速。

【辨证论治】

1. 辨证要点　性早熟的共有症状为第二性征提前出现，临床应先辨脏腑，后辨虚实。病在肾者，属虚证，多为肾阴不足，症见潮热盗汗，五心烦热，舌红少苔，脉细数。病在肝者，属实证，多为肝郁化火，症见心烦易怒，胸胁胀闷，舌红苔黄，脉弦细数。病在脾者，多属虚实夹杂，为痰湿壅滞、冲任失调，症见躯脂满盈，胸闷叹息，大便秘结或稀溏，口中黏腻，舌苔腻，脉濡数。

2. 治疗原则　性早熟的治疗以滋阴降火，疏肝泄火，健脾化痰为主法。性早熟的治疗需要长期用药，特别是特发性真性性早熟，一般需要维持到正常青春期开始的年龄才能停药。

3. 证治分类

（1）阴虚火旺

证候　女孩乳房发育及内外生殖器发育，月经提前来潮；男孩生殖器增大，声音变低，有阴茎勃起。伴形体消瘦，面红潮热，盗汗，五心烦热，舌红少苔，脉细数。

辨证　本证患儿多形体消瘦。临床除第二性征提前出现外，面红潮热，盗汗，五心烦热，舌红少苔，脉细数等阴虚火旺证候为辨证要点。

治法　滋补肾阴，清泻相火。

方药　知柏地黄丸加减。常用知母、地黄、玄参、龟甲、山药滋补肾阴；黄柏、牡丹皮清热泻火；泽泻、茯苓健脾以滋肾。

五心烦热者，加竹叶、莲子心清心除烦；潮热盗汗者，加地骨皮、白薇养阴清热；阴道出血者，加茜草、仙鹤草凉血止血。

（2）肝郁化火

证候　女孩乳房及内外生殖器发育，月经来潮；男孩阴茎及睾丸增大，声音变低沉，面部痤疮，有阴茎勃起和射精。伴乳房胀痛，胸胁胀闷，心烦易怒，舌红苔黄，脉弦细数。

辨证　本证临床除第二性征提前出现外，还有急躁易怒，乳房胀痛，胸胁胀闷，舌红苔黄，脉弦细数等特点。

治法　疏肝解郁，清肝泻火。

方药　丹栀逍遥散加减。常用柴胡、枳壳疏肝解郁；牡丹皮、栀子清血中之伏火；龙胆草、夏枯草清肝经之实火，且清泻下焦湿热；地黄、当归、白芍养阴和血，以制肝火，祛邪而不伤正；甘草调和诸药。

乳房胀痛者，加香附、郁金、瓜蒌皮疏肝理气；带下色黄而臭秽者，加椿根皮、黄柏清热燥湿；面部痤疮量多者，加桑白皮、黄芩清泻肺热。方中龙胆草应从小剂量开始，逐渐加量，以免过量而克伐胃气。

（3）痰湿壅滞

证候　女孩乳房发育及内外生殖器发育，带下增多，月经提前来潮；男孩生殖器增大，声音变低，面部痤疮，有阴茎勃起。伴躯脂满盈，胸闷叹息，大便秘结或稀溏，口中黏腻，舌苔腻，脉濡数。

辨证　本证患儿多形体肥胖，喜食厚味滋腻之品。临床除第二性征提前出现外，躯脂满盈，胸闷叹息，口中黏腻，舌苔腻，脉濡数为特点。本证日久，郁而化热，可成痰热互结证，湿重于热者，见大便稀溏，喜静懒言，带下清稀色白，舌质淡；热重于湿者，见大便秘结，带下色黄秽浊，口苦，面部痤疮，舌质红。

治法　健脾燥湿，化痰散结。

方药　二陈汤加减。常用法半夏、苍术燥湿化痰；茯苓、白术、陈皮理气健脾；海藻、昆布、山慈菇软坚散结；生麦芽理气消肿。

带下清稀量多者，加芡实、薏苡仁燥湿止带；大便稀溏者，加山药、白扁豆健脾渗湿；大便秘结者，加枳实、槟榔行气导滞；性急易怒者，加栀子、夏枯草清肝泻火；带下黄浊者，加椿根皮、黄柏清热燥湿。形体肥胖者，加荷叶、丹参、山楂、瓜蒌皮利湿消脂。方中山慈菇有小毒，应小剂量使用。

【其他疗法】

1. 中药成药

（1）知柏地黄丸　3~6岁1.5g，1日3次；>6岁3g，1日2次。温开水送服。用于阴虚火旺证。

（2）大补阴丸　<3岁2g、3~6岁4g、>6岁6g，1日2次。温开水送服。用于阴虚火旺证。

（3）丹栀逍遥丸　<3岁2g、3~6岁4g、>6岁6g，1日2次。温开水送服。用于肝郁化火证。

2. 针灸疗法

（1）耳穴贴压法　取交感、内分泌、肾、肝、神门、脾。先将耳郭用75%酒精消毒，以探棒找阳性反应点，然后将带有王不留行籽的胶布贴于阳性反应点处，手指按压，使耳郭有发热胀感。每日按压5次，每次5分钟，1周换贴1次，两耳交替。用于阴虚火旺证、肝郁化火证。

（2）体针　取穴三阴交、血海、肾俞，配关元、中极，针用补法，每周2~3次，用于阴虚火旺证。取穴肝俞、太冲，配期门，针用泻法，每周2~3次，用于肝郁化火证。

3. 西医疗法　适用于病程较长、病情较重的患儿。

（1）促性腺激素释放激素类似物（GnRHa）　能竞争性抑制自身分泌的GnRH，减少垂体促性腺激素的分泌。60~100 g/kg，皮下或肌肉注射，每4周1次，连续2年。此药除改善性征外，还可延缓骨骺闭合，早期使用能改善成年期终身高。

（2）甲孕酮　用于女孩性早熟。10~30mg/d，口服。出现疗效后，减量维持。

（3）环丙孕酮　能阻断性激素受体，并可减少促性腺激素的释放。70~150mg/（$m^2 \cdot d$），口服。

（4）手术治疗　确诊性早熟是由于肿瘤引起且可以手术者，应及早手术治疗。

【预防与调护】

1. 预防

（1）幼儿及孕妇禁止服用含有性激素类的滋补品，如人参蜂皇浆、鹿茸、新鲜胎盘、花粉等，以预防假性性早熟的发生。

（2）儿童不使用含激素的护肤品，不看"儿童不宜"的影视作品。

（3）不食用含生长激素合成饲料喂养的禽畜类食物。

（4）哺乳期妇女不服避孕药。

（5）控制体重，避免肥胖。

2. 调护

（1）对患儿及家长说明特发性性早熟发生的原因，解除其思想顾虑。提醒家长注意保护儿童，避免遭受凌辱，造成身心创伤。

（2）对已有心理问题的性早熟患儿，由心理医生介入进行心理疏导。

（3）不食用含激素的食物，控制使用激素类药物。

第九章 传染病

第一节 麻 疹

　　麻疹是感受麻疹时邪（麻疹病毒）引起的急性出疹性传染病，临床以发热，咳嗽，鼻塞流涕，泪水汪汪，口腔两颊近臼齿处可见麻疹黏膜斑，周身皮肤按序泛发麻粒样大小的红色斑丘疹，疹退时皮肤有糠麸样脱屑和色素沉着斑为特征。

　　有关本病的最早记载见于宋《小儿药证直诀·疮疹候》："面燥腮赤，目胞亦赤，呵欠顿闷，乍凉乍热，咳嗽喷嚏，手足梢冷，夜卧惊悸，多睡，并疮疹证，此天行之病也。"明·王肯堂的《证治准绳·幼科·麻疹》将本病分为初热期、见形期、收没期。本病各地称谓不同，如川广叫做麻子、北方称为疹子、浙江名为瘄子、江苏又名痧子。麻疹是儿科古代四大要证"痧、痘、惊、疳"之一，严重危害小儿身体健康。我国自20世纪60年代普遍使用麻疹减毒活疫苗进行预防接种之后，该病的发病率显著下降，大流行得到有效控制。但近年来，麻疹发病率又有增高趋势，发病人群主要集中在农村及城市流动人口中，因此仍应加强麻疹防治工作。

　　本病传染性强，易于引起流行，为儿科常见传染病。发病前1~2周常有与麻疹患者接触史。四季均可发病，但好发于冬春季节。发病从过去6个月至5岁小儿多见，向现在大多是8个月以内婴儿和7岁以上学龄儿童甚至成人转变。近年来，临床非典型麻疹病例增多，表现为症状较轻，病程较短，重证、逆证少见。未接种过麻疹疫苗，又未患过麻疹者，其典型病例亦时有所见。麻疹若能及时治疗，合理调护，疹点按期有序布发，则预后良好。若麻疹出现变证，可产生逆险证候，甚至危及生命。本病患病后一般可获得终生免疫。

【病因病机】

　　麻疹的病因为感受麻疹时邪，其主要病变在肺脾。本病在发生发展的过程中往往有顺证与逆证的不同。顺证指人体正气强盛，正邪交争，正气可以抗邪外出，疾病向愈。逆证指邪毒深重，正不敌邪，发生变证。

　　1. 卫热传营　肺居上焦，为手太阴，外合皮毛，开窍于鼻。麻为阳毒，善袭阳位，由口鼻侵入，首犯肺卫，致肺卫失宣，表现初热期的病变。脾主四肢肌肉，为足太阴。

麻毒时邪在肺卫不解，热盛入里，从太阴传入阳明，从肺传胃传脾，郁于肺脾，正邪交争，气分热盛，内窜营分，血络受损，正气驱邪，毒泄肌肤，故见肌肤疹点显露，色红赤，小如粟，摸之碍手，按序先发颈项，再至头面、胸背，及于全身，达于四肢、手足掌面，是为见形期改变。如正能抗邪，毒随疹泄，邪气渐衰渐退，阴津耗伤，病至收没期，疾病向愈。

2. 邪毒闭肺　肺为娇脏，性喜清肃，主宣发肃降，为水之上源。喉为肺系，司发声，行呼吸。若麻毒炽盛，或失治、误治，或发疹期间，复感外邪，邪束肌表，均可致疹发不畅，正不敌邪，邪毒不能外泄，必内壅于肺，化热灼津，炼液成痰，痰热互结，壅塞气道，以致肺失宣肃，闭郁不宣，肃降无权，出现邪毒闭肺；或循经上攻咽喉，出现邪毒攻喉的逆证改变。

3. 邪陷厥阴　心为神明之府，肝为风木之脏。如感邪较重，或素体正气不足，或治疗不当，或调护失宜，均可导致正虚不能托邪外泄而邪毒内陷，由气热深入营血，邪陷厥阴心肝，热极生风，热闭心神。动风见两目窜视、口噤项强、惊厥抽搐等；闭窍见高热烦躁、神识不清、谵语，甚至昏迷等症。

【临床诊断】

1. 诊断要点

（1）易感儿，在流行季节，有麻疹接触史。潜伏期大多6~18天。

（2）疾病初热期，发热，咳嗽，喷嚏，鼻塞流涕，泪水汪汪，畏光羞明，口腔内两颊黏膜近臼齿处可见麻疹黏膜斑；发热经过3~4天后，进入见形期，热盛出疹，皮疹按序透发，约3~4天出齐；疹点透齐后身热渐平，皮疹渐退，是为收没期，皮肤留下糠麸样脱屑和色素沉着斑。麻毒深重者，常可在病程中合并邪毒闭肺、邪毒攻喉、邪陷心肝等危重变证。

（3）麻疹皮疹呈暗红色斑丘疹，但皮疹与皮疹之间皮肤颜色正常。邪毒深重者，皮疹稠密，融合成片，疹色紫暗；邪毒内陷者，可见皮疹骤没，或疹稀色淡。

（4）血常规：疹前期白细胞总数正常或减少，中性粒细胞及淋巴细胞几乎相等。非典型麻疹患者，嗜酸性粒细胞增多。

（5）血清学检查：　抗体检测：ELISA法检测血清特异性IgM、IgG。　抗原检测：免疫荧光法检测鼻咽部脱落细胞内的麻疹病毒抗原。

以上诊断要点具备2、3项，参考第1、4项，可诊断为麻疹。疑似病例采用血清学检查可协助诊断。

2. 鉴别诊断

（1）奶麻（幼儿急疹）　突然高热，但全身症状轻微，身热始退或热退稍后即出现玫瑰红色皮疹，以躯干、腰部、臀部为主，面部及肘、膝关节等处较少。皮疹出现1~2天后即消退，疹退后无脱屑及色素沉着斑。

（2）风疹　发热1天左右，皮肤出现淡红色斑丘疹，初见于头面部，迅速向下蔓延，1天内布满躯干和四肢。出疹2~3天后，发热渐退，皮疹逐渐隐没，皮疹消退后，无或有少量皮肤脱屑，但无色素沉着。无泪水汪汪和麻疹黏膜斑。

（3）丹痧（猩红热） 起病急骤，发热数小时~1天皮肤猩红，伴细小红色丘疹，自颈、腋下、腹股沟处开始，2~3天遍布全身，疹退有脱屑而无色素沉着。在出疹时可伴见口周苍白圈、草莓舌。

【辨证论治】

1. 辨证要点 麻疹有顺证、逆证之分。顺证即出疹顺利，收没如期，以邪犯肺卫为先，继而热炽肺胃，后期邪退津伤，无合并症。顺证占本病的大多数，预后良好。逆证指出疹不顺利，或暴出暴收，或时隐时现，或出而无序，并易出现合并症。常见合并症有邪毒闭肺、邪毒攻喉、邪陷心肝等，出现合并症者病情较重，严重者有生命危险。另有麻疹轻证者，麻疹黏膜斑不明显，皮肤红色斑丘疹稀疏、色淡，疹退后无色素沉着或脱屑，发热一般不过高，病程1周左右，无合并症，预后良好。

2. 治疗原则 本病以清凉透疹为基本法则，以"麻不厌透"、"麻喜清凉"为原则。顺证有宣透、清解、养阴之序：初热期宣肺透疹为主；见形期治以清热解毒，佐以透疹；收没期治以甘寒养阴清热为主。总之，麻疹的治疗以透疹达邪，清凉解毒为要。但清凉不可过用苦寒，以防伤阳而透邪无力；透疹不可过用辛温，以避温燥伤津。逆证的治疗以透疹、解毒、扶正为基本原则。如麻毒内陷，麻疹暴出，皮疹稠密，疹色紫暗者，治以清热解毒，凉血化瘀；如素体虚弱，无力透疹而致皮疹逾期未出，或皮疹稀疏，疹色偏淡者，治以益气升提；如寒邪袭表，皮疹隐没者，治以散寒解表。如麻毒闭肺，治以宣肺开闭，解毒化痰，佐以辛凉透疹；麻毒攻喉，治以清热解毒，利咽消肿，佐以解毒透疹；邪陷心肝，治以平肝息风，清心开窍，佐以解毒透疹。出现心阳虚衰之险证时，当回阳救逆，扶正固脱为先。对于麻疹逆证的重症患儿，还应中西医药配合治疗，以提高疗效。本病还可结合其他治法，如中药成药、熏洗法、推拿疗法等。

3. 证治分类

（1）顺证

邪犯肺卫（初热期）

证候 发热，2~3日后在口腔两颊近臼齿处可见麻疹黏膜斑，为约1.0mm的白色小点，周围红晕，1~2日可累及整个颊黏膜。伴恶风，头身痛，鼻塞流涕，咳嗽，双目畏光、红赤，泪水汪汪，咽红肿痛，精神不振，纳食减少，舌边尖红，苔薄黄，脉浮数，指纹淡紫。

辨证 本证见于麻疹初期，从开始发热至出疹，约3天左右，又称疹前期。起病较急，常以发热、咳嗽、鼻塞流涕、泪水汪汪、畏光羞明等为临床特征。麻疹起病2~3天，可见患儿口腔内两颊近臼齿处出现麻疹黏膜斑，是麻疹早期诊断的依据。如接种过麻疹减毒活疫苗而发病者，其症状多较轻而不典型，病程亦较短。

治法 辛凉透表，清宣肺卫。

方药 宣毒发表汤加减。常用升麻解肌透疹而解毒；葛根解肌透疹且生津；荆芥、防风、薄荷疏风解表透疹；连翘清热解毒；前胡、牛蒡子、桔梗、甘草宣肺利咽止咳。

发热恶寒，鼻流清涕者，加苏叶、荆芥辛温解表；发热烦躁，咽红口干者，加金银花、蝉蜕辛凉解表；咽喉疼痛，乳蛾红肿者，加玄参、射干、马勃利咽消肿；潮热有汗，精神疲倦，恶心呕吐，大便稀溏者，加藿香、佩兰燥湿和中；夜睡不安，尿黄短少者，加淡竹叶、通草清心利水。

麻疹轻证患者多见于潜伏期内接受过丙种球蛋白注射，或曾接种过麻疹疫苗，或<8个月婴儿体内尚留存母亲抗体者。表现为低热，有轻度肺卫症状，麻疹黏膜斑不明显，皮肤红色斑丘疹稀疏、色淡，疹退后无色素沉着或脱屑，病程1周左右，无合并症，常作邪犯肺卫诊断，可依此证辨治。

邪入肺胃（见形期）

证候　发热，3～4日后于耳后、发际、颈项、头面、胸腹、四肢顺序出现红色斑丘疹、稠密、紫红，伴壮热、烦躁、咽红肿痛，咳嗽加重，目赤眵多，纳差，口渴欲饮，大便秘结，小便短赤，舌质红绛，苔黄腻，脉洪数，指纹紫。

辨证　由麻疹的皮疹出现至疹点透齐，约3天左右，又称出疹期。病程常经过3～4天，以皮疹布发为特征。始见于耳后、发际，继而头面、颈部、胸腹、四肢，最后手心、足底、鼻准部见疹即为麻疹透齐。临床上皮疹的透发常与发热密切相关，热势多呈起伏，称为"潮热"，且发热常与微汗并见，皮疹又随潮热、汗出而透发。临床以麻疹按期透发者属顺证，故在出疹期不宜轻易退热，同时须注意观察各种逆证征象，早期发现，防止邪毒内陷。

治法　清凉解毒，透疹达邪。

方药　清解透表汤加减。常用金银花、连翘、桑叶、菊花辛凉清热，解毒透邪；西河柳、葛根、蝉蜕、牛蒡子发表透疹；升麻解毒透疹；紫草清热凉血。

壮热不退，烦躁不安者，加栀子、黄连、石膏清热解毒；皮疹稠密，疹点红赤，紫暗成片者，加牡丹皮、赤芍、丹参凉营解毒；神识昏蒙、嗜睡者，加石菖蒲、郁金豁痰开窍；壮热不退，四肢抽搐者，加羚羊角、钩藤清肝息风；低热不退，口干，舌绛者，加地黄、淡竹叶、玄参养阴清热；咳嗽气粗，喉间痰鸣者，加桑白皮、杏仁、炙冬花、浙贝母肃肺化痰；齿衄、鼻衄者，加藕节炭、仙鹤草、白茅根凉血止血；身热不起，皮疹未透，或疹稀色淡者，加黄芪、太子参益气扶正。

阴津耗伤（收没期）

证候　出疹后3～4日，皮疹按出疹顺序开始消退，皮肤有糠麸样脱屑和色素沉着，发热减退，神宁疲倦，纳食增加，口干少饮，咳嗽减轻，或声音嘶哑，大便干结，舌红少津，苔薄，脉细数，指纹淡紫。

辨证　本证从皮疹透齐至疹点收没，约3天左右，临床见于麻疹顺证后期及非典型麻疹病例。邪毒已透，皮疹先出者先没，依次渐回，发热已退，胃纳转佳，精神转安，脉静身凉，是为邪退正复的证候表现。

治法　养阴益气，清解余邪。

方药　沙参麦冬汤加减。常用南沙参、麦冬、天花粉、玉竹滋养肺胃津液；桑叶清透余热；扁豆、甘草养胃益气。

潮热盗汗，手足心热者，加地骨皮、银柴胡清解虚热；神倦自汗，纳谷不香者，加炒谷芽、炒麦芽、鸡内金养胃助运；大便干结者，加瓜蒌子、火麻仁润肠通便。

（2）逆证

邪毒闭肺

证候 壮热持续，烦躁，精神委靡，咳嗽气喘、憋闷，鼻翼煽动，呼吸困难，喉间痰鸣，口唇紫绀，面色青灰，不思进食，皮疹融合、稠密、紫暗或见瘀斑，乍出乍没，大便秘结，小便短赤，舌质红绛，苔黄腻，脉滑数，指纹紫滞。

辨证 此属麻疹过程中逆变重证之一，为合并肺炎喘嗽。临床以麻疹暴出，皮疹稠密，疹色紫暗及高热不退、咳嗽气急、喘促不利、喉间痰鸣，鼻翼煽动，甚则面色青灰，口唇紫绀为特征。见疹点紫暗，唇周发绀，舌质红绛者为肺气闭郁，气滞血瘀的表现，病情发展加重，易见心阳暴脱之心力衰竭危候。

治法 宣肺开闭，解毒活血。

方药 麻黄杏仁甘草石膏汤加减。常用炙麻黄宣肺平喘；石膏清泻肺胃之热以生津；杏仁、前胡止咳平喘；葶苈子、苏子涤痰平喘；黄芩、虎杖清肺解毒活血；甘草、桔梗、芦根润肺止咳。

频咳痰多者，加浙贝母、天竺黄、鲜竹沥清化痰热；咳嗽喘促者，加桑白皮、炙冬花肃肺止咳；皮疹稠密，疹色紫暗，口唇发绀者，加丹参、紫草、桃仁凉营活血；壮热不退，痰稠色黄者，加栀子、鱼腥草清肺解毒；大便干结，舌质红绛，苔黄起刺者，加黄连、大黄泻火解毒。

邪毒攻喉

证候 高热不退，咽喉肿痛或溃烂，吞咽不利，饮水呛咳，声音嘶哑，咳声重浊，声如犬吠，喉间痰鸣，咳嗽气促，喘憋，呼吸困难，胸高胁陷，面唇紫绀，烦躁不安，皮疹融合、稠密、紫暗或见瘀斑，舌质红，苔黄腻，脉滑数，指纹紫。

辨证 以麻疹疾病中出现咽喉肿痛，咳声如吠，咽喉梗阻，舌质红赤，舌苔黄腻，脉象滑数等症状为特征。邪毒重者咽喉肿腐疼痛，痰浊壅盛者喉中痰吼喘鸣。本证为逆证中之危重证，须防喉头梗阻、肺气闭塞之危证。

治法 清热解毒，利咽消肿。

方药 清咽下痰汤加减。常用玄参、射干、甘草、桔梗、牛蒡子清宣肺气而利咽喉；金银花、板蓝根、蒲公英清热解毒；葶苈子泻痰行水，清利咽喉；全瓜蒌、浙贝母化痰散结；前胡清肺降气；荆芥疏邪透疹。

大便干结者，可加大黄、玄明粉泻火解毒。若出现吸气困难，面色发绀等喉梗阻征象时，应采取中西医结合治疗措施，必要时需作气管切开。

邪陷心肝

证候 高热不退，烦躁不安，神昏谵妄，四肢抽搐，喉间痰鸣，皮疹融合、稠密、紫暗或见瘀斑，大便秘结，小便短赤，舌紫绛，苔黄燥起刺，脉弦数，指纹紫、达命关。

辨证 本证为麻疹逆证中危重证之一，临床以在麻疹疾病中出现神昏谵语、四肢抽搐等症状为特征。高热不退、四肢抽搐、舌质红绛、脉象弦数为肝风内动；神识昏迷、烦躁谵妄为热陷心包；皮疹稠密，聚集成片，疹色紫暗为邪毒炽盛，入营动血。

治法　平肝息风，清心开窍。

方药　羚角钩藤汤加减。常用羚羊角、钩藤、菊花凉肝息风；茯神安神定志；竹茹、浙贝母化痰清心；龙胆草、黄芩、栀子清热解毒；地黄、白芍、甘草养肝柔筋。

痰涎壅盛者，加石菖蒲、胆南星、矾郁金、鲜竹沥涤痰开窍；腹胀便秘者，加大黄、玄明粉通腑泄热。如心阳虚衰，皮疹骤没，面色青灰，汗出肢厥，脉细弱而数，则用参附龙牡救逆汤加味，急予固脱救逆。

【其他疗法】

1. 中药成药

（1）双黄连口服液　每支10ml。<3岁10ml，1日2次；3~6岁10ml，1日3次；>6岁20ml，1日2次。口服。用于邪犯肺卫证、邪入肺胃证。

（2）小儿羚羊散　每包1.5g。1岁1/5包、2岁1/4包、3岁1/3包，1日3次。温开水冲服。用于邪毒闭肺证、邪陷心肝证。

（3）安宫牛黄丸　每丸重3g。<3岁1/4丸、4~6岁1/2丸，1日1次。温开水化开送服。用于邪陷心肝证。

（4）痰热清注射液　0.3~0.5ml/kg，最大剂量不超过20ml，加入5%葡萄糖注射液或0.9%氯化钠注射液100~200ml，静脉滴注，控制滴数每分钟30~60滴，1日1次。或遵医嘱。用于邪入肺胃证、邪毒闭肺证、邪毒攻喉证。

（5）醒脑静注射液　0.5ml/（kg·d），最大剂量不超过20ml，加入5%~10%葡萄糖注射液或0.9%氯化钠注射液50~250ml稀释后静脉滴注。用于邪毒攻喉证、邪陷心肝证。

2. 药物外治

（1）麻黄15g，芫荽15g，浮萍15g，黄酒60ml。加水适量，煮沸，让水蒸气满布室内，再用毛巾蘸取温药液，包敷头部、胸背。用于麻疹初热期、见形期，皮疹透发不畅者。

（2）西河柳30g，荆芥穗15g，樱桃叶15g。煎汤熏洗。用于麻疹初热期或见形期，皮疹透发不畅者。

3. 西医疗法

（1）对症治疗

体温过高，发热≥40℃者，可酌情给予少量退热剂。应注意避免急骤退热，尤其是见形期。

咳嗽痰黏稠或咳而无力者，采用雾化吸入，加用祛痰药。

惊厥或情绪易激惹者，加用镇静剂防止抽搐发生。

（2）合并症治疗

麻疹合并肺炎：麻疹病毒肺炎者，可予利巴韦林注射液。疑为其他病毒引起者，可试用利巴韦林、 －干扰素。继发细菌感染之肺炎选用敏感抗生素。极度烦躁者，需吸氧，并适当应用镇静剂。并发心力衰竭者予以强心剂治疗。

麻疹合并喉炎：剧烈频咳时，可适当应用镇咳祛痰剂。合并细菌性喉炎应选用抗生素。喉炎梗阻症状明显者，应用糖皮质激素（如地塞米松、琥珀酸氢化可的松）静脉给药，一般连用2~3天。病情严重者，应给予吸氧、超声雾化吸入等措施，并给予镇静剂，如异丙嗪或地西泮。　~　度喉梗阻经上述积极处理仍不能缓解者，应考虑气管切开。

麻疹合并脑炎：抽搐频繁者选用抗惊厥药。应尽量予利巴韦林静脉滴注及　-干扰素肌内注射等抗病毒治疗。肾上腺皮质激素的应用，对减轻脑水肿和脱髓鞘病变可能是有益的，一般全身用药3~5天。同时给解热、止痉、降低颅内压等对症处理。

【预防与调护】

1. 预防

（1）按计划接种麻疹减毒活疫苗。在流行期间有麻疹接触史者，可及时注射丙种球蛋白以预防麻疹的发病。

（2）麻疹流行期间，勿带小儿去公共场所和流行区域，减少感染机会。

（3）尽早发现麻疹患儿，隔离至出疹后5天，合并肺炎者延长隔离至出疹后10天。一般对接触者宜隔离观察14天，已作过免疫接种者观察4周。

2. 调护

（1）卧室空气流通，温度、湿度适宜，避免直接吹风受寒和过强阳光刺激。

（2）注意补足水分，饮食应清淡、易消化，见形期忌油腻辛辣之品，收没期根据食欲增加营养丰富的食物。

（3）保持眼睛、鼻腔、口腔、皮肤的清洁卫生。

（4）对于重症患儿要密切观察病情变化，早期发现合并症。

第二节　幼儿急疹

幼儿急疹是外感幼儿急疹时邪（人类疱疹病毒6、7型）引起，临床以急性高热，3~4天后体温骤降，同时全身出现玫瑰红色小丘疹，疹退后无痕迹遗留为特征的一种较轻的急性发疹性传染病。因其皮疹形似麻疹，多发于婴幼儿，故中医学病名为"奶麻"。因其形似麻疹而又与麻疹有别，故又称"假麻"。

本病一年四季均可发生，以冬春季节发病者居多。好发年龄为6~18个月，6个月以内婴儿亦可发病。患儿多能顺利出疹，极少发生合并症，一般预后良好。并发症可见中耳炎、下呼吸道感染、心肌炎、心功能不全等，也有严重合并症的报道，如致死性脑炎或脑病、重度肝功能损害、原发性血小板减少性紫癜等。

【病因病机】

幼儿急疹发病的原因为感受幼儿急疹时邪，属风热时邪范畴。幼儿急疹时邪由口鼻而入，侵袭肺卫，肺卫失宣，郁于肌表，与气血相搏，肺脾母子相传，其主要病变在肺脾。如《麻痘定论·分别各麻各样调治论》中指出："奶麻、隐疹之类，皆风热客于脾肺二经所致。"

小儿正气尚充，感幼儿急疹时邪，正邪相争，抗邪激烈，故见高热、囟填等症。肺属手太阴经、主皮毛。营为血中津液、主血络。肺卫之邪，盛而内窜，内迫于营，致血络损伤，溢于肌肤，发为红疹，故本病热始退或热退稍后即现玫瑰红色皮疹。若热极邪陷心肝，引肝风内动，则见四肢抽搐。疹出热退，为时邪出于肺卫，邪毒外泄的佳象，不致病深转重，妄动营血。所以，本病来势虽盛，为时不长，邪热窜营，扰动血络，却能外达热解，不致重伤气阴，预后良好。部分患儿疹出后气阴受损，调养后多能康复。

【临床诊断】

诊断要点

（1）多发生于 2 岁以下的婴幼儿。

（2）起病急骤，常突然高热，持续 3～4 天后热退，但全身症状轻微。

（3）身热始退，或热退稍后即出现玫瑰红色皮疹。

（4）皮疹以躯干、腰部、臀部为主，面部及肘、膝关节等处较少。皮疹出现 1～2 天后即消退，疹退后无脱屑及色素沉着斑。

（5）可见枕部、颈部及耳后淋巴结轻度肿大。

（6）血常规：白细胞总数偏低，分类以淋巴细胞为主。

【辨证论治】

1. 辨证要点　本病以卫气营血辨证为纲，但病在卫分为主，可涉气分，部分邪热窜营，扰动血络，一般不至于迫血动血、闭阻心包。病初为邪郁肌表证，症见急起高热，持续 3～4 天，除发热外，全身症状轻微。热退之际或稍后，皮疹透发，出疹后病情迅速好转，皮疹消退，部分患儿见腹泻、纳差、口干等症。

2. 治疗原则　本病治疗，以透表散热，疏卫凉营为主。邪郁肌表者，治以疏风清热，宣透邪毒；热退疹出后，治以清热生津，以助康复。

3. 证治分类

（1）邪郁肌表

证候　骤发高热，持续 3～4 天，神情正常或稍有烦躁，面赤，口微渴，饮食减少，或见囟填，偶见四肢抽搐，咽红，舌质偏红，舌苔薄黄，指纹浮紫。

辨证　本证属幼儿急疹常见证候。临床以突然出现高热（体温可达 39.5℃～40℃，甚至更高），持续 3～4 天，其他伴见症状不多为特点。

治法　透表散热。

方药　银翘散加减。常用金银花、连翘疏风泻热，透表解毒；薄荷、牛蒡子、桑叶、菊花辛凉清解，透热散邪；桔梗、淡竹叶、板蓝根、甘草清热解毒，宣肺利咽。

时邪夹寒郁表，发热恶寒，鼻塞流涕者，加苏叶、防风解表散寒；壮热不退，烦躁不安者，加淡豆豉、栀子、蝉蜕解肌散热；囟填或见抽风者，加僵蚕、钩藤、石决明，或加用小儿金丹片凉肝息风；食欲不振，大便溏薄者，加葛根、扁豆、焦山楂调脾止泻；咽部红肿疼痛，颈及耳后淋巴结肿大明显者，加大青叶、蒲公英、浙贝母、射干利咽消肿。

（2）毒透肌肤

证候　身热已退，肌肤出现玫瑰红色小丘疹，皮疹始见于躯干部，很快延及全身，约经 1~2 天皮疹消退，肤无痒感，或有口干、纳差，咽红，舌质偏红，苔薄少津，指纹淡紫。

辨证　本证以皮疹透发，身热骤降为特点。气阴耗损者，可见皮肤较干、口干多饮、食欲不振、舌红少津等症。

治法　清热生津。

方药　养阴清肺汤加减。常用南沙参、麦冬、地黄、玄参养阴生津；薄荷、连翘宣透清热；桔梗、牛蒡子、生甘草清热利咽。

食欲不振者，加鸡内金、炒麦芽健脾开胃；大便干硬者，加火麻仁、瓜蒌子润肠通便；口干，舌苔少津者，加芦根、玉竹养阴生津止渴。

【其他疗法】

1. 中药成药

（1）小儿热速清口服液　<1岁 2.5~5ml、1~3岁 5~10ml，1日 3~4次。口服。用于邪郁肌表证。

（2）小儿金丹片　<1岁 1片、1~3岁 2片，1日 2次。温开水送服。用于邪郁肌表证及兼见抽搐者。

2. 针灸疗法　高热时，用体针：大椎、曲池、合谷、足三里。强刺激泻法，持续捻针 3~5 分钟，不留针。

【预防与调护】

1. 预防

（1）注意观察，好发年龄小儿如出现烦躁、哭闹、食欲差、咳嗽、恶心时，提示有发生本病可能，此时要察看是否发热或出现皮疹。

（2）在婴幼儿集体场所，如托儿所、幼儿园发现可疑患儿，应隔离观察 7~10 天。隔离患儿，至出疹后 5 天。

2. 调护

（1）病室空气流通。

（2）饮食宜清淡，富营养，易消化，多饮水。

（3）持续高热者卧床休息，并用物理降温，用冷毛巾敷头部，或用 30%~50% 酒精擦浴散热，防止惊厥发生。必要时暂用退热剂。

第三节 风 疹

风疹是由感受风疹时邪（风疹病毒）引起的，以轻度发热，咳嗽，全身皮肤出现细沙样玫瑰色斑丘疹，耳后及枕部臀核肿大为特征的急性出疹性传染病。本病又称"隐疹"、"风痧"，如《素问·四时刺逆从论》记载："少阴有余病皮痹隐疹，不足病肺痹，滑则病肺风疝，涩则病积溲血。"清代叶天士根据本病的疹形细小如沙，且为时行疾病，命名为"沙子"，加"疒"便为"风痧"。

风疹多见于 1~5 岁小儿，四季均可发生，但冬春季节好发，可造成流行。与发达国家相比，我国本病仍有较高的发病率。一般症状较轻，少有合并症，恢复较快，预后良好。但是，孕妇在妊娠早期若患此病，常可影响胚胎的正常发育，引起流产、死胎，或导致先天性心脏病、白内障、脑发育障碍等，因此，需特别重视防止孕期感染。

【病因病机】

风疹的病因是感受风疹时邪。主要病变在肺卫。肺属手太阴，主皮毛，开窍于鼻，属卫司表。风疹时邪自口鼻而入，首先犯肺，正邪相争，肺卫失宣，太阴热邪，内窜于营，营主血络，营热则血络受损，外泄于肌肤，发为红疹。如《普济方·风瘙瘾疹》指出："夫小儿风瘙瘾疹者，由邪风客于腠理，搏于营卫，遂传而为热，熏散肌肉，溢于皮肤，变生瘾疹。"

风疹时邪较轻，犯于肺卫，肺卫失宣，故可见恶风、发热、咳嗽、流涕等症。邪热外泄则泛发皮疹，色泽淡红，分布均匀。若邪毒内窜，阻滞少阳经络，则耳后、枕部臀核肿胀。少数患儿邪势较盛，内犯气营、燔灼肺胃，可见壮热、烦渴、便秘、尿赤、皮疹鲜红或深红，疹点分布较密。本病偶因邪毒炽盛，出现内陷心肝的严重变证。

【临床诊断】

诊断要点

（1）本病流行期间，患儿有风疹接触史。

（2）初期类似感冒，发热 1 天左右，皮肤出现淡红色斑丘疹，再 1 天后皮疹布满全身，出疹 1~2 天后，发热渐退，皮疹逐渐隐没，皮疹消退后，可有少量糖麸样皮肤脱屑，但无色素沉着。

（3）一般全身症状较轻，但常伴耳后及枕部臀核肿大、左胁下痞块（脾脏）轻度肿大。

（4）血常规：白细胞总数减少，分类计数淋巴细胞相对增多。

（5）直接免疫荧光试验法：在咽部分泌物中可查见病毒抗原。

（6）血清学检测风疹病毒抗体：血清特异性 IgM 抗体，在出疹后 5~14 天阳性率可达 100%。新生儿血清特异性 IgM 抗体阳性可诊断为先天性风疹。

【辨证论治】

1. 辨证要点 风疹以温病卫气营血辨证为纲，主要辨识病证的轻重。风疹轻证邪在卫分，表现为发热不高，鼻塞流涕，皮疹布发，疹稀色红，皮疹经 2～3 天自然消退，神情、纳食正常。重证表现壮热不退，烦躁不宁，口渴欲饮，疹点稠密，疹色鲜红或紫暗，为邪犯气营，临床较少见。

2. 治疗原则 本病治疗，以疏风清热为基本法则。清热宜分清表热、里热，根据在卫、气、营、血分之不同，分别施以解表清热、清气凉营、清热解毒，并佐以透疹之法，使疹出邪祛病安。辨病情之轻重，重证需及时清气凉营解毒，偶见邪毒炽盛内陷心肝者则当清热解毒，开窍息风。

3. 证治分类

（1）邪犯肺卫

证候 发热恶风，喷嚏流涕，轻微咳嗽，精神疲倦，饮食欠佳，皮疹先起于头面、躯干，随即遍及四肢，分布均匀，疹点稀疏细小，疹色淡红，一般 2～3 日逐渐消退，肌肤轻度瘙痒，耳后及枕部臖核肿大触痛，舌质偏红，舌苔薄白，或见薄黄，脉象浮数。

辨证 本证起病较急，以低热、疹点稀疏细小、耳后及枕部臖核肿大触痛为特征，全身症状不重。风疹患儿绝大多数属于此证。

治法 疏风解热透邪。

方药 银翘散加减。常用金银花、连翘、竹叶清热解表；牛蒡子疏风清热；桔梗、甘草宣肺止咳；荆芥、薄荷、豆豉疏风解表，使邪热由肌表透泄。

耳后、枕部臖核肿胀疼痛者，加蒲公英、夏枯草、玄参以清热解毒散结；咽喉红肿疼痛者，加僵蚕、木蝴蝶、板蓝根清热解毒利咽；皮肤瘙痒不舒者，加蝉蜕、僵蚕祛风止痒；左胁下痞块肿大者，加牡丹皮、郁金疏利少阳。

（2）邪入气营

证候 壮热口渴，烦躁哭闹，疹色鲜红或紫暗，疹点稠密，甚至可见皮疹融合成片或成片皮肤猩红，小便短黄，大便秘结，舌质红赤，舌苔黄糙，脉象洪数。

辨证 本证由于感受邪毒较重，邪热由表入里，传入气营，燔灼肺胃。证候以壮热烦躁、疹点密集、色鲜红或紫暗为特点。虽此证临床较少，但病情较重，值得注意。

治法 清气凉营解毒。

方药 透疹凉解汤加减。常用桑叶、薄荷、牛蒡子、蝉蜕疏风清热，透疹达邪；连翘、黄芩、紫花地丁清热解毒，清气泻热；赤芍、紫草凉营活血，透热转气。

口渴多饮者，加天花粉、鲜芦根清热生津；大便干结者，加大黄、玄明粉泻火通腑；皮疹稠密，疹色紫暗者，加地黄、牡丹皮、丹参清热凉血。

若本病邪陷心肝，出现高热不退，神昏抽搐等症者，治当清热解毒，开窍息风，常用黄连解毒汤合羚角钩藤汤加减。

【其他疗法】

1. 中药成药

（1）板蓝根颗粒　＜3岁3g、3～6岁6g、＞6岁10g，1日3次。温开水冲服。用于邪犯肺卫证。

（2）痰热清注射液　0.3～0.5ml/kg，最高剂量不超过20ml，加入5%葡萄糖注射液或0.9%氯化钠注射液50～200ml，静脉滴注，控制滴数在每分钟30～60滴，1日1次。或遵医嘱。用于邪入气营证。

2. 西医疗法

（1）以对症和支持疗法为主。早期可予利巴韦林、干扰素等抗病毒治疗。对并发细菌感染者，可选用有效抗生素治疗。

（2）先天性风疹患儿可长期携带病毒，影响其生长发育，应早期检测视、听力损害，给予特殊教育与治疗，以提高其生活质量。

【预防与调护】

1. 预防

（1）保护孕妇，尤其在妊娠早期（妊娠3个月内），应避免与风疹病人接触。

（2）接种风疹疫苗，对儿童及婚前女子进行接种，具有预防风疹的效果。

（3）小儿有与风疹病人密切接触史者，可口服板蓝根颗粒预防发病。

2. 调护

（1）患儿在出疹期间不宜外出，防止交叉感染。

（2）患儿应注意休息与保暖，避免复感外邪。多饮开水，少食辛辣刺激之品。对体温较高者可作物理降温。

（3）皮肤瘙痒者，不要用手挠抓，防止损伤皮肤导致感染。衣服宜柔软宽松。

第四节　猩红热

猩红热是感受猩红热时邪（A族 型溶血性链球菌）引起的急性传染病，临床以发热，咽喉肿痛或伴腐烂，全身布发猩红色皮疹，疹后脱屑脱皮为特征。本病属于中医学温病范围，因具有强烈的传染性，故称为"疫痧"、"疫疹"，又因咽喉肿痛腐烂，皮肤色赤猩红、皮疹细小如沙，故又称"烂喉痧"、"烂喉丹痧"。

猩红热一年四季都可发生，但以冬春两季为多。任何年龄都可发病，3～7岁儿童发病率较高。本病在过去曾有较高的病死率，现代因诊断、治疗及时，一般预后良好，但也有少数病例可并发心悸、水肿、痹证等疾病。

【病因病机】

猩红热的发病原因，为猩红热时邪乘时令不正之气，寒暖失调之时，机体脆弱之机，从口鼻侵入人体，蕴于肺胃二经。

病之初起，时邪首先犯肺，邪郁肌表，正邪相争，而见恶寒发热等肺卫表证。继而邪毒入里，蕴于肺胃。咽喉为肺胃之门户，咽通于胃，喉通于肺。肺胃邪热蒸腾，上熏咽喉，而见咽喉糜烂、红肿疼痛，甚则热毒灼伤肌膜，导致咽喉溃烂白腐。肺主皮毛，胃主肌肉，邪毒循经外窜肌表，则肌肤透发痧疹，色红如丹。若邪毒重者，可进一步化火入里，传入气营，或内迫营血，此时痧疹密布，融合成片，其色泽紫暗或有瘀点，同时可见壮热烦渴，嗜睡委靡等症。舌为心之苗，邪毒内灼，心火上炎，加之热耗阴津，可见舌光红无苔、舌生芒刺，状如草莓，称为"草莓舌"。若邪毒炽盛，内陷厥阴，闭于心包，则神昏谵语；热极动风，则壮热惊风。病至后期，邪毒虽去，阴津耗损，多表现肺胃阴伤证候。

在本病的发展过程中或恢复期，因邪毒炽盛，伤于心络，耗损气阴，心失所养，心阳失主，则可导致心神不宁，出现心慌、心悸、脉结代等证候。若毒热未清，余邪热毒流窜筋骨关节，导致关节红肿疼痛灼热、活动不利之痹证。余邪内归，损伤肺脾肾，导致三焦水液输化通调失职，水湿内停，外溢肌肤，则可见水肿、小便不利等症。

【临床诊断】

1. 诊断要点

（1）有与猩红热病人接触史。潜伏期通常为 2~3 天，短者 1 天，长者 5~6 天。

（2）临床表现：典型病例的临床表现可分为 3 期。

前驱期：一般不超过 24 小时，少数可达 2 天。起病急骤，高热，畏寒，咽痛，吞咽时加剧。伴头痛，恶心，呕吐，厌食，烦躁不安等症。咽及扁桃体有脓性渗出物。软腭充血，有细小红疹或出血点，称为黏膜内疹，每先于皮疹出现。舌苔白，舌尖和边缘红肿，突出的舌乳头也呈白色，称为"白草莓舌"。

出疹期：多在发热 24 小时内出疹，皮疹最早见于耳后、颈部、上胸部、腋下，然后迅速由上而下波及全身。皮疹特点是全身皮肤弥漫性发红，其上有红色细小丘疹，呈鸡皮样，抚摸时似砂纸感，压之退色。皮疹密集，疹间皮肤红晕，偶仍可见正常皮肤，用手指按压皮疹，皮疹色退，暂呈苍白，10 余秒后又恢复原状，称"贫血性皮肤划痕"。皮肤皱褶处如腋窝、肘窝、腹股沟等处，皮疹密集成线状排列，可夹有出血点，形成明显的横纹线，称为"帕氏线"。起病 4~5 天时，白苔脱落，舌面光滑鲜红，舌乳头红肿突起，称"红草莓舌"。颈及颌下淋巴结肿大压痛。面部潮红，不见皮疹，口唇周围苍白，形成"环口苍白圈"。在皮疹旺盛期，于腹部、手足皮肤上可见到粟状小疱疹。出疹期间继续发热，待皮疹遍及全身后，体温逐渐下降。

近年来，因早期治疗，猩红热症状趋轻，皮疹常不典型，有的仅表现为稀疏皮疹。

恢复期：皮疹于 3~5 天后颜色转暗，按出疹顺序逐渐消退，体温正常，一般情况好转。皮疹消退后 1 周，开始按出疹先后脱皮，先从脸部糠屑样蜕皮，渐及躯干，最后四肢，重证可见大片状蜕皮，以指趾间最明显。蜕皮后无色素沉着。

由外伤、烫伤、创面感染或皮肤疖肿所致者，皮疹先出现于感染部位附近，邻近的淋巴结肿痛较明显，全身症状轻，无咽痛及扁桃体红肿腐烂。

（3）实验室检查：血常规检查白细胞总数及中性粒细胞增高。鼻咽拭子或其他病灶内标本细菌培养可分离出 A 族　型溶血性链球菌。

2. 鉴别诊断　本病应注意与麻疹、幼儿急疹、风疹鉴别。

表 9 - 1　麻疹、幼儿急疹、风疹、猩红热鉴别诊断表

病　名	麻　疹	幼儿急疹	风　疹	猩红热
潜伏期	6～21 天	7～17 天	5～25 天	1～7 天
初期症状	发热，咳嗽，流涕，泪水汪汪	突然高热，一般情况好	发热，咳嗽，流涕，枕部淋巴结肿大	发热，咽喉红肿化脓疼痛
出疹与发热的关系	发热 3～4 天出疹，出疹时发热更高	发热 3～4 天出疹，热退疹出	发热 1/2～1 天出疹	发热数小时～1 天出疹，出疹时热高
特殊体征	麻疹黏膜斑	无	无	环口苍白圈，草莓舌，贫血性皮肤划痕，帕氏线
皮疹特点	玫瑰色斑丘疹自耳后发际→额面、颈部→躯干→四肢，3 天左右出齐。疹退后遗留棕色色素斑、糠麸样脱屑	玫瑰色斑丘疹或斑丘疹，较麻疹细小，发疹无一定顺序，疹出后1～2天消退。疹退后无色素沉着，无脱屑	玫瑰色细小斑丘疹自头面→躯干→四肢，24 小时布满全身。疹退后无色素沉着，可有少量糠麸样脱屑	细小红色丘疹，皮肤猩红，自颈、腋下、腹股沟处开始，2～3 天遍布全身。疹退后无色素沉着，有大片蜕皮
血常规	白细胞总数下降，淋巴细胞升高	白细胞总数下降，淋巴细胞升高	白细胞总数下降，淋巴细胞升高	白细胞总数升高，中性粒细胞升高

【辨证论治】

1. 辨证要点　猩红热属温病范畴，以卫气营血为主要辨证方法。其病期与证候有一定的联系，前驱期属邪侵肺卫证，以发热、恶寒、咽喉肿痛、痧疹隐现为主症；出疹期属毒炽气营证，以壮热口渴，咽喉糜烂白腐，皮疹猩红如丹或紫暗如斑，舌光红为主症；恢复期属疹后阴伤证，以口渴唇燥，皮肤脱屑，舌红少津为主症。

2. 治疗原则　本病治疗，以清热解毒，清利咽喉为基本法则。结合邪之所在而辨证论治。病初时邪在表，宜辛凉宣透，清热利咽；出疹期毒在气营，宜清气凉营，泻火解毒；恢复期疹后伤阴，宜养阴生津。若发生心悸、痹证、水肿等病证，则参照有关病证辨证治疗。

3. 证治分类

（1）邪侵肺卫

证候　发热骤起，头痛畏寒，肌肤无汗，咽喉红肿疼痛，常影响吞咽，皮肤潮红，痧疹隐隐，舌质红，苔薄白或薄黄，脉浮数有力。

辨证　本证见于起病之初，为时较短，很快时邪入内，转为毒炽气营证。以发热，咽喉红肿疼痛，皮肤潮红，痧疹隐现为特征。与其他出疹性时行疾病的区别在于发热后咽喉肿痛明显，1 天之内便可见皮肤潮红、痧疹隐隐，随后很快出疹。

治法　辛凉宣透，清热利咽。

方药　解肌透痧汤加减。常用桔梗、射干、牛蒡子、甘草清热利咽；荆芥、蝉蜕、

浮萍、淡豆豉、葛根疏风解肌透表；金银花、连翘、大青叶、僵蚕清热解毒。

乳蛾红肿者，加土牛膝、败酱草清咽解毒；颈部瘰核肿痛者，加夏枯草、紫花地丁清热软坚化痰；汗出不畅者，加防风、薄荷祛风发表。

（2）毒炽气营

证候　壮热不解，烦躁口渴，咽喉肿痛，伴有糜烂白腐，皮疹密布，色红如丹，甚则色紫如瘀点。疹由颈、胸开始，继而弥漫全身，压之退色，见疹后的 1～2 天舌苔黄糙、舌质起红刺，3～4 天后舌苔剥脱，舌面光红起刺，状如草莓，脉数有力。

辨证　本证见于本病的主要阶段，由邪侵肺卫证很快转化而成。时邪热毒炽盛，燔于气营，以壮热烦躁口渴，咽喉肿痛糜烂，痧疹密布色红如丹，草莓舌为特征。

治法　清气凉营，泻火解毒。

方药　凉营清气汤加减。常用水牛角、赤芍、牡丹皮、石膏清气凉营；黄连、黄芩、连翘、栀子泻火解毒；地黄、石斛、芦根、玄参清热护阴生津。

丹痧布而不透，壮热无汗者，加淡豆豉、浮萍发表透邪；苔糙便秘，咽喉腐烂者，加大黄、玄明粉通腑泻火。

若邪毒内陷心肝，出现神昏、抽搐等症，可选加紫雪、安宫牛黄丸清心开窍。

（3）疹后阴伤

证候　丹痧布齐后 1～2 天，身热渐退，咽部糜烂疼痛减轻，或见低热，唇干口燥，或伴有干咳，食欲不振，舌红少津，苔剥脱，脉细数。约 2 周后可见皮肤脱屑、蜕皮。

辨证　本证见于痧毒外透之后，肺胃阴津耗伤，常延续一段时间。以口干唇燥，皮肤干燥脱屑，舌红少津为特征。热毒未清者有低热、咽部疼痛等症。

治法　养阴生津，清热润喉。

方药　沙参麦冬汤加减。常用南沙参、麦冬、玉竹清润燥热而滋养肺胃之阴液；天花粉生津止渴；甘草清热和中；扁豆健脾和胃；桑叶清疏肺中燥热。

若口干咽痛、舌红少津明显者，加玄参、桔梗、芦根以养阴清热润喉；大便秘结难解者，加瓜蒌子、火麻仁清肠润燥；低热不清者，加地骨皮、银柴胡、地黄以清热。

【其他疗法】

1. 中药成药

（1）三黄片　每服 2～3 片，1 日 3 次。温开水送服。用于毒炽气营证。

（2）五福化毒丸　大蜜丸每丸重 3g。每服 1 丸，1 日 2～3 次。掰开，温开水送服。用于毒炽气营证。

2. 药物外治

（1）珠黄散　取药少许，吹于咽喉。用于咽喉肿痛。

（2）锡类散　取药少许，吹于咽喉。用于咽喉肿痛、溃烂。

3. 针刺疗法　取穴风池、天柱、合谷、曲池、少商、膈俞、血海、三阴交。针刺，用泻法，1 日 1 次。

4. 西医治疗　首选青霉素，5～10 万 U/（kg·d），分 2 次肌注，疗程 7～10 天。

重症病人加大剂量，并给予静脉滴注。如青霉素过敏，可用红霉素或头孢硫咪。

【预防与调护】

1. 预防

（1）控制传染源　发现猩红热病人应及时隔离，隔离至临床症状消失，咽拭子培养链球菌阴性时解除隔离。对密切接触的易感人员应隔离 7～12 天。

（2）切断传播途径　对病人的分泌物和污染物及时消毒处理，接触病人应戴口罩。流行期间，小儿勿去公共场所。

（3）保护易感儿童　对密切接触病人的易感儿童，可服用蒲地蓝消炎口服液 3 天。

2. 调护

（1）急性期卧床休息，注意居室空气流通，防止继发感染。

（2）供给充分的营养和水分，饮食宜以清淡易消化流质或半流质为主。

（3）注意皮肤与口腔的清洁卫生，可用淡盐水或一枝黄花煎汤含漱。皮肤瘙痒者不可抓挠，蜕皮时不可撕扯。

第五节　水　　痘

水痘是由水痘时邪（水痘－带状疱疹病毒）引起的一种急性出疹性传染病，临床以发热，皮肤黏膜分批出现皮疹，红斑、丘疹、疱疹、结痂同时存在为主要特征。因其疱疹内含水液，形态椭圆，状如豆粒，故称为水痘，如《小儿卫生总微论方·疮疹论》说："其疮皮薄，如水疱，破即易干者，谓之水痘。"西医亦称本病为水痘。

本病一年四季均可发生，以冬春两季发病最多。任何年龄皆可发病，以 6～9 岁小儿为多见。本病传染性强，自发疹前 24 小时至皮疹完全结痂为止，均具有传染性，人群普遍易感，在集体托幼机构易发生流行。患病后大多可获持久免疫，二次感染水痘者极少。

【病因病机】

小儿水痘发生的原因为感受水痘时邪。在气候变化，水痘流行期间，小儿机体抵抗力下降之时，外邪便乘虚侵入发为水痘。

水痘的主要病位在肺脾两经，病机关键为水痘时邪蕴郁肺脾，湿热蕴蒸，透于肌表。肺主皮毛，开窍于鼻；脾主肌肉，开窍于口。外感水痘时邪由口鼻而入，侵犯肺脾，致肺卫失宣，脾失健运，水痘时邪与内湿相搏，透于肌表，出现发热、流涕、疱疹等邪蕴肺脾的证候，发为水痘。小儿水痘以轻证居多，时邪只犯肺脾二经，随清透而解。仅少数重证患儿因邪毒炽盛，内犯气营，累及心、肝、肺脏，甚至出现邪陷心肝、邪毒闭肺的变证。

1. 邪伤肺卫　肺主宣肃，职司卫外。水痘时邪由口鼻侵入，肺卫为邪所伤，宣降失常，则产生表证。病邪深入，蕴郁肺脾。肺失通调，脾失健运，水湿内停，与时邪相搏，随正气驱邪外泄，透于肌表，则发为水痘。因正盛邪轻，故水痘稀疏，疹色红润，疱浆清亮；随后湿毒清解，疱疹结痂向愈。

2. 毒炽气营 若邪毒炽盛，蕴郁肺脾不解，病邪内传，则犯于气营。气分热盛，则壮热，烦躁，口渴，面红目赤；毒传营分，与内湿相搏外透肌表，则致水痘密集，疹色紫暗，疱浆混浊。

毒炽气营阶段，若邪盛正衰，正不胜邪，则易于转成变证。小儿肝常有余，心火易炎，若邪毒炽盛，内陷心包，引动肝风，则形成邪陷厥阴证。小儿肺脏娇嫩，感邪之后，若邪毒犯肺，化热灼津成痰，痰阻肺络，则形成邪毒闭肺证。

【临床诊断】

1. 诊断要点

（1）起病2～3周前有水痘接触史。

（2）起病较急，在同一时期可见到以躯干部为主，红斑、丘疹、疱疹、结痂并见的皮疹。疱疹呈椭圆形，大小不一，内含水液，周围红晕，常伴有瘙痒，结痂后不留疤痕。

（3）病情严重者，可见壮热烦躁、神志模糊、咳嗽气喘、鼻煽痰鸣、口唇紫绀，甚至昏迷、抽搐等症。

（4）实验室检查

血常规：白细胞总数正常或稍高。

病原学检查：取新鲜水疱基底物，用免疫荧光法检测病毒抗原，敏感性高，有助于病毒学诊断。用聚合酶链反应（PCR）检测患儿呼吸道上皮细胞和外周血白细胞中的特异性病毒DNA，是敏感、快速的早期诊断方法。

2. 鉴别诊断

（1）脓疱疮 好发于夏季，多见于头面部及四肢暴露部位，病初为疱疹，很快成为脓疱，最后结痂。疱液可培养出细菌。

（2）水疥（丘疹样荨麻疹） 好发于婴幼儿，多有过敏史，多见于四肢，初为红色丘疹，继而顶部略似疱疹，较硬，不易破损，数日后渐干或轻度结痂，瘙痒重，易反复出现。

【辨证论治】

1. 辨证要点 本病按卫气营血辨证，根据全身及局部症状以区别病情之轻重。轻证病在卫分，痘疹细小，稀疏散在，红润瘙痒，疱浆清亮，并伴发热、流涕、咳嗽等证；重证病在气营，常壮热持续，烦躁口渴，面红目赤，便秘尿黄，痘疹粗大，分布稠密，疹色紫暗，疱浆混浊。若出现邪陷厥阴或邪毒闭肺，见神昏抽搐或咳嗽痰喘，为邪毒炽盛，正不胜邪之变证。

2. 治疗原则 本病治疗，以清热解毒化湿为基本法则。俟邪去湿化，则水痘自除。轻证邪伤肺卫，治宜疏风清热解毒为主，佐以利湿；重证毒炽气营，治当以清气凉营，化湿解毒为法。出现变证者，或开窍息风，或开肺化痰，随证治之。对于变证，必要时应采取中西医结合治疗。

3. 证治分类

（1）常证

邪伤肺卫

证候　发热恶寒，或无发热，鼻塞流涕，喷嚏，咳嗽，1～2天后出现皮疹，初为斑疹，继而丘疹、疱疹，皮疹分布稀疏，疹色红润，疱浆清亮，此起彼伏，伴有痒感，舌苔薄白，脉浮数。

辨证　本证见于水痘轻证，以喷嚏流涕，皮疹稀疏，疹色红润，疱浆清亮为特征，全身症状不重。

治法　疏风清热，利湿解毒。

方药　银翘散加减。常用金银花、连翘、竹叶清热解毒；薄荷辛凉解表；牛蒡子、桔梗宣肺利咽；车前子、六一散清热利湿。

咳嗽有痰者，加杏仁、浙贝母宣肺化痰；咽喉疼痛者，加板蓝根、僵蚕清热解毒利咽；皮肤瘙痒者，加蝉蜕、地肤子祛风止痒。

邪炽气营

证候　壮热不退，烦躁不安，口渴欲饮，面红目赤，皮疹分布稠密，疹色紫暗，疱浆混浊，甚至可见出血性皮疹、紫癜，可呈离心性分布，大便干结，小便短黄，舌红或绛，苔黄糙而干，脉数有力。

辨证　本证为水痘重证，以壮热烦躁，面红目赤，疹色紫暗，疱浆混浊，疹点密布为特征。气分热重者烦热口渴，舌苔黄糙；营分热重者疹色紫暗、出血，舌质绛。若毒盛正虚，正不胜邪，则易出现变证。

治法　清气凉营，解毒化湿。

方药　清胃解毒汤加减。常用升麻清热透疹；黄连、黄芩清热解毒；石膏清气泻热；牡丹皮、地黄凉营清热；紫草、栀子、碧玉散清热凉营化湿。

口舌生疮、大便干结者，加大黄、全瓜蒌通腑泻火；津液耗伤，口唇干燥者，加麦冬、芦根养阴生津。

（2）变证　在邪炽气营证基础上，出现以下证候。

邪陷心肝

证候　壮热持续，烦躁不安，神昏谵语或昏愦不语，甚则昏迷抽搐，舌质红绛，舌苔黄糙，脉弦数。

辨证　本证由邪毒炽盛，内陷手厥阴心包经和足厥阴肝经所致。以病情突然加重，见壮热、烦躁、神昏、抽搐等心肝二经诸症为辨证要点，病情危重。

治法　清热解毒，镇惊开窍。

方药　清瘟败毒饮加减。常用黄连、黄芩、栀子清热解毒；石膏、知母、玄参清热泻火保津；地黄、赤芍、牡丹皮、连翘解毒凉血清热；桔梗、竹叶、甘草宣肺清热利湿。

高热神昏者，合用安宫牛黄丸清热解毒安神；抽搐频繁者，合用紫雪清热镇痉安神；神昏痰多者，合用至宝丹清热涤痰开窍。必要时可中西医结合治疗。

　　邪毒闭肺

　　证候　高热不退，咳嗽痰鸣，气急喘憋，鼻翼煽动，口唇紫绀，小便黄赤，大便秘结，舌质红，舌苔黄，脉洪数。

　　辨证　本证由邪热炽盛，灼津成痰，痰阻肺络所致。以高热、咳嗽、气喘、鼻煽、口唇紫绀为辨证要点。若失治误治，则易出现心阳虚衰之危证。

　　治法　清热解毒，开肺化痰。

　　方药　麻黄杏仁甘草石膏汤加减。常用炙麻黄、杏仁、前胡宣肺开闭；黄连、黄芩、栀子清热解毒；石膏、桑白皮、生甘草清解肺热；苏子、葶苈子泻肺涤痰。

　　热毒重者，加虎杖、连翘、贯众清热解毒；大便秘结者，加大黄、玄明粉泄热通便；咳重痰多者加浙贝母、瓜蒌化痰止咳；喘重口唇青紫者，加紫丹参、赤芍、虎杖解毒化瘀。

【其他疗法】

1. 中药成药

（1）双黄连口服液　＜3岁10ml，1日2次；3～6岁10ml，1日3次；＞6岁20ml，1日2次。口服。用于邪伤肺卫证。

（2）清瘟解毒丸　每丸重9g。＜3岁1/2丸，3～6岁1丸，6岁以上2丸，1日2次。温开水送服。用于邪伤肺卫证、邪炽气营证。

（3）黄栀花口服液　2.5～3岁5ml、4～6岁10ml、7～10岁15ml、＞11岁20ml，1日2次，疗程3天。饭后口服。用于邪伤肺卫证、邪炽气营证。

（4）至宝丹　1～3g，1日1～2次。温开水送服。用于邪陷心肝证。

（5）小儿清肺颗粒　3～6g，1日2次。温开水冲服。用于邪毒闭肺证。

2. 药物外治

（1）苦参30g，芒硝30g，浮萍15g。煎水外洗。1日2次。用于水痘皮疹较密，瘙痒明显者。

（2）青黛30g，煅石膏50g，滑石50g，黄柏15g，冰片10g，黄连10g。共研细末，和匀，拌油适量，调搽患处。1日1次。用于水痘疱浆混浊或疱疹破溃者。

【预防与调护】

1. 预防

（1）本病流行期间，少去公共场所。妊娠早期孕妇接触水痘后，应给予水痘-带状疱疹免疫球蛋白肌肉注射，如患水痘，则应终止妊娠。

（2）控制传染源，水痘患儿应隔离至疱疹结痂为止。已接触水痘者应检疫3周，并立即给予水痘减毒活疫苗肌肉注射。已被水痘患儿污染的被服及用具，应进行消毒。

（3）对使用大剂量肾上腺皮质激素、免疫抑制剂患儿，及免疫功能受损、恶性肿瘤患儿，在接触水痘72小时内可肌肉注射水痘－带状疱疹免疫球蛋白，以预防本病。

2. 调护

（1）保持室内空气新鲜及皮肤清洁。

（2）正在使用肾上腺皮质激素的患儿，若发生水痘，应立即减量或停用。对伴发热的患儿，应避免使用水杨酸制剂，以免发生瑞氏综合征。

（3）对重症水痘患儿应密切观察病情变化，及早发现变证。

第六节   手足口病

手足口病是由感受手足口病时邪（柯萨奇病毒 A 组、B 组及新肠道病毒 71 型）引起的急性发疹性传染病，临床以手掌足跖、臀及口腔疱疹，或伴发热为特征。

本病一年四季均可发病，但以夏秋季多见，冬季发病的极少。任何年龄均可发病，但以婴幼儿发病率最高，4 岁以内占发病数 85%～95%。本病传染性强，易引起暴发流行。预后一般良好，多在一周痊愈，少数重证可因邪毒内窜出现邪毒犯心、邪陷心肝等变证，甚或危及生命。

【病因病机】

引起本病的病因主要为感受手足口病时邪，其病变部位主要在肺脾二经，病机关键为邪侵肺脾，外透肌表。肺为娇脏，不耐邪扰，脾常不足，易受损伤。时邪疫毒由口鼻而入，蕴郁肺脾，致肺气失宣，脾气失健，水湿内停，与毒相搏，外透肌表，出现发热，手、足、口及臀部疱疹，发为手足口病。素有脾胃积热者，更易受时邪疫毒侵袭而发病。

1. 邪犯肺脾   肺属卫，外合皮毛，主宣发肃降，开窍于鼻，为水之上源；脾属土，司运化，主四肢肌肉，开窍于口，为水谷之海。时邪疫毒自口鼻侵入，伤及肺脾，致肺气失宣，卫阳郁遏，则发热、咳嗽、流涕；脾气失健，胃失和降，则纳差、恶心、呕吐或泄泻。肺脾受损，水湿内停，与时邪疫毒相搏，上熏口咽，外蒸肌肤，则发本病。

2. 心脾积热   小儿神识未开，乳食不知自节。若平素嗜食肥甘、辛辣、炙煿之品，脾胃积热内伏，复受时邪疫毒侵袭，内外合邪，热从火化，内归心脾。手少阴心经通于舌，止于手部；足太阴脾经通于口，起于足部。心脾积热，上蒸口舌，外泄肌肤，则发本病。

3. 湿热蒸盛   若素体虚弱，或感邪较重，邪盛正虚，正不胜邪，湿热蒸盛，内燔气营，外灼肌肤，则出现身热持续，烦躁口渴，口痛拒食，溲赤便结，疱疹稠密，波及四肢、臀部的手足口病重证。

湿热蒸盛阶段若邪毒枭张，正气不支，则易转成变证。感邪深重，若肺失宣肃，通调失司，水气上凌，闭阻肺气，损伤心阳，则出现邪伤心肺证；若邪毒化火，内陷心包，引动肝风，则形成邪陷心肝证；若邪毒浸渍，壅遏经脉，营卫受阻，筋脉失用，则形成湿热伤络证。少数年幼或感邪重笃者，也可因邪毒炽盛，直陷营血，毒不外达，皮疹偶发或未发时即出现变证。

4. 气阴两伤 手足口病时邪为疫毒之邪，化火则灼津耗气。发疹期虽毒随疹泄，气津亦伤，故后期常见气阴两伤之证。

【临床诊断】

1. 诊断要点

（1）病前1~2周有与手足口病患者接触史。

（2）起病较急，常见手掌、足跖、口腔、臀部疱疹及发热等症，部分病例可无发热。

（3）病情严重者，可见高热不退、头痛烦躁、嗜睡易惊、肢体抖动，甚至喘憋紫绀、昏迷抽搐、汗出肢冷、脉微欲绝等症。

（4）病原学检查：取咽分泌物、疱疹液及粪便，进行肠道病毒（CoxA16、EV71等）特异性核酸检测阳性，或分离出相关肠道病毒。

（5）血清学检查：急性期与恢复期血清CoxA16、EV71等肠道病毒中和抗体有4倍以上的升高。

2. 鉴别诊断

（1）**水痘** 由感受水痘病毒所致。疱疹较手足口病稍大，呈向心性分布，躯干、头面多，四肢少，疱壁薄，易破溃结痂，疱疹多呈椭圆形，其长轴与躯体的纵轴垂直，且在同一时期、同一皮损区斑丘疹、疱疹、结痂并见为其特点。

（2）**疱疹性咽峡炎** 属于"口疮"范畴。由柯萨奇病毒感染引起，多见于5岁以下小儿，起病较急，常突发高热、流涕、口腔疼痛甚或拒食，体检可见软腭、悬雍垂、舌腭弓、扁桃体、咽后壁等口腔后部出现灰白色小疱疹，1~2天内疱疹破溃形成溃疡，颌下淋巴结可肿大，但很少累及颊黏膜、舌、眼以及口腔以外部位皮肤，可资鉴别。

【辨证论治】

1. 辨证要点 本病以脏腑辨证为主，根据病程、发疹情况及临床伴随症状以区分轻证、重证。轻证为邪犯肺脾、心脾积热，除见手足掌心及口腔部疱疹，疹色红润，稀疏散在，根盘红晕不著，疱液清亮外，属邪犯肺脾者，或伴低热、流涕、咳嗽、口痛、流涎、恶心、呕吐、泄泻等；属心脾积热者，尚伴心烦躁扰、口舌干燥、口痛拒食、舌尖红苔薄黄、脉数等。重证为湿热蒸盛，除见手足掌心、口腔部疱疹外，四肢、臀部亦可累及，且疹色紫暗，分布稠密，或成簇出现，根盘红晕显著，疱液浑浊，高热持续、烦躁口渴、舌绛苔黄腻、脉滑数等，甚或出现邪毒内陷、邪犯心肺、湿热伤络等变证。需要注意的是，重证患儿也有以全身症状为主，疱疹少见或未见者。

2. 治疗原则 本病治疗，以清热祛湿解毒为原则。轻证属邪犯肺脾者，治以宣肺解表，清热化湿；属心脾积热者，治以清热泻脾，泻火解毒。重证宜分清湿重、热重。偏湿盛者，治以利湿化湿为主，佐以清热解毒；偏热重者，治以清热解毒为主，佐以利湿化湿。病程中，如若出现变证，或息风开窍，或温阳扶正，或泻肺逐水，或活血通络，随证治之。疾病后期，宜以益气养阴扶助正气为主。同时，本病还常结合其他疗法，如中药成药、药物外治等，对于变证，必要时须中西医结合治疗。

3. 证治分类

（1）常证

邪犯肺脾

证候　发热轻微，或无发热，或流涕咳嗽、纳差恶心、呕吐泄泻，口腔、手掌、足跖部疱疹，分布稀疏，疹色红润，根盘红晕不著，疱液清亮，舌质红，苔薄黄腻，脉浮数。

辨证　本证为手足口病轻证，除手足肌肤、口腔部疱疹外，全身症状不著为其特征。偏肺气失宣者，发热恶寒，流涕咳嗽；偏脾运失职者，纳差流涎，呕吐泄泻。若为高热，或身热持续，则易转为重证。

治法　宣肺解表，清热化湿。

方药　甘露消毒丹加减。常用金银花、连翘、黄芩、薄荷清热解毒，宣肺透表；白蔻仁、藿香、石菖蒲芳香化湿；滑石、茵陈清热利湿；板蓝根、射干、浙贝母解毒利咽，化痰止咳。

恶心呕吐者，加苏梗、竹茹和胃降逆；泄泻者，加泽泻、薏苡仁祛湿止泻；高热者，加葛根、柴胡解肌退热；肌肤痒甚者，加蝉蜕、白鲜皮祛风止痒。

心脾积热

证候　心烦躁扰，口舌干燥，疼痛拒食，小便黄赤，大便干结，手掌、足跖、口腔疱疹，分布稀疏，疹色红润，根盘红晕不著，疱液清亮，舌质红，苔薄黄，脉数有力。

辨证　本证为手足口病轻证，多见于平素嗜食肥甘、辛辣、炙煿之品，脾胃积热内伏者，以口腔部疱疹为主，并伴心烦躁扰、口舌干燥、口痛拒食等症为特点。偏于心火炽盛者，舌体疱疹显著，心烦躁扰，小便黄赤；偏于脾胃积热者，唇颊、齿龈、上腭等处疱疹较多，或见臀部疱疹，面赤唇红，大便干结。若出现高热，则易转为重证。

治法　清热泻脾，泻火解毒。

方药　清热泻脾散合导赤散加减。常用黄连、黄芩、栀子、石膏清热泻火解毒；地黄、茯苓、灯心草、淡竹叶凉血清热，除烦利尿。

口渴甚者，加天花粉、芦根清热生津；大便秘结者，加大黄、玄明粉通腑泄热；疱疹溃烂不愈者，加儿茶、五倍子生肌敛疮；高热者，加柴胡、葛根解肌退热；湿重者，加藿香、滑石化湿利湿。

湿热蒸盛

证候　身热持续，烦躁口渴，小便黄赤，大便秘结，手、足、口部及四肢、臀部疱疹，痛痒剧烈，甚或拒食，疱疹色泽紫暗，分布稠密，或成簇出现，根盘红晕显著，疱液浑浊，舌质红绛，苔黄厚腻或黄燥，脉滑数。

辨证　本证为手足口病之重证，多见于年幼儿及感邪较重者，以手、足、口部及四肢、臀部疱疹，伴全身明显症状为特征。也有疱疹不著，全身症状明显者。偏于湿重者，低热起伏，口苦而黏，皮肤疱疹显著，瘙痒不适；偏于热重者，高热不退，口渴引饮，口腔溃疡明显，疼痛流涎。若失于调治，可出现邪毒内陷、邪犯心肺等变证。

治法　清热凉营，解毒祛湿。

方药　清瘟败毒饮加减。常用黄连、黄芩、栀子、连翘清热解毒祛湿；石膏、知母清气泻热；地黄、赤芍、牡丹皮凉血清热；板蓝根、贯众、紫草解毒透疹。

偏于湿重者，去知母、地黄，加滑石、竹叶清热利湿；大便秘结者，加大黄、玄明粉泄热通便；口渴喜饮者，加麦冬、芦根养阴生津；烦躁不安者，加淡豆豉、莲子心清心除烦。

气阴两伤

证候　疱疹渐退，食欲不振，神疲乏力，唇干口燥，或伴低热，舌淡红，苔少或薄腻，脉细。

辨证　本证见于手足口病恢复期，以疱疹渐退，全身症状好转为特征。偏于气虚者，神疲乏力，食欲不振，舌质淡，苔薄腻；偏于阴虚者，唇干口燥，或伴低热，舌红少苔。

治法　益气健脾，养阴生津。

方药　生脉散加味。常用党参、白术、山药益气健脾；麦冬、五味子、玉竹养阴生津。

余邪留恋，低热反复者，加地骨皮、青蒿滋阴退热；食欲不振者，加焦山楂、焦六神曲、炒麦芽和胃消食。

（2）变证

邪陷厥阴

证候　高热持续，头痛烦躁，嗜睡易惊，肢体抖动，甚或神昏谵语、肢搐项强、双目上视，舌质红绛，苔黄腻或黄燥，脉弦数有力。

辨证　本证由邪毒炽盛，内陷手厥阴心包经和足厥阴肝经所致。临证以病情突然加重，见高热、烦躁、嗜睡、易惊、抽搐、神昏等心肝二经证候为特征。若失于救治，易出现内闭外脱证。

治法　解毒清热，息风开窍。

方药　清瘟败毒饮合羚角钩藤汤加减。常用黄芩、黄连、栀子清热泻火解毒；羚羊角、钩藤、僵蚕平肝息风；石菖蒲、郁金解郁开窍豁痰。

高热不退者，加安宫牛黄丸清热解毒，开窍安神；抽搐重者，加紫雪镇痉息风开窍；昏迷重者，加至宝丹涤痰开窍安神。

邪伤心肺

证候　壮热不退，胸闷心悸，咳频气急，鼻翼煽动，张口抬肩，口唇紫绀，咯吐白色或粉红色泡沫痰，舌紫暗，脉沉迟。

辨证　本证由邪毒伤及心肺，损阴伤阳，心肺阴阳皆虚，肺失通调，心失行血，水气上犯所致。临证以胸闷心悸，咳频气急，口唇紫绀，咯吐粉红色泡沫痰为特征。病情危重，急需救治。

治法　泻肺逐水，温阳扶正。

方药　己椒苈黄丸合参附汤加减。常用葶苈子、大黄泻肺逐水；桑白皮、前胡肃肺化痰；防己、椒目、泽泻、车前子利水消肿；人参、附子温阳扶正。

咯血重者，加青黛、栀子、瓜蒌子清热凉血，润肺化痰；高热不退者，加柴胡、青蒿、葛根解肌退热。

湿热伤络

证候　肢体痿软无力，肌肉松弛，活动受限，甚或瘫痪、吞咽困难及呛咳，或伴低热，胸脘痞闷，小便赤涩，舌质红，苔黄腻，脉濡数。

辨证　本证多由湿热毒邪浸渍经络，络脉痹阻，气血运行不畅，筋脉失养所致。以肢体痿软无力，甚或瘫痪为辨证要点。

治法　清热利湿，疏通经络。

方药　四妙丸加味。常用苍术、黄柏、防己、薏苡仁清热除湿；木瓜、牛膝、威灵仙、当归舒筋活血通络。

低热起伏者，加青蒿、银柴胡清退虚热；胸脘痞闷者，加藿香、厚朴、法半夏、茯苓化湿和中；小便涩痛者，加竹叶、栀子、小蓟清热利尿通淋。

病后湿热清而肢体痿软无力，肌肉消削，跛行者，以补阳还五汤加减以补气活血、强筋健骨。常用药：炙黄芪、党参、当归、桂枝、红花、地龙、川芎、熟地黄、枸杞子、牛膝、鸡血藤、锁阳、五加皮、鹿角霜等，同时配合推拿、针灸等法治疗。

【其他疗法】

1. 中药成药

（1）清热解毒口服液　5～10ml，1日2～3次。口服。用于邪犯肺脾证。

（2）清胃黄连丸　每100粒重6g。1丸，1日2次。温开水送服。用于湿热蒸盛证。

（3）黄栀花口服液　2.5～3岁5ml，4～6岁10ml、7～10岁15ml、＞11岁20ml，1日2次，疗程3天。饭后口服。用于湿热蒸盛证。

（4）喜炎平注射液　5～10mg/kg，加入5%葡萄糖注射液或0.9%氯化钠注射液100～150ml中静脉滴注，1日1次。用于湿热蒸盛证。

（5）热毒宁注射液　0.3～0.5ml/kg，加入5%葡萄糖注射液或0.9%氯化钠注射液150～250ml中静脉滴注，1日1次。用于湿热蒸盛证、邪伤心肺证。

（6）痰热清注射液　0.3～0.5ml/kg，加入5%葡萄糖注射液或0.9%氯化钠注射液150～250ml，静脉滴注，控制滴数在每分钟30～60滴，1日1次，或遵医嘱。用于邪伤心肺证。

（7）参附注射液　每次1～2ml/kg，用5%～10%葡萄糖注射液250ml稀释后静脉缓慢滴注，1日1次。婴幼儿建议按照1:5的稀释倍数使用。用于邪伤心肺证。

2. 外治疗法

（1）冰硼散、珠黄散　任选1种，涂搽口腔患处，1日2次。

（2）金黄散、青黛散 任选1种，麻油调，敷于手足疱疹患处，1日2次。

【预防与调护】

1. 预防

（1）加强本病流行病学监测，本病流行期间，勿带孩子去公共场所，发现疑似病人，应及时进行隔离，对密切接触者应隔离观察7~10天。

（2）注意搞好个人卫生，养成饭前便后洗手的习惯。对被污染的日常用品、食具等应及时消毒处理，患儿粪便及其他排泄物可用3%漂白粉澄清液浸泡，衣物置阳光下曝晒，室内保持通风换气。

（3）注意饮食起居，合理供给营养，保持充足睡眠，避免阳光曝晒，防止过度疲劳而降低机体抵抗力。

2. 调护

（1）患病期间，宜给予清淡无刺激的流质或软食，多饮开水，进食前后可用生理盐水或温开水漱口，以减轻食物对口腔的刺激。

（2）注意保持皮肤清洁，对皮肤疱疹切勿挠抓，以防溃破感染。对已有破溃感染者，可用金黄散或青黛散麻油调后撒布患处，以收敛燥湿，助其痊愈。

（3）密切观察病情变化，及时发现邪毒内陷及邪毒犯心等变证。

第七节 流行性腮腺炎

流行性腮腺炎是由腮腺炎时邪（腮腺炎病毒）引起的一种急性传染病，临床以发热、耳下腮部肿胀疼痛为主要特征。中医学称之为痄腮。腮腺炎病毒属副黏液病毒科的单股RNA病毒，只有一个血清型。病毒首先侵犯口腔和鼻黏膜，经血液至全身各器官，累及各种腺体，如腮腺、颌下腺、舌下腺及胰腺、生殖腺等，并在其内进一步增殖，再次入血，进一步可累及其他脏器。感染本病后可获终生免疫。

本病一年四季均可发生，以冬春两季易于流行。多发于3岁以上儿童，2岁以下婴幼儿少见。本病一般预后良好。少数患儿因素体虚弱或邪毒炽盛，可见邪陷心肝、毒窜睾腹之变证。

【病因病机】

流行性腮腺炎发生的原因为感染腮腺炎时邪。在气候变化，腮腺炎流行期间易被传染。当小儿机体抵抗力下降时，时邪乘虚侵入致成痄腮。

流行性腮腺炎的主要病机为邪毒壅阻少阳经脉，与气血相搏，凝滞于耳下腮部。《疮疡经验全书·痄腮毒》记述："毒受在牙根耳聤，通过肝肾气血不流，壅滞颊腮，此是风毒症。"指出了本病的病因和病机特点。

1. 邪犯少阳 时邪病毒从口鼻而入，侵犯足少阳胆经。胆经起于目外眦，经耳前耳后下行于身之两侧，终止于两足第4趾端。邪入少阳，与气血相搏，经脉壅滞，凝滞于耳下腮部，致腮部肿胀疼痛；邪毒郁于肌表，致发热恶寒；邪毒郁阻经脉，关节不利，致咀嚼不便；邪毒上扰清阳，致头痛；邪毒内扰脾胃，则纳少、恶心、呕吐。

2. 热毒壅盛　时邪病毒壅盛于少阳经脉，循经上攻腮颊，气血凝滞不通，致腮部肿胀、疼痛，坚硬拒按，张口咀嚼不便；热毒炽盛，则高热不退；邪热扰心，则烦躁不安；热毒内扰脾胃，则致纳少，呕吐；热邪伤津，则口渴欲饮，尿少而黄。

足少阳胆经与足厥阴肝经互为表里，热毒炽盛者，邪盛正衰，邪陷厥阴，扰动肝风，蒙蔽心包，可见高热、抽搐、昏迷等症，此为邪陷心肝之变证。足厥阴肝经循少腹络阴器，邪毒内传，引睾窜腹，可见睾丸肿胀、疼痛，或少腹疼痛等症，此为毒窜睾腹之变证。肝经热毒壅滞乘脾，还可出现中上腹疼痛、恶心呕吐、腹胀泄泻等症。

【临床诊断】

1. 诊断要点

（1）发病前2~3周有流行性腮腺炎接触史。

（2）初病时可有发热。腮腺肿大以耳垂为中心，向前、后、下扩大，边缘不清，触之有弹性感、疼痛感。常一侧先肿大，2~3天后对侧亦出现肿大。腮腺管口红肿，或同时有颌下腺、舌下腺肿大。

（3）可并发脑膜脑炎、睾丸炎、卵巢炎、胰腺炎等。

（4）血常规：白细胞总数正常或偏低，淋巴细胞相对较高。继发细菌感染者血白细胞总数及中性粒细胞可增高。

（5）血清和尿淀粉酶测定：血清及尿中淀粉酶活性与腮腺肿胀相平行，发病早期血清及尿淀粉酶增高，2周左右恢复至正常。

（6）病原学检查：从患儿唾液、脑脊液、尿或血中可分离出腮腺炎病毒。用补体结合试验或ELISA法检测抗V（virus）和抗S（soluble）两种抗体，S抗体在疾病早期的阳性率为75%，可作为近期感染的证据，6~12个月逐渐下降消失，病后2年达最低水平并持续存在。

2. 鉴别诊断

（1）化脓性腮腺炎　中医名发颐。腮腺肿大多为一侧；表皮泛红，疼痛剧烈，拒按；按压腮部可见口腔内腮腺管口有脓液溢出；无传染性；血白细胞总数及中性粒细胞增高。

（2）其他病毒性腮腺炎　流感病毒、副流感病毒、巨细胞包涵体病毒、艾滋病毒等都可引起腮腺肿大，可依据病毒学检测加以鉴别。

【辨证论治】

1. 辨证要点　本病以经络辨证为主，同时辨常证、变证。根据全身及局部症状，凡发热、耳下腮肿，但无神志障碍，无抽搐，无睾丸肿痛或腹痛者为常证，病在少阳经为主；若高热不退、神志不清、反复抽搐为邪陷心肝之变证；若恶心、呕吐、腹胀、泄泻、睾丸肿痛、脘腹或少腹疼痛者为毒窜睾腹之变证，病在少阳、厥阴二经。

2. 治疗原则 流行性腮腺炎治疗，以清热解毒，软坚散结为基本法则。常证分邪犯少阳证、热毒壅盛证。邪犯少阳证治以疏风清热，散结消肿；热毒壅盛证治以清热解毒，软坚散结。软坚散结只可用宣、通之剂，以去其壅滞，不要过于攻伐。壅滞祛除，则风散毒解，可达到消肿止痛的目的。变证邪陷心肝证治以清热解毒，息风开窍；毒窜睾腹证治以清肝泻火，活血止痛。本病宜采用内服药物与外治法结合治疗，有助于腮部肿胀的消退。

3. 证治分类

（1）常证

邪犯少阳

证候 轻微发热恶寒，一侧或两侧耳下腮部漫肿疼痛，咀嚼不便，或有头痛、咽红、纳少，舌质红，苔薄白或薄黄，脉浮数。

辨证 因毒邪在表，故有轻微发热恶寒，咽红，苔薄白或淡黄，脉浮数等症。耳下腮部漫肿疼痛，咀嚼不便为邪蕴少阳经络之症。

治法 疏风清热，散结消肿。

方药 柴胡葛根汤加减。常用柴胡、黄芩清利少阳；牛蒡子、葛根、桔梗疏风利咽；金银花、连翘清热解毒；板蓝根清解温毒；夏枯草、赤芍疏肝散结；僵蚕祛风通络消肿。

热甚者，加石膏清热；咽喉肿痛者，加马勃、玄参、甘草清热利咽；纳少呕吐者，加竹茹、陈皮清热和胃；发热恶寒者，加白芷、苏叶疏风解表。

热毒壅盛

证候 高热，一侧或两侧耳下腮部肿胀疼痛，坚硬拒按，张口咀嚼困难，或有烦躁不安，口渴欲饮，头痛，咽红肿痛，颌下肿块胀痛，纳少，大便秘结，尿少而黄，舌质红，舌苔黄，脉滑数。

辨证 邪毒化火，热毒炽盛，蕴结于里所致，故以高热，烦躁，口渴，头痛，耳下腮部漫肿疼痛，坚硬拒按，张口咀嚼困难为特点。本证为重证，易发生变证，须及早辨识。

治法 清热解毒，软坚散结。

方药 普济消毒饮加减。常用柴胡、黄芩清利少阳；黄连、连翘、板蓝根、升麻清热解毒；牛蒡子、马勃、桔梗、玄参、薄荷清热利咽，消肿散结；虎杖清热散结消肿；陈皮理气，疏通壅滞；僵蚕解毒通络。

热甚者，加石膏、知母清热泻火；腮部肿胀甚者，加蒲公英、海藻、昆布软坚散结；腮部肿胀坚硬拒按者，加牡蛎软坚散结，赤芍、牡丹皮活血消肿；呕吐者，加竹茹清胃止呕；大便秘结者，加大黄、玄明粉通腑泄热；口渴唇燥伤阴者，重用玄参，加天花粉清热养阴生津。

（2）变证

邪陷心肝

证候 高热，耳下腮部肿痛，坚硬拒按，神昏，嗜睡，项强，反复抽搐，头痛，呕吐，舌质红，舌苔黄，脉弦数。

辨证　邪毒炽盛，邪陷厥阴，内窜心肝，扰动肝风，搅乱神明，而致耳下腮部肿胀同时，见高热，神昏嗜睡，头痛项强，恶心呕吐，反复抽搐等症。

治法　清热解毒，息风开窍。

方药　清瘟败毒饮加减。常用栀子、黄连、连翘、生甘草清热解毒；水牛角、地黄、石膏、牡丹皮、赤芍清热凉营；竹叶、玄参、芦根清热生津；钩藤、僵蚕平肝息风。

头痛剧烈，恶心呕吐者，加用龙胆草、天竺黄、车前子清肝泻火；神志昏迷者，加服至宝丹清热镇惊开窍；抽搐频作者，加服紫雪解毒平肝息风。

毒窜睾腹

证候　腮部肿胀消退后，一侧或双侧睾丸肿胀疼痛，或脘腹疼痛，少腹疼痛，痛时拒按，或有恶心呕吐，腹胀泄泻，舌质红，舌苔黄，脉数。

辨证　少阳与厥阴相表里，病则相互传变，毒邪循足厥阴之脉，经少腹络阴器，故以睾丸肿胀疼痛，或脘腹，少腹疼痛等症为特征。

治法　清肝泻火，活血止痛。

方药　龙胆泻肝汤加减。常用龙胆草、栀子清泻肝胆实火；黄芩、黄连清热解毒；柴胡、川楝子疏肝利胆；荔枝核、延胡索理气散结止痛；桃仁活血消肿。

睾丸肿大明显者，加青皮、莪术理气消肿；脘腹痛甚伴呕吐者，加郁金、竹茹清肝止呕；少腹痛甚伴腹胀便秘者，加大黄、川楝子、枳壳、木香理气通腑。

【其他疗法】

1. 中药成药

（1）腮腺炎片　每片0.3g。每服4～6片，1日3次。温开水送服。用于邪犯少阳证。

（2）赛金化毒散　每袋0.5g。1～3岁0.5g，1日2次。<1岁酌减。温开水送服。用于热毒壅盛证。

（3）安宫牛黄散　<3岁0.4g、4～6岁0.8g。或遵医嘱。温开水送服。用于邪陷心肝证。

（4）醒脑静注射液　每支10ml。0.5ml/（kg·d），最大剂量不超过20ml，加入5%～10%葡萄糖注射液或0.9%氯化钠注射液100～250ml稀释后静脉滴注，1日1次。用于邪陷心肝证。

2. 药物外治

（1）如意金黄散　适量，以醋或茶水调，外敷患处，1日1～2次。用于腮部肿痛。已破溃者禁用。

（2）玉枢丹　每次0.5～1.5g，以醋或水调匀，外敷患处，1日2次。用于腮部肿痛。已破溃者禁用。

（3）新鲜仙人掌　每次取一块，去刺，洗净后捣泥或切成薄片，贴敷患处，1日2

次。用于腮部肿痛。

（4）新鲜败酱草　每次50g，煎汤熏洗患处，1日2次。用于腮部肿痛及毒窜睾腹变证。

3. 针灸疗法　针刺：取穴翳风、颊车、合谷、外关、关冲。随证加减：温毒郁表加风池、少商；热毒蕴结加商阳、曲池、大椎；睾丸肿痛加太冲、曲泉；惊厥神昏加水沟、十宣；脘腹疼痛加中脘、足三里、阳陵泉。用泻法，强刺激，1日1次，每次留针30分钟，或点刺放血。

4. 激光疗法　用氦氖激光照射少商、合谷、阿是穴。每穴照射5~10分钟，1日1次，连用3~5天，用于腮部肿痛。

5. 灯火燋法　取角孙、阳溪。剪去头发，取一根火柴棒点燃，对准穴位迅速灼灸。1日1次，连用3~4日。用于腮部肿痛。

6. 西医疗法

（1）对症治疗　高热时给予物理降温，或口服布洛芬等退热剂；烦躁时给予苯巴比妥等镇静剂。

（2）并发症治疗

脑膜炎：颅压高者，用20%甘露醇每次1~2g/kg，静脉推注，每4~6小时一次，直到症状好转。惊厥者，用苯巴比妥钠每次5~8mg/kg，肌肉注射，或地西泮0.2~0.3mg/kg，肌肉注射或静脉注射；短期应用糖皮质激素可改善症状。

睾丸炎：应卧床休息，用棉花垫或丁字条带托起阴囊，以减轻疼痛。肾上腺皮质激素可使睾丸肿痛在24小时后明显减轻，促进肿胀消退，泼尼松0.5~1mg/（kg·d），口服；或地塞米松0.5~1mg/（kg·d），最大不超过20mg/d，分2次静脉注射，肿痛消退后减量至停药。

（3）抗病毒治疗　发病早期可试用利巴韦林注射液15mg/（kg·d），用0.9%氯化钠注射液或5%葡萄糖注射液稀释成每1ml含1mg的溶液，分2次给药，静脉缓慢滴注，每次滴注时间20分钟以上。疗程5~7日。

【预防与调护】

1. 预防

（1）流行性腮腺炎流行期间，易感儿勿去公共场所。幼儿园及中、小学校等集体单位要经常体格检查，有接触史的可疑患儿，要及时隔离观察，并用板蓝根15~30g，煎汤口服，1日1次，连服3~5天。

（2）在流行期间，未曾患过本病的儿童可给予免疫球蛋白。

（3）18~24月龄时接种1剂次麻腮风疫苗。

2. 调护

（1）发病期间应隔离治疗，直至腮部肿胀完全消退后3天为止。患儿的衣被、用具等物品均应煮沸清毒。居室用食醋加水熏蒸，每次30分钟，每日1次，进行空气消毒。

（2）患儿应卧床休息直至热退，并发睾丸炎者适当延长卧床休息时间。

（3）给易消化、清淡流质饮食或软食为宜，忌吃酸、硬、辣等刺激性食物。每餐后用生理盐水或4%硼酸溶液漱口或清洗口腔，以保持口腔清洁。

（4）高热、头痛、嗜睡、呕吐者密切观察病情，及时给予必要的处置。睾丸肿大痛甚者，局部可给予冷湿敷，并用纱布做成吊带，将肿胀的阴囊托起。

第八节　病毒性脑炎

病毒性脑炎是由多种病毒时邪引起的脑实质炎症，若同时累及脑膜则称为病毒性脑膜脑炎，临床以发热、头痛、呕吐、惊厥、意识及运动障碍，或精神异常为主要表现。属于中医学"温病"、"急惊风"、"痉证"等范畴。本病一年四季均可发生，但不同病毒时邪引起的脑炎流行特点有所不同。如由肠道病毒时邪引起者多发生于夏秋季，由腮腺炎病毒时邪引起者多发生于冬春季，而由单纯疱疹病毒时邪引起者则一年四季散发。任何年龄均可发病，以3岁以下小儿为多见，有免疫缺陷的体弱儿更易罹患。本病的预后与病情轻重密切相关，病情轻者预后良好，1~2周可完全恢复，病情重者可持续数周或数月，甚至可致残或致死。

【病因病机】

小儿病毒性脑炎发生的原因为感受病毒时邪。在气候骤变、病毒时邪流行期间，小儿机体抵抗力下降之时，外邪便乘虚侵入发为病毒性脑炎。

本病按病程分为急性期、恢复期和后遗症期。急性期病变部位主要在肺、胃、心、肝，恢复期及后遗症期病变部位主要在脾、肝、肾。其基本病理改变为卫气营血传变及热痰风演变。

1. 卫气营血传变　引起本病的病毒时邪属温热之邪，其致病具有起病急骤、变化迅速、易化火动风的特点，故本病急性期多按卫气营血规律传变。但因"小儿肤薄神怯，经络脏腑嫩小，不耐三气发泄，邪之来也，势如奔马，其传变也，急如掣电。"（《温病条辨·解儿难》）卫、气、营、血的界限常不分明，故一旦发病，多表现卫气同病、气营同病、营血同病的病理变化。肺主皮毛属卫，开窍于鼻；脾主肌腠属气，开窍于口，外邪无论从皮毛或口鼻而入，皆先犯于肺脾。邪毒初犯，肺气失宣，卫阳郁遏，脾失健运，胃失和降，故出现发热恶寒、流涕咳嗽、头痛项强、恶心呕吐等卫气同病证候。若邪正相争，正盛邪却，则邪可透出肌表或从气分而解，是为轻证；若邪正相争，正不压邪，则外邪迅速内传而出现壮热持续、头痛剧烈、呕吐频繁、嗜睡或烦躁不宁、四肢抽搐等气营两燔证候，此为重证；若病情进一步发展，则可出现身热起伏、夜热早凉、神识昏迷、四肢抽掣、肢端厥冷、皮肤发花或衄血等营血两燔证候，或邪闭清窍，津气耗劫，正不胜邪，内闭外脱之危候。

2. 痰热风的演变　病毒性脑炎的病因不一，病机演变多样，卫气营血传变可概括本病急性期的一般病理机转，而热、痰、风则可归纳本病从始至终的全程病机特点。外邪犯表，卫阳郁遏，或邪传于里，化热化火，则发热；热邪灼津炼液为痰，痰蒙清窍，则神昏；邪热化火动风，或邪陷心肝生风，则抽搐。急性期多以发热、抽搐、神昏为主症，热、痰、风三者相合肆虐。如《幼科铁镜·阐明发惊之由兼详治惊之法》所言："惊生于心，痰生于脾，风生于肝，热出于肺，此一定之理也。热盛生风，风盛生痰，痰盛生惊，此贼邪逆克必至之势"。急性期过后，邪气虽减，而正气耗伤，证候转为以虚为主或虚实夹杂，但仍不离热证、痰证、风证之候。恢复期、后遗症期之热证，由于热伤阴液而内生虚热；痰证由于急性期痰蕴未消，痰浊内蒙；风证或因风窜络脉气血痹阻，或因热伤气津血燥风动。

【临床诊断】

1. 诊断要点

（1）有各种致病病毒感染的流行病学特点。

（2）多急性或亚急性起病，常有发热、头痛、恶心呕吐、婴儿前囟饱满、不同程度的意识障碍、运动障碍、精神行为异常及反复惊厥发作等症状。

（3）实验室检查

血常规：白细胞总数正常或偏低，分类以淋巴细胞为主。

脑脊液检查：脑脊液外观多清亮，白细胞总数正常或偏高，分类以淋巴细胞为主，蛋白可轻度增加，糖及氯化物正常。

脑电图检查：主要表现为高幅度慢波，呈多灶性、弥漫性分布，可有痫样放电波。

影像学检查：CT 和 MRI 均可显示炎性病灶形成的大小不等、界限不清、不规则低密度或高密度影灶。

病毒学检查：从脑脊液、脑组织中分离出病毒，具有确诊价值。PCR 技术可从患儿呼吸道分泌物、血液、脑脊液中检测出病毒 DNA 序列，以确定病原。

2. 鉴别诊断

（1）不同病毒所致脑炎的鉴别诊断

肠道病毒性脑炎：好发于夏秋季，可伴见皮疹、疱疹性咽峡炎、心肌炎、肝功能损伤，甚或休克等。脑部症状可为脑炎、脑膜炎和类脊髓灰质炎等。脑脊液检查白细胞数明显升高，早期以中性粒细胞为主，以后则以单核细胞为主。

流行性腮腺炎脑炎：多见于冬春季，有流行病学史，脑部症状以脑膜脑炎为主，可发生在腮腺肿胀前或腮腺肿胀同时或腮腺肿胀后 3~10 天，一般病情较轻，有头痛、呕吐等，少数患儿可发生昏迷、惊厥。多数患儿 1~2 周痊愈，后遗症少。脑脊液检查白细胞数增高，以淋巴细胞为主，蛋白含量正常或中度升高，糖含量偶可降低。

风疹病毒性脑炎：多发于冬春季节，分先天和后天感染两种。先天感染多见于新生儿，是由于孕妇妊娠 3 个月内感染病毒，经胎盘侵犯胎儿所致，临床表现包括白内障、耳聋、先天性心脏病和智力低下等。后天感染并发脑炎者，又有两种类型：一种是发生在急性风疹后，多见于 5~14 岁的少年儿童，一般有皮疹史，脑炎的症状多发生在皮疹后 3~5 天或与皮疹同时出现，病程短，常为自限性，痊愈比较完全。第二种是指由风疹病毒慢性感染所引起的脑炎，即进行性风疹全脑炎，临床有风疹史，多隐袭起病，进行性发展，病程达 8～10 年，预后差。影像学检查多示脑室扩大、脑萎缩。

麻疹病毒性脑炎：多发于冬春季，婴幼儿多见。脑部症状多见于发疹后 2～6 天，也可发生在初热期或收没期。临床表现为弥漫性脑症状或多灶性神经系统损害，如有脊髓病变，则出现横贯性脊髓炎或上升性麻痹而遗留后遗症。少数年长儿可发生亚急性硬化性全脑炎，一般在患病数年甚至数十年后才出现症状，可先有智力情绪改变，随后出现进行性痴呆，接着发生肌阵挛以及全身强直抽搐，逐渐加重，常在发病后 6～12 个月死亡。

水痘病毒性脑炎：多发于冬春季节，常在出疹后数天出现脑部症状，少数见于出疹前及出疹期。有免疫缺陷或大量使用免疫抑制剂患儿更易罹患。脑部症状及脑脊液检查与一般病毒性脑炎相似，但多以小脑功能障碍为突出，表现共济失调、眼球震颤、颤抖等，也可有脊髓炎、面神经瘫痪、暂时性视神经炎等。如发生弥漫性脑炎则预后严重。

流行性乙型脑炎：均发生于夏秋季，有严格的季节性，10 岁以内儿童发病率高，临床以高热、意识障碍、惊厥、脑膜刺激征及病理反射阳性等为特征，重症可引起中枢性呼吸衰竭和留有神经系统的后遗症。外周血白细胞总数及中性粒细胞数均升高；脑脊液检查白细胞数升高，早期以中性粒细胞为主，后期以淋巴细胞为主。蛋白含量轻度升高，糖及氯化物正常。

单纯疱疹性脑炎：发病无明显季节性，可伴有疱疹等。其脑部病变较重，以急性坏死性脑膜脑炎为多见。临床除一般病毒性脑炎症状外，常在疾病早期即出现颞叶、额叶、边缘系统病损的表现。脑脊液检查白细胞数增高，以淋巴细胞为主，蛋白含量升高，糖及氯化物正常。脑电图检查可见弥漫性高波幅慢波，颞区更明显，并可有周期性高波幅尖波。

流感病毒性脑炎：多发于冬春季，起病以高热头痛、全身不适、食欲不振、四肢肌肉酸痛为特点，在发病 1～4 天内出现意识障碍及惊厥发作。脑脊液检查大多正常；脑影像学出现低密度灶或急性期脑水肿等。部分病例可见肝脏转氨酶和心肌酶谱升高、血糖升高等，但血氨升高者不多。

（2）与其他疾病的鉴别诊断

细菌性脑膜炎：致病菌与年龄密切相关，新生儿多为大肠杆菌、B 组溶血性链球菌和葡萄球菌，婴幼儿多为 B 型嗜血流感杆菌和肺炎链球菌，而在 10 岁以上小儿则以奈瑟脑膜炎双球菌相对更为多见。临床表现除发热外，年长儿常出现头痛、呕吐、脑膜刺激征阳性、颅内压增高、意识障碍、惊厥以及神经局灶体征等；小婴儿往往症状不典型，仅表现易激惹、双眼凝视、恶心呕吐、惊厥等。实验室检查，外周血白细胞总数升高，以中性粒细胞为主，可见中毒颗粒，核左移。脑脊液外观混浊，压力增高，白细胞增多以中性粒细胞为主，糖含量降低，蛋白含量增高。细菌学检查，血培养、脑脊液涂片找菌及细菌培养常阳性。

结核性脑膜炎：多有结核病接触史或有脑外结核史，起病较缓慢，常于精神不振、情绪淡漠、烦躁不安、食欲不振数天后出现发热、头痛、意识障碍、颅神经损害、抽搐及脑膜刺激征，未经治疗者常很快进入昏迷。婴儿患本病时往往起病急、病情重、进展快、前驱症状不明显，但因前囟未闭，颅骨骨缝在颅内压升高时可以裂开，故而脑膜刺激征不明显。脑脊液检查白细胞数中度增高，分类以单核细胞为主，糖及氯化物降低，蛋白含量增高，涂片抗酸染色可找到结核杆菌。结核菌纯蛋白衍化物（PPD）试验阳性及血沉增快有助于诊断。

【辨证论治】

1. 辨证要点 病毒性脑炎以热、痰、风辨证及八纲辨证为纲，急性期同时采用卫气营血辨证。

（1）辨热证 热证的主要表现为发热，但有表热、里热之区别。初起邪在卫气，表里俱热，以表热为主，发热恶寒，或但热不寒，头痛项强，神烦嗜睡，恶心呕吐。若病情进展，邪入气营，则转为里热，高热持续，口渴引饮，烦躁不安，甚或神昏抽搐；若病情进一步发展，邪热深伏于里，则出现身热起伏，夜热早凉，昏迷抽搐，胸腹灼热等邪入营血证候。恢复期热证多由实转虚，出现热伤阴津，阴虚发热之低热起伏，五心烦热，颧红盗汗等。

（2）辨痰证 痰证的主要表现为神识异常，又有有形之痰与无形之痰之分，痰浊、痰火之别。无形之痰的主证是心神失主，因痰浊蒙窍者神识模糊，口噤不语，嗜睡昏迷；因痰火扰心者烦躁不安，狂躁谵语，号叫哭闹。有形之痰的主证是痰壅咽喉，其痰闻之有声、吐之可见，重者与神识异常同见。恢复期、后遗症期痰证仍要辨痰火与痰浊。痰火症见躁扰不宁，烦躁哭闹；痰浊症见神识不清，痴呆失语，吞咽困难，喉中痰鸣。

（3）辨风证 风证在急性期的主要表现为抽搐，但有外风、内风之不同。外风邪在卫分，症见发热恶寒，头痛无汗，项强抽搐等，抽搐于热势高时出现，持续时间短，一般不超过2次，抽搐后神志清醒。内风邪入气营者，高热不退，烦躁不安，汗出口渴，颈项强直，反复抽搐；邪入营血者，身热夜甚，颈强口噤，神志昏迷，四肢抽搐，甚或角弓反张。恢复期、后遗症期风证的主要表现为肌力和肌张力异常，其中属实证者，症见强直性瘫痪或癫痫发作；属虚证者，症见肢体不用、肌肉痿软。

2. 治疗原则 本病治疗以清热、豁痰、开窍、息风为基本法则。急性期以解热为先，邪在卫表者，治宜疏风清热；邪入气分者，治宜清气泻热；邪郁化火，入营入血者，则宜清营凉血解毒，并结合痰证、风证，施以开窍豁痰，镇惊息风等法。恢复期及后遗症期以扶正祛邪为要，属余邪未尽，虚热不退者，治以养阴清热；痰蒙清窍，神识不明者，治以豁痰开窍或泄浊醒神；内风扰动，肢体失用者，治以益气活血祛风或搜风通络舒筋。除内治疗法外，还可配合使用推拿、针灸、敷贴等疗法，必要时需予中西医结合治疗。

3. 证治分类

（1）急性期

邪犯卫气

证候　发热恶寒，或但热不寒，头痛项强，无汗或少汗，口渴引饮，恶心呕吐，或见抽搐，神烦不安或嗜睡，舌质红，苔薄白或黄，脉浮数或洪数，指纹青紫。

辨证　本证见于疾病初期，起病急骤，以邪毒初犯、卫气同病为特征。偏于卫分者，症见发热恶寒，头身疼痛，项强不舒；偏于气分者，症见但热不寒，烦躁口渴，恶心呕吐。本病传变迅速，见卫分证则当知其必传气分，须早用清气，以截断病势。

治法　疏风解表，清热解毒。

方药　银翘散合白虎汤加减。常用金银花、连翘、竹叶、蚤休清热解毒；薄荷辛凉解表；牛蒡子、桔梗宣肺利咽；石膏、知母清气泻热。

恶心呕吐者，加苏梗、竹茹清热和胃止呕；咽喉疼痛者，加板蓝根、僵蚕清热解毒利咽；项强抽搐者，加葛根、蝉蜕、钩藤祛风止痉；腹胀便秘者，加大黄、全瓜蒌通腑泄热。

气营两燔

证候　高热持续，头痛剧烈，呕吐频繁，颈背强直，烦躁谵语，四肢抽搐，喉中痰鸣，唇干渴饮，溲赤便结，舌质红绛，苔黄厚，脉数有力，指纹紫滞。

辨证　本证为邪毒由卫表内传气营，或邪毒炽盛，直入气营，扰及心神，引动肝风，形成气营两燔之证，以高热、神昏、抽搐为特征。偏于气分者高热持续，汗出口渴，烦躁不安；偏于营分者身热夜甚，神昏抽搐，舌质红绛。若毒盛正虚，正不胜邪，则易出现内闭外脱证。

治法　清气凉营，泻火解毒。

方药　清瘟败毒饮加减。常用石膏、水牛角清气凉营；黄芩、黄连、栀子清气泻火解毒；牡丹皮、赤芍、知母、地黄凉营滋阴清热。

头痛剧烈者，加菊花、僵蚕、蔓荆子、龙胆草解热止痛；抽搐频繁者，加羚羊角、钩藤、地龙平肝息风；高热、烦躁、谵语者，加安宫牛黄丸清热镇惊开窍；喉间痰鸣、昏迷不醒者，加天竺黄、胆南星、石菖蒲、鲜竹沥开窍涤痰。面白肢厥，呼吸不利者，加独参汤益气固脱；汗出如珠，脉微欲绝用参附龙牡救逆汤以回阳救逆固脱。

邪陷心肝

证候　身热起伏，夜热早凉，四肢抽搐，两目上视，项强口噤，角弓反张，神识昏迷，手足躁扰，其或神昏狂乱，肢端厥冷，呼吸深浅不匀，舌干绛无苔，脉细数。

辨证　本证由邪毒炽盛，深入营血，蒙闭心包，肝风内动，真阴被耗所致。以病情突然加重，症见身热烦躁、神识昏迷、项强口噤、四肢抽搐、角弓反张等心肝二经诸症为辨证要点，病情危重。

治法　清热解毒，息风开窍。

方药　犀角地黄汤合羚角钩藤汤加减。常用水牛角、地黄、玄参、牡丹皮清热凉血解毒；羚羊角、钩藤、龙胆草、菊花凉肝息风；浙贝母、竹茹、珍珠母清热化痰开窍；

白芍、甘草柔肝缓急。

高热神昏谵语者，合用安宫牛黄丸清热开窍醒神；抽搐频繁者，合用紫雪清热镇痉安神；神昏痰多者，合用至宝丹清热涤痰开窍。必要时可中西医结合治疗。

（2）恢复期、后遗症期

阴虚内热

证候　低热不退，或呈不规则发热，两颧潮红，手足心热，虚烦不宁，时有惊惕，咽干口渴，大便干结，小便短少，舌红少苔或无苔，脉细数，指纹淡紫。

辨证　本证见于恢复期，由热病日久，阴液耗伤，余邪留恋所致，以低热不已，两颧潮红，手足心热，咽干口渴为辨证要点。

治法　养阴清热。

方药　青蒿鳖甲汤加减。常用青蒿、地骨皮、牡丹皮清退虚热；鳖甲、地黄、知母养阴清热；芦根、天花粉清热生津除烦。

大便秘结者，加瓜蒌子、火麻仁润肠通便；虚烦不宁者，加百合、酸枣仁、夜交藤养心安神除烦；咽干口渴者，加北沙参、麦冬、玉竹养胃生津止渴；惊惕不安者，加天竺黄、珍珠母安神镇惊。

痰浊蒙窍

证候　神识不清，或耳聋失语、痴呆，吞咽困难，口角流涎，喉间痰鸣，舌质淡，苔厚腻，脉濡滑。

辨证　本证见于恢复期、后遗症期，由痰浊留滞不去，蒙蔽清窍所致。以神识不清，吞咽困难，喉间痰鸣，舌苔厚腻为辨证要点。

治法　豁痰开窍。

方药　涤痰汤加减。常用胆南星、半夏、天竺黄化痰开窍；陈皮、枳实理气化痰；石菖蒲、郁金、远志开窍醒神。

四肢抽搐者，加全蝎、蜈蚣、僵蚕息风化痰止痉；喉间痰鸣者，加鲜竹沥、玄明粉泄浊化痰；神识不清者，合用苏合香丸芳香化浊，醒神开窍。

气虚血瘀

证候　面色萎黄，神疲肢倦，肌肉痿软无力，肢体不用，舌质淡，苔薄白，脉细弱。

辨证　本证见于恢复期、后遗症期，由热病耗损，气血亏虚，气虚血瘀，筋脉肌肉失养所致。以面黄神疲，肌肉痿软，肢体不用为辨证要点。

治法　益气养阴，活血通络。

方药　补阳还五汤加减。常用黄芪、当归、鸡血藤益气养血；川芎、赤芍、桃仁、红花活血祛瘀；地龙、桑枝、木瓜通经活络。

神疲乏力重者，加党参、白术健脾益气；肌肉萎缩者，加党参、熟地黄、五加皮益气养血生肌。

风邪留络

证候　肢体强直瘫痪，或震颤拘挛，关节僵硬，或角弓反张，或癫痫发作，舌苔薄白，脉细弦。

辨证　本证见于恢复期、后遗症期，由余邪未尽，风邪内窜，留滞经脉，气血痹阻所致。以肢体强直，活动不利为辨证要点。

治法　搜风通络，养血舒筋。

方药　止痉散加味。常用蕲蛇、全蝎、蜈蚣、僵蚕、地龙搜风通络；当归、地黄、白芍、红花、鸡血藤养血活血柔筋。

角弓反张者，加葛根、钩藤舒筋活络；癫痫发作者，加羚羊角、胆南星、天麻、钩藤息风定痫；阴虚血燥，虚风内动者，改用大定风珠加减。

【其他疗法】

1. 中药成药

（1）安宫牛黄丸　1~3g，1日2~3次。温开水化开，送服，昏迷者鼻饲。用于急性期热毒炽盛者。

（2）紫雪　<1岁0.3g、1~3岁0.3~0.5g、3~6岁0.5~1g、7~12岁1.5~3g，1日2次。温开水化开，送服，昏迷者鼻饲。用于急性期抽搐频繁者。

（3）至宝丹　1~3g，1日2次。温开水化开，送服，昏迷者鼻饲。用于急性期昏迷较重者。

（4）苏合香丸　1/3~1/2丸，1日2次。温开水化开，送服，昏迷者鼻饲。用于恢复期、后遗症期痰浊蒙窍，神昏不醒者。

（5）清开灵注射液　1ml/（kg·d），最大剂量不超过20ml，以10%葡萄糖注射液10ml稀释1ml清开灵的比例，静脉滴注，1日1次。注意滴速勿快，以每分钟20~40滴为宜。用于急性期各证。

2. 针灸疗法

（1）体针　急性期主穴：百会、风池、大陵、后溪、涌泉、气海。发热加曲池、大椎；神识不清加四神聪、印堂、人中；精神异常加额中线、内关；痰涎壅盛加膻中、丰隆、中脘，用泻法，多不留针；抽搐加水沟、身柱、合谷、太冲，用泻法，持续用针至搐止；呼吸衰竭可深刺会阴、涌泉两穴，并大幅度捻转提插，持续运针15~20分钟；循环衰竭以艾条灸百会、气海两穴，使局部皮肤灸起小泡，内关穴取平补平泻法，持续运针15~20分钟；尿潴留加关元、曲骨、三阴交，其中关元可透曲骨穴，反复施以泻法，亦可应用震颤法，取三阴交穴，平补平泻法，须针至有尿感后出针。1日1次，7日为1疗程，间隔2~3日，再作第2个疗程。

恢复期、后遗症期取大椎、曲池、足三里、四神聪、风池。痴呆加百会；失语加心俞、神门、廉泉；肢体瘫痪上肢加臂臑、外关；下肢加环跳、阳陵泉、绝骨；吞咽困难加天突、内庭；二便失禁加关元、太溪；肢体震颤加手三里、间使、合谷。针刺用平补平泻法，1日1次，7日为1疗程，间隔2~3日，再作第2个疗程。

（2）头针　运动区、舞蹈震颤区、语言区、感觉区。配合体针：失语加哑门、廉泉、通里；角弓反张加神门、筋缩、内关、大陵、肾俞；肌肉拘挛，肢体瘫痪，针刺曲池透少海，阳陵泉透阴陵泉；阴虚内热加三阴交、大钟、水泉。实证用泻法，虚证用补法。1日1次，7日为1疗程，间隔2~3日，再作第2个疗程。

3. 推拿疗法

（1）急性期　高热时，清天河水，退六腑，推三关，清肺经，清板门，清大肠，掐总筋，掐揉少肩，拿风池、肩井；抽搐时，掐人中、十王、老龙、端正、天庭、印堂，揉太阳，捣小天心，清心经、肝经、肺经，拿合谷、承山、委中；烦躁不安时，开天门，分推坎宫，推太阳，清肺经、胃经，掐人中、十王、静宁穴，拿肩井、委中；神识不清时，清心经、肝经、肺经，推上三关，退六腑，清天河水，按天突，推天柱，推脊，按丰隆。

（2）恢复期、后遗症期　吞咽困难时，沿督脉自风府至大椎逐节按揉项韧带，沿颈椎棘突两旁自上而下按揉半棘肌、颊肌、项棘肌，提肩胛肌，按风池、天窗、肩外俞；感觉障碍时，按揉及摇动患部，配合摩肢，揉中脘，按脊，按揉脾俞、胃俞、足三里。瘫痪时，面肌瘫补脾经，运八卦，揉合谷、曲池、揉攒竹、阳白、瞳子髎、颊车、地仓，拿风池，并用推揉法自攒竹斜向瞳子髎、颊车、地仓，往返操作5~6次；颈及上肢瘫时，补脾经，补肾经，揉大椎、肩井往返多次，再用推揉法施于肩关节周围，然后用推拿法从三角肌经肱二头肌、肱三头肌部至肘关节，向下沿前臂至腕部，往返数次。腰及下肢瘫时，补脾经，补肝经，运八卦，掐揉一窝风，按揉肝俞、脾俞、肾俞、腰阳关，拿委中、承山，摇解溪，掐揉阳陵泉、昆仑。失语时，拿颈项，分前额、眉弓、迎香、人中、承浆，点睛明，揉百会、四神聪、哑门、风府，揉拿风池，压听会、听宫、耳门。1日1次，7~10日为1疗程。

4. 西医疗法　病毒性脑炎的急性期治疗主要是消除病因，阻止病毒在体内的复制和扩散，控制炎症及对症治疗，维持生命功能正常。恢复期主要是恢复受损伤的脑组织功能。

（1）对症治疗

退热：高热可增加脑血流量和脑代谢率，加重脑水肿及病灶酸中毒和循环障碍；高热易诱发惊厥促进呼吸衰竭及脑疝；高热还可诱发神经元死亡和凋亡，升高本病的致死率和病死率。控制高热包括物理降温和药物降温。物理降温，可用冷湿毛巾敷头额处，或用冰袋置于躯体大血管处。药物降温，包括安乃近滴鼻，或用赖氨匹林（阿沙吉尔）10~25mg/（kg·d），以4ml注射用水或0.9%氯化钠注射液溶解后，分2次肌内注射或静脉注射。一般维持核心体温34℃~36℃。

抗惊厥：地西泮（安定）每次0.2~0.3mg/kg，以每分钟1mg速度缓慢静脉注射，惊厥止则停用，注射过程中注意防止呼吸抑制。苯巴比妥钠每次8~10mg/kg，肌肉注射；或用10%水合氯醛每次50~60mg/kg，加5~10倍生理盐水保留灌肠。

降低颅内压：当出现剧烈头痛、喷射性呕吐、血压明显升高、全身肌张力增高和短期内进入昏迷状态及惊厥持续30分钟以上时，应考虑颅内高压症，应积极采取措施降低颅内压力。可用脱水药20%甘露醇每次0.5~1.0g/kg，于20~30分钟内快速静脉滴注，每4~6小时1次，病情稳定后逐渐延长用药间隔，不可骤停。甘露醇在初用时脱水作用强，疗效明显，但连续应用5~6次以后作用逐渐减弱，应与呋塞米（速尿）、地塞米松、甘油、白蛋白合用，以增加疗效。呋塞米每次0.5~2.0mg/kg，静脉注射或肌肉注射，酌情1日2~4次，因其有强烈的脱水作用，可导致全身脱水、改善脑水肿降低颅内压。本药最好与甘露醇交替使用，但应注意电解质紊乱。地塞米松每次0.5~1.0mg/kg，1日2~3次，2天后减量至每次0.1~0.5mg/kg，根据病情应用3~7天；或用氢化可的松每次10mg/kg，1日2~3次，静脉滴注。10%甘油注射液每次0.5~1.0g/kg，加于10%葡萄糖注射液内静脉滴注，60~120分钟滴完，间隔3~6小时1次。或甘油每次0.5~10g，用等量生理盐水摇匀，口服或鼻饲，每4~6小时重复使用。口服甘油简便、安全、副作用少，可较长时间服用，口服甘油可与甘露醇交替使用。20%白蛋白每次0.5~1.0g/kg，加入10%葡萄糖稀释至5%缓静脉慢滴注，1日1~2次，白蛋白有增加循环血容量和维持血管内胶体渗透浓度的作用，可较缓慢而持久的脱水，降低颅内压。当以上治疗效果不明显时，可作侧脑室减压。

（2）**抗病毒治疗**　阿糖腺苷，主要用于疱疹病毒脑炎治疗，用量10~15mg/（kg·d），静脉滴注12小时以上，疗程2~3周；或用无环鸟苷、丙氧鸟苷等。病毒唑，对疱疹病毒、流感病毒、肠道病毒、腺病毒、乙脑病毒等有一定效果，用量10~15mg/（kg·d），1日1次，静脉滴注，疗程1~2周。核酸酶，对疱疹病毒、肠道病毒、流感病毒等引起的脑炎有一定疗效，用量为每次≤1岁3mg、2~3岁5~8mg、4~6岁10~14mg、7~10岁15~18mg、11~15岁20mg，4~6小时肌肉注射1次，用前须作皮试，疗程14天。干扰素，可抑制病毒繁殖，用量每日100万U，肌内注射3~5天。副作用有高热，对高热患儿应在降温后再用。

（3）**其他治疗**　可使用脑神经细胞代谢剂如脑活素、能量合剂、胞二磷胆碱、脑神经生长素、神经节苷脂、脑多肽及维生素B族药物等。出现呼吸衰竭时，可用洛贝林、可拉明、回苏灵、东莨菪碱等，必要时作人工辅助通气。高压氧治疗有助于意识的恢复，并能减轻头痛症状。

【预防与调护】

1. 预防

（1）按时接种各种病毒减毒活疫苗（风疹、麻疹、流行性腮腺炎、流行性乙型脑炎、脊髓灰质炎等），保护易感儿童。

（2）加强体育锻炼，增强体质，减少疾病。

（3）注意卫生，积极消灭蚊虫，保持饮食洁净。

2. 调护

（1）密切观察患儿的体温、血压、呼吸、心率、脉搏、面色、神志、瞳孔等变化，及时发现异常，积极处理。

（2）保持病室安静，空气新鲜，定时通风。饮食易消化，富含营养，保持水、电平衡。

（3）昏迷患儿须经常翻身、拍背，痰涎壅盛者及时吸痰，保持呼吸道通畅。

（4）抽搐发作患儿，应平放头置侧位，并用纱布包裹压舌板，放于上、下磨牙之间，以防咬伤舌体。切勿强制按压，造成骨折。

（5）肢体瘫痪者应保持肢体良好的功能位，保持关节活动度，防止关节变形。病情稳定后尽早帮助患儿进行肢体的被动或主动锻炼，以促进康复。

第十章　寄生虫病

第一节　蛔　虫　病

蛔虫病是感染蛔虫卵引起的小儿常见肠道寄生虫病，以反复发作的脐周疼痛，饮食异常，大便下虫，或粪便镜检有蛔虫卵为主要特征。蛔虫又称长虫，古字"蛕"、"蚘"通"蛔"。我国古代对于肠道虫证记载很早，《素问·咳论》说："胃咳之状，咳而呕，呕甚则长虫出。"《灵枢·厥病》说："肠中有虫瘕及蛟蛕……心肠痛憹作痛肿聚，往来上下行，痛有休止，腹热喜渴涎出者，是蛟蛕也。"《金匮要略·趺蹶手指臂肿转筋阴狐疝蚘虫病脉症治》提出："蚘厥者，乌梅丸主之。"对于蛔虫寄生于肠腑及其产生的并发症已有明确论述。后人则在此基础上，不断丰富了对于蛔虫病的认识及治疗方法。

本病无明显的季节性。感染蛔虫且粪便中有受精卵的人是传染源。经消化道感染是其主要传播途径。农村感染率高于城市，这与粪便污染和卫生习惯不良有密切关系。人群对蛔虫普遍易感，小儿由于脾胃薄弱，未养成良好的卫生习惯，故感染率高于成人，尤多见于3~10岁的儿童。成虫寄生小肠，劫夺水谷精微，妨碍正常的消化吸收，轻者可无症状，或仅见脐周时有疼痛；病较重者可引起疳证，影响儿童生长发育；严重者或出现并发症，其中以蛔厥证、虫瘕证多见，应积极救治。部分患儿还可出现过敏反应，如血管神经性水肿、顽固性荨麻疹等。

【病因病机】

蛔虫病的发生，主要是吞入了感染性蛔虫卵所致。小儿缺乏卫生常识，双手易接触不洁之物，又喜吮手指，以手抓取食物，或食用未洗净的生冷瓜果，或饮用不洁之水，或尘土中的蛔虫卵经口鼻吸入口内，以致食入虫卵，形成蛔虫病。此外，饮食不节，过食生冷油腻，损伤脾胃，积湿成热或素体脾胃虚弱，可为蛔虫滋生创造有利条件。如《景岳全书·诸虫》所说："或由湿热，或由生冷，或由肥甘，或由滞腻，皆可生虫……然以数者之中，又惟生冷生虫为最。"指出乱吃生冷不洁之物为最常见的病因。《小儿卫生总微论方·诸虫论》说："人脏腑实强，则不能为害；若脏腑虚弱，则随虫所动而生焉。"指出虫的滋生及致病，与人体脏腑功能的强弱有密切关系。

现代研究表明，误食感染性蛔虫卵进入小肠，胚蚴破壳而出后，蛔虫幼虫经血管移行于肝、心、肺，再经咽喉吞下，在小肠内发育为成虫。成虫寄生肠道，产生一系列病理变化。

1. 虫踞肠腑 蛔虫寄居肠内，频频扰动，致肠腑不宁，气机不利。小肠盘复于腹内中部，故腹痛多发生在脐周，虫静则疼痛缓解。蛔虫扰动胃腑，胃气上逆，见呕恶、流涎；蛔虫上逆，形成吐蛔。虫踞肠腑，劫取水谷精微，损伤脾胃，脾失健运，胃纳不化，见食欲异常，饮食不为肌肤。重者面黄肌瘦，精神疲乏，甚至肚腹胀大，四肢瘦弱，形成蛔疳。虫聚肠内，脾胃失和，内生湿热，熏蒸于外，可见龄齿、鼻痒、面部白斑、白睛蓝斑，少数见皮肤瘙痒、风团等症。

2. 虫窜入膈 蛔虫好动而尤喜钻孔，特别是受到某些刺激，如寒温不适，使蛔虫受扰，更易在肠腑中窜动，钻入开口于肠壁上的各种管道。最常见为上窜入膈，钻入胆道而发生蛔厥。虫体阻塞胆道，气机不利，疏泄失常，表现为右上腹部剧烈绞痛，伴有呕吐，或为胆汁，或见蛔虫，甚则肢冷汗出，形成"蛔厥"之证。正如《金匮要略·趺蹶手指臂肿转筋阴狐疝蚘虫病脉症治》中说："蚘厥者，当吐蚘，令病者静而复时烦，此为脏寒，蚘上入膈，故烦。须臾复止，得食而呕。又烦者，蚘闻食臭出，其人当自吐蚘。"

3. 虫聚成瘕 蛔虫性喜团聚。若大量蛔虫壅积肠中，互相扭结，聚集成团，可致肠道阻塞，格塞不通，形成虫瘕。肠腑气机阻塞，不通则痛，故腹痛剧烈，腹部扪之有条索状物；胃失通降，腑气逆乱，而见呕恶和大便不通。

【临床诊断】

诊断要点

（1）可有吐蛔、排蛔史。

（2）反复发作的脐周疼痛，腹部按之可有条索状物或团块，轻揉可散，食欲异常，形体消瘦，可见挖鼻、咬指甲、寐中龄齿、面部白斑。

（3）合并蛔厥、虫瘕，可见阵发性剧烈腹痛，伴恶心呕吐，甚或吐出蛔虫。蛔厥者，腹痛见于右上腹或剑突下，可伴有畏寒发热，甚至出现黄疸。虫瘕者，腹痛位在大腹，腹部可扪及虫团，按之柔软可动，多见大便不通。

（4）实验室检查

血常规：白细胞总数稍增高，嗜酸性粒细胞增高。

病原学检测：粪便直接涂片法或沉淀集卵法和饱和盐水浮聚法检出粪便中蛔虫卵可确诊。但粪检未查出虫卵也不能排除本病。

免疫学检测：血清学检测蛔虫抗原或特异性抗体，抗原阳性可作为早期诊断及活动感染的依据，特异性抗体阳性表明现在或过去的感染。近年来 DNA 探针技术、聚合酶链反应技术，以及两者的结合技术、PCR 测序技术为蛔虫病的诊断提供了新途径。

【辨证论治】

1. 辨证要点 本病以六腑辨证为纲。肠虫证最为多见，虫踞小肠，病程短者多为实证，以发作性脐周腹痛为主要症状；病久则虚实并见，兼见脾胃气血不足之证。蛔虫病突然腹中剧痛者多为蛔厥证或虫瘕证。蛔虫入膈，窜入胆腑，多为寒热错杂之证，初多寒厥，继而化热，腹痛在剑突下、右上腹，呈阵发性剧烈绞痛，痛时肢冷汗出，难以忍受，伴有呕吐，且常见呕吐胆汁和蛔虫。虫瘕者虫团聚结肠腑，为急证、实证，腹部剧痛不止，阵发性加重，腹部可扪到条索状或团状包块，伴有剧烈呕吐，大便多不通。

2. 治疗原则　本病治疗以驱蛔杀虫为主，辅以调理脾胃之法，具体应用，当视患儿体质强弱区别对待。体壮者，当先驱虫，后调脾胃；体弱者，驱虫扶正并举；体虚甚者，应先调理脾胃，继而驱虫。如病情较重，腹痛剧烈，或出现蛔厥、虫瘕等证者，根据蛔虫"得酸则安，得辛则伏，得苦则下"的特性，先予酸、辛、苦等药味，以安蛔止痛，待急症缓解，再择机驱虫。本病腹痛，可配合外治、针灸、推拿等法。如并发症严重，经内科治疗不能缓解者，应考虑手术治疗。

3. 证治分类

（1）肠虫证

证候　脐腹部疼痛，轻重不一，乍作乍止；或不思食，或嗜异食；大便不调，或泄泻、或便秘、或便下蛔虫；面色多黄滞，可见面部白斑，白睛蓝斑，唇内粟状白点，夜寐龇齿，皮肤瘙痒、风团。甚者形体消瘦，肚腹胀大，青筋显露，腹部可扪及条索状物，时聚时散。舌苔多见花剥或腻，舌尖红赤，脉弦滑。

辨证　本证为蛔虫病最常见证型。患儿多有饮食卫生习惯不良史，以脐腹疼痛，饮食异常，大便下虫或粪检见蛔虫卵为特征。湿热内蕴，扰乱心神，熏蒸于外，面部常见白斑，睡眠不宁，龇齿；若兼有脾胃虚弱，见不同程度形体消瘦，面色无华；若反复染虫，迁延不愈，脾胃受损，气血亏虚，见形体消瘦，肚腹胀大，可发展成"蛔疳"，此时可参照"疳证"辨证论治。

治法　驱蛔杀虫，调理脾胃。

方药　使君子散加减。常用使君子、芜荑、苦楝皮杀虫驱蛔，调理脾胃；槟榔杀虫下虫；甘草调和诸药。

腹痛明显者，加川楝子、延胡索、木香行气止痛；腹胀满，大便不畅者，加大黄、青皮，或玄明粉通腑泻下；呕吐者，加竹茹、生姜降逆止呕。

驱虫之后，以异功散或参苓白术散加减，调理脾胃。

虫积日久，脾虚胃热者，可用攻补兼施之肥儿丸杀虫消积，调理脾胃，缓以收功。若发热，咳嗽，哮喘，属于蛔虫幼虫移行证者，按咳喘论治，并予驱虫。

（2）蛔厥证

证候　有肠蛔虫症状。突然腹部绞痛，弯腰曲背，辗转不宁，肢冷汗出，恶心呕吐，常吐出胆汁或蛔虫。腹部绞痛呈阵发性，疼痛部位在右上腹或剑突下，疼痛可暂时缓解减轻，但又反复发作。重者腹痛持续而阵发性加剧，可伴畏寒发热，甚至出现黄疸。舌苔多黄腻，脉弦数或滑数。

辨证　本证以腹部绞痛，呕吐，肢冷为特征。多有肠蛔虫证的病史，常因胃肠湿热，或腹中寒甚，或不恰当驱虫，使虫体受扰，入膈钻胆，气机逆乱所致。以寒热夹杂多见，初起多偏寒，呕吐清水，面白肢冷，舌苔白腻，脉缓；不解者继而化热，发热，呕吐胆汁，舌苔黄腻，脉滑数。如蛔虫在十二指肠可经内窥镜取出，若形成胆道完全性梗阻，并发胆总管或肝内胆管泥沙样胆色素结石或化脓性梗阻性胆管炎或肝脓肿，药物治疗无效者，应及时手术治疗。

治法 安蛔定痛，继之驱虫。

方药 乌梅丸加减。常用乌梅味酸安蛔止痛；细辛、川椒辛能伏蛔；黄连、黄柏苦能下蛔，配伍使用，辛开苦降，和中止呕。干姜、附子、桂枝暖中散寒以安蛔；当归、人参扶持正气；延胡索、白芍行气缓急止痛。

疼痛剧烈者，加木香、川楝子行气止痛；兼便秘腹胀者，加大黄、玄明粉、枳实通便驱虫；湿热壅盛，胆汁外溢，发热、黄疸者，去干姜、附子、桂枝等温燥之品，加茵陈、栀子、郁金、黄芩、大黄、枳壳清热利湿，安蛔退黄。若确诊为胆道死蛔，不必先安蛔，可直接予大承气汤加茵陈利胆通腑排蛔。

（3）虫瘕证

证候 有肠蛔虫症状。突然阵发性脐腹剧烈疼痛，部位不定，频繁呕吐，可呕出蛔虫，大便不下或量少，腹胀，腹部可扪及质软、无痛的可移动团块。病情持续不缓解者，见腹硬、压痛明显，肠鸣，无矢气。舌苔白或黄腻，脉滑数或弦数。

辨证 本证以脐腹剧痛，伴呕吐、便秘，腹部条索或团状柔软包块，可移动为特征。多先有蛔虫病史，因成虫较多扭结成团，阻塞肠腔而形成。若阻塞不全，尚可排少量大便；完全阻塞则大便不下，腹痛及呕吐较重，便可能出现阴伤，甚至阴阳气不相顺接，阳气外脱。早期先考虑药物、推拿等法治疗，若梗阻不得缓解，可并发肠穿孔、肠坏死、肠扭转，出现腹硬、压痛，或腹部闻及金属样肠鸣或气过水声，病死率较高，应及时手术治疗。

治法 通腑散结，驱虫下蛔。

方药 驱蛔承气汤加减。常用大黄、玄明粉、枳实、厚朴行气通腑散蛔；乌梅味酸制蛔，使蛔静而痛止；川椒味辛以驱蛔，性温以温脏祛寒；使君子、苦楝皮、槟榔驱蛔下虫。

【其他疗法】

1. 中药成药

（1）化虫丸 3~7岁2g、>7岁3~6g，1日1~2次。早晨空腹或临睡前用温开水送服。用于肠蛔虫证。

（2）使君子丸 小蜜丸每30粒重3g。1岁10粒、2岁15粒、3岁20粒，1日1次。空腹温开水送服，服药4小时后方可进食。用于肠蛔虫证。

（3）复方鹧鸪菜散 1岁0.3g、2~3岁0.45g、4~6岁0.6g、7~8岁0.9g、10~14岁1.2g，1日1次。清晨空腹温开水送服，连服3日。用于肠蛔虫证。

（4）乌梅丸 每丸3g。<3岁1.5g、3~6岁3g、>6岁4.5g，1日2~3次。温开水送服。用于蛔厥证。

2. 单方验方

（1）使君子仁，文火炒黄嚼服。每岁 1～2 粒，最大剂量不超过 20 粒，晨起空腹服，连服 2～3 天。服时勿进热汤热食。平素大便难排者，可于服药后 2 小时以大黄开水泡服，导泻下虫。用于驱蛔。

（2）椒目 6g，豆油 150ml。油烧开后入椒目，椒目以焦为度，去椒喝油，分 1～2 次喝下。用于虫瘕证。

3. 药物外治　新鲜苦楝皮 200g，全葱 100g，胡椒 20 粒。共捣烂如泥，加醋 150ml，炒热，以纱布包裹，置痛处，反复多次，以痛减为度。用于蛔虫病腹痛。

4. 推拿疗法

（1）按压上腹部剑突下 3～4cm 处，手法先轻后重，一压一推一松，连续操作 7～8 次，待腹肌放松时，突然重力推压一次，若患儿腹痛消失或减轻，表明蛔虫已退出胆道，可停止推拿。如使用 1～2 遍无效，不宜再用此法。用于蛔厥证。

（2）用掌心以旋摩法顺时针方向按摩患儿脐部，手法由轻到重。如虫团松动，但解开较慢，可配合捏法帮助松解。一般经过 30～40 分钟按摩后，虫团即可松解，腹痛明显减轻，梗阻缓解。若推拿前 1 小时口服植物油 50～100ml，可增强疗效。用于虫瘕证。

5. 针灸疗法

（1）迎香透四白、胆囊穴、内关、足三里、中脘、人中。针刺，强刺激，泻法。用于蛔厥证。

（2）天枢、中脘、足三里、内关、合谷。针刺，强刺激，泻法。用于虫瘕证。

6. 西医治疗

（1）甲苯咪唑　200mg，顿服。2 岁以下小儿禁用。用于驱虫。

（2）阿苯达唑（丙硫咪唑）　200mg，顿服。2 岁以下小儿禁用。有蛋白尿、化脓性皮炎、癫痫，以及各种急性疾病者，不宜使用本品。用于驱虫。

（3）三苯双脒　中国疾病预防控制中心寄生虫病预防控制所研制的国家一类新药。成人 300mg，一次顿服。4～14 岁儿童建议 200mg，一次顿服。但儿童用药尚无充分资料。

（4）枸橼酸哌嗪（驱蛔灵）　100～160mg/kg，最大量不超过 3g，睡前一次顿服，连服 2 日。有肝、肾功能不良及癫痫史者禁用。

【预防与调护】

1. 预防

（1）注意个人卫生，饭前便后洗手，不吃生菜及未洗净的瓜果，不饮用生水，以减少虫卵入口的机会。

（2）不随地大便，妥善处理好粪便，切断传染途径，保持水源及食物不受污染，减少感染机会。

2. 护理

（1）饮食宜清淡、洁净，少食辛辣、炙煿及肥腻之品，以免助热生湿。

（2）服驱虫药宜空腹，服药后要注意休息和饮食，保持大便通畅，注意服药后反应及排便情况。

（3）蛔厥时，口服食醋 60～100ml，有安蛔止痛作用。

第二节　蛲　虫　病

蛲虫病是由蛲虫寄生人体引起的肠道寄生虫病，以肛门及会阴部瘙痒或见到蛲虫为特征。蛲虫色白，形细小如线头，俗称"线虫"。《诸病源候论·九虫病诸候》首次提出蛲虫的命名，以后均沿用此名，西医学亦称之为蛲虫病。

蛲虫病患儿是唯一的传染源。雌虫在肛周产出虫卵，遇适宜的温度及湿度，6 小时即可发育为感染期卵，可经手至口感染，或相互传染，在幼儿园等集体机构或家庭中，容易造成反复互相传播。儿童感染率高于成人，2～9 岁儿童感染率最高，尤以集体机构的儿童高发。本病无明显的季节性。蛲虫的寿命不超过 2 个月，如果无重复感染可自行痊愈。因此，本病强调预防为主，防治结合，杜绝重复感染，否则药物治疗也难奏效。

【病因病机】

病因为吞入感染期蛲虫卵。雌虫夜间在肛周皮肤的湿润区排卵，刺激皮肤而引起瘙痒，小儿用手指瘙抓，手指及指甲缝内沾染虫卵，若再以手抓取食物，或吮吸手指，虫卵即被吞入消化道，在小肠下段及大肠内发育为成虫。此外，虫卵也可借污染的衣服被褥、玩具、尘埃等，直接或间接进入消化道。雌虫排卵后大多死亡，但有部分虫卵在肛门外孵化，逸出的幼虫再爬进肛门，侵入大肠，造成逆行感染，有的可侵入肛门邻近的阴道、尿道等器官。

蛲虫寄生肠内造成湿热内生，气机不利，脾胃受损，运化失司等一系列病理改变。虫体游行咬蚀，湿热下注，而致肛门瘙痒，尿频、尿急或遗尿，如《圣济总录·蛲虫》云："蛲虫咬人，下部痒。"若湿热上扰心神，则烦躁、睡眠不宁；蛲虫扰动，气机不利，升降失常，可见恶心、腹痛、泄泻；虫积日久，损伤脾胃，吸取精微，患儿纳食减少，气血不足，无以滋养肌肤，则面黄肌瘦，神疲乏力。

【临床诊断】

诊断要点

（1）有喜以手摄取食物、吮手指等不良卫生习惯。

（2）以肛门及会阴部瘙痒，夜间明显，睡眠不安为主要临床表现，可并见腹痛、尿频、遗尿等症。大便或肛周可见 8～13 mm 长白色线状成虫。

（3）因蛲虫不在肠内产卵，故粪检虫卵的阳性率极低。主要用肛门拭纸法检查虫卵，常用方法有：　透明胶纸法：用透明胶纸粘擦肛门周围皮肤，虫卵即被粘于胶面，然后将纸平贴在玻片上，镜检虫卵。　棉签拭子法：用蘸有生理盐水的消毒棉签拭擦肛周，然后将拭擦物洗入饱和生理盐水，用漂浮法查虫卵。检查均宜在清晨便前进行，检出率与检查次数有关，一次检出率为50%，连续检查3~5次，阳性率可近100%。

【辨证论治】

1. 辨证要点　本病采用八纲辨证。病初多属实证，轻者一般无明显全身症状，仅有肛门及会阴部瘙痒，尤以夜间明显，以致患儿睡眠不宁；重者蛲虫较多，湿热内生，并见烦躁、夜惊、磨牙、恶心、食欲不振、腹痛、泄泻；若蛲虫侵入肛门邻近器官，可引起尿道炎、阴道炎、输卵管炎等。极少数侵入腹腔或阑尾诱发急性或亚急性炎症，如引起蛲虫性肉芽肿，易误诊为肿瘤。若病程较久，耗伤气血，可引起一些全身症状，以脾胃虚弱为主，但一般症状较轻。

2. 治疗原则　本病治疗以驱虫为主，常内服、外治相结合。蛲虫常居于直肠和肛门，故外治法很重要，外治多采用直肠给药和涂药法。对病久脾胃虚弱者，在驱虫、杀虫时，应注意调理脾胃。本病要重视预防，防治结合，才能达到根治的目的。

3. 证治分类

（1）虫扰魄门

证候　肛门、会阴部瘙痒，夜间尤甚，睡眠不宁，烦躁不安，或尿频、遗尿，或女孩前阴瘙痒、分泌物增多，舌苔薄白或薄黄，脉有力。

辨证　本证以肛周奇痒，夜间尤甚，肛周、大便中见到蛲虫为特征。病初无明显全身症状，因瘙痒难忍患儿搔抓常令肛周皮肤破溃、糜烂；蛲虫爬向前阴或钻入尿道，湿热下注，见阴道分泌物增多，腹痛或尿频、尿急、遗尿；因体实且病程不长，虚象不显，故脉象有力。

治法　杀虫止痒，结合外治。

方药　驱虫粉。常用使君子粉杀虫，大黄粉泻下虫体。使君子粉、大黄粉以8:1比例混合。每次剂量0.3g×（年龄+1），1日3次，饭前1小时吞服，每日总量不超过12g，疗程为7天。此后每周服药1~2次，持续2~3周，可防止再感染。

湿热下注，肛周溃烂者，加黄柏、苍术、百部、苦参、地肤子清热燥湿，杀虫止痒；尿频者，加黄柏、苍术、滑石清热燥湿，利水通淋；腹痛者，加木香、白芍行气缓急止痛。

（2）脾虚虫扰

证候　肛门、会阴部瘙痒，夜间尤甚，睡眠不宁，烦躁不安，或尿频、遗尿，或女孩前阴瘙痒，分泌物增多，形体消瘦，食欲不振，面色苍黄，或大便稀溏，舌淡，苔白，脉无力。

辨证　本证以肛周奇痒，夜间尤甚，肛周、大便中见到蛲虫，面黄肌瘦，脉无力为特征，多因素体脾胃虚弱，气血不足，又被蛲虫所扰，或虫病日久失治，损伤脾胃所致，见精神、食欲不振，面黄肌瘦。

治法　杀虫止痒，调理脾胃。结合使用药物外治。

方药 驱虫粉合参苓白术散。常用使君子、鹤虱杀虫；大黄驱虫；党参、茯苓、白术、白扁豆、山药、砂仁健脾益气。

面色无华，睡眠不安者，加当归、酸枣仁、夜交藤养血安神；大便稀溏者，加炮姜、煨葛根、木香温中行气止泻；泄泻者，加黄连、车前子燥湿清肠；腹痛者，加陈皮、莪术、川芎理气止痛；瘙痒甚者，加白鲜皮、苦参、地肤子、蛇床子除湿止痒。

【其他疗法】

1. 中药成药

（1）化虫丸 每袋6g。每服6~9g，1日1~2次。<3岁酌减。饭前或临睡前用温开水或糖水送服。用于虫扰魄门证。

（2）驱虫消食片 每片0.4g。<3岁1片、3~6岁2片、>6岁3片，1日2次。捣碎，温开水送服。用于脾虚虫扰证。

2. 药物外治

（1）百部150g，苦楝皮60g，乌梅9g。加水适量，煎煮取汁20~30ml，保留灌肠，连续3天为1疗程。用于驱杀蛲虫。

（2）百部50g，苦参25g。共研细末，加凡士林调成膏状。每晚睡前用温水洗肛门后涂药膏，连用7天。用于杀虫止痒。

（3）蛲虫栓：百部294g，南鹤虱294g，苦参294g，大黄147g，白矾9g，樟脑2g。将前4味药水煎煮3次，干燥成干浸膏后，加入白矾粉、樟脑、可可豆脂、蜂蜜，制成1000粒，每粒1.34g，含提取物0.776g。每次1粒，夜间纳入肛门2cm处，连用3天。用于杀虫止痒。

3. 西医治疗

（1）扑蛲灵 5mg/kg，睡前1次顿服，必要时2~3周后重复治疗。服药后大便染成红色，不必恐慌。用于驱虫。

（2）阿苯哒唑（丙硫咪唑） 200~400mg，1次顿服。为防止再感染，服药后间隔1~2周再服100~200mg。2岁以下小儿禁用。用于驱虫。

【预防与调护】

1. 预防

（1）加强卫生宣教，普及预防蛲虫感染的知识，改善环境卫生，切断传播途径。

（2）注意个人卫生，养成良好卫生习惯，不用手抓取食物，不吮吸手指，勤剪指甲，饭前、便后洗手。

2. 调护

（1）患儿床单及内衣应勤洗换，并用开水煮沸消毒，以杀死虫卵。

（2）患儿每天早晨清洗肛门。防止小儿用手搔抓肛门。

（3）治疗期间应配合清洁环境和衣被、食物、玩具的消毒，0.5%碘液可用于消毒玩具等其他物品。

第三节　绦虫病

绦虫病是各种绦虫成虫或幼虫寄生于人体所引起的寄生虫病，临床以腹痛，泄泻，饮食异常，乏力，大便排出绦虫节片为特征。绦虫中的带绦虫和蛔虫、蛲虫在我国古代统称为"三虫"。因绦虫患者大便中不时排出扁平而白的脱落节片，故也称"寸白虫"、"白虫"，如《诸病源候论·寸白虫候》说："寸白者，九虫内之一虫也。长一寸而色白，形小褊。"对绦虫孕节的形状作了具体的描述。寄生人体的绦虫有 30 多种，以猪带绦虫和牛带绦虫最常见。

本病分布甚广，多发生在喜食生的或未煮熟的猪、牛肉的地区，甚至形成局限性流行。感染绦虫的人是绦虫病的传染源，人也可以作为猪带绦虫的中间宿主。本病以青壮年多见，儿童随年龄增长感染率增高。猪带绦虫和牛带绦虫病预后一般良好，但病程长者可影响儿童生长发育，由猪带绦虫引起的囊尾蚴病，远较猪带绦虫病对人体的危害性大，可引起癫痫、瘫痪，甚至失明。

【病因病机】

绦虫病的发生，主要由于进食了含有囊尾蚴的生的或未煮熟的猪、牛肉。成虫寄生在人的小肠，虫卵随粪便排出体外，虫卵被猪或牛吞食后，在肌肉组织中发育成囊尾蚴，人若食入含有囊尾蚴的猪、牛肉即可受感染。如《金匮要略·禽兽鱼虫禁忌并治》说："食生肉……变成白虫。"由于人可以作为猪带绦虫的中间宿主，若误食猪带绦虫卵，或由于肠腑气机逆乱，小肠内的绦虫妊娠节片反流入胃中，虫卵中的六钩蚴孵出，穿过胃壁进入血液，可在人体不同部位发生囊虫病。

1. 虫踞肠腑　囊尾蚴进入小肠，在胆汁的刺激下，头节翻出吸附于肠壁，长出节片，形成链体，约经 3 个月发育为成虫。虫体长约数米，在肠内扰乱气机，致腹痛、腹胀、恶心呕吐、饮食异常、大便不调。虫踞肠中日久，劫夺精微，损伤脾胃，气血化源不足，使患儿面色萎黄、消瘦、乏力。

2. 囊虫移行　猪带绦虫的幼虫在人体内移行，可在许多部位停留，但以皮下肌腠、脑、眼等处多见。虫居人体不仅使脾胃虚弱，湿浊内生，蕴积成痰，同时也造成局部气血凝滞。幼虫夹痰夹瘀，蕴结于皮肤肌腠之间，形成囊虫结节；若幼虫夹痰浊上犯头目，使脑络精明受阻，则形成头目部囊虫。

【临床诊断】

1. 诊断要点

（1）有吃生的或未煮熟的猪、牛肉的饮食史。

（2）肛门自动逸出或大便排出乳白色扁长如带状绦虫节片，有腹痛、泄泻、恶心、食欲减退或亢进，及头痛、头晕、注意力不集中等症状。猪绦虫病合并囊虫病者多可扪及皮肤肌腠结节；重者头痛，恶心呕吐，甚至癫痫发作，瘫痪；或眼花、视力减退，甚至失明。

（3）理化检查

肠绦虫病：大便检查发现绦虫卵或绦虫节片。寻找节片是简便而可靠的诊断方法，且阳性率高于检查虫卵。检查虫卵可用肛门拭子法或直接涂片法，由于绦虫虫卵不直接排入患儿肠道，故并非每一病例皆可从粪便中查获虫卵。

免疫学诊断：抗原皮内试验、补体结合试验、乳胶凝集试验等可选用，阳性率为73.3%～99.2%。

对可疑病例做肠道钡餐检查，有助于诊断。

囊虫病：大便检查发现绦虫卵或绦虫节片。皮下或肌肉结节活体组织检查有囊尾蚴。囊尾蚴寄生时间长，可能钙化而在X线检查时显影。

怀疑脑囊虫病可作脑CT、MRI扫描。

眼囊虫病用眼底镜检查，易于发现病灶。

免疫学诊断可作酶联免疫吸附试验（ELISA）、酶联免疫电印迹试验（EITB）、间接荧光抗体试验（IFAT）、间接血凝试验（IHA）等，过去多用这些方法检查抗囊尾蚴抗体，但阳性不能说明是既往感染还是现症感染，不能说明患者是否已经治愈。而检测循环抗原优于检测抗体，能做到早期诊断，并能考核临床治疗效果，常用方法有各种ELISA及其改良方法，酶联免疫电印迹试验、斑点免疫金染色法（dot－IGS）、斑点免疫金银染色法（dot－IGSS）等。

2. 鉴别诊断　囊虫病症状具有多样性，皮下或肌腠的结节易误诊为痰核瘰疬，活体组织检查可以鉴别。脑囊虫病癫痫型应与其他原因所致的癫痫相鉴别。囊虫病患儿多同时有肠绦虫病或曾有绦虫病史，故检查是否有肠绦虫病感染对鉴别诊断有很大帮助。

【辨证论治】

1. 辨证要点　本病以脏腑辨证为纲。肠绦虫病病情相对较轻，几乎所有的患儿都有排绦虫节片史。初起多属实证，病久脾胃虚弱之象渐显，部分患儿可能并发虫瘕或肠痈。囊虫病病情轻重不一，轻者仅皮下或肌腠结节沉着多年，重者多为脑囊虫病或眼囊虫病，囊虫病病程进展缓慢，多在5年以内，个别长达17～25年。脑囊虫病症状极为复杂多样，从全无症状到猝死不等。癫痫发作、颅内压增高和精神症状是其三个主要症状。其中癫痫发作是最突出的症状。

2. 治疗原则　肠绦虫病以驱绦下虫和调理脾胃为基本治则。病初体实者，当驱泻虫体；病久体虚者，以驱虫为主，辅以调理脾胃，或先调脾胃，再予驱虫，或驱虫与调理脾胃并举。囊虫病的治疗应驱虫与化痰息风、活血化瘀、软坚散结等法结合，并注意标本兼顾，驱虫后及时调理脾胃，恢复其运化功能。囊虫病治疗根据其寄生部位，也可选择手术摘取。

3. 证治分类

（1）绦虫踞肠

证候　大便中发现白色节片或节片自肛门自动逸出，肛门作痒，部分患儿有腹胀或腹痛、泄泻，食欲异常，大便不调；少数患儿有夜寐不宁，磨牙，皮肤瘙痒；病程长者伴体倦乏力，面黄肌瘦，纳呆，便溏，舌淡，脉细。

辨证　本证以大便排出或肛门逸出绦虫节片为特征。疾病初起，尚未影响脾胃功能，一般无明显全身症状，部分患儿有肛门瘙痒，烦躁不安。虫踞日久或虫数较多，损伤脾胃功能，则泄泻，不思饮食，体倦乏力，面黄肌瘦。若大量虫体结团形成虫瘕，或并发肠痈，按虫瘕、肠痈论治。

治法　驱绦下虫。

方药　驱绦汤。常用南瓜子、槟榔驱杀绦虫，槟榔尚有泻下虫体的作用。取南瓜子（带壳）50～120g 炒熟去壳，晨起空腹服之，2 小时后取整槟榔 10～40g 打碎水煎取汁 40～60ml，顿服。若无泄泻，半小时后可服泻药，如玄明粉或硫酸镁。

驱虫后继以健脾丸调理脾胃，若脾胃虚弱之象明显，应先调补脾胃，后予驱虫。腹痛较重者，加延胡索、香附行气止痛；腹胀者，加厚朴、苍术行气燥湿；夜寐不安者，加酸枣仁、夜交藤养心安神；心脾亏虚者，可用归脾汤加减。

（2）囊虫移行

证候　皮肤肌腠间扪及囊虫结节，或头痛、头晕、恶心呕吐，可见癫痫发作，或精神异常，或视物障碍，甚至失明，少数患儿可出现瘫痪，舌苔多白腻，脉弦滑。

辨证　本证以皮肤肌腠间扪及囊虫结节，癫痫发作，头痛，头晕，视物障碍为特征。痰瘀互结于皮肤肌腠者见圆形或椭圆形结节，直径约 0.5～1.2cm，以头部、躯干多见，肉眼不易察觉，常须用手扪按，或作 CT 检查。痰浊上扰头目，临床表现复杂多样，大多同时有皮下结节，引动肝风见癫痫发作；上扰清窍，脑络受阻见头痛、头晕、恶心呕吐，或痴呆、嗜睡、幻觉等精神异常，个别患者因幻觉、妄想而自杀。痰浊上注于目见眼花、视物不清甚至失明。囊虫结节视寄生部位，如有可能应手术摘除。

治法　毒杀虫体，结合涤痰息风、豁痰开窍、活血化瘀、软坚散结等法。

方药　囊虫丸。常用雷丸、干漆、黄连毒杀虫体；僵蚕、芫花、橘红、茯苓、生川乌涤痰息风；水蛭、大黄、桃仁、牡丹皮、五灵脂活血化瘀。可以上药制成蜜丸服用。

皮肤肌腠结节者，可配以海藻玉壶汤化痰散结，活血化瘀；抽搐者，可配以定痫丸化痰息风，开窍定痫；瘫痪者，配以涤痰汤合止痉散祛风解痉，涤痰通络。抗囊虫治疗后以六君子汤益气健脾，化湿除痰以善后。对自体感染引起囊虫病者，最好先彻底驱杀绦虫，再治疗囊虫病，以免反复自体感染使病情加重。

【其他疗法】

1. 中药成药

（1）化虫丸　每袋6g。>7 岁 3～6g、3～7 岁 2g，1 日 1～2 次。早晨空腹或临睡前用温开水送服。用于绦虫踞肠证。

（2）囊虫丸　每丸5g。成人每服 1 丸，3～7 岁服成人量的 1/3、>7 岁服成人量 1/2，1 日 3 次。空腹温开水送服。用于囊虫移行证。

2. 单方验方

（1）驱绦汤 生槟榔 150g，大黄 75g，枳实 75g，椒目 15g，乌梅 15g。先将槟榔打碎，加水 400ml，煎 20 分钟，再加余药煎 15 分钟，取汁 100～150ml。驱虫前晚口服硫酸镁 10～15g，次日清晨空腹温服药液 100～150ml。1 次服完。小儿酌减。用于绦虫踞肠证。

（2）改良南瓜子槟榔汤 带皮生南瓜子 50～150g，槟榔 30～120g。同时放入砂锅中，加水 300～600ml，煎煮 30～60 分钟，取汁 150～350ml，清晨空腹服用，30～60 分钟后冲服硫酸镁 5～30g，1～6 小时内驱出完整虫体。小儿酌用小剂量。用于绦虫踞肠证。

（3）驱绦散 南瓜子 150g，使君子 30g，山楂肉 30g，槟榔 100g，芒硝 10g。先将南瓜子、使君子、山楂肉研成细末，清晨空腹顿服，小儿酌减。服药后 2 小时将槟榔、芒硝煎汤服下。一般用药 1 次，如虫体排出不完整，次日如法再服 1 次。用于绦虫踞肠证。

（4）槟榔雷丸散 生槟榔 9g，生雷丸 3g。共研细末，顿服，每小时 1 次，连服 4～5 次。若服最后一次未见泄泻者，另加芒硝 20～30g 煎汤服下。小儿酌减。用于绦虫踞肠证。

（5）干芜散 炒干漆 94g，芜荑 63g，朱砂 18g。共为细末，每次 1.5g，1 日 3 次，小儿酌减，连续服用，疗程 0.5～3 年。服药期间禁饮酒，定期监测肝功能。有消除囊包，控制癫痫的作用。用于囊虫移行证。

（6）消囊净 半夏 3 份，陈皮 3 份，茯苓 4 份，白芥子 4 份，薏苡仁 4 份，雷丸 3 份。研细炼蜜为丸，每丸重 9g。每次 1 丸，小儿酌减，1 日 2 次，疗程 3～6 个月。用于囊虫移行证。

3. 西医治疗

（1）吡喹酮：治疗绦虫病剂量为 10～15mg/kg，空腹 1 次顿服，疗效高于氯硝柳胺。治疗囊虫病剂量多为 20～30mg/（kg·d），连服 4～6 日，总剂量 120～180mg/kg，间隔 2～3 月，可继用 1～4 个疗程。

（2）氯硝柳胺（灭绦灵）：总剂量：<2 岁 0.5g/d、2～6 岁 1g/d、>6 岁 2g/d，分 2 次空腹服，充分嚼碎，间隔 1 小时，服后 2 小时服泻药导泻。用于猪、牛绦虫病。

（3）癫痫发作较频繁者，应以抗囊治疗与抗癫痫治疗配合应用。

【预防与调护】

1. 预防

（1）做好肉类检疫，禁食含有囊尾蚴的肉类。

（2）加强科普宣传，使人们了解吃生肉或半生肉的危害。改进烹调方法和不良的饮食卫生习惯，切生熟肉的刀砧要分开，以避免偶然的污染而造成感染。

（3）做好人粪管理，不使猪、牛、羊接触人的大便，切实做到人畜分居，使牲畜免受感染。

2. 调护

（1）服药前晚禁食或稍进软食，晨起空腹服药，使药物与虫体能更好地接触，服药后加服泻药或多饮水，有利于虫体从体内排出。

（2）服用驱虫药后，排便时应坐在放有温水的便盆上，使水温与体温相近，以利排虫完整。

（3）治疗猪带绦虫时，应避免呕吐，防止自身感染，引起囊虫病。

（4）驱虫后检查 24 小时全部粪便，寻找头节。对驱虫后未找到头节者，应随访 3~6 个月，若无绦虫节片或虫卵排出，也视为痊愈，否则需要重复治疗。

第十一章 其他疾病

第一节 夏季热

夏季热是婴幼儿时期的一种特有疾病。临床以入夏长期发热、口渴多饮、多尿、少汗或汗闭为特征。因本病有严格的季节性，发病于夏季，以持续发热为主症，故名夏季热。西医学称暑热症。

本病主要发生于我国南方，如华东、中南及西南等气候炎热地区。发病多见于6个月至3岁小儿。发病时间多集中于6、7、8三个月，与气候有密切关系，气温愈高，发病愈多，但在秋凉以后，症状多能自行消退。有的患儿可连续数年发病，而随着年龄增大，其发病症状可逐年减轻。本病若无合并症，预后多属良好。

【病因病机】

本病发病原因以小儿体质因素为主，与夏季暑气熏蒸有关。因小儿先天禀赋不足，如胎怯儿，肾气不足者；或因后天脾胃不足，发育营养较差，脾胃虚弱者；或因病后体虚，气阴不足者，入夏后不能耐受暑热气候的熏蒸，易患本病。

暑性炎热，易耗伤津气。小儿冒受暑气，蕴于肺胃，灼伤肺胃之津，津亏内热炽盛，故发热、口渴多饮；暑易伤气，气虚下陷，气不化水，则水液下趋膀胱，而出现尿多清长；肺津为暑热所伤，肺主清肃，外合皮毛腠理，司开合，津气两亏，水源不足，水液无以敷布，则腠理闭塞，故见少汗或汗闭；汗与小便，均属阴津，异物而同源，所以汗闭则尿多，尿多则津伤，津伤则必饮水自救，因而形成汗闭、口渴多饮、多尿的证候。

暑易伤津、耗气、夹湿，小儿体禀有肺胃阴亏或脾肾阳虚等区别，在疾病的发生与发展中，其病机与转归就各有不同。疾病初起，暑热多伤津耗气，易出现肺胃气阴两伤证；疾病迁延，或素体脾肾虚弱，外为暑气熏蒸，内则真阳不足，易于出现热淫于上、阳虚于下的"上盛下虚"证。

本病发生于夏季，外因暑气熏蒸，非暑邪外感，故无暑温急性传变，无入营入血、内陷心肝的病变出现。本病至秋凉后有向愈之机，但缠绵日久者，也会影响小儿身体素质。

【临床诊断】

诊断要点

（1）发热：多数患儿表现为盛夏时节渐起发热，体温在38℃～40℃之间。持续不退，天气越热，体温越高。发热期可长达1～3月，待气候凉爽时自然下降。

（2）多饮多尿：病儿口渴多饮，小便频繁、清长。

（3）少汗或无汗：大多汗出不多，仅有时在起病时头部稍有汗出。

（4）其他情况：病初起时一般情况良好，不显病容，或偶有感冒症状，但多不严重，发热持续不退时可见食欲减退，面色苍白，形体消瘦，倦怠乏力，烦躁不安。

（5）实验室检查：血常规检查部分患儿淋巴细胞分类计数增高，其他实验室检查多在正常范围。

【辨证论治】

1. 辨证要点　本病因暑气熏蒸而发病，易伤气阴，辨证要区别是否累及上焦肺胃气阴，还是损及下焦肾之阳气。疾病初期，多不显病容，但发热，口渴多饮，纳食如常，舌红，脉数，为暑伤肺胃证；发热持续不退，随之多饮多尿，食欲渐见减退，面色渐现苍白，身体日渐消瘦，口唇干燥，皮肤灼热，肢端欠温，精神疲乏，舌淡，脉无力等，则为上盛下虚证。

2. 治疗原则　本病治疗，以清暑泻热，益气生津为原则。清暑泻热，着重于清肺胃，泻内热，常用辛凉清暑之品，不宜过用苦寒，以防化燥伤阴。益气生津，着重于助中气，养肺胃，常用甘润之品，不能过于滋腻，以防碍脾。若病久及肾，肾阳不足，真阴亏损，心火上炎，则宜温肾阳、清心火，佐以潜阳固涩，生津止渴，温下清上。在药物治疗的同时，需注意避暑降温，保持居住环境通风凉爽。

3. 证治分类

（1）暑伤肺胃

证候　发热持续不退，热势多午后升高，稽留不退，气温愈高，发热亦愈高，口渴引饮，头额较热，皮肤干燥灼热，无汗或少汗，小便频数而清长，心烦不安，口唇干燥，舌质红，苔薄黄，脉数。

辨证　本证多见于疾病初期或中期。暑气内迫肺胃，耗气伤津。暑伤肺气为主者，症见发热、汗闭、多尿为重；暑伤胃津为主者，症见口渴、多饮为重。

治法　清热解暑，养阴生津。

方药　王氏清暑益气汤。常用西瓜翠衣、荷梗解暑清热；西洋参（亦可用北沙参）、麦冬、石斛益气生津；黄连、知母、竹叶清热泻火；粳米、甘草益胃和中。

纳呆食少，神倦者，加麦芽、白术健脾助运；烦躁明显者，加莲子心、钩藤清心安神；如兼有外感伤暑症状者，方中去黄连、北沙参、麦冬，加薄荷、豆卷疏表清暑；如兼有湿邪，舌苔白腻者，方中去麦冬、石斛、知母，加藿香、木香、佩兰、扁豆花清暑化湿。

（2）上盛下虚

证候　精神委靡或虚烦不安，面色苍白，下肢清冷，食欲不振，小便澄清，频数无度，大便稀溏，身热不退，朝盛暮衰，口渴多饮，舌淡苔黄，脉细数无力。

辨证　本证见于病程较长，素体虚弱者。与暑伤肺胃证的主要区别在于，见下肢清冷，小便清长，频数无度，大便稀溏等肾阳亏虚证候。

治法　温补肾阳，清热护阴。

方药　温下清上汤加减。常用附子下温肾阳，黄连上清心火；龙齿、磁石潜浮越之阳；补骨脂、菟丝子、覆盆子、桑螵蛸、白莲子、缩泉丸温肾固涩，收摄小便；石斛、蛤粉清热生津止渴。

若心烦口渴，舌红赤者，加淡竹叶、玄参清心火，除烦热。如口渴不止，小便量多色清，属胃热耗伤阴津，肾阴肾阳俱见亏损者，可用白虎加人参汤与金匮肾气丸合治。

【其他疗法】

1. 中药成药

（1）生脉饮口服液　5ml，1日3次，口服。用于暑伤肺胃证偏气阴耗伤者。

（2）健儿清解液　5~10ml，1日2次，口服。用于暑伤肺胃证偏热重纳差者。

2. 单方验方

（1）荷叶、西瓜翠衣各5片，地骨皮、地黄各3g，大枣、五味子各2g。1日1剂，水煎滤取药液，加白糖少量，频频饮服。用于暑伤肺胃证。

（2）蚕茧20只，红枣20枚，乌梅5g，煎汤饮，1日1剂。用于暑伤肺胃证、上盛下虚证。

3. 针灸疗法　取足三里、中脘、肾俞、大椎、风池、合谷等穴，视病情行补泻手法。如下元肾阳不足者，针后加药条灸。每穴2~3分钟，每日针1次，7次为1疗程，一般治疗1~2个疗程。

4. 推拿疗法　推三关、退六腑各200次，分阴阳、推脾土各300次，清天河水200次，揉内庭、解溪、足三里、阴陵泉，摩气海、关元各3分钟。1日1次，7日为1疗程。用于暑伤肺胃证。

【预防与调护】

1. 预防

（1）注意防治各种疾病，特别是麻疹、泄泻、肺炎、疳证等，病后注意调理，恢复体质。

（2）炎暑季节，勿带小儿到烈日下玩耍，不到高温公共场所活动。

（3）改善居住环境，注意调节室内温度，保持凉爽，或易地避暑。

2. 调护

（1）调节室温，使之保持在26℃~28℃为宜。

（2）注意营养，饮食宜清淡，多补充水分，可用西瓜汁、金银花露、绿豆汤等代茶饮。

（3）高热时可适当用物理降温，常洗温水浴，可帮助发汗降温。避免着凉、中暑，防止并发症。

第二节　皮肤黏膜淋巴结综合征

皮肤黏膜淋巴结综合征又称川崎病，是一种以全身血管炎性病变为主要病理的急性发热性出疹性疾病，临床以不明原因发热、球结膜充血、草莓舌、颈淋巴结肿大、手足硬肿为特征。本病的病因尚未明了，现在多认为是一定易患宿主对多种感染病原触发的一种免疫介导的全身性血管炎。根据其起病急骤，发热及其他临床表现，可将其归属于中医学温病范畴，运用卫气营血理论指导辨证论治已取得较好疗效。

本病好发于婴幼儿，男女比例为（1.3～1.5）：1，病程多为6～8周。绝大多数患儿经积极治疗可以康复，但有1%～2%死亡率，死亡原因多为心肌炎、动脉瘤破裂及心肌梗死，有些患儿的心血管症状可持续数月至数年。

【病因病机】

本病由于感受温热邪毒，从口鼻而入，犯于肺卫，蕴于肌腠，入营扰血，侵犯营血，病变脏腑以肺胃为主，常累及心肝肾诸脏。

温热邪毒，初犯于肺卫，蕴于肌腠，酿生发热。入里化火，内入肺胃，阳热亢盛，炽于气分，熏蒸营血，动血耗血，见壮热不退，皮肤斑疹，口腔黏膜及眼结膜充血等症；热毒痰邪凝阻经络，瘰核肿大疼痛；热盛伤津，致口干，舌红，草莓舌。热炽营血，血液凝滞，运行不畅，造成血瘀诸症。病之后期，热去而气虚阴津耗伤，疲乏少力，指趾皮肤蜕皮。

【临床诊断】

诊断要点

（1）发热为最早出现的症状，持续5～11天或更久（2周至1个月），体温常达39℃以上，抗生素治疗无效。

（2）双侧球结膜充血，口唇潮红，草莓舌。手足呈硬性水肿，手掌和足底中期出现潮红，10天后在甲床皮肤交界处出现特征性指趾端片状蜕皮。

（3）一过性颈淋巴结急性非化脓性肿胀。

（4）发热1～4天躯干出现斑丘疹或多形性红斑样皮疹。

（5）重症患儿可合并冠状动脉病变、胆囊积液、关节炎、无菌性脑脊髓膜炎、面神经瘫痪、高热惊厥等并发症，偶见肺梗死、虹膜睫状体炎等。

（6）实验室检查：　血常规：白细胞总数及中性粒细胞百分比增高，或有轻度贫血，血小板第2周开始增多，血液呈高凝状态。　血沉明显增快。　C反应蛋白增高。

血清蛋白电泳显示球蛋白升高，以 $_2$ 球蛋白显著。 心电图改变，如 ST 段、T 波异常及心律失常等。 超声心动图在半数病人可发现心血管病变，如心包积液、左室扩大、二尖瓣关闭不全及冠脉扩张等。

【辨证论治】

1. 辨证要点 本病以卫气营血辨证为纲。初起邪在肺卫，症见发热恶风，咽红，多为时短暂；热炽气分，高热持续，口渴喜饮，皮疹布发；继入营血，症见斑疹红紫，草莓舌，烦躁嗜睡；后期气阴两伤，症见疲乏多汗，指趾蜕皮。本病易于形成瘀血证，症见斑疹色紫，手足硬肿，舌质红绛，指纹紫滞等，若是瘀血阻塞脉络，还可见心悸、右胁下癥块等多种证象。

2. 治疗原则 本病治疗，以清热解毒，活血化瘀为主。初起疏风清热解毒，宜辛凉透达；热毒炽盛治以清气凉营解毒，苦寒清透；后期气耗阴伤，则予益气养阴为主，甘凉柔润。本病易于形成瘀血，自初期至后期始终应注意活血化瘀法的应用。温毒之邪多从火化，最易伤阴，在治疗中又要分阶段滋养胃津，顾护心阴。

3. 证治分类

（1）卫气同病

证候 发病急骤，持续高热；恶风目赤，口渴咽红，手掌足底潮红，躯干皮疹显现，颈部瘰核肿大，或伴咳嗽、轻度泄泻，舌质红，舌苔薄黄，脉象浮数。

辨证 本证起病急，以短暂卫分证后，发热持续，迅即传入气分为特征。在辨证中除发热不退外，目赤咽红、皮疹、手掌足底潮红、颈部瘰核均为卫气同病，温热邪毒由表入里之象。

治法 辛凉透表，清热解毒。

方药 银翘散加减。常用金银花、连翘清热解毒；薄荷辛凉透表；青黛清热解毒；牛蒡子、玄参解毒利咽；芦根养阴生津。

高热烦躁口渴者，用石膏、知母直清气分大热；颈部瘰核肿大者，加浙贝母、僵蚕化痰散结；手掌足跖潮红者，加地黄、黄芩、牡丹皮凉血化瘀；关节肿痛者，加桑枝、虎杖通经活血。

（2）气营两燔

证候 壮热不退，昼轻夜重，烦躁不宁或有嗜睡，咽红目赤，唇赤干裂，肌肤斑疹，或见关节疼痛，或颈部瘰核肿痛，手足硬肿，指趾蜕皮，舌质红绛如草莓，舌苔薄黄，脉数有力。

辨证 本病极期多见本证，气营两燔，热炽三焦。偏气分证，见高热，烦躁，口渴，脉洪大；偏营分证，见肌肤斑疹红紫，草莓舌，烦躁嗜睡；热凝血瘀，见斑疹色紫，手足硬肿，舌质红绛等症。

治法 清气凉营，解毒化瘀。

方药 清瘟败毒饮加减。常用水牛角、牡丹皮、赤芍清泄营分之毒，凉血散瘀；石膏、知母大清气分之热；黄芩、栀子泻火；玄参、地黄清热养阴。

大便秘结者，加用大黄泻下救阴；热重阴伤者，加麦冬、鲜石斛、竹叶甘寒清热，护阴生津；腹痛泄泻者，加黄连、木香、苍术、焦山楂清肠燥湿；颈部瘰核肿痛者，加夏枯草、蒲公英清热软坚化瘀。

（3）气阴两伤

证候　身热渐退，倦怠乏力，动辄汗出，口渴喜饮，咽干唇裂，指趾端蜕皮或潮红脱屑，心悸，纳少，舌质红，舌苔少，脉细弱不整。

辨证　本证为疾病恢复期，身热渐退。偏气虚证，见倦怠乏力，动辄汗出，纳少；偏阴虚证，见咽干唇裂，口渴喜饮，指趾端蜕皮。

治法　益气养阴，清解余热。

方药　沙参麦冬汤加减。常用北沙参、麦冬、玉竹清润滋养；天花粉生津止渴；地黄、玄参清热凉血；太子参气阴两补；白术，扁豆益气和胃。

纳呆者，加茯苓、焦山楂、焦六神曲健脾开胃；低热不退者，加地骨皮、银柴胡清解虚热；大便硬结者，加瓜蒌子、火麻仁清肠润燥；心悸，脉律不整者，加牡丹皮、丹参、黄芪益气活血化瘀。

【其他疗法】

1. 中药成药

（1）双黄连口服液　<3岁10ml，1日2次；3~6岁10ml，1日3次；>6岁20ml，1日2~3次。口服。用于邪在卫气证。

（2）生脉饮口服液　5ml，1日3次，口服。用于气阴两伤证。

（3）丹参滴丸　1~3粒，1日3次，温开水送服。用于血瘀证。

（4）清开灵注射液　1ml/（kg·d），最大剂量不超过20ml，以10%葡萄糖注射液10ml稀释1ml清开灵的比例，静脉滴注，1日1次。注意滴速勿快，以每分钟20~40滴为宜。用于气营两燔证。

（5）香丹注射液　1ml/（kg·d），最大剂量不超过10ml，加入5%~10%葡萄糖注射液100~250ml稀释，静脉滴注。用于气营两燔证或气阴两伤证有血瘀表现者。

2. 西医疗法

（1）丙种球蛋白　1~2g/kg，于8~12小时静脉缓慢滴注。宜于发病早期（10日以内）应用。有退热、预防冠状动脉病变的作用。

（2）阿司匹林　30~50mg/（kg·d），分2~3次服，热退后逐渐减量，约2周左右减至3~5mg/（kg·d），顿服，维持6~8周。如有冠状动脉病变时，应延长用药时间，直至冠状动脉恢复正常。

（3）严重并发症　并发心源性休克、心力衰竭及心律失常者，予相应治疗。

【预防与调护】

1. 预防

（1）合理喂养，适当户外活动，增强体质。

（2）积极防治各种感染性疾病。

2. 调护

（1）饮食宜清淡新鲜，补充足够水分。保持口腔清洁。适度卧床休息。

（2）密切观察病情变化，特别是及时发现并发症。

（3）本症患儿须随访半年至1年。有冠状动脉扩张者须长期随访，每半年至少作1次超声心动图检查，直到冠状动脉扩张消失为止。

第三节　过敏性紫癜

过敏性紫癜是一种以小血管炎为主要病变的全身性血管炎综合征，以皮肤紫癜，关节肿痛，腹痛、便血，及血尿、蛋白尿等肾脏损伤的症状为主要临床表现。本病属于中医学"血证"、"肌衄"、"紫癜风"、"葡萄疫"等范畴。

本病各年龄均可发生，以学龄儿童多见，3～14岁为好发年龄。男孩多于女孩，男女发病比例大约为（1.4～2）∶1。一年四季均可发生，以春秋季发病较多。本病为自限性疾病，多数患儿预后良好。轻症经7～10天痊愈，部分患儿可复发，复发间隔时间数周至数月不等，也可反复发作持续1年以上，有肾脏损害者可能在5～10年内仍有尿常规异常，发生肾衰竭或伴颅内出血者预后不良。

古代医籍中关于血证的许多记载与本病有关。《外科正宗·葡萄疫》立"葡萄疫"一名，指出"葡萄疫，其患多生于小儿，感受四时不正之气，郁于皮肤不散，结成大小青紫斑点，色若葡萄，发在遍体头面，乃为腑症，自无表里。邪毒传胃，牙根出血，久则虚人，斑渐方退。"提出本病起于四时不正之气，主要症状为皮肤大小不一的青紫斑点，病机为邪毒传胃，久病可致虚等。《医林改错·通窍活血汤所治之症目》说："紫癜风，血瘀于肤里。"指出了紫癜风的主症及血瘀病机。古代医籍的这些论述，对于过敏性紫癜的辨证论治具有指导意义。

【病因病机】

过敏性紫癜的发生，小儿素体禀赋不足，正气亏虚是内因，外因则与外感风热湿热伤络、饮食失节蕴生内热有关。内有伏热兼外感时邪是本病发生的主要原因。

本病病机为风热毒邪浸淫腠理，犯于营血，燔烁营阴，或素体阴虚，血分伏热，复感风邪，与血热相搏，壅盛成毒，致使脉络受损，血溢脉外。因小儿身体稚嫩，腠理不密，易感风邪，故此病多发于小儿；小儿脾常不足肾常虚，发病时常见损伤脾肾二脏，出现尿血、便血等症；因风性善变，游走不定，流窜经络关节，可见关节肿痛症状。本病急性期多为阳证、实证，病机重在血热、血瘀；病久者则转阴证、虚证，病机不离气虚、阴虚，而各阶段均有不同程度的血瘀证候。

1. 风热伤络　风热之邪从口鼻而入，内伏血分，郁蒸于肌肤，与气血相搏，灼伤脉络，血不循经，渗于脉外。溢于肌肤，积于皮下，则出现紫癜；气血瘀滞肠络，中焦气血阻滞，则见腹痛便血；若风热夹湿，或与内蕴之湿热相搏，下注膀胱，灼伤下焦之络，则见尿血；瘀滞于关节之中，则见关节肿痛。

2. 血热妄行 邪热由表入里，或饮食内生蕴热，热入血分，灼伤脉络，迫血妄行。血液渗于脉络之外，留于肌肤，积于皮下，形成紫癜。内伤胃肠血络，则便血呕血；灼伤肾络，则见尿血。

3. 湿热痹阻 湿热邪毒，浸淫腠理，郁于肌肤，阻滞四肢经络，痹阻关节，致关节肿痛屈伸不利。湿热邪毒损伤络脉，血溢脉外而成紫癜，多布于关节周围。

4. 气不摄血 小儿禀赋不足，脏腑内伤，脾气亏虚，不能统血摄血，血液不循常道而溢于络脉之外，发为紫癜。若久病不愈，反复出血，脏腑虚损，脾气虚弱，血液失摄，气随血损，以致气血两虚。病情反复，气血耗损日久，脏腑内伤，脾胃之气受损，气血生化不足，摄血统血无权，而致紫癜反复出现而色淡。

5. 阴虚火旺 热邪伤阴，阴虚则火旺；疾病反复发作，反复出血伤阴，阴血耗损，易致肝肾阴亏，虚火内生；或者患儿素体阴虚。虚火乘扰则血随火动，以致离经妄行，形成紫癜，虚火灼伤下焦之络，则尿血，并可使之迁延日久。

【临床诊断】

1. 诊断要点

（1）发病前有上呼吸道感染史，或药物、食物过敏等病史。

（2）典型皮肤症状：皮肤分批出现对称分布、大小不等、高出皮面、压之不退色的斑丘疹样紫癜，以双下肢伸侧及臀部为多。

（3）约2/3患儿出现消化道症状，以脐周或下腹部绞痛伴呕吐为主；部分患儿同时伴有关节痛和尿异常改变。

（4）血小板计数正常或升高；出血、凝血时间正常，血块收缩试验正常。部分患儿毛细血管脆性试验阳性，血沉轻度增快。肾脏受累者尿常规可有镜下血尿、蛋白尿等肾脏损伤表现。肾组织活检可确定肾脏病变性质。有消化道症状者大便隐血试验多阳性。

（5）除外其他疾病引起的血管炎及其他出血性疾患。

2. 鉴别诊断

（1）特发性血小板减少性紫癜 皮肤、黏膜可见非对称性瘀点及瘀斑。不高出皮面，可遍及全身。血小板计数减少，出血时间延长，骨髓中成熟巨核细胞减少，血块收缩不良，束臂试验阳性。

（2）风湿热 二者均可有关节肿痛及低热，于紫癜出现前较难鉴别，随着病情的发展，皮肤出现紫癜，则易于鉴别。

（3）外科急腹症 在紫癜出现前发生腹痛等症状者需与急腹症鉴别，各种急腹症腹痛的部位常与相关脏器的位置有关，且有与之相应的临床症状。儿童期出现急性腹痛者，要考虑过敏性紫癜的可能，往往腹痛症状较重而腹部体征不明显，同时应仔细寻找典型皮肤紫癜，注意关节、腹部、肾脏的综合表现，争取早期明确诊断。

【辨证论治】

1. 辨证要点 本病辨证应首先辨清标本虚实。起病急，病程短，紫癜颜色较鲜明者多属实证；起病缓慢，病情反复，病程迁延，紫癜颜色较淡者多属虚证。又可根据出血部位和程度以及伴随症状辨轻重。一般仅有紫癜者病情较轻，若伴有便血、尿血、颅内出血，或出血量较大，气随血脱者，病情较重。

2. 治疗原则 本病的治疗不外祛因和消斑两方面，可标本同治，症因兼顾。实证以清热凉血为主，随证配用祛风通络、缓急和中；虚证以滋阴降火、益气摄血为主。紫癜为离经之血，皆属瘀血，故活血化瘀贯穿始终。临证需注意证型之间的相互转化或同时并见，治疗时要分清主次，统筹兼顾。

对紫癜的治疗早期当以祛邪为主，迁延期则当顾护气阴为本，消除紫癜为标。由于本病常见之复发，是标证虽去而内脏功能尚未恢复之故。因此，紫癜消退后若有肾脏损害者，仍应继续调治，方能获得远期疗效。

3. 证治分类

（1）风热伤络

证候 全身紫癜布发，尤多见于下肢和臀部，对称分布，颜色鲜红，呈丘疹或红斑，大小形态不一，可融合成片，或有痒感，伴发热，微恶风寒，咳嗽，咽红，或见关节疼痛、腹痛、便血、尿血等症。舌质红，苔薄黄，脉浮数。

辨证 本证紫癜急性起发，起病前常有外感风热证候。以紫癜颜色鲜红，或有痒感，常兼外感风热证为辨证要点。

治法 祛风清热，凉血安络。

方药 银翘散加减。常用金银花、薄荷、牛蒡子、竹叶疏风散邪；连翘、板蓝根、甘草清热解毒；赤芍、紫草清热凉血。

皮肤瘙痒者，加地肤子、蝉蜕、僵蚕祛风止痒；咳嗽者，加桑叶、菊花、前胡宣肺止咳；尿血者，加白茅根、小蓟、茜草凉血止血；关节痛者，加秦艽、防己、牛膝祛风通络；腹痛者，加广木香、延胡索行气止痛。

（2）血热妄行

证候 发病急骤，皮肤瘀斑密集，甚则融合成片，色泽鲜红，伴鼻衄、齿衄，或有发热，面赤，咽干而痛，心烦，渴喜冷饮，大便干燥，小便短赤，舌质红绛，苔黄燥，脉弦数。

辨证 本证以起病急骤，皮肤瘀点瘀斑密集成片，色泽鲜红，多伴血分热盛之象为辨证要点。

治法 清热解毒，凉血消斑。

方药 犀角地黄汤加减。常用水牛角清心凉血；地黄、玄参凉血养阴；牡丹皮、赤芍活血散瘀；紫草、丹参凉血止血；黄芩、生甘草清热解毒。

皮肤紫癜多者，加知母、仙鹤草、栀子凉血化斑；鼻衄量多者，加炒蒲黄、白茅根凉血解毒；尿血者，加小蓟、大蓟凉血止血；便血者，加生地榆、槐花炭清肠止血；便秘者，加大黄通腑泄热；目赤者，加青黛、菊花清肝泻火。

（3）湿热痹阻

证候　皮肤紫癜多见于关节周围，尤以膝、踝关节为主，关节肿胀灼痛，肢体活动不便，或伴腹痛、泄泻，舌质红，苔黄腻，脉滑数或弦数。

辨证　本证常见于感受湿热邪毒，以紫癜，关节肿痛，兼有湿热证候为辨证要点。

治法　清热利湿，通络止痛。

方药　四妙丸加味。常用黄柏、苍术清热燥湿；桑枝、牛膝、独活通利关节；薏苡仁、牡丹皮、紫草、甘草清热凉血。

关节肿痛，活动受限者，加赤芍、鸡血藤、忍冬藤清热利湿通络；泄泻者，加葛根、黄连、马鞭草清肠燥湿；尿血者，加小蓟、石韦、地黄凉血止血；若腹痛较著者，可配以芍药、甘草缓急止痛。

（4）气不摄血

证候　病程较长，紫癜反复发作，隐约散在，色泽淡紫，腹痛绵绵，神疲倦怠，面白少华，食少纳呆，头晕心悸，舌质淡，苔薄白，脉细无力。

辨证　本证以病程迁延，紫癜反复发作，色泽淡紫，伴见脾气虚弱、心血亏虚证候为辨证要点。

治法　健脾益气，养血摄血。

方药　归脾汤加减。常用人参、白术、茯苓、黄芪、甘草益气补脾；当归、白芍、地黄、龙眼肉养血补心；酸枣仁、茯神宁心安神。

食欲不振者，加砂仁、焦六神曲醒脾消食；腹痛便血者，加防风炭、生地榆和血止痛；出血不止者，加鸡血藤、血余炭、阿胶养血止血。

（5）阴虚火旺

证候　起病较缓，皮肤紫癜时发时止，瘀斑色暗红，鼻衄齿衄或尿血，血色鲜红，可伴见低热盗汗，心烦少寐，口燥咽干，大便干燥，小便黄赤，舌光红，舌苔少，脉细数。

辨证　本证由阴虚火旺，灼伤血络所致。以紫癜时发时止，血色鲜红，伴阴虚火旺之象为辨证要点。

治法　滋阴降火，凉血止血。

方药　大补阴丸加减。常用熟地黄、龟甲滋阴潜阳以制虚火；黄柏、知母清泻相火；牡丹皮、牛膝养阴凉血；猪脊髓、蜂蜜填精润燥。

鼻衄、齿衄者，加白茅根、焦栀子凉血止血；低热者，加银柴胡、地骨皮以清虚热；盗汗者，加煅牡蛎、煅龙骨、五味子敛汗止汗。若尿中红细胞较多者，可另吞三七粉、琥珀粉活血止血。

紫癜性肾炎是由过敏性紫癜引起的肾脏损害，是过敏性紫癜的基本症状之一。早期以风、热、瘀为主要病机，以邪实为主。邪热伤络是主要病理环节，故祛邪安络是基本治疗大法。后期临床多表现为皮肤紫癜消退后，仅留有肾脏损伤，由于病程较长，易于反复，随着外邪的侵入，机体正气日渐下降，从而出现虚实互现之证。此期辨证可分为阴虚火旺、气阴两虚、脾肾气虚等三型，治疗应以扶正为主，兼以祛邪。紫癜性肾炎的治疗除辨别邪实、正虚证候外，应注意活血化瘀法的配合使用，雷公藤在各证候中均可使用。

【其他疗法】

1. 中药成药

（1）荷叶丸　>7岁4.5g，1日2~3次。空腹温开水送服。用于血热妄行证。

（2）归脾丸　浓缩丸：<1岁3~4丸、1~3岁4~5丸、4~7岁6~7丸、>7岁8~10丸，1日3次。温开水送服。用于气不摄血证。

（3）复方丹参注射液　0.5ml/（kg·d），加入5%葡萄糖注射液100~250ml中静脉点滴，1日1次。疗程2~4周。用于血瘀证。

2. 西医疗法

（1）对症治疗　有腹痛时暂用皮质激素、山莨菪碱（654-2）等解痉药物；有消化道症状时应限制粗糙饮食，大剂量维生素C、钙剂及抗组胺药可降低毛细血管脆性；有大量出血时要考虑禁食或输血，可静脉滴注西咪替丁，20~40mg/（kg·d）。

（2）抗凝治疗　本病常有纤维蛋白原沉积、血小板沉积和血管内凝血的表现，临床应注意抗凝治疗的应用。

肝素：肝素钠剂量为100U/kg，加入5%或10%葡萄糖注射液100ml中静脉滴注，1日1次，连续7~10天。使用肝素制剂时，需注意监测凝血相关指标，防止出血。

抗血小板凝集药：双嘧达莫（潘生丁）3~5mg/（kg·d），分次口服。

（3）糖皮质激素　糖皮质激素可改善腹痛及关节症状，但不能减轻紫癜，不能减少肾脏损害的发生，故腹痛或关节肿痛是应用此类药物的适应症状。急性发作症状明显时予泼尼松1~2mg/（kg·d），分3次口服，症状缓解后即可停药，疗程多在10日内。严重者可静脉滴注氢化可的松或甲泼尼龙，症状缓解后逐渐减量停药。

【预防与调护】

1. 预防

（1）积极防治上呼吸道感染，清除慢性感染灶，驱除体内各种寄生虫。

（2）注意寻找引起本病的各种原因，避免接触过敏原。

（3）定期复查尿常规，注意预防肾脏损害的发生。

2. 护理

（1）避免接触可疑过敏原，如花粉、油漆等；饮食清淡，忌虾蟹及肥甘厚腻辛辣之品。

（2）急性期或出血量多时，宜卧床休息，限制患儿活动，消除紧张情绪。

（3）饮食宜软而少渣。如有消化道出血时，应禁食；如腹痛不重，仅有大便潜血阳性者，可给流质或半流质。

（4）密切观察腹痛、泄泻、黑便及关节疼痛、肿胀情况及尿检变化。

第四节 维生素 D 缺乏性佝偻病

维生素 D 缺乏性佝偻病简称佝偻病，是由于儿童体内维生素 D 不足，致使钙磷代谢失常的一种慢性营养缺乏性疾病，以正在生长的骨骺端软骨板不能正常钙化，造成骨骼病变为特征，以多汗、夜啼、烦躁、枕秃、肌肉松弛、囟门迟闭，甚至鸡胸肋翻、下肢弯曲等为主要临床表现。我国古代早在战国时期的《庄子》中已有类似于佝偻病的记载，隋代《诸病源候论》一书中，提出了背偻、多汗、齿迟、发稀等与本病相似的证候，并提出了"数见风日"的预防措施。《小儿药证直诀》中有本病胸骨与脊柱畸形的证候记载，称"龟胸"、"龟背"。《医宗金鉴·幼科心法要诀》中则提出气血虚亏可导致"筋骨软弱步难移，牙齿不生发疏薄，身坐不稳语言迟"等症状。

本病常发生于冬春两季，多见于 3 岁以下小儿，尤以 6～12 个月婴儿发病率较高。一般北方较南方高，工业性城市较农村高。本病预后一般良好，但易罹患其他疾病，常使病程迁延。或因病情较重，治疗失宜，病后可留下某些骨骼畸形。

【病因病机】

发病原因主要是由于先天禀赋不足，后天养护失宜，脾肾亏虚。

1. 胎养失宜 怀孕期间孕妇的饮食起居，精神调摄，无不影响胎儿的营养与发育。孕妇起居不常，营养失调，或疾病影响，都可造成胎儿失养，先天肾脾不足。

2. 乳食失调 母乳缺乏、人工喂养，未及时添加辅食，或食品的质和量不能满足小儿生长发育的需要，致使营养失衡，脾肾虚亏，发生本病。

3. 日照不足 长期不接受阳光照射，可造成气血虚弱，影响脾肾功能。日照不足的原因，常与户外活动少，空气中多烟雾，或阳光中紫外线被玻璃所挡有关。

以上各种病因往往先造成小儿脾胃虚弱，脾虚气弱，则虚胖或消瘦，神疲，乏力，纳呆；脾胃气血生化不足，则肺失所养，卫表不固，多汗而反复感冒；肝失阴血濡养，肝阳偏旺，则烦躁、抽搐；心阴不足，心火内亢，则夜啼、惊惕；终则肾虚骨弱，筋骨不坚，囟门迟闭，骨骼畸形，发育迟缓。本病病机主要在于脾肾亏虚。先天之本不足、后天化源不充，则病变涉及五脏。因本病造成体质虚弱，抗病能力低下，又招致易感外邪而反复呼吸道感染，或易为乳食所伤，而形成厌食、积滞、泄泻等病证。

【临床诊断】

诊断要点

（1）多见于婴幼儿，好发于冬春季节。

（2）临床分期： 初期：有烦躁夜啼，纳呆，多汗，发稀，枕秃，囟门迟闭，牙齿迟出等。血生化轻度改变或正常。 激期：除初期表现外，以骨骼轻中度改变为主。

X线见临时钙化带模糊，干骺端增宽，边缘呈毛刷状。血清钙、磷均降低，碱性磷酸酶增高。 恢复期：经治疗后症状改善，体征减轻，X线片临时钙化带重现，血生化恢复正常，但可遗留骨骼畸形。 后遗症期：重症患儿残留不同程度的骨骼畸形，多见于＞2岁的儿童。无其他症状，理化检查正常。

（3）理化检查：初期化验血钙正常或稍低，血磷明显降低，钙磷乘积小于30，血清碱性磷酸酶增高。激期血钙降低，碱性磷酸酶明显增高。腕部X线摄片，可见干骺端有毛刷状或杯口状改变，也可见骨质疏松，皮质变薄。

【辨证论治】

1. 辨证要点 本病辨证，以脏腑辨证为纲。根据临床表现，首先应分清病情轻重：症见烦躁，多汗，枕秃，纳呆，囟门开大，未见骨骼变化者为轻；症见精神淡漠，汗出如淋，肌肉松弛，颅骨软化，或方颅，前囟迟闭，严重鸡胸，下肢弯曲，脊柱畸形者为重。其次应辨脏腑病位：病在脾，肌肉松弛，形体虚胖，纳呆便稀；病在肾，头颅骨软，头方囟大，齿萌延迟，鸡胸龟背，下肢弯曲，肋骨外翻；病在心，精神烦躁，夜啼不安，语言迟钝；病在肺，毛发稀软，面白多汗，容易感冒；病在肝，坐迟立迟，行走无力，两目干涩，性情急躁，时有惊惕，甚至抽搐。

2. 治疗原则 本病的治疗原则为健脾益气，补肾填精。病之初期、激期，以脾虚、肺虚为主，治以健脾补肺益气为主法，佐以敛阴、固表、平肝、安神；恢复期、后遗症期以肾虚骨骼畸形为主，治以补肾填精壮骨为主法，佐以益气、养血、固表、生髓。

3. 证治分类

（1）肺脾气虚

证候 形体虚胖，神疲乏力，面色苍白，多汗，发稀易落，肌肉松软，大便不实，纳食减少，囟门增大，反复外感，舌淡，苔薄白，脉细无力。

辨证 本证多见于初期。其脾气虚者以神疲乏力，肌肉松软，纳差便溏为主症；肺气虚者以面色苍白，多汗发稀，反复外感为主症。

治法 健脾补肺。

方药 人参五味子汤加减。常用人参（或党参）补益元气；白术、茯苓健脾助运；麦冬养阴生津；五味子收敛耗散之肺气，且能敛阴止汗；甘草辅人参以益气和中；生姜、大枣调和营卫。

盗汗自汗者，加浮小麦、煅龙骨、煅牡蛎固涩敛汗；大便不实者，加山药、扁豆、苍术益气健脾助运；夜寐哭闹者，加夜交藤、合欢皮养心安神；易反复感冒者，加黄芪、防风补气固表。

（2）脾虚肝旺

证候 头部多汗，面色少华，发稀枕秃，纳呆食少，坐立、行走无力，夜啼不宁，时有惊惕，甚至抽搐，囟门迟闭，生齿较晚，舌质淡，苔薄白，脉细弦。

辨证 本证见于初期与激期。证候以脾虚为主，面色少华，纳呆食少，疲乏少力；

脾虚则肝亢，以致烦躁不安，惊惕不宁，甚至抽搐；进而可发展致肾虚之象渐显，发稀枕秃，筋骨脆软，行走乏力。

治法　健脾平肝。

方药　益脾镇惊散加减。常用人参（或党参）补益元气；白术、茯苓健脾助运；龙齿、竹叶安神镇惊；钩藤、僵蚕平肝息风；灯心草清降心火；甘草调和诸药。

体虚多汗者，加五味子、煅龙骨、煅牡蛎生津固涩止汗；睡中惊惕者，加石决明、珍珠母息风镇惊；反复抽搐者，加钩藤、全蝎、蜈蚣潜阳息风镇痉；立行迟缓无力者，加五加皮、枸杞子、杜仲滋养肝肾壮骨。

（3）肾精亏损

证候　面白虚烦，多汗肢软，精神淡漠，智识不聪，出牙、坐、立、行走迟缓，头颅方大，鸡胸龟背，肋骨串珠，肋缘外翻，下肢弯曲，或见漏斗胸等，舌质淡，舌苔少，脉细无力。

辨证　本证见于恢复期、后遗症期，证候以肾虚髓失所养，骨骼畸形为主，重者生长发育迟缓，智识不聪。

治法　补肾填精。

方药　补天大造丸加减。常用紫河车补肾填精；人参、黄芪补益元气；白术、茯苓、山药益气健脾；鹿角、枸杞子补益肝肾；当归、熟地黄、白芍、龟甲滋养阴血；酸枣仁、远志养血宁心安神。

汗多者，加煅龙骨、煅牡蛎、碧桃干固涩止汗；纳呆食少者，加砂仁、焦山楂、鸡内金醒脾开胃，消食助运；智识不聪者，加郁金、石菖蒲、益智仁益智开窍。

【其他疗法】

1. 中药成药

（1）玉屏风口服液　＜1岁3ml、1～5岁5～10ml、6～14岁10ml，1日3次，口服。用于肺脾气虚证。

（2）六味地黄口服液　＜6岁5ml、＞6岁10ml，1日2次，口服。用于肾精亏损证。

（3）龙牡壮骨颗粒　＜2岁5g、2～7岁7g、＞7岁10g，1日3次，温开水冲服。用于各证。

2. 单方验方

（1）紫河车1具，煅牡蛎、黄芪各30g，蜈蚣10条，青盐10g。焙干研为细粉，分100小包。每次1包，温开水冲服，1日2次。用于脾虚肝旺证。

（2）龟甲、鳖甲、鸡内金、鹿角、乌贼骨各等份，研为细末。每服1g，1日2次。用于肾精亏损证。

3. 西医疗法

（1）轻症　维生素D每日50～100 g（2000～4000IU），连服1个月，1个月后改预防量10 g/d。或用维生素$D_3$20万IU，肌肉注射，每月1次，连用2次。

（2）中、重症 每次用维生素 D_3 30 万 IU，肌肉注射，每月 1 次，连用 2～3 次。

【预防与调护】

1. 预防

（1）加强户外活动，多晒太阳，增强小儿体质。并积极防治慢性病。

（2）提倡母乳喂养，及时增添辅食。多食含维生素 D 及钙磷较丰富的食物。

（3）早期补充维生素 D，每天口服 10 g（400IU）预防。

2. 调护

（1）患儿不要久坐、久站，防止发生骨骼变形。不系裤带，穿背带裤，防止肋骨外翻。

（2）帮助患儿作俯卧抬头动作，每天 2～3 次，防止鸡胸形成。

（3）直接照射阳光，同时注意防止受凉。

附　　录

一、小儿推拿疗法

（一）小儿推拿手法

小儿推拿手法是以手为主进行各种不同的操作方法。手法着力上除"持久、有力、均匀、柔和、深透"以外，更须"轻快柔和、平稳着实"。小儿推拿手法分为基本手法及复式手法两大类。

附表 1－1　小儿推拿常用基本手法

方法名称	操作步骤	注意点
推法	以拇指或示指、中指的罗纹面着力，附着在患儿体表一定的穴位或部位上，作单方向的直线或环旋移动，称为推法。根据手法不同分直推、旋推、分推、合推四种	推动时要有节律，用力宜柔和均匀，始终如一。在具体穴位上推动的方向与补泻有关，可根据病情应用
揉法	以手指的指端或罗纹面、手掌大鱼际、掌根着力，紧紧吸定在治疗部位或穴位上，作轻柔和缓的顺时针或逆时针方向运动，并带动该部的皮下组织一起揉动，称为揉法。根据手法不同分指揉、鱼际、掌根等三种方法	操作时压力要轻柔均匀，手指不要离开接触的皮肤，使该处的皮下组织随手指的揉动而滑动，既不能用力下压、也不是在皮肤上摩擦
按法	以拇指或中指的指端或罗纹面，或掌根（掌心）着力，吸附在一定的穴位或部位上，逐渐向下用力按压，称为按法。根据着力部位不同可分为指按法和掌按法	掌按常用在胸腹部，临床上常和揉法配合使用，称按揉法
摩法	以示指、中指、无名指的指面或掌心着力，附着在患儿体表一定的部位或穴位上，以腕关节连同前臂作顺时针或逆时针方向环形的移动摩擦，称为摩法。根据着力部位不同分为指摩法和掌摩法。摩法有顺摩为补、逆摩为泻，掌摩为补、指摩为泻，缓摩为补、急摩为泻之说	多用于胸腹部，操作时手法要求轻柔、速度均匀协调、压力大小适当
掐法	用手握空拳，拇指伸直，指腹紧贴在示指中节桡侧缘，以拇指甲着力，重刺激穴位，称为掐法。此法常用于急症	操作时要逐渐用力，以达到深透为止，不宜反复长时间应用，更要注意不要掐破皮肤，掐后常轻揉局部，以缓解疼痛和不适感

（续表）

方法名称	操作步骤	注意点
运法	以一手托握住患儿手臂，使被操作的部位或穴位平坦向上，另一手以拇指或示指、中指罗纹面着力，轻轻附着在治疗部位或穴位上，在穴周作周而复始的环形运动或由此穴向彼穴作弧形的运动	运法宜轻不宜重，宜缓不宜急。作用力仅达皮表，只在皮肤表面运动，不带动皮下组织
拿法	以单手或双手的拇指与示指、中指的罗纹面的前1/3处相对着力，稍用力内收，挟持住某一部位，反复递增用力，并进行一紧一松的提捏动作。或用示指、中指端在筋腱处扣拨，进行弹筋拨络	由于拿法的刺激较强，拿后多用掌继以揉摩手法，以缓解拿后不适感
点法	用手握空拳，拇指伸直并紧靠于示指中节，以拇指端着力于施术部位或穴位上，前臂和拇指主动发力，进行持续点压	点法具有刺激强、着力点小、操作方便的特点，与压法的区别在于压法的着力面积较大
搓法	以双手掌侧对称性挟持住或置于患儿肢体的一定部位，交替或同时相对用力作方向相反的快速搓揉，并在原部位或同时作上下往返移动	操作时要对称而均匀，柔和适中，切忌用生硬粗暴蛮力，以免搓伤皮肤与筋脉
摇法	以左手挟住患儿需摇动关节的近端肢体，用右手握住患儿需摇动关节的远端肢体，作缓和、较大幅度的转动或摇动	操作者两手要协调配合，动作宜缓不宜急、宜轻不宜重、用力要稳

　　常用复式手法：小儿推拿疗法中的一些操作方法，既有一定姿势，又有特定名称，而且因为这些操作方法往往是用一种或几种手法在一定穴位或几个穴位上进行，故称为"复式手法"。

附表1-2　小儿推拿复式手法

名称	位置	操作步骤	功用	主治
猿猴摘果	在两耳尖及两耳垂	患儿取坐位，操作者坐其身后。操作者用两手示指、中指挟住患儿两耳尖向上提数次；再挟持住患儿两耳垂向下扯数次。如猿猴摘果之状。次数：向上提10~20次，向下扯10~20次	定惊悸、除寒积、化痰食	食滞、寒痰、疟疾、寒热往来等
黄蜂入洞	在两鼻孔处	用左手轻扶患儿头部，使患儿头部相对固定，另一手示指、中指的指端着力，紧贴在患儿两鼻孔下缘处，以腕关节为主动带动着力部分作反复揉动。次数：50~100次。操作时要均匀、持续、用力轻柔和缓	性大热，具有发汗、祛风寒、宣肺通窍作用	发热无汗、鼻塞流涕、呼吸不畅等
开璇玑	在胸部前正中线上，胸骨上窝下1寸处	先用两手拇指自患儿璇玑穴处沿胸肋分推，并自上而下分推至季肋部，再从胸骨下端剑突处向下直推至脐部，再由脐部向左右推摩患儿腹部，并从脐部向下直推至小腹部。次数：上述各法连续操作5~50遍	顺气平喘，消食化痰	痰喘胸闷，食滞腹胀、呕吐、泄泻、神昏惊搐等
按弦搓摩	从二胁至肚角	令人抱患儿于怀中，最好将患儿两手交叉搭在对侧肩上，操作者面对患儿而坐其身前。操作者用两手掌面着力，轻贴在患儿两侧胁肋部，呈对称性地搓摩，并自上而下搓摩至肚角处。次数：50~100次	顺气化痰、宽胸、健脾消食、消积聚	痰积所致的咳嗽气喘、胸胁不畅，饮食积滞所致的腹痛、腹胀以及肝脾肿大等
运水入土	在患儿肾水、掌横纹、小天心、脾土	患儿取坐位，操作者坐其身前。操作者用一手握住患儿示指、中指、无名指、小指四指，使其掌心向上，另一手拇指桡侧缘着力，自患儿小指罗纹面（肾水）推起，沿手掌边缘，经掌横纹、小天心，推至拇指端脾土穴止。次数：单方向反复推运100~300次	健运脾胃、润肠通便	脾胃虚弱（气虚、阴虚）所致的泄泻、食欲不振、便秘、腹胀、疳积等
二龙戏珠	在前臂之正面	患儿坐位或由家长抱坐怀中，操作者坐其身旁。操作者以左手持患儿之手以固定，使其掌心向上、前臂伸直，操作者用右手示、中两指自患儿腕横纹中点（总筋）起，以指头交互向前按之，直至肘部曲池止。次数：20~30遍	镇搐定惊、调和气血	四肢抽搐、惊厥、寒热不和等

（续表）

名称	位置	操作步骤	功用	主治
苍龙摆尾	在手与肘部	患儿取坐位或仰卧位，操作者坐其身前。操作者用一手托扶患儿肘部，用另一手拿住患儿示指、中指、无名指，向下扯摇，并左右摆动，如摆尾之状。次数：20~30次	退热、开胸、通便	胸闷发热、烦躁不安、大便秘结等病证
水底捞月	在小指掌面至手心处	患儿坐位或仰卧位，操作者坐其身前。操作者用一手握捏住患儿四指，使其掌心向上，用冷水滴入患儿掌心，操作者用另一手示指、中指固定患儿拇指，然后用拇指罗纹面着力，紧贴在患儿小指尖，推至大小鱼际交接处（小天心），再转入内劳宫，边推边用口对其掌心吹凉气。次数：30~50遍	本法大凉，有清心、退热、泻火之功	高热神昏、邪入营血、烦躁不安、便秘等实热证
揉脐及龟尾并擦七节骨	在肚脐及第7胸椎下至尾椎骨端	先令患儿仰卧位，操作者坐其身旁。操作者用一手中指或示指、中指、无名指三指罗纹面着力揉脐，用另一手中指或拇指罗纹面揉龟尾穴，揉毕再令患儿俯卧，用拇指罗纹面自龟尾穴向上推至命门穴为补，或自命门穴向下推至龟尾穴为泻。次数：100~300次	通调任督、调理肠腑、止泻止痢	泄泻、痢疾、便秘等病证
打马过河	掌心向上至洪池处	先运内劳宫，然后屈患儿四指向上，以左手握住，再以右示、中两指顶端自内关、间使，循天河向上一起一落打至洪池为1次	镇惊、退热、通经络、利关节	惊风、发热、痹证
飞线走气	自曲池至手指梢	先以右手拿住患儿左手示、中、无名、小指不动，再以左手指从曲池起按之、跳之，然后右手将患儿四指向上往外，一伸一屈连续操作。次数：20~50次	行一身之气，清肺化痰	咳喘、气滞诸症

（二）小儿常用推拿穴位

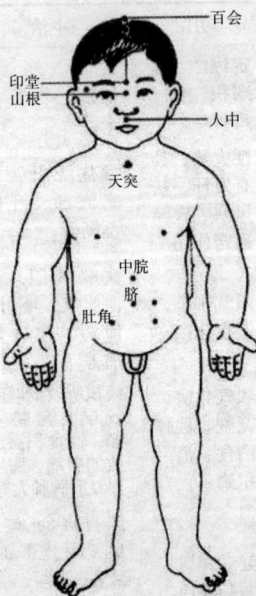

附图1-1 头面、胸腹、下肢正面推拿穴位示意图

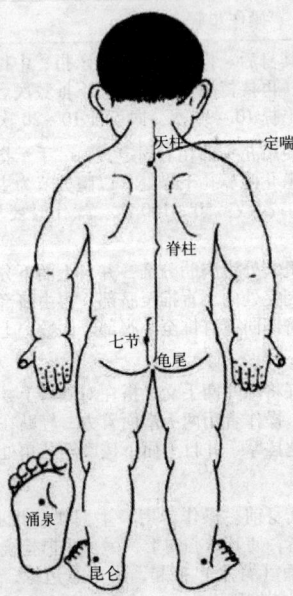

附图1-2 颈项、腰背、下肢背面推拿穴位示意图

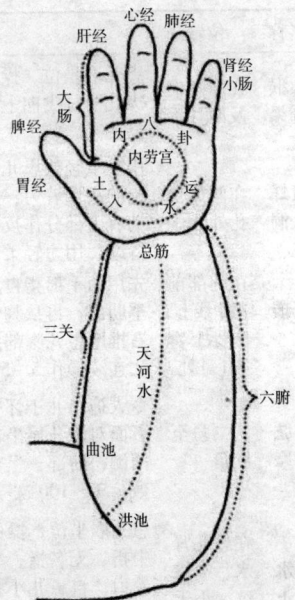

附图1-3 上肢掌面推拿穴位示意图

附表 1-3　头面颈项部穴位

穴名	位置	操作	功用	主治
百会	两耳尖直上、头顶正中	按揉百会法：医者用拇指或中指端作按揉法。次数：25～50次	醒脑、升阳、镇静、安神	头痛、惊痫、久泄、脱肛
印堂	鼻梁正中，在两眉内侧端连线之中点	掐揉印堂法：用拇指甲作掐法或用指端作揉法。次数：掐5次左右，揉30～50次	醒脑、提神、祛风通窍	惊风昏厥抽搐、感冒、头痛
山根	两目内眦中间，鼻梁上低洼处	掐山根法：用拇指甲在山根处作掐法。次数：3～5次	开窍、醒神	惊厥、抽搐
人中	人中沟上1/3与下2/3交界处	掐人中法：用拇指甲作掐法。次数：3～5次	开窍、醒神	昏厥、惊风、抽搐
天柱	颈后发际正中至大椎穴，沿颈椎棘突成一直线	推天柱法：用拇指或示、中指自上向下直推。次数：50～100次	疏风散寒、定惊	外感发热及颈强、头痛

附表 1-4　上肢部常用穴位

穴名	位置	操作	功用	主治
脾经	拇指末节罗纹面	补脾土法：以一手持患儿拇指以固定，另一手以拇指罗纹面贴在患儿拇指罗纹面上作旋转推法。次数：300～500次 推补脾土法：将患儿拇指屈曲，用以拇指端沿患儿拇指桡侧缘由指尖向指根方向直推。次数：200～500次 清脾经法：用一手持患儿拇指以固定，另一手以拇指侧面在患儿拇指面上作直推。次数：100～300次	健脾胃、补气血、清胃热	脾胃虚弱、病后体弱及泄泻、呕吐、疳积、痢疾
胃经	拇指掌面近掌端第1节	补胃经：用一手持患儿拇指以固定，术者用另一手以拇指罗纹面旋推患儿拇指近掌端第1节。次数：50～300次 清胃经法：用一手持患儿拇指以固定，术者用另一手拇指桡侧缘在患儿拇指近端指骨的腹面，自掌指向指根方向作直推法。次数：50～100次	健脾和胃、清中焦湿热、除烦止呕	泄泻、呕吐、口渴善饥、食欲不振等
肝经	示指末节罗纹面	补肝经法：以一手持患儿示指以固定，另一手以拇指罗纹面在小儿示指罗纹面上作旋转推法。次数：100～200次 清肝经法：以一手持患儿示指以固定，用另一手拇指端在患儿示指腹面自指尖向指根方向直推。次数：100次	平肝息风、开郁除烦	惊风抽搐、烦躁不安、目赤等
心经	位于中指末节罗纹面（中指远端指骨的腹面）	补心经法：用一手持患儿中指以固定，术者用另一手拇指罗纹面在小儿中指罗纹面上作旋转推法。次数：100～200次 清心经法：用一手持患儿中指以固定，术者用另一手拇指端在小儿中指指腹处自指尖推向指根。次数：200～500次	退热除烦、解痉止搐	身热无汗、高热神昏、烦躁不宁、目赤、惊搐、夜啼及小便赤涩、口舌生疮等
肺经	无名指远端指骨的腹面，即位于无名指罗纹面	补肺经：用拇指罗纹面紧贴在患儿无名指罗纹面上作旋转推法。或操作者用拇指由患儿无名指罗纹面向指尖方向直推。次数：200～400次 清肺经：用拇指指腹自患儿无名指罗纹面向指根方向直推。次数：200～400次	宣肺化痰、解表退热、利咽止咳	感冒高热、咳嗽痰稠、咽喉肿痛及脱肛等
肾经	小指远端指骨的腹面（小指罗纹面）	推补肾经：用拇指罗纹面在患儿小指罗纹面上作旋转推法。次数：200～500次 清肾水法：用拇指面自患儿小指尖向指根方向直推。次数：100～300次	补肾益脑、温补下元、养阴润肺	先天不足、遗尿、虚喘咳嗽、小便赤涩、尿频、尿急等

（续表）

穴名	位置	操作	功用	主治
小肠	位于小指尺侧边缘，自指尖到指根成一直线	补小肠法：用一手持患儿小指以固定，操作者用另一手拇指罗纹面在小儿小指尺侧缘从小指尖向指根方向直推。次数：100～300次。 清小肠法：用一手持患儿小指以固定，用另一手拇指罗纹面在小儿小指尺侧缘从指根向小指尖方向直推。次数：100～300次	清下焦湿热、分清泌浊、利小便	水泻、小便赤涩不利、尿闭、遗尿等
天河水	线状穴。位于前臂掌侧正中，从总筋至洪池（曲泽）成一直线	推天河水法：用一手持儿手，另一手用示、中二指面在患儿天河水处自腕推向肘。次数：200～500次	清热除烦	发热、烦躁不安等
六腑	位于前臂尺侧缘，自腕横纹至肘尖成一直线	退六腑法（推下六腑）：用拇指面或示、中二指指面在患儿前臂尺侧缘自肘推向腕。次数：200～500次	清热凉血解毒	温病邪入营血、脏腑郁热积滞、壮热烦躁、鹅口疮、咽喉肿痛、牙龈肿痛、痄腮等

附表1-5 胸腹部常用穴位

穴名	位置	操作	功用	主治
天突	胸骨切迹上缘凹陷中	按揉天突法：操作者用中指指端在患儿天突处作按揉法。次数：10～20次	化痰平喘、顺气止呕	咳嗽气喘、咯痰不爽、呕吐等
中脘	脐上4寸，即胸骨下端至脐连线之中点	揉中脘法：中指端或掌根在患儿中脘处作揉法。次数：揉3～5分钟 摩中脘法：用掌心或示指、中指、无名指、小指四指摩中脘。次数：6～10分钟 推中脘法：以示、中二指并拢，用指端自中脘直推至喉下。次数：30次左右 推三焦法：以双手拇指作八字形，自中脘推向鸠尾处。次数：30次左右 分推腹阴阳：用两拇指自患儿中脘至脐向两旁分推。次数：50次左右	消食利气、健脾和胃、宽中开胃	胃痛、腹痛、消化障碍、呕吐、泄泻等
腹	腹部	摩腹法：患儿仰卧，操作者用掌心或示指、中指、无名指、小指四指在患儿腹部作顺时针方向团摩。时间：5分钟左右 按摩小腹法：患儿仰卧，操作者用掌根在患儿脐下小腹处作顺时针方向团摩。时间：5分钟 分推腹阴阳（分腹阴阳）法：患儿仰卧，操作者用两拇指端自患儿剑突沿肋弓角边缘两旁分推或自中脘至脐向两旁分推。次数：50～100次	健脾和胃、理气消食	腹痛、腹胀、呕吐、泄泻、便秘等
肚角	脐下2寸、旁开2寸、脐两旁大筋处	拿肚角法：用拇指、示指、中指三指稍用力拿住脐两旁大筋处，三指反复递增用力。次数：3～5次 揉肚角法：用中指端分别在两侧脐大筋处作揉法。次数：30～50次	散寒气、健脾胃、止腹痛、止泻	腹痛、泄泻等

附表 1-6　背腰部常用穴位

穴名	位置	操作	功用	主治
定喘	第 7 颈椎棘突旁开 5 分~1 寸许凹陷中	按揉定喘穴法：用一手固定患儿头部，用另一手拇指、中指分别在患儿两侧定喘穴作按揉法。次数：20~30 次	止咳平喘	咳嗽、哮喘及肩项痛等。定喘为治疗哮喘的要穴
脊柱	在后正中线上，自第 1 胸椎（大椎穴）至尾椎端（龟尾穴）成一直线。该穴呈线状	推脊法：用示、中二指罗纹面着力，自大椎部上而下在脊柱部位上作直推至尾椎。次数：100~300 次。按脊法：以拇指罗纹面着力，自患儿大椎穴向下依次按揉脊柱骨至龟尾。次数：3~5 遍	推脊法能清热，按脊法能舒筋、补阳	发热、惊风、夜啼、疳积、泄泻、呕吐、便秘、腹痛等

附表 1-7　下肢部位常用穴位

穴名	位置	操作	功用	主治
昆仑	在跟腱与外踝尖中点之凹陷处	掐昆仑法：用拇指甲着力，稍用力在昆仑穴上作掐法。次数：3~5 次	解肌通络、强腰补肾	头痛、惊风等
涌泉	足掌心前 1/3 后 2/3 界处的凹陷中	推涌泉法：用拇指罗纹面着力，自涌泉向足趾方向作直推或旋推。次数：50~100 次。揉涌泉法：用拇指罗纹面着力，稍用力在涌泉穴上作揉法。次数：30~50 次。掐涌泉法：用拇指爪甲着力，稍用力在涌泉穴上作掐法。次数：3~5 次	滋阴退热	发热、泄泻、五心烦热等

二、7 岁以下正常儿童体重、身高、头围、胸围发育的衡量数字

中国从 1975 年开始，由卫生部妇幼保健与社区卫生司直接组织领导、首都儿科研究所牵头、九市儿童体格发育调查研究协作组进行了一项连续性科研调研工作，每隔 10 年，对我国北京、哈尔滨、西安、上海、南京、武汉、福州、广州、昆明 9 个主要城市及其郊区的儿童生长发育状况进行抽样调查，经统计处理，得出其体格发育的测量值。这一成果，对于评价儿童早期发育水平和健康状况，具有重要的价值。现将本项研究 2005 年对 9 市城区、郊区男童、女童体格发育的测量值引述如下。表中体重单位为千克（kg），身高、头围、胸围单位为厘米（cm）。可供临床参考使用。

附表 2-1　9 市城区 7 岁以下男童体格发育测量值（2005）

年龄组	男							
	体重		身高		头围		胸围	
	均值	标准差	均值	标准差	均值	标准差	均值	标准值
0~3 天	3.33	0.39	50.4	1.7	34.5	1.2	32.9	1.5
1 月~	5.11	0.65	56.8	2.4	38.0	1.3	37.5	1.9
2 月~	6.27	0.73	60.5	2.3	39.7	1.3	39.9	1.9
3 月~	7.17	0.78	63.3	2.2	41.2	1.4	41.5	1.9
4 月~	7.76	0.86	65.7	2.3	42.2	1.3	42.4	2.0
5 月~	8.32	0.95	67.8	2.4	43.2	1.3	43.3	2.1
6 月~	8.75	1.03	69.8	2.6	44.2	1.4	43.9	2.1
8 月~	9.35	1.04	72.6	2.6	45.3	1.3	44.9	2.0
10 月~	9.92	1.09	75.5	2.6	46.1	1.3	45.7	2.0

（续表）

年龄组	男							
	体重		身高		头围		胸围	
	均值	标准差	均值	标准差	均值	标准差	均值	标准值
12 月~	10.49	1.15	78.3	2.9	46.8	1.3	46.6	2.0
15 月~	11.04	1.23	81.4	3.1	47.3	1.3	47.3	2.0
18 月~	11.65	1.31	84.0	3.2	47.8	1.3	48.1	2.0
21 月~	12.39	1.39	87.3	3.4	48.3	1.3	48.9	2.0
2.0 岁~	13.19	1.48	91.2	3.8	48.7	1.4	49.6	2.1
2.5 岁~	14.28	1.64	95.4	3.9	49.3	1.3	50.7	2.2
3.0 岁~	15.31	1.75	98.9	3.8	49.8	1.3	51.5	2.3
3.5 岁~	16.33	1.97	102.4	4.0	50.1	1.3	52.5	2.4
4.0 岁~	17.37	2.03	106.0	4.1	50.5	1.3	53.4	2.5
4.5 岁~	18.55	2.27	109.5	4.4	50.8	1.3	54.4	2.6
5.0 岁~	19.90	2.61	113.1	4.4	51.1	1.3	55.5	2.8
5.5 岁~	21.16	2.82	116.4	4.5	51.4	1.3	56.6	3.0
6~7 岁	22.51	3.21	120.0	4.8	51.7	1.3	57.5	3.3

附表 2-2　9 市城区 7 岁以下女童体格发育测量值（2005）

年龄组	女							
	体重		身高		头围		胸围	
	均值	标准差	均值	标准差	均值	标准差	均值	标准值
0~3 天	3.24	0.39	49.7	1.7	34.0	1.2	32.6	1.5
1 月~	4.73	0.58	55.6	2.2	37.2	1.3	36.6	1.8
2 月~	5.75	0.68	59.1	2.3	38.8	1.2	38.8	1.8
3 月~	6.56	0.73	62.0	2.1	40.2	1.3	40.3	1.9
4 月~	7.16	0.78	64.2	2.2	41.2	1.2	41.4	2.0
5 月~	7.65	0.84	66.1	2.3	42.1	1.3	42.1	2.0
6 月~	8.13	0.93	68.1	2.4	43.1	1.3	42.9	2.1
8 月~	8.74	0.99	71.1	2.6	44.1	1.3	43.8	1.9
10 月~	9.28	1.01	73.8	2.7	44.9	1.3	44.6	2.0
12 月~	9.80	1.05	76.8	2.8	45.5	1.3	45.4	1.9
15 月~	10.43	1.14	80.2	3.0	46.2	1.4	46.2	2.0
18 月~	11.01	1.18	82.9	3.1	46.7	1.3	47.0	2.0
21 月~	11.77	1.30	86.0	3.3	47.2	1.3	47.8	2.0
2.0 岁~	12.60	1.48	89.9	3.8	47.6	1.4	48.5	2.1
2.5 岁~	13.73	1.63	94.3	3.8	48.3	1.3	49.6	2.2
3.0 岁~	14.80	1.69	97.6	3.8	48.8	1.3	50.5	2.2
3.5 岁~	15.83	1.86	101.3	3.8	49.2	1.3	51.3	2.4
4.0 岁~	16.84	2.02	104.9	4.1	49.5	1.3	52.1	2.4
4.5 岁~	18.01	2.22	108.7	4.3	49.9	1.2	53.0	2.6
5.0 岁~	18.93	2.45	111.7	4.4	50.1	1.3	53.7	2.8
5.5 岁~	20.27	2.73	115.4	4.5	50.4	1.3	54.8	3.0
6~7 岁	21.55	2.94	118.9	4.6	50.7	1.3	55.7	3.1

附表 2 - 3　9 市郊区 7 岁以下男童体格发育测量值（2005）

年龄组	男							
	体重		身高		头围		胸围	
	均值	标准差	均值	标准差	均值	标准差	均值	标准值
0～3 天	3.32	0.40	50.4	1.7	34.2	1.3	32.8	1.5
1 月～	5.12	0.73	56.6	2.5	38.0	1.4	37.4	2.0
2 月～	6.29	0.75	60.5	2.4	39.8	1.3	39.8	2.0
3 月～	7.08	0.82	63.0	2.3	41.1	1.4	41.3	2.1
4 月～	7.63	0.89	65.0	2.2	42.2	1.3	42.2	2.1
5 月～	8.15	0.93	67.0	2.2	43.1	1.2	42.9	2.1
6 月～	8.57	1.01	69.2	2.5	44.2	1.3	43.7	2.1
8 月～	9.18	1.07	72.1	2.6	45.2	1.3	44.5	2.1
10 月～	9.65	1.10	74.7	2.8	46.0	1.3	45.3	2.1
12 月～	10.11	1.15	77.5	2.8	46.4	1.3	46.2	2.0
15 月～	10.59	1.20	80.2	3.1	46.9	1.3	46.9	2.1
18 月～	11.21	1.25	82.8	3.2	47.5	1.2	47.8	2.0
21 月～	11.82	1.36	85.8	3.4	47.9	1.3	48.3	2.1
2.0 岁～	12.65	1.43	89.5	3.8	48.4	1.3	49.2	2.2
2.5 岁～	13.81	1.60	93.7	3.8	49.0	1.3	50.3	2.3
3.0 岁～	14.65	1.65	97.2	3.9	49.3	1.3	50.9	2.2
3.5 岁～	15.51	1.77	100.5	4.0	49.7	1.3	51.7	2.2
4.0 岁～	16.49	1.95	103.9	4.4	50.0	1.3	52.5	2.3
4.5 岁～	17.47	2.18	107.4	4.3	50.3	1.3	53.4	2.5
5.0 岁～	18.46	2.32	110.7	4.5	50.6	1.3	54.2	2.6
5.5 岁～	19.58	2.72	113.6	4.7	50.9	1.3	55.0	2.8
6～7 岁	20.79	2.89	117.4	5.0	51.1	1.4	56.0	2.9

附表 2 - 4　9 市郊区 7 岁以下女童体格发育测量值（2005）

年龄组	女							
	体重		身高		头围		胸围	
	均值	标准差	均值	标准差	均值	标准差	均值	标准值
0～3 天	3.19	0.39	49.8	1.7	33.7	1.3	32.4	1.5
1 月～	4.79	0.61	55.6	2.2	37.2	1.2	36.6	1.8
2 月～	5.75	0.72	59.0	2.4	38.8	1.3	38.7	1.9
3 月～	6.51	0.76	61.7	2.2	40.1	1.2	40.2	2.0
4 月～	7.08	0.83	63.6	2.3	41.2	1.3	41.1	2.0
5 月～	7.54	0.91	65.5	2.4	42.1	1.3	41.8	2.1
6 月～	7.98	0.94	67.6	2.5	43.1	1.3	42.6	2.1
8 月～	8.54	1.05	70.5	2.7	44.0	1.3	43.5	2.2
10 月～	9.00	1.04	73.2	2.7	44.7	1.3	44.2	2.0
12 月～	9.44	1.12	75.8	2.8	45.2	1.3	44.9	2.0
15 月～	9.97	1.13	78.9	3.1	45.8	1.3	45.8	2.0
18 月～	10.63	1.20	81.7	3.3	46.4	1.3	46.7	2.2
21 月～	11.21	1.27	84.4	3.3	46.8	1.3	47.3	2.0
2.0 岁～	12.04	1.38	88.2	3.7	47.3	1.3	48.1	2.2
2.5 岁～	13.18	1.52	92.4	3.7	47.9	1.2	49.1	2.1
3.0 岁～	14.22	1.66	96.2	3.9	48.3	1.3	50.0	2.2
3.5 岁～	15.09	1.82	99.5	4.2	48.8	1.3	50.7	2.3
4.0 岁～	15.99	1.89	103.1	4.1	49.0	1.2	51.4	2.3
4.5 岁～	16.84	2.07	106.2	4.5	49.4	1.3	52.0	2.4
5.0 岁～	17.85	2.35	109.7	4.6	49.6	1.4	52.8	2.6
5.5 岁～	18.83	2.49	112.7	4.7	49.9	1.3	53.6	2.7
6～7 岁	20.11	2.87	116.5	5.0	50.1	1.4	54.5	3.0

三、常见急性传染病的潜伏期、隔离期和检疫期

附表 3 - 1　常见急性传染病的潜伏期、隔离期和检疫期

病　名	潜伏期（常见）	隔离期	接触者检疫期
水　痘	10~21 日（13~17 日）	隔离至全部皮疹干燥、结痂、脱落为止，不得少于发病后 2 周	医学观察 21 日
手足口病	7 日（2~10 日）	隔离至症状和体征消失后 2 周	密切接触者检疫 21 日
麻　疹	6~21 日（10~12 日）	隔离至出疹后 5 日，合并肺炎者延长隔离至出疹后 10 日	易感者医学观察 21 日，接受过被动免疫者检疫 28 日
风　疹	5~25 日（10~21 日）	隔离至出疹后 5 日	不检疫
流行性腮腺炎	8~30 日（14~21 日）	隔离至症状和体征消失为止或发病后 10 日	医学观察 21 日
流行性感冒	数小时~4 日（1~2 日）	隔离至症状消失止或热退后 2 日	大流行期集体机构人员检疫 4 日
猩红热	1~7 日（2~4 日）	隔离至接受治疗后 7 日	医学观察 7 日
白　喉	1~7 日（2~4 日）	隔离至症状消失后咽拭培养 2 次阴性为止或于症状消失后 14 日	医学观察 7 日
百日咳	2~21 日（7~10 日）	隔离至发病后 40 日或痉咳后 30 日	医学观察 21 日
流行性脑脊髓膜炎	1~7 日（2~3 日）	隔离至症状消失后 3 日或发病后 7 日	医学观察 7 日
流行性乙型脑炎	4~21 日（10~14 日）	隔离至体温正常为止，隔离在有防蚊设备室内	不检疫
脊髓灰质炎	3~35 日（5~14 日）	隔离期不少于发病后 40 日	集体机构儿童检疫 35 日
病毒性肝炎	甲型 15~40 日（3~4 周） 乙型 2~6 月（60~160 日）	隔离自发病日起不少于 30 日	密切接触者检疫 40 日
细菌性痢疾	数小时~7 日（2~4 日）	隔离至症状消失后粪便培养连续 3 次阴性为止	医学观察 7 日
阿米巴痢疾	4 日~1 年（7~14 日）	隔离至症状消失后粪便检查 3 次阴性为止	不检疫
食物中毒	沙门氏菌 4 小时~3 日(18 小时) 葡萄球菌 0.5~6 小时(2.5~3 小时) 肉毒杆菌 2 小时~10 日(12~36 小时) 嗜盐菌（副溶血弧菌）1~99 小时（6~20 小时）	病人集中隔离治疗	不检疫
伤　寒	5~40 日（7~14 日）	隔离至体温正常后 16 日为止；或症状消失，停药 3 日后大便培养连续 3 次阴性止	医学观察 25 日
副伤寒	2~15 日（6~8 日）	同伤寒	医学观察 15 日
霍乱副霍乱	数小时~7 日（1~3 日）	隔离至症状消失后，大便培养连续 3 次阴性止，或自发病日起至少 2 周	医学观察 5 日，并大便培养 3 次阴性
流行性斑疹伤寒	5~21 日	彻底灭虱，或体温正常后 12 日解除	彻底灭虱，医学观察 15 日
	（10~14 日）	隔离	
恶性疟	7~15 日（12 日）	不隔离，住室内应防蚊、灭蚊	不检疫
疟疾间日疟	10~20 日	不隔离，住室内应防蚊、灭蚊	不检疫

（续表）

病　名	潜伏期（常见）	隔离期	接触者检疫期
卵形疟	（13～15 日）长潜伏期原虫可达6 个月以上）		
三日疟	14～45 日（21～30 日）	不隔离，住室内应防蚊、灭蚊	不检疫
流行性出血热	4～60 日（7～14 日）	隔离至急性症状消失为止	不检疫
布氏杆菌病	3 日～1 年（14 日）	隔离至临床症状消失为止	不检疫
钩端螺旋体病	3～28 日（10 日）	隔离治疗至痊愈为主	不检疫
鼠疫、腺鼠疫	1～12 日（3～4 日）	隔离治疗至淋巴结肿完全愈合，菌检 3 次阴性为止	医学观察 9 日，接受过预防接种或血清者检疫 12 日
肺鼠疫	数小时～3 日（1～3 日）	隔离至症状消失后痰液培养 3 次阴性	
狂犬病	10 日～1 年以上（12～99 日）	病程中隔离治疗	不检疫，被可疑狂犬咬伤后注射疫苗

四、计划免疫程序

中华人民共和国卫生部 2008 年 2 月公布的《扩大国家免疫规划实施方案》的疫苗免疫程序见附表 4 - 1，要求从婴儿期开始完成预防接种的基础免疫。

附表 4 - 1　中国《扩大国家免疫规划实施方案》疫苗免疫程序

接种疫苗	接种时间
乙肝疫苗	接种 3 剂次，出生时、1 月龄、6 月龄各接种 1 剂次，第 1 剂在出生后 24 小时内尽早接种
卡介苗	接种 1 剂次，出生时接种
脊灰疫苗	接种 4 剂次，2 月龄、3 月龄、4 月龄和 4 周岁各接种 1 剂次
百白破疫苗	接种 4 剂次，3 月龄、4 月龄、5 月龄和 18～24 月龄各接种 1 剂次。无细胞百白破疫苗免疫程序与百白破疫苗程序相同。无细胞百白破疫苗供应不足阶段，按照第 4 剂次至第 1 剂次的顺序，用无细胞百白破疫苗替代百白破疫苗；不足部分继续使用百白破疫苗
白破疫苗	接种 1 剂次，6 周岁时接种
麻疹疫苗	满 8 月龄进行麻疹疫苗的基础免疫，1 岁半～2 岁复种 1 次
麻腮风疫苗（麻风、麻腮、麻疹疫苗）	麻腮风疫苗供应不足阶段，使用含麻疹成分疫苗的过渡期免疫程序。8 月龄接种 1 剂次麻风疫苗，麻风疫苗不足部分继续使用麻疹疫苗。18～24 月龄接种 1 剂次麻腮风疫苗，麻腮风疫苗不足部分使用麻腮疫苗替代，麻腮疫苗不足部分继续使用麻疹疫苗
流脑疫苗	接种 4 剂次，6～18 月龄接种 2 剂次 A 群流脑疫苗，3 周岁、6 周岁各接种 1 剂次 A + C 群流脑疫苗
乙脑疫苗	乙脑减毒活疫苗接种 2 剂次，8 月龄和 2 周岁各接种 1 剂次。乙脑灭活疫苗接种 4 剂次，8 月龄接种 2 剂次，2 周岁和 6 周岁各接种 1 剂次
甲肝疫苗	甲肝减毒活疫苗接种 1 剂次，18 月龄接种。甲肝灭活疫苗接种 2 剂次，18 月龄和 24～30 月龄各接种 1 剂次

注：以上疫苗与预防疾病的对应：乙肝疫苗：乙型病毒性肝炎；卡介苗：结核病；脊灰减毒活疫苗：脊髓灰质炎；百白破疫苗：百日咳、白喉、破伤风；白破疫苗：白喉、破伤风；麻疹疫苗：麻疹；麻腮风联合疫苗：麻疹、风疹、流行性腮腺炎；A 群流

脑疫苗、A+C 群流脑疫苗：流行性脑脊髓膜炎；乙脑减毒活疫苗：流行性乙型脑炎；甲肝减毒活疫苗：甲型肝炎。

五、方剂名录

二画

二至丸（《证治准绳》） 旱莲草 女贞子

二陈汤（《太平惠民和剂局方》） 半夏 橘红 白茯苓 炙甘草

十味温胆汤（《世医得效方》） 人参 熟地 酸枣仁 远志 五味子 茯苓 半夏 枳实 陈皮 甘草

十全大补汤（《太平惠民和剂局方》） 人参 肉桂 川芎 地黄 茯苓 白术 甘草 生姜 枣

丁萸理中汤（《医宗金鉴》） 丁香 吴茱萸 党参 白术 干姜 炙甘草

八正散（《太平惠民和剂局方》） 车前子 瞿麦 萹蓄 滑石 栀子 甘草 木通 大黄

八珍汤（《正体类要》） 当归 川芎 熟地 白芍 人参 白术 茯苓 甘草

人参乌梅汤（《温病条辨》） 人参 乌梅 木瓜 山药 莲子肉 炙甘草

人参五味子汤（《幼幼集成》） 人参 白术 茯苓 五味子 麦冬 炙甘草

三画

三拗汤（《太平惠民和剂局方》） 麻黄 杏仁 甘草

三子养亲汤（《韩氏医通》） 苏子 白芥子 莱菔子

大补阴丸（《丹溪心法》） 黄柏 知母 熟地黄 龟甲 猪脊髓

大定风珠（《温病条辨》） 白芍 阿胶 龟甲 地黄 火麻仁 五味子 牡蛎 麦冬 炙甘草 鳖甲 鸡子黄

大青龙汤（《伤寒论》） 麻黄 桂枝 甘草 杏仁 生姜 大枣 石膏

大承气汤（《伤寒论》） 大黄 厚朴 枳实 芒硝

大柴胡汤（《伤寒论》） 柴胡 黄芩 半夏 枳实 芍药 大黄 生姜 大枣

小儿回春丹（《上海市中药成药制剂规范》） 牛黄 冰片 朱砂 羌活 僵蚕 天麻 防风 麝香 雄黄 胆南星 天竺黄 川贝母 全蝎 白附子 蛇含石 钩藤 甘草

小青龙汤（《伤寒论》） 麻黄 桂枝 芍药 细辛 半夏 干姜 五味子 甘草

小建中汤（《伤寒论》） 桂枝 白芍 甘草 生姜 大枣 饴糖

小承气汤（《伤寒论》） 大黄 厚朴 枳实

小蓟饮子（《济生方》） 地黄 小蓟根 滑石 木通 炒蒲黄 淡竹叶 藕节 山栀 甘草 当归

己椒苈黄丸（《金匮要略》） 防己 椒目 葶苈 大黄

四画

王氏清暑益气汤（《温热经纬》） 西洋参 石斛 麦冬 黄连 竹叶 荷梗 知母

甘草　粳米　西瓜翠衣

天麻钩藤饮（《中医内科杂病证治新义》）　天麻　钩藤　生决明　山栀　黄芩　川牛膝　杜仲　益母草　桑寄生　夜交藤　朱茯神

五苓散（《伤寒论》）　桂枝　茯苓　泽泻　猪苓　白术

五虎汤（《证治汇补》）　麻黄　杏仁　石膏　甘草　桑白皮　细茶

五味消毒饮（《医宗金鉴》）　野菊花　银花　蒲公英　紫花地丁　紫背天葵子

不换金正气散（《太平惠民和剂局方》）　苍术　厚朴　陈皮　甘草　藿香　半夏

止痉散（经验方）　全蝎　蜈蚣　天麻　僵蚕

少腹逐瘀汤（《医林改错》）　小茴香　炒干姜　延胡索　没药　当归　川芎　肉桂　赤芍　蒲黄　五灵脂

牛黄清心丸（《痘疹世医心法》）　牛黄　黄芩　黄连　山栀　郁金　朱砂

丹栀逍遥散（《内科摘要》）　柴胡　当归　白芍　白术　茯苓　甘草　薄荷　生姜　丹皮　山栀

匀气散（《医宗金鉴》）　陈皮　桔梗　炮姜　砂仁　木香　炙甘草　红枣

乌药散（《小儿药证直诀》）　乌药　白芍　香附　高良姜

乌梅丸（《伤寒论》）　乌梅　细辛　干姜　川椒　黄连　黄柏　桂枝　附子　人参　当归

六一散（《伤寒标本》）　滑石　生甘草

六君子汤（《世医得效方》）　人参　白术　茯苓　甘草　陈皮　半夏

六味地黄丸（《小儿药证直诀》）　熟地黄　山茱萸　山药　茯苓　泽泻　丹皮

六磨汤（《证治准绳》）　沉香　木香　槟榔　乌药　枳实　大黄

五画

玉屏风散（《医方类聚》）　防风　黄芪　白术

甘草小麦大枣汤（《金匮要略》）　甘草　小麦　大枣

甘露消毒丹（《医效秘传》）　滑石　淡芩　茵陈　藿香　连翘　石菖蒲　白蔻　薄荷　木通　射干　川贝母

石斛夜光丸（《原机启微》）　天门冬　人参　茯苓　麦冬　熟地黄　地黄　菟丝子　菊花　草决明　杏仁　干山药　枸杞子　牛膝　五味子　白蒺藜　石斛　肉苁蓉　川芎　炙甘草　枳壳　青葙子　防风　川黄连　水牛角　羚羊角

左归丸（《景岳全书》）　熟地黄　山药　山茱萸　枸杞子　菟丝子　鹿角胶　龟甲胶　牛膝

左金丸（《丹溪心法》）　黄连　吴茱萸

右归丸（《景岳全书》）　熟地黄　山药　山茱萸　枸杞子　鹿角胶　菟丝子　杜仲　当归　肉桂　制附子　龙骨散（验方）　龙骨　枯矾

龙胆泻肝汤（《太平惠民和剂局方》）　龙胆草　黄芩　栀子　泽泻　木通　车前子　当归　地黄　柴胡　甘草

归脾汤（《正体类要》）　白术　当归　白茯苓　黄芪　龙眼肉　远志　木通　酸枣

仁　木香　甘草　人参

四物汤（《太平惠民和剂局方》）　当归　白芍　川芎　熟地黄

四神丸（《内科摘要》）　补骨脂　肉豆蔻　吴茱萸　五味子　生姜　大枣

四妙丸（《成方便读》）　苍术　黄柏　牛膝　薏苡仁

半夏泻心汤（《伤寒论》）　半夏　黄芩　干姜　人参　甘草　黄连　大枣

生脉散（《医学启源》）　麦冬　五味子　人参

失笑散（《太平惠民和剂局方》）　五灵脂　蒲黄

白虎汤（《伤寒论》）　石膏　知母　粳米　甘草

白头翁汤（《伤寒论》）　白头翁　秦皮　黄芩　黄柏

白虎加人参汤（《伤寒论》）　人参　石膏　知母　甘草　粳米

瓜蒌薤白半夏汤（《金匮要略》）　瓜蒌实　薤白　半夏　白酒

加味六味地黄丸（《医宗金鉴》）　熟地黄　山药　山萸肉　牡丹皮　茯苓　泽泻
鹿茸　五加皮　麝香

六画

芍药甘草汤（《伤寒论》）　芍药　炙甘草

至宝丹（《苏沈良方》）　犀角（用水牛角代）　朱砂　雄黄　玳瑁　琥珀　麝香
冰片　牛黄　安息香　金箔　银箔

当归四逆汤（《伤寒论》）　当归　桂枝　芍药　细辛　甘草　通草　大枣

竹叶石膏汤（《伤寒论》）　竹叶　石膏　半夏　麦冬　人参　甘草　粳米

华盖散（《太平惠民和剂局方》）　麻黄　杏仁　甘草　桑白皮　紫苏子　赤茯苓
陈皮

血府逐瘀汤（《医林改错》）　当归　地黄　牛膝　红花　桃仁　柴胡　枳壳　赤芍
川芎　桔梗　甘草

交泰丸（《韩氏医通》）　川连　桂心

安宫牛黄丸（《温病条辨》）　牛黄　郁金　犀角（用水牛角代）　黄连　山栀　朱
砂　雄黄　冰片　麝香　珍珠　黄芩

羊肝丸（《证治准绳》）　羊肝　砂仁　豆蔻

异功散（《小儿药证直诀》）　人参　白术　茯苓　陈皮　甘草

导赤散（《小儿药证直诀》）　地黄　竹叶　木通　甘草

防己黄芪汤（《金匮要略》）　防己　甘草　白术　黄芪　生姜　大枣

防己茯苓汤（《金匮要略》）　防己　黄芪　桂枝　茯苓　甘草

七画

麦味地黄丸（《寿世保元》）　地黄　山茱萸　山药　茯苓　牡丹皮　泽泻　五味子
麦门冬

远志丸（《济生方》）　远志　菖蒲　茯神　茯苓　龙齿　人参　朱砂

苏葶丸（《医宗金鉴》）　苦葶苈子　南苏子

苏合香丸（《外台秘要》）　白术　青木香　水牛角　香附子　朱砂　诃黎勒

白檀香　安息香　沉香　麝香　丁香　荜茇　龙脑　苏合香油　薰陆香

苏子降气汤（《丹溪心法》）　苏子　半夏　当归　陈皮　甘草　前胡　厚朴　枳实

杏苏散（《温病条辨》）　杏仁　紫苏叶　橘皮　半夏　生姜　枳壳　桔梗　前胡　茯苓　甘草　大枣

杞菊地黄丸（《医级》）　地黄　山茱萸　茯苓　山药　丹皮　泽泻　枸杞子　菊花

牡蛎散（《太平惠民和剂局方》）　煅牡蛎　黄芪　麻黄根　浮小麦

沙参麦冬汤（《温病条辨》）　沙参　麦冬　玉竹　桑叶　甘草　天花粉　白扁豆

良附丸（《良方集腋》）　高良姜　香附

补天大造丸（《医学心悟》）　人参　白术　当归　酸枣仁　炙黄芪　远志　白芍　山药　茯苓　枸杞子　紫河车　龟甲　鹿角　大熟地

补中益气汤（《脾胃论》）　黄芪　人参　白术　甘草　当归　陈皮　升麻　柴胡　生姜　大枣

补阳还五汤（《医林改错》）　黄芪　当归　赤芍　川芎　地龙干　桃仁　红花

补肾地黄丸（《医宗金鉴》）　熟地黄　泽泻　丹皮　山萸肉　牛膝　山药　鹿茸　茯苓

附子泻心汤（《伤寒论》）　附子　大黄　黄芩　黄连

附子理中汤（《三因极一病证方论》）　附子　人参　干姜　甘草　白术

驱虫粉（验方）　使君子　大黄

驱绦汤（验方）　南瓜子　槟榔

驱蛔承气汤（《急腹症方药新解》）　大黄　芒硝　枳实　厚朴　槟榔　使君子　苦楝子

八画

青蒿鳖甲汤（《温病条辨》）　青蒿　鳖甲　知母　生地　丹皮

固真汤（《证治准绳》）　人参　白术　茯苓　炙甘草　黄芪　附子　肉桂　山药

知柏地黄丸（《医宗金鉴》）　干地黄　牡丹皮　山萸肉　山药　泽泻　茯苓　知母　黄柏

知柏地黄汤（《医宗金鉴》）　知母　黄柏　熟地黄　山茱萸　山药　茯苓　丹皮　泽泻

使君子散（验方）　使君子肉　甘草　吴茱萸　苦楝子

金匮肾气丸（《金匮要略》）　干地黄　山药　山茱萸　泽泻　茯苓　炮附子　桂枝

肥儿丸（《医宗金鉴》）　麦芽　胡黄连　人参　白术　茯苓　黄连　使君子　神曲　炒山楂　炙甘草　芦荟

炙甘草汤（《伤寒论》）　炙甘草　大枣　阿胶　生姜　人参　生地　桂枝　麦冬　火麻仁

定喘汤（《摄生众妙方》）　白果　麻黄　苏子　甘草　款冬花　杏仁　桑白皮　黄芩　法半夏

定痫丸（《医学心悟》）　天麻　川贝　胆星　半夏　陈皮　茯苓　茯神　丹参　麦

冬　菖蒲　远志　全蝎　僵蚕　琥珀　辰砂　竹沥　姜汁　甘草

河车八味丸（《幼幼集成》）　紫河车　地黄　丹皮　大枣　茯苓　泽泻　山药　麦
冬　五味子　肉桂　熟附片　鹿茸

泻黄散（《小儿药证直诀》）　藿香叶　山栀子仁　石膏　甘草　防风

泻心导赤散（《医宗金鉴》）　生地　木通　黄连　甘草梢

参附汤（《世医得效方》）　人参　附子

参苓白术散（《太平惠民和剂局方》）　人参　茯苓　白术　桔梗　山药　甘草　白
扁豆　莲肉　砂仁　薏苡仁

参附龙牡救逆汤（验方）　人参　附子　龙骨　牡蛎　白芍　炙甘草

九画

荆防败毒散（《摄生众妙方》）　荆芥　防风　羌活　独活　柴胡　川芎　枳壳　茯
苓　甘草　桔梗　前胡　人参　生姜　薄荷

茵陈蒿汤（《伤寒论》）　茵陈　栀子　大黄

茵陈理中汤（《张氏医通》）　茵陈　党参　干姜　白术　甘草

茜根散（《景岳全书》）　茜草根　黄芩　阿胶　侧柏叶　生地　甘草

枳实导滞丸（《内外伤辨惑论》）　大黄　枳实　黄芩　黄连　神曲　白术　茯苓
泽泻

厚朴温中汤（《内外伤辨惑论》）　厚朴　陈皮　甘草　茯苓　草豆蔻仁　木香　干
姜

香苏散（《太平惠民和剂局方》）　香附　紫苏茎叶　陈皮　甘草

香砂平胃散（《医宗金鉴》）　香附　苍术　陈皮　厚朴　砂仁　山楂肉　神曲　麦
芽　枳壳　白芍　甘草

保元汤（《博爱心鉴》）　人参　黄芪　甘草　肉桂

保和丸（《丹溪心法》）　山楂　神曲　半夏　茯苓　陈皮　连翘　莱菔子

独参汤（《十药神书》）　人参

养脏散（《医宗金鉴》）　当归　沉香　木香　肉桂　川芎　丁香

养胃增液汤（经验方）　石斛　乌梅　沙参　玉竹　白芍　甘草

养阴清肺汤（《重楼玉钥》）　生地　麦冬　甘草　玄参　贝母（去心）　丹皮　薄
荷　炒白芍

宣毒发表汤（《痘疹仁端录》）　升麻　葛根　枳壳　防风　荆芥　薄荷　木通　连
翘　牛蒡子　竹叶　甘草　前胡　桔梗　杏仁

贯众汤（验方）　贯众　苦楝根皮　土荆芥　紫苏

十画

都气丸（《医宗己任编》）　熟地黄　山药　山茱萸　茯苓　泽泻　丹皮　五味子

桂枝汤（《伤寒论》）　桂枝　芍药　生姜　甘草　大枣

桂枝甘草龙骨牡蛎汤（《伤寒论》）　桂枝　甘草　龙骨　牡蛎

桃红四物汤（《医宗金鉴》）　当归　川芎　桃仁　红花　芍药　地黄

真武汤（《伤寒论》）　茯苓　芍药　白术　生姜　附子

逐寒荡惊汤（《福幼编》）　胡椒　炮姜　肉桂　丁香　灶心土

柴胡葛根汤（《外科正宗》）　柴胡　天花粉　干葛　黄芩　桔梗　连翘　牛蒡子　石膏　甘草　升麻

柴胡疏肝散（《景岳全书》）　陈皮　柴胡　枳壳　芍药

逍遥散（《太平惠民和剂局方》）　柴胡　白术　白芍　当归　茯苓　炙甘草　薄荷　煨姜

透疹凉解汤（经验方）　桑叶　甘菊　薄荷　连翘　牛蒡子　赤芍　蝉蜕　紫花地丁　黄连　藏红花

健脾丸（《医方集解》）　人参　白术　陈皮　麦芽　山楂　枳实　神曲

射干麻黄汤（《金匮要略》）　射干　麻黄　细辛　五味子　紫菀　款冬花　半夏　大枣　生姜

益胃汤（《温病条辨》）　沙参　麦冬　地黄　玉竹　冰糖

益脾镇惊散（《医宗金鉴》）　人参　白术　茯苓　朱砂　钩藤　炙甘草　灯心

资生健脾丸（《先醒斋医学广笔记》）　人参　白术　茯苓　扁豆　陈皮　山药　甘草　莲子肉　薏苡仁　砂仁　桔梗　藿香　橘红　黄连　泽泻　芡实　山楂　麦芽　白豆蔻

凉膈散（《太平惠民和剂局方》）　大黄　芒硝　甘草　栀子　黄芩　薄荷　连翘　竹叶　白蜜

凉营清气汤（《喉痧症治概要》）　水牛角　鲜石斛　山栀　丹皮　鲜生地　薄荷　川连　赤芍　玄参　石膏　甘草　连翘　竹叶　茅根　芦根　金汁

润肠丸（《沈氏尊生书》）　当归　生地　火麻仁　枳壳

消乳丸（《证治准绳》）　香附　神曲　麦芽　陈皮　砂仁　炙甘草

海藻玉壶汤（《医宗金鉴》）　海藻　海带　昆布　半夏　陈皮　青皮　连翘　象贝　当归　川芎　独活　甘草

涤痰汤（《严氏易简归一方》）　半夏　陈皮　甘草　竹茹　枳实　生姜　胆南星　人参　菖蒲

调元散（《活幼心书》）　人参　茯苓　茯神　白术　白芍　熟地黄　当归　黄芪　川芎　甘草　石菖蒲　山药

通窍活血汤（《医林改错》）　赤芍　川芎　桃仁　红花　红枣　生姜　麝香　大葱

桑菊饮（《温病条辨》）　杏仁　连翘　薄荷　桑叶　菊花　苦桔梗　甘草　苇根

十一画

理中丸（《伤寒论》）　人参　干姜　白术　甘草

黄连温胆汤（《六因条辨》）　半夏　陈皮　竹茹　枳实　茯苓　炙甘草　大枣　黄连

黄连解毒汤（《肘后备急方》）　黄连　黄柏　黄芩　栀子

黄芪汤（《金匮翼》）　黄芪　陈皮　火麻仁　白蜜

黄芪建中汤（《金匮要略》）　黄芪　白芍　桂枝　炙甘草　生姜　大枣　饴糖

黄芪桂枝五物汤（《金匮要略》）　黄芪　桂枝　芍药　当归　炙甘草　大枣

菟丝子散（《医宗必读》）　菟丝子　鸡内金　肉苁蓉　牡蛎　附子　五味子

银翘散（《温病条辨》）　金银花　连翘　竹叶　荆芥　牛蒡子　薄荷　豆豉　甘草
桔梗　芦根

麻黄汤（《伤寒论》）　麻黄　桂枝　杏仁　甘草

火麻仁丸（《伤寒论》）　火麻仁　芍药　枳实　大黄　厚朴　杏仁

麻黄杏仁甘草石膏汤（《伤寒论》）　麻黄　杏仁　石膏　甘草

麻黄连翘赤小豆汤（《伤寒论》）　麻黄　连翘　赤小豆　杏仁　生梓白皮　生姜
大枣　炙甘草

羚角钩藤汤（《重订通俗伤寒论》）　羚羊角片　霜桑叶　川贝母　鲜生地　钩藤
滁菊花　茯神　白芍　甘草

清中汤（《医宗金鉴》）　陈皮　半夏　茯苓　甘草　栀子　黄连　白豆蔻

清肝达郁汤（《重订通俗伤寒论》）　焦山栀　白芍　归须　柴胡　丹皮　炙甘草
橘白　薄荷　菊花　鲜青橘叶

清金化痰汤（《东病广要》引《统旨方》）　黄芩　山栀　桑白皮　知母　瓜蒌子
贝母　麦冬　桔梗　甘草　橘红　茯苓

清胃解毒汤（《痘疹传心录》）　当归　黄连　地黄　天花粉　连翘　升麻　牡丹皮
赤芍药

清咽下痰汤（经验方）　玄参　桔梗　甘草　牛蒡子　贝母　瓜蒌　射干　荆芥
马兜铃

清热泻脾散（《医宗金鉴》）　栀子　石膏　黄连　地黄　黄芩　茯苓　灯心

清暑益气汤（《温热经纬》）　西洋参　麦冬　知母　甘草　竹叶　黄连　石斛　荷
梗　鲜西瓜翠衣　粳米

清解透表汤（经验方）　西河柳　蝉蜕　葛根　升麻　紫草根　桑叶　菊花
甘草　牛蒡子　银花　连翘

清瘟败毒饮（《疫疹一得》）　石膏　地黄　犀角（用水牛角代）　黄连　栀子　桔
梗　黄芩　知母　赤芍　玄参　连翘　甘草　丹皮　鲜竹叶

十二画

琥珀抱龙丸（《活幼心书》）　琥珀　天竺黄　檀香　人参　茯苓　粉草　枳壳　枳
实　朱砂　山药　天南星　金箔

葛根黄芩黄连汤（《伤寒论》）　葛根　黄芩　黄连

葶苈大枣泻肺汤（《金匮要略》）　葶苈子　大枣

紫雪丹（《太平惠民和剂局方》）　滑石　石膏　寒水石　磁石　羚羊角　木香　犀
角（用水牛角代）　沉香　丁香　升麻　玄参　甘草　朴硝　硝石　辰砂　麝香
金箔

普济消毒饮（《景岳全书》）　黄芩　黄连　橘红　玄参　生甘草　连翘　牛蒡子
板蓝根　马勃　白僵蚕　升麻　柴胡　桔梗

温胆汤(《世医得效方》)　半夏　竹茹　枳实　陈皮　炙甘草　茯苓　人参

温脾汤(《备急千金要方》)　附子　人参　大黄　甘草　干姜

温下清上汤(验方)　附子　黄连　磁石　蛤粉　天花粉　补骨脂　覆盆子　菟丝子　桑螵蛸　白莲须

犀角地黄汤(《备急千金要方》)　犀角(用水牛角代)　生地　丹皮　芍药

犀角消毒饮(《医宗金鉴》)　防风　牛蒡子　荆芥　犀角(用水牛角代)金银花　甘草

缓肝理脾汤(《医宗金鉴》)　桂枝　人参　茯苓　白术　白芍　陈皮　山药　扁豆　炙甘草　煨姜　大枣

十三画

解肝煎(《景岳全书》)　紫苏叶　白芍　陈皮　半夏　厚朴　茯苓　砂仁　生姜

解肌透痧汤(《喉痧症治概要》)　荆芥　牛蒡子　蝉蜕　浮萍　僵蚕　射干　豆豉　马勃　葛根　甘草　桔梗　前胡　连翘　竹茹

新加香薷饮(《温病条辨》)　香薷　金银花　鲜扁豆花　厚朴　连翘

十四画

磁朱丸(《备急千金要方》)　磁石　朱砂　神曲

缩泉丸(《校注妇人大全良方》)　益智仁　台乌药　山药

十五画以上

镇惊丸(《医宗金鉴》)　茯神　麦冬　朱砂　远志　石菖蒲　酸枣仁　牛黄　黄连　钩藤　珍珠　胆南星　天竺黄　犀角(用水牛角代)　甘草

橘皮竹茹汤(《金匮要略》)　橘皮　竹茹　大枣　生姜　甘草　人参

礞石滚痰丸(《养生主论》)　青礞石　沉香　大黄　黄芩　朴硝

藿香正气散(《太平惠民和剂局方》)　藿香　紫苏　白芷　桔梗　白术　厚朴　半夏曲　大腹皮　茯苓　陈皮　甘草

囊虫丸(《全国中成药产品集》)　雷丸　干漆炭　桃仁　水蛭　五灵脂　丹皮　大黄　芫花　白僵蚕　茯苓　橘红　生川乌　黄连

六、中成药名录

二画

十全大补丸　党参　白术　茯苓　甘草　当归　川芎　白芍　熟地黄　黄芪　肉桂

十全大补颗粒　党参　白术(炒)　茯苓　炙甘草　当归　川芎　白芍(酒炒)　熟地黄　炙黄芪　肉桂

儿童清肺口服液　麻黄　桑白皮(蜜炙)　黄芩　苦杏仁(去皮炒)　石膏　甘草　瓜蒌皮　板蓝根　法半夏　浙贝母

三画

三黄片　黄连　黄芩　大黄

三拗片　炙麻黄　炒杏仁　甘草　前胡　桔梗　紫菀　炙马兜铃　百部　百合　麦

冬　五味子　川贝母

三金片　金樱根　金刚刺（菝葜）　羊开口　金沙藤　积雪草

三九胃泰颗粒　三叉苦　九里香　两面针　木香　黄芩　茯苓　地黄　白芍

大补阴丸　熟地黄　知母　黄柏　龟甲　猪脊髓

小儿化毒散　牛黄　珍珠　雄黄　大黄　黄连　甘草　天花粉　川贝母　赤芍　乳香　没药　冰片

小儿回春丸　防风　羌活　雄黄　牛黄　天竺黄　川贝母　胆南星　麝香　冰片　朱砂　蛇含石　天麻　钩藤　全蝎　僵蚕　白附子　甘草

小儿金丹片　胆南星　橘红　羌活　前胡　天麻　防风　葛根　大青叶　山川柳　玄参（去皮）　甘草　生地　钩藤　木通　枳壳　牛蒡子　桔梗　赤芍　川贝母（去心）　朱砂粉　冰片粉　清半夏　羚羊角　犀角粉　薄荷冰　荆芥穗

小儿香橘丹（丸）　苍术　白术　茯苓　甘草　山药　白扁豆　薏苡仁　莲子肉　泽泻　陈皮　砂仁　木香　法半夏　香附　枳实　厚朴　六神曲　麦芽　山楂

小儿羚羊散　羚羊角　水牛角浓缩粉　人工牛黄　黄连　金银花　连翘　西河柳　牛蒡子　葛根　浮萍　紫草　赤芍　天竺黄　川贝　朱砂　冰片　甘草

小儿生血糖浆　大枣　山药　熟地等

小儿麻甘颗粒　麻黄　黄芩　紫苏子　甘草　桑白皮　苦杏仁　地骨皮　石膏

小儿清肺颗粒　茯苓　半夏　川贝　百部　黄芩　胆南星　白前　石膏　沉香

小儿感冒舒颗粒　葛根　荆芥　牛蒡子　桔梗　玄参

小儿遗尿宁颗粒　益智　肉桂　麻黄　鸡内金　菟丝子　白果

小儿肠胃康颗粒　鸡眼草　地服草　谷精草　夜明砂　蚕沙　蝉蜕　谷芽　盐酸小檗碱　木香　党参　麦冬　玉竹　赤芍　甘草

小儿宣肺止咳颗粒　麻黄　竹叶　防风　黄芩　桔梗　白芥子　苦杏仁　南葶苈子　马兰黄芪　山药　山楂　甘草

小儿咳喘灵口服液（颗粒）　麻黄　金银花　苦杏仁　板蓝根　石膏　甘草　瓜蒌

小儿热速清口服液　柴胡　黄芩　板蓝根　葛根　水牛角　连翘　大黄

小儿翘豉清热颗粒　连翘　淡豆豉　薄荷　荆芥　栀子（炒）　大黄　青蒿　赤芍　槟榔　厚朴　黄芩　半夏

小儿腹泻宁泡腾颗粒　党参　白术　茯苓　葛根　木香　广藿香　甘草

小儿清肺化痰口服液　麻黄　前胡　黄芩　炒紫苏子　石膏　苦杏仁（炒）　葶苈子　竹茹

小青龙冲剂　麻黄　细辛　五味子　白芍　甘草

小青龙口服液　麻黄　桂枝　芍药　甘草　干姜　细辛　半夏　五味子

小建中合剂　桂枝　白芍　甘草（蜜炙）　生姜　大枣　饴糖

山麦健脾口服液　山楂　麦芽　砂仁　干姜　陈皮

四画

元胡止痛片　醋制延胡索　白芷

云南白药　参三七等

木香槟榔丸　木香　槟榔　枳壳　陈皮　青皮　香附　三棱　莪术　黄连　黄柏
大黄　牵牛子　芒硝

五福化毒丹　连翘　犀角（用水牛角代）　黄连　玄参　生地　赤芍　青黛　桔梗
炒牛蒡子　芒硝

午时茶颗粒　苍术　柴胡　羌活　防风　白芷　川芎　藿香　前胡　连翘　陈皮
山楂　枳实　炒麦芽　甘草　炒六神曲　桔梗　紫苏叶　厚朴　红茶

牛黄镇惊丸　牛黄　全蝎　僵蚕　珍珠　麝香　朱砂　雄黄　天麻　钩藤　防风
琥珀　胆南星　白附子　半夏　天竺黄　冰片　薄荷　甘草

化虫丸　玄明粉　大黄　雷丸　槟榔　苦楝皮　芜荑　牵牛子　使君子　鹤虱

化积口服液　茯苓　莪术　雷丸　海螵蛸　三棱　红花　鸡内金　槟榔　鹤虱
使君子

丹参片　丹参

丹参滴丸　丹参

丹参注射液　丹参

丹栀逍遥丸　柴胡　当归　白芍　茯苓　白术　甘草　薄荷　丹皮　栀子

乌梅丸　乌梅肉　川椒（去目）　细辛　黄连　黄柏　干姜　附子（炙）　桂枝
人参　当归

六味地黄丸　熟地黄　山茱萸　牡丹皮　山药　茯苓　泽泻

六味地黄口服液　熟地黄　山茱萸（制）　牡丹皮　山药　茯苓　泽泻

孔圣枕中丹　龟甲　龙骨　远志　菖蒲等

双黄连口服液　黄芩　金银花　连翘

双黄连注射液（粉针剂）　黄芩　金银花　连翘

五画

玉枢丹（紫金锭）　麝香　雄黄　山慈姑　千金子霜　红大戟　朱砂　五倍子

玉屏风颗粒　黄芪　白术　防风

玉屏风口服液　黄芪　白术　防风

龙胆泻肝丸（片）　龙胆草　柴胡　黄芩　栀子　泽泻　木通　车前子　当归
地黄　甘草

龙牡壮骨颗粒　党参　茯苓　白术　龙骨　牡蛎　龟甲　黄芪　山药　五味子
麦冬

归脾丸　党参　白术　黄芪　甘草　茯苓　远志　酸枣仁　龙眼肉　当归　木香
大枣

归芪口服液　黄芪（制）　当归

四磨汤口服液　木香　枳壳　槟榔　乌药

生脉注射液　红参　麦冬

生脉饮口服液　人参　麦冬　五味子

六画

西瓜霜　西瓜　硝石　芒硝　冰片

如意金黄散（金黄散）　姜黄　大黄　黄柏　苍术　厚朴　陈皮　甘草　生胆南星　白芷　天花粉

至宝丹　牛黄　麝香　水牛角粉　玳瑁等

当归龙荟片　当归　龙胆　芦荟　青黛　栀子　黄连　黄芩　黄柏　大黄　木香　麝香

回春丹　制白附　雄黄　冰片　麝香　羌活　防风　蛇含石　全蝎　朱砂　天竺黄　川贝　胆星　牛黄　制僵蚕　甘草　钩藤

冰硼散　冰片　硼砂　朱砂　玄明粉

安宫牛黄丸（散）　牛黄　水牛角浓缩粉　麝香　珍珠　朱砂　雄黄　黄连　黄芩　栀子　郁金　冰片

七画

苏合香丸　苏合香　安息香　冰片　水牛角浓缩粉　麝香　檀香　沉香　丁香　香附　木香　乳香　荜茇　白术　诃子肉　朱砂

杞菊地黄丸　枸杞子　菊花　熟地黄　山茱萸　丹皮　山药　茯苓　泽泻

医痫丸　白附子　天南星　半夏　猪牙皂　僵蚕　乌梢蛇　蜈蚣　全蝎　白矾　雄黄　朱砂

补中益气口服液　黄芪（蜜炙）　党参　甘草（蜜炙）　白术（炒）　当归　升麻　柴胡　陈皮

局方至宝丹　犀角（用水牛角代）　牛黄　玳瑁　麝香　朱砂　雄黄　琥珀　安息香　冰片

附子理中丸　附子　党参　白术　干姜　甘草

纯阳正气丸　藿香　半夏　木香　陈皮　丁香　肉桂　苍术　白术　茯苓　朱砂　硝石　硼砂　雄黄　金礞石　麝香　冰片

驱虫消食片　槟榔　使君子仁　雷丸　鸡内金　茯苓　牵牛子（炒）　芡实　甘草（蜜炙）

八画

板蓝根颗粒　板蓝根

肾康宁片　黄芪　锁阳　丹参　茯苓　泽泻　附子　益母草　山药

肾炎消肿片　桂枝　泽泻　陈皮　苍术　大腹皮　南五加皮　茯苓　淡姜皮　西瓜皮　益母草　黄柏等

肾炎清热片　白茅根　连翘　杏仁　大腹皮　蒲公英　泽泻　茯苓皮　桂枝　车前子　蝉蜕　赤小豆　石膏等

明目地黄丸　熟地黄　山茱萸（制）　牡丹皮　山药　茯苓　泽泻　枸杞子　菊花

当归　白芍　蒺藜　石决明（煅）

知柏地黄丸　知母　黄柏　熟地黄　山茱萸　牡丹皮　山药　茯苓　泽泻

使君子丸　使君子　制南星　槟榔

肥儿丸　肉豆蔻　木香　六神曲　炒麦芽　胡黄连　槟榔　使君子仁

炎琥宁注射液　炎琥宁

泻青丸　龙胆草　栀子　大黄　羌活　防风　当归　川芎

参附注射液　人参　附子

参麦止嗽糖浆　北沙参　麦冬　买麻藤　枇杷叶　鱼腥草

参苓白术口服液　人参　茯苓　白术（炒）　山药　白扁豆（炒）　莲子　薏苡仁
（炒）　砂仁　桔梗　甘草

九画

茵栀黄注射液　茵陈　山栀子　黄芩苷

茵栀黄口服液　茵陈　栀子　黄芩苷　金银花

枳实导滞丸　枳实　大黄　黄连　黄芩　六神曲　白术　茯苓　泽泻

指迷茯苓丸　茯苓　枳壳（麸炒）　半夏（制）　芒硝　生姜

哮喘宁颗粒　黄芩　牡丹皮　桂枝　甘草

香砂养胃丸　白术　厚朴　木香　砂仁　陈皮　茯苓　半夏　香附　枳实　藿香
甘草

香丹注射液　丹参　降香

复方鹧鸪菜散　鹧鸪菜等

复方丹参注射液　丹参　降香

保和丸　山楂　神曲　半夏　茯苓　陈皮　连翘　莱菔子

保和片　山楂（焦）　六神曲（炒）　半夏（制）　茯苓　陈皮　连翘　莱菔子
（炒）　麦芽（炒）

脉络宁注射液　玄参　牛膝　红花　党参　石斛　金银花　炮山甲等

急支糖浆　炙麻黄　野荞麦根　四季青　前胡等

养血饮口服液　当归　黄芪　鹿角胶　阿胶　大枣

养阴清肺口服液　地黄　川贝母　甘草

穿琥宁注射液　穿心莲内酯

济生肾气丸　熟地黄　山茱萸　牡丹皮　山药　茯苓　泽泻　肉桂　附子　牛膝
车前子

十画

珠黄散　珍珠　牛黄

荷叶丸　荷叶　藕节　大蓟（炭）　小蓟（炭）　知母　黄芩（炭）　地黄（炭）
棕榈（炭）　栀子（焦）　白茅根（炭）　玄参　白芍　当归　香墨

桂龙喘咳宁　桂枝　龙骨　牡蛎　瓜蒌皮　半夏　黄连等

柴胡舒肝丸　茯苓　白芍（酒炒）　陈皮　枳壳（炒）　甘草　桔梗　豆蔻　香附

（醋制）　厚朴（姜制）　山楂（炒）　柴胡　苏梗　三棱（醋制）　莪术（炒）　当归　防风　黄芩　木香　大黄（酒炒）　半夏　六神曲（炒）　薄荷　槟榔（炒）　乌药　青皮（炒）

逍遥颗粒　柴胡　当归　白芍　白术（炒）　茯苓　甘草（蜜炙）

通便灵　番泻叶　当归　肉苁蓉

通宣理肺口服液　紫苏叶　前胡　桔梗　苦杏仁　麻黄　甘草　陈皮　半夏（制）　茯苓　枳壳（炒）　黄芩

健儿清解液　金银花　陈皮　连翘　山楂　菊花　杏仁

健脾八珍糕　党参（炒）　茯苓　薏仁（炒）　芡实　陈皮　白术（炒）　白扁豆（炒）　山药（炒）　莲子　粳米（炒）

健脾生血颗粒　黄芪　党参　茯苓　白术　鸡内金　大枣　硫酸亚铁等

健胃消食口服液　太子参　陈皮　山药　麦芽（炒）　山楂

十一画

黄芪生脉饮　黄芪　党参　麦冬　五味子　南五味子

黄病绛矾丸　绛矾　厚朴　白术（炒焦）　茯苓　枳壳（炒焦）　茅术（炒焦）　广皮

黄栀花口服液　黄芩　金银花　大黄　栀子

银黄片（口服液）　金银花　黄芩提取物

火麻仁丸　火麻仁　芍药　枳实　大黄　厚朴　杏仁

羚羊角　羚羊角

清开灵颗粒　胆酸　去氧胆酸　水牛角　珍珠母　黄芩　金银花　栀子　板蓝根

清开灵注射液　水牛角　黄芩苷　珍珠粉　栀子　板蓝根　金银花　胆酸

清胃黄连丸　黄连　石膏　桔梗　甘草　知母　玄参　地黄　牡丹皮　天花粉　连翘　栀子　黄柏　黄芩　赤芍

清瘟解毒丸　大青叶　连翘　玄参　天花粉　桔梗　牛蒡子（炒）　羌活　防风　葛根　柴胡　黄芩　白芷　川芎　赤芍　甘草　淡竹叶

清热化滞颗粒　大黄　大青叶　北寒水石　焦麦芽　焦山楂　焦槟榔　草豆蔻　广藿香　薄荷　化橘红　前胡

清热解毒口服液　金银花　连翘　黄芩　栀子　知母　地黄　石膏　玄参　板蓝根　麦冬

清燥润肺合剂　桑叶　石膏　甘草　黑芝麻　阿胶　麦冬　苦杏仁　北沙参　枇杷叶

十二画

琥珀抱龙丸　琥珀　竹黄　檀香　党参　茯苓　甘草　山药　枳壳　枳实　胆南星　朱砂　牛黄

越鞠丸　香附子　川芎　山栀　苍术　神曲

葛根芩连微丸　葛根　黄芩　黄连　炙甘草

蒲地蓝消炎口服液　蒲公英　板蓝根　苦地丁　黄芩

紫金锭（玉枢丹）　山慈菇　红大戟　千金子霜　五倍子　麝香　朱砂　雄黄

紫雪　石膏　寒水石　滑石　磁石　玄参　木香　沉香　升麻　甘草　丁香　芒硝　水牛角浓缩粉　羚羊角　麝香　朱砂

猴枣散　猴枣　羚羊角　贝母　天竺黄　礞石　伽楠香　月石　麝香

强肾片　鹿茸　人参茎叶皂苷　熟地　山药　山茱萸　茯苓　丹皮　泽泻　补骨脂　杜仲　枸杞子　桑椹子　益母草　丹参

十三画

槐杞黄颗粒　槐耳菌质　枸杞子　黄精

锡类散　冰片　珍珠　人工牛黄　象牙屑　人指甲

腮腺炎片　蓼大青叶　板蓝根　连翘　夏枯草　蒲公英　牛黄

痰热清注射液　黄芩　熊胆粉　山羊角　金银花　连翘

十四画

静灵口服液　熟地黄　淮山药　山茱萸　丹皮　茯苓　泽泻　石菖蒲　远志　龙齿　知母　黄柏等

赛金化毒散　大黄　黄连　人工牛黄　珍珠（飞）　朱砂（飞）　雄黄（飞）　乳香（制）　没药（制）　赤芍　冰片　川贝　天花粉　甘草

缩泉丸　益智仁　乌药　山药

十五画以上

橘红痰咳液　化橘红　百部（蜜炙）　茯苓　半夏（制）　白前　甘草　苦杏仁　五味子

镇痫片　牛黄　朱砂　石菖浦　广郁金　胆南星　红参　甘草　珍珠母　莲子心　麦冬　酸枣仁　远志（甘草水泡）　茯苓

醒脑静注射液　麝香　冰片　黄连　郁金　栀子　黄芩

醒脾养儿颗粒　一点红　毛大丁草　山栀茶　蜘蛛香

藿香正气液　苍术　陈皮　厚朴　白芷　茯苓　大腹皮　生半夏　甘草浸膏　藿香油　苏叶油

藿香正气口服液　苍术　陈皮　厚朴（姜制）　白芷　茯苓　大腹皮　生半夏　甘草浸膏　广藿香油　紫苏叶油

囊虫丸　雷丸　干漆　桃仁　水蛭　五灵脂　牡丹皮　大黄　莞花　僵蚕　茯苓　橘红　生川乌　黄连